神经外科全媒体书系·第2辑·

丛书主编 ◎ 马廉亭

名誉主编 ◎ 江基尧 胡 锦 李天晓 石广志

SHENJING ZHONGZHENG JIJIU

JI JIANCE ZHILIAO JISHU DONGTAI TUJIE

神经重症急救

及监测治疗技术动态图解

主编 ◎ 冯 光 韩冰莎 张 明

长江出版传媒
湖北科学技术出版社

图书在版编目（CIP）数据

神经重症急救及监测治疗技术动态图解 / 冯光，韩冰莎，张明主编. -- 武汉 : 湖北科学技术出版社，2025. 6. -- ISBN 978-7-5706-3899-4

Ⅰ. R741.059.7-64

中国国家版本馆 CIP 数据核字第 2025Y5S168 号

策　　划：冯友仁　　　　责任校对：王　璐　童桂清
责任编辑：常　宁　　　　封面设计：胡　博

出版发行：湖北科学技术出版社
地　　址：武汉市雄楚大街 268 号（湖北出版文化城 B 座 13—14 层）
电　　话：027-87679468　　　　邮　　编：430070

印　　刷：武汉精艺彩广告印务有限公司　　　　邮　　编：430048

889 毫米 ×1194 毫米　1/16　　25.5 印张　　652 千字
2025 年 6 月第 1 版　　2025 年 6 月第 1 次印刷
定　　价：218.00 元

《神经重症急救及监测治疗技术动态图解》

编　委　会

名誉主编：江基尧　胡　锦　李天晓　石广志

主　　编：冯　光　韩冰莎　张　明

副 主 编：冯英璞　赵敬河　王　炬　段继新　孟晓静　周立民

编　　委（以姓氏拼音为序）

陈　鑫　中南大学湘雅医院
陈　勇　河南省人民医院
程玮涛　首都医科大学宣武医院
党　帅　河南省南阳市中心医院
董小倩　河南省人民医院
段继新　湖南航天医院
范晶丽　河南省人民医院
冯　光　河南省人民医院
冯英璞　河南省人民医院
葛顺楠　空军医科大学唐都医院
郭志松　河南省人民医院
黄贤键　深圳大学第一附属医院
韩　令　长沙市第八医院
韩冰莎　河南省人民医院
惠纪元　上海交通大学仁济医院
井延涛　河南省周口市中心医院
李　娇　河南省人民医院
李　敏　空军医科大学唐都医院
李　娜　河南省人民医院
李　鹏　河南省人民医院
李　育　新疆维吾尔自治区人民医院

李呈龙　　山西省人民医院
李鹏飞　　河南省人民医院
李阳阳　　河南省人民医院
栗艳茹　　河南省人民医院
刘　远　　河南省人民医院
罗永刚　　郑州大学第一附属医院
孟晓静　　河南省人民医院
任志强　　河南省人民医院
田　野　　天津医科大学总医院
田金英　　河南省三门峡中心医院
王　帝　　河南医药大学第三附属医院
王　炬　　河南省人民医院
王清华　　南方医科大学珠江医院
王衍刚　　河南省焦作市人民医院
王真真　　河南省人民医院
徐利洁　　河南省人民医院
徐瑞雪　　河南省人民医院
晏　骖　　山东大学齐鲁医院
杨　帆　　河南省人民医院
杨春艳　　河南省人民医院
杨理珅　　中国人民解放军联勤保障部队第九〇四医院
虞　剑　　复旦大学华山医院
岳双柱　　河南医药大学第一附属医院
张　明　　河南省人民医院
张　桐　　河南省人民医院
张春霞　　河南省人民医院
张泽立　　山东大学齐鲁医院
赵　迪　　河北医科大学第四医院
赵家鹏　　河南医药大学第三附属医院
赵经纬　　首都医科大学天坛医院
赵敬河　　河南省人民医院
赵鹏来　　南京鼓楼医院
赵卫平　　内蒙古自治区医院
周　敏　　中国科技大学第一附属医院
周立民　　河南省人民医院
朱金钊　　河南省安阳市人民医院

Preface Ⅰ

序一

神经重症是神经医学的亚专业，具有神经医学与危重病学相互交融的特质。随着国内外神经重症救治理念的拓展及生命支持技术的进步，神经重症医学日新月异、蓬勃发展，快速步入精准化、规范化治疗的新时代。

知不足而奋进，望远山而前行。为切实规范神经重症诊疗方式、普及多模态监测救治理念、提高技术操作水平、提升医疗服务质量、保障医疗安全、防范医疗差错，特组织专家编写本书。本书立足于神经重症患者的临床诊疗实践，系统梳理常规技术操作步骤，大量引用国内外循证证据，利用详细图示及视频，详解各项技能操作。内容涵盖了各种神经重症临床常见基本诊疗操作和监测技术，包括呼吸治疗技能操作、急救技能操作、护理技能操作、多模态监测技术等，简明实用、重点突出，对神经重症专业技能操作培训、模拟练习及临床操作辅导具有参考和指导作用。

本书侧重操作实践技能指导，并融入学科前沿的相关内容，有利于读者将实践技能快速、准确、有效地运用到临床实际工作中。全书言简意明、图文并茂，各章的编写风格保持一致。全书分为5章，详细梳理操作要点，并针对关键步骤配以图片及视频介绍，通俗易懂，易于掌握，展示可操作、可应用、有实效、可推广的标准化神经重症临床技术操作，利于广大神经重症医务人员探源溯流，提高神经重症临床操作技能水平，将在临床培训和实践中发挥重要的作用。

舟行千里定于锚，浪掀万丈稳于心。为守护人民健康，持续推进神经重症医学向多模态监测、多技术融合、多专业协作、多学科兼容、多技能护理、多科研平台发展是我们不懈的动力。在编写过程中，参与编写的人员倾注了大量的心血，同时得到了临床医学、监测技术、重症护理等领域专家的指导，在此表示诚挚的感谢！由于时间仓促和水平有限，瑕疵在所难免，不当之处恳请各位专家和读者批评指正，以便再版时修正。衷心希望本书能够开阔各位读者的视野，让更多同行从中获益！

江基尧

上海交通大学医学院附属仁济医院神经外科首席专家

上海市颅脑创伤研究所所长

Preface Ⅱ

序二

神经重症疾病脑损伤机制复杂多样，不同的病理生理变化决定了不同的脑损伤程度和预后。神经急危重症的成功治疗很大程度上取决于临床医生在牢固掌握危重症病理生理变化的基础上，对反映脑功能的关键指标进行监测、解读、综合分析并采取相应治疗措施的能力。

我国神经重症专业成立较晚，神经重症资源配置不均衡，从业人员背景较复杂，因而各地救治理念和诊疗水平存在较大差异。随着神经重症医学的发展，治疗已从个体化时代迈入器官化时代，神经系统损伤的集束化监测和精细化管理对患者的全身器官功能及预后至关重要。

为规范神经重症患者的诊疗、改进脑功能监测管理流程、预防不可逆性脑损伤、改善神经系统预后，本书凝练了神经重症急救及监测治疗技术的方方面面，从监测、操作等技术性细节问题，到指征、判读、治疗等临床实践知识。章节设置实用简洁，包括大量图片和表格，涵盖操作流程、关键步骤、注意事项等，同时通过二维码电子资源，补充更多的神经重症急救及监测治疗技术操作示例。

本书始终强调临床决策的流程化监测管理，编写条理清晰，内容难易适中，实用性强，示例图片清晰，使复杂的术语和概念一目了然，非常适合神经重症医学及相关学科的医生研读，旨在帮助年轻的临床工作者迅速掌握神经重症急救及监测治疗技术的基本方法及基础知识，并将其应用于临床实践。书籍编写者在编写过程中付出了辛勤的努力，力求新颖实用。随着技术理念的进步，不断结合新的监测方法和管理手段再版更新，保持这本书的活力和生命力，有益于同道，造福于病患。

复旦大学附属华山医院神经外科颅脑创伤中心主任

Preface

前言

《神经重症急救及监测治疗技术动态图解》一书将神经重症管理与临床诊疗、监测评估、急救有创操作相结合，共5章，涵盖神经重症监测所涉及的急救操作技术、有创操作技术、多模态监测技术、气道管理等，内容全面详尽，图文并茂，突出临床实践，重视临床思路。

本书涵盖了心肺复苏术、心脏电除颤技术、气管插管术、环甲膜穿刺术、经皮扩张气管切开术、深静脉置管术、脑室外引流术等急救操作技术，通过简单的图示梳理常见急救操作的处置流程，让临床工作变得更加得心应手。本书详细介绍了有创颅内压探头植入、腰大池置管引流、胸腔闭式引流、鼻肠管留置、测温尿管留置等神经重症常见有创操作技术，是重症医护人员工作中的实践指导用书。

本书重点介绍了液压耦合颅内压监测、脑血流监测、脑氧饱和度监测、量化脑电监测、脑电双频指数监测、无创脑水肿监测、膀胱压和腹内压监测、无创血流动力学监测技术等特色神经重症多模态监测技术的重要作用、监测标准以及监测方法。本书还系统阐述如何分析和解读这些监测数据，以及如何优化这些监测方法，使复杂的监测趋于简单化，有助于医务人员在日常临床治疗中做出合理决策，具有一定先进性、科学性、启发性和实用性的特点。

同时，本书阐述了气道管理策略、低温脑保护治疗技术、肠内营养监测治疗技术、镇痛镇静监测治疗技术、脑死亡判定技术等神经重症适宜监测技术，有助于为神经重症患者制订具有诊断性和治疗性的监测及管理方案，致力于探索一套神经重症的临床评估和管理体系。

本书的编者既有我国神经重症医学领域的权威专家教授，还有一些近年来在神经重症医学领域刻苦钻研的青年学者。编者们根据临床工作经验，查阅大量文献，力求从神经重症医学的角度把神经重症急救及监测治疗技术相关的基础知识、临床实践技能、应用特点、学术前沿发展等在书中展现。编者们为本书内容资料的整理和编写付出了诸多心血，在此表示由衷的感谢。由于神经重症医学发展迅猛、日新月异，编者时间有限，不足之处难以避免，恳请读者和同道批评指正，以期再版时能更加完善。

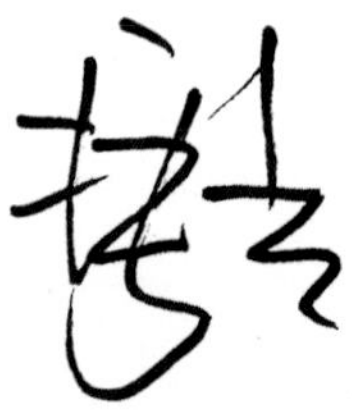

河南省人民医院脑血管病医院副院长

河南省人民医院神经外科危重症救治与质量管理中心主任

河南省神经疾病医疗质量控制中心神经重症专业组组长

CONTENTS

目录

第一章　神经重症急救操作技术

第二章　神经重症有创操作技术

第三章　神经重症多模态监测技术

第一章　神经重症急救操作技术

第一节　心肺复苏术

一、概述

心搏骤停是公共卫生和临床医学领域中最危急的情况之一，表现为心脏机械活动突然停止，心脏射血功能消失，进而全身血液循环中断、呼吸停止和意识丧失。患者对刺激无反应，无脉搏，无自主呼吸或为濒死叹息样呼吸，心搏骤停如不能得到及时有效救治常致患者死亡。心搏骤停发生后 1h 内，脑血流会突然中断，导致意识丧失。如果在黄金时间（4 ～ 6min）进行及时救治，部分患者可能会幸存下来，否则可能会发生生物学死亡。

高质量的心肺复苏（cardiopulmonary resuscitation，CPR）对于心搏骤停的救治至关重要。CPR 是一种紧急程序，是一系列提高心搏骤停后生存概率的措施。在发生心搏骤停或其他导致呼吸、脉搏消失的医疗紧急情况下，CPR 通过手动维持重要器官（尤其是大脑）的循环和氧合来维持生命。心肺复苏术包括胸外按压、人工通气以及紧急时的除颤等。CPR 的执行包括基础生命支持、高级心血管生命支持以及心搏骤停后的救治。成功的 CPR 需要一整套的急救措施，在各个阶段相互紧密配合。

根据 2010 年美国心脏协会（American Heart Association，AHA）CPR 及心血管急救指南，生存链包括以下方面：首先，立即识别心搏骤停并启动急救系统；其次，重点放在早期进行胸外按压；再次，快速应用自动体外除颤器（automated external defibrillator，AED）进行除颤，提供有效的高级生命支持；最后，进行综合性的心搏骤停后治疗。2015 年 AHA 心肺复苏及心血管急救指南针对院内心搏骤停及院外心搏骤停的生存链做出区分，强调针对院内临床状况恶化的患者，要建立快速反应小组或紧急医疗团队，提供早期干预，从而预防院内心搏骤停。这类小组或医疗团队由医生、护士、呼吸治疗师等组成。2017 年 AFA 指南更新，进一步提升尽早实施高质量 CPR 的可行性，并推荐了分级分层的 CPR 实施方案，根据 CPR 培训及熟练程度对施救者实施 CPR 的方式进行区分，明确调度员在 CPR 中的指导作用，在不影响救助质量的前提下，提升了施救者的可操作性。此外，指南还强调了在 CPR 过程中持续胸腔外循环的重要性，并首次提出了间歇性胸外按压的概念，建议每 68 次胸外按压进行 1 次人工通气，为胸外按压与人工通气的关联方式提供了新的思路。

二、成人基础生命支持

成人基础生命支持(basic life support，BLS)是挽救心搏骤停患者生命的基本措施。基本内容包括识别心搏骤停、呼叫急救系统、立即开始 CPR 以及迅速使用除颤器或 AED 进行除颤，主要是徒手实施 CPR。需建立及培训团队心肺复苏术和流程，即使是普通病区，也需要设立心肺复苏急救小组，每位成员都要有替补队员，以免突发抢救时人员不齐。如遇到此情况，需要尽快调配其他病区医护人员参与团队心肺复苏。

(一)识别心搏骤停并启动急救系统

医护人员如果发现患者突然倒地且意识丧失或四肢抽搐伴意识丧失，应拍打患者双肩并呼叫患者，观察患者有无反应(图 1-1-1)。如果怀疑患者有头颈部创伤或颈部损伤，应避免不适当的移动，以防瘫痪。观察患者的呼吸状况，可以通过直接观察胸廓的起伏来确定，也可以参考患者的口、鼻部是否有气流或是否在光滑的表面产生雾气等。同时，应注意观察患者的循环情况，如颈动脉搏动、发声、肢体活动等(图 1-1-2)。检查颈动脉搏动时，将患者头部后仰，找到甲状软骨，在距离甲状软骨 0.5 ～ 1.0cm 处，可以感知颈动脉位于气管和胸锁乳突肌间的沟内。如果发现呼叫患者没有反应且无呼吸或呼吸几乎停止、患者没有脉搏(在 10s 内无法明显感觉到脉搏)，则应在最短时间内启动心肺复苏(CPR)。

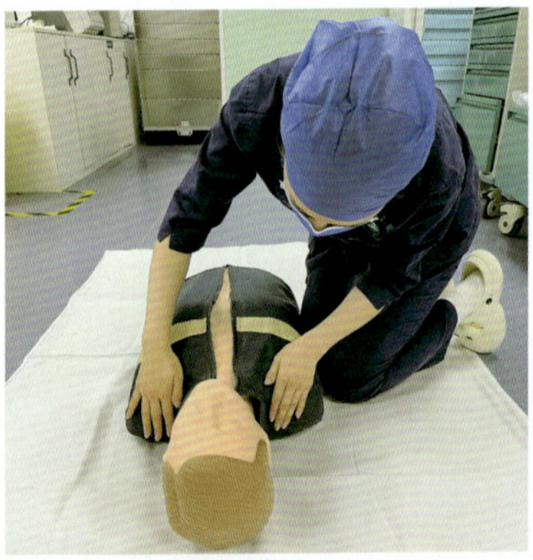

图 1-1-1　拍打双肩，观察有无反应

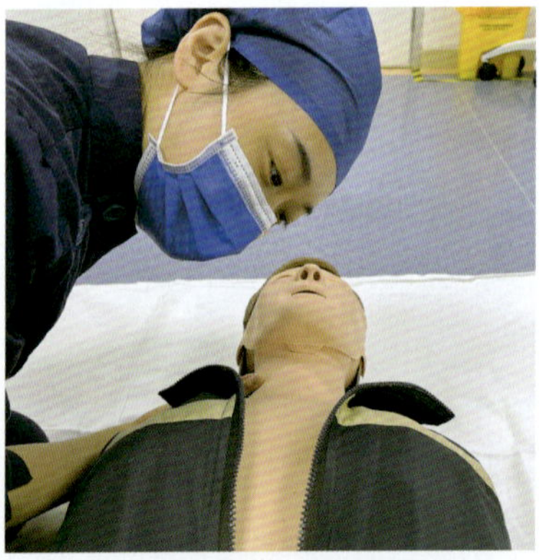

图 1-1-2　观察呼吸与循环状况

视频 1-1-1

(二)心肺复苏流程(视频 1-1-1)

1. 心肺复苏施救顺序

对于大多数心搏骤停，尤其是心源性猝死，心肺复苏施救顺序为胸外按压(circulation)—开放气道(airway)—人工呼吸(breathing)(即 C-A-B)。对于特殊情况，如溺水等窒息性心搏骤停，施救顺序为开放气道(airway)—人工呼吸(breathing)—胸外按压(circulation)(即 A-B-C)。

2. 胸外按压

胸外按压是指进行有节奏的、快速有力的按压，通过增加胸膜腔内压和直接压迫心脏来产生血流，保证患者重要器官的血液循环。患者应仰卧平躺于硬质平面（图 1-1-3）。若胸外按压在床上进行，应在患者背部垫以硬板。对于应用防压疮气垫的患者，应在 CPR 前下拉快速放气带。

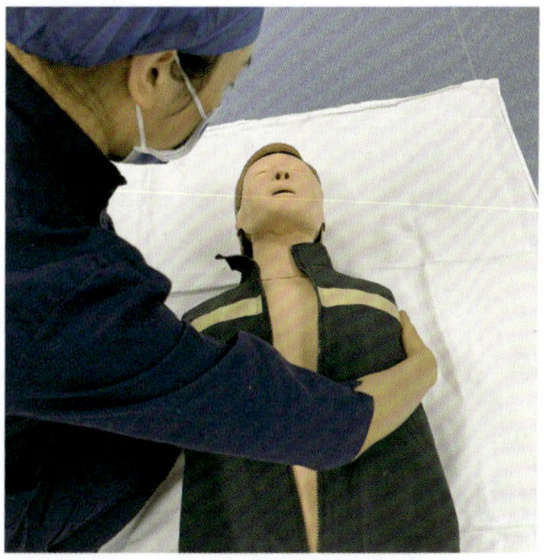

图 1-1-3　仰卧平躺于硬质平面

按压部位在胸骨中下部、双乳头连线中点，一只手的掌根放在按压部位，另一手掌根叠放其上，手指离开胸部，以手掌根部为着力点进行按压（图 1-1-4）。身体稍前倾，使肩、肘、腕位于同一轴线上，双肩垂直于按压的双手，双臂伸直，借上身的重力来协助按压，按压过程中双手始终与胸壁紧贴，以免 2 次按压之间位置移动（图 1-1-5）。对成人胸外按压速率为 100 ～ 120 次 /min，按压深度为 5 ～ 6cm。在每次按压后要允许胸廓充分回弹。按压者在按压间隙应避免倚靠患者胸部，因为按压时倚靠患者身上，会影响胸廓回弹，回弹不充分会增加胸廓内压力，减少静脉回流、冠状动脉灌注压和心肌血流，影响存活率。成人胸外按压：人工通气推荐为 30：2，直至拿到自动体外除颤器（AED）且可以使用。

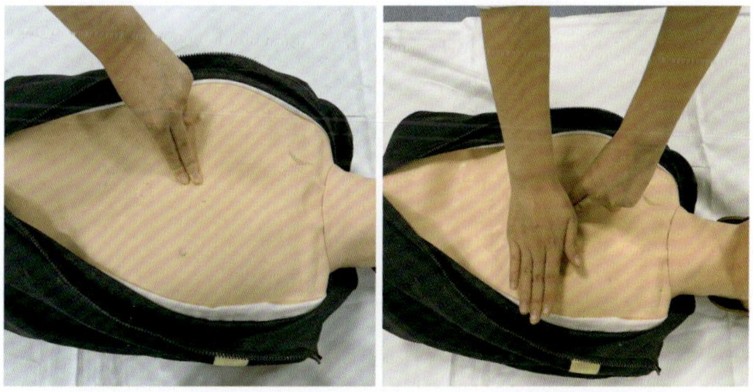

图 1-1-4　掌根放在胸骨中下部、双乳头连线中点

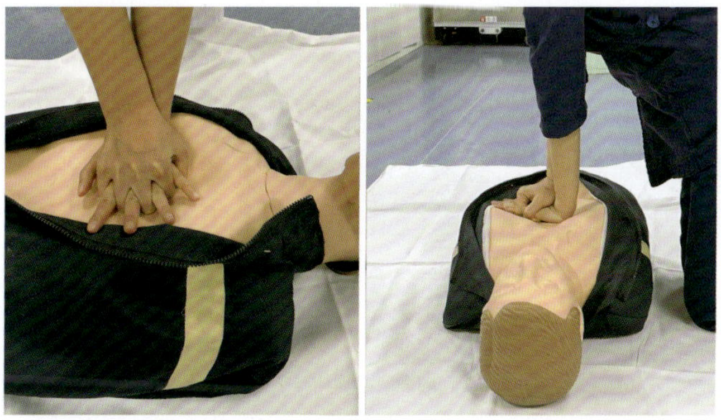

图 1-1-5　双手掌根交叠，手指离开胸壁，双臂伸直

在胸外按压 1min 后，通常会因疲劳而导致按压的频率和幅度下降。当有 2 名或以上的人员在场时，应每 2min（或者在每 5 个 30∶2 的胸外按压∶人工通气循环进行后）轮换 1 次以保证胸外按压的质量。为避免胸外按压的中断，每次轮换应在 5s 内完成。尽量避免因检查患者而中断胸外按压。在实施保持气道通畅的措施或使用除颤仪时，胸外按压中断时间不应超过 10s。在搬动患者时很难进行胸外按压，因此要尽量就地行 CPR。判断胸外按压中断的标准是按压分数（即胸外按压时间占整个 CPR 时间的比例），按压分数越高越好，至少应≥ 60%。

3. 开放气道

开放气道动作应迅速并尽可能避免中断胸外按压。对于没有头颈部创伤的患者，应该使用仰头抬颌法来保持气道通畅。如果怀疑有颈椎损伤，应使用双下颌上提法（托颌法）而不能拉伸头部。如双下颌上提法不能保证气道通畅，应使用仰头抬颌法。

仰头抬颌法（图 1-1-6）：将左手放在患者前额部用力加压，使头后仰，右手的拇指、食指抬起下颌，使下颌、耳垂与地垂直，以通畅气道，并立即开始人工呼吸，操作中应避免用力压迫下颌部软组织，以免造成气道梗阻，也不要用拇指抬下颌。如患者义齿松动，应取下，以防其脱落阻塞气道。托颌法即把手放在患者头部两侧，肘部支撑在患者躺的平面上，托紧下颌角，用力向上托下颌，如患者紧闭双唇，可用拇指把口唇分开。如果需要行口对口人工呼吸，则将下颌持续上托，用面颊贴紧患者的鼻孔，此法效果肯定，但费力，有一定技术难度。对于怀疑有头颈部创伤的患者，此法更安全，不会因颈部活动而加重创伤。

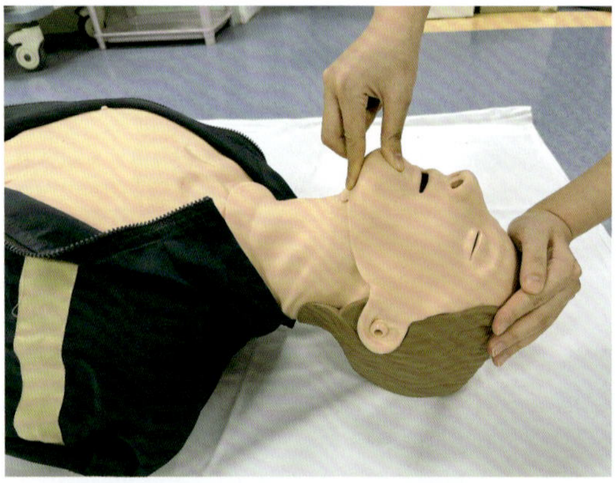

图 1–1–6　仰头抬颌法

4. 人工呼吸

使用口对口通气、口对鼻通气、球囊 - 面罩通气来供氧，每次通气时间要在 1s 以上，以保证足够的潮气量使胸廓抬起。采用的胸外按压∶人工通气为 30∶2；对于已建立高级气道的患者，通气速率建议为 6s 进行 1 次，即 10 次 /min。

（1）口对口通气。人工呼吸时，应先保持气道通畅，左手捏住患者鼻子，防止漏气，施救者应口对口密闭，每次吹气超过 1s，确保吹气时可见胸廓起伏，应避免通气过度。2 次吹气间歇应注意放开患者的鼻子。引起通气困难最常见的原因是未能正确开放气道，如果第一次人工呼吸后患者的胸廓未能抬起，需重新用仰头抬颌法使气道通畅，再给予第二次人工呼吸。可使用通气屏蔽装置（如带单向阀的通气面罩、球囊面罩等）进行人工呼吸，以避免直接口对口接触。口对口通气常会导致患者胃胀气，并可能出现严重并发症，如胃内容物反流导致误吸或吸入性肺炎、胃内压升高后膈肌上抬从而限制肺的运动，所以应缓慢吹气，不可过快或过度吹气，减少吹气量及气道压峰值水平有助于降低食管内压，避免胃胀气的发生。对大多数未建立人工气道的成人，给予潮气量 400 ～ 600mL 既可避免胃胀气，又可提供足够的氧合。

（2）口对鼻通气。如果患者的口腔严重损伤、患者的口腔不能打开或者口对口很难密闭，不能进行口对口通气，可进行口对鼻通气。

（3）球囊 - 面罩通气。施救中挤压球囊难免漏气，故单人操作时易出现通气不足，双人操作时效果相对较好。双人操作时，一人压紧面罩，另一人挤压球囊通气。如果气道开放且不漏气，挤压球囊时每次送气量为 400 ～ 600mL，频率为 10 ～ 12 次 /min。如果为单人提供呼吸支持，施救者应位于患者头顶。如果患者未合并颈部损伤，可使患者头后仰或枕部垫毛巾、枕头，有助于打开气道，一手压住面罩，一手挤压球囊，并观察通气是否充分（图 1-1-7）。

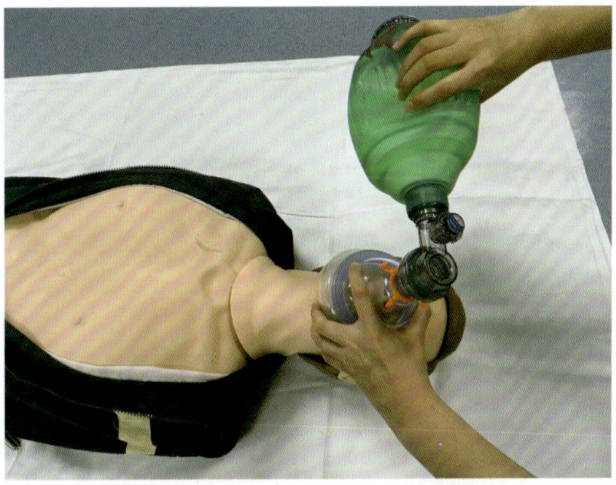

图 1-1-7　单人球囊 - 面罩通气

三、成人高级生命支持

成人高级生命支持影响生存链的多个关键环节，包括预防心搏骤停、治疗心搏骤停和改善心搏骤停后恢复自主循环患者预后的重要措施，涉及气道管理、通气支持以及治疗缓慢性心律失常和快速性心律失常。治疗心搏骤停时，高级生命支持建立在基础生命支持的基础上，进一步提高自主循环恢复的可能性，进行高级气道管理和生理参数监测。自主循环恢复后，采用心搏骤停后综合治疗可提高存活率和改善神经功能预后。

（一）人工气道的建立

心肺复苏期间的通气目的是保持足够的氧合，并使二氧化碳充分排出。胸外按压提供的 25%～ 33% 心排血量只能维持心脏和大脑的部分血液供应，组织缺氧仍然会逐渐加重。为了改善氧合，在救治过程中给予 100% 的吸入氧浓度。在缺乏呼吸道有效保护时，应尽可能行气管插管，保持气道开放，输送高浓度氧，保持稳定的潮气量，并避免误吸发生，这有利于气道管理。

气管插管时应尽量缩短停止胸外按压的时间，争取在 10s 内完成。进行胸外按压的施救者一旦停止按压，实施插管者立即插管。气管导管一旦通过声门，马上恢复胸外按压。如果首次插管失败，在第二次插管前必须给纯氧 15 ～ 30s，同时实施胸外按压。

气管插管成功后，立即给予 10 次 /min 的人工呼吸、100 ～ 120 次 /min 的持续胸外按压。当气管插管困难时，可考虑采用喉罩、环甲膜穿刺等手段建立人工气道。

（二）循环支持方法

1. 机械活塞装置

在进行高质量人工胸外按压比较困难或环境较危险的特殊条件下（如施救者人数有限、长时间心肺复苏、低温心搏骤停时进行心肺复苏、在移动的救护车内进行心肺复苏、在血管造影室内进行心肺复苏以及在准备体外心肺复苏期间进行心肺复苏），机械活塞装置可以帮助进行心肺复苏。

2. 体外心肺复苏

对于发生心搏骤停且怀疑心搏骤停病因可逆的患者，可以考虑以体外心肺复苏（ECPR）替代传统心肺复苏。

（三）建立药物治疗通路

开始心肺复苏和电除颤之后，立即建立静脉通道并给予药物治疗。抢救心搏骤停患者时首选静脉给药。经外周静脉给药后需再推注 20mL 生理盐水，并抬高肢体 10 ～ 20s 以利于药物进入中心循环。经电除颤和外周静脉给药后，若自主循环不能恢复，可考虑放置中心静脉导管。如果不能建立静脉通路，一些复苏药物可以通过气管给药。利多卡因、肾上腺素、阿托品、纳洛酮和血管升压素均能经气管吸收，但气管给药的血浆药物浓度较静脉给药低，一般不作为首选。

（四）复苏药物

1. 肾上腺素

肾上腺素主要激动 α 肾上腺素能受体和 β 肾上腺素能受体。主要药理作用：增强心肌收缩力；提高 CPR 期间的冠状动脉压和脑灌注压，增加冠状动脉及脑血流量；增加心肌自律性；使室颤易被电复律等，为一线的复苏选择用药，可用于电击无效的室颤 / 无脉性室速、心脏静止或无脉性电活动。在至少 2min CPR 和 1 次电除颤后，每 3 ～ 5min 应静脉注射 1 次 1mg 肾上腺素。

每次从周围静脉给药后应该用 20mL 生理盐水冲管，以保证药物能够到达心脏。因心内注射可增加冠状动脉损伤、心脏压塞和气胸的发生危险，同时会延误胸外按压和肺通气开始的时间。因此，仅在开胸或其他给药方法困难、失败时才考虑应用。对于心律不可电击而接受肾上腺素治疗的心搏骤停患者，建议尽早使用肾上腺素。递增肾上腺素剂量的方法不能提高患者存活率。相比使用标准剂量的肾上腺素，联合使用血管升压素和肾上腺素在治疗心搏骤停上没有优势，因此为了简化流程，已将血管升压素从成人心搏骤停流程中去除。

2019 年 AHA 建议对于可电击的心肺复苏，在电击 2 次后应用肾上腺素。不主张过早应用。

2. 胺碘酮

胺碘酮为 III 类抗心律失常药物，可以用于对 CPR、除颤和血管活性药物治疗无反应的室颤或无脉性室速。用法为将首剂量 300mg（或 5mg/kg）加入 5% 葡萄糖溶液 20mL 稀释后快速静脉推注，如有需要，3 ～ 5min 后再次应用 150mg。如果电复律成功，多需应用维持剂量以减少复发，在首个 24h 内使用维持剂量，开始 6h 内 1mg/min，之后 18h 为 0.5mg/min，每日总量不超过 2.0g。胺碘酮中含负性心肌收缩力和扩血管作用的成分，可引起低血压和心动过缓，这常与给药剂量和速度有关，预防方法为减慢给药速度，尤其是对心功能明显下降或心脏明显扩大者，更要注意给药速度，同时应监测血压。

3. 利多卡因

目前的证据不足以表明在心搏骤停后常规应用利多卡因具有确切疗效。不过，在室颤或无脉性室速导致的心搏骤停无胺碘酮或胺碘酮不适用时，可以考虑给予利多卡因，初始剂量为 1.0 ～ 1.5mg/kg 静脉注射，如果室颤 / 无脉性室速仍持续发作，每隔 5 ～ 10min 可再给予 0.50 ～ 0.75mg/kg 静脉注射，直到最大量（3mg/kg）。

（五）抗心律失常药物

1. 纳洛酮

对于已知或疑似阿片类药物成瘾的患者，如果无反应且无正常呼吸，但有脉搏，可在标准基础生命支持救治的同时，给予纳洛酮 0.4mg 肌内注射或 2mg 鼻内给药，可在 4min 后重复给药。2014 年，美国食品药品监督管理局（Food and Drug Administration，FDA）审批通过了纳洛酮自主注射器。

2. β 受体阻带剂

有研究提示使用 β 受体阻滞剂与生存率提高相关。但目前的证据不足以支持心搏骤停后 β 受体阻滞剂的常规应用。对于室颤 / 无脉性室速导致的心搏骤停，可以考虑尽早开始使用或继续口服、静脉注射 β 受体阻滞剂。不过，β 受体阻滞剂可能引起或加重血流动力学不稳定的情况，加剧心力衰竭，引起缓慢性心律失常，因此应该个体化评估患者是否适用 β 受体阻滞剂。

四、心肺复苏的监测指征

（一）临床观察的指征

1.CPR 有效的指征

①脉搏恢复：患者双侧颈动脉搏动恢复表明其自主循环恢复。②瞳孔反射正常：患者双侧瞳孔由大逐渐缩小，而且对光反射存在。③口唇红润：患者口唇以及甲床的颜色由青紫逐渐变为红润。④血压恢复：收缩压在 60mmHg 以上。⑤意识恢复正常：发生呼吸骤停、心搏骤停后，患者处于昏迷状态，呼之不应、意识丧失，自主循环恢复后，意识逐渐恢复，四肢可遵指令活动。⑥自主呼吸恢复：患者恢复自主呼吸，胸廓有起伏，而且经鼻腔有气流呼出。

2. 停止 CPR 的指征

①已恢复自主呼吸和心跳；② CRP 进行 30min 以上，患者仍无反应、无呼吸、无脉搏、瞳孔未缩小；③开始 CRP 前循环、呼吸停止已超过 15min。

（二）监测 CPR 的指标

目前对 CPR 实施监测的指标包括按压深度、频率、胸廓回弹、按压分数等。

1. 直接反映 CPR 效果的指标

（1）冠状动脉灌注压。冠状动脉灌注压是最经典的指标，也是 CPR 质量评价的“金标准”。但临床实践中常难以获得，通常建议以舒张期的有创动脉压作为参考。

（2）呼气末 CO_2 波形图。呼气末 CO_2 波形图能够很好地反映人工循环的心排血量水平，还可以确定高级气道的放置位置，并在 CPR 期间识别自主循环恢复，还可以作为复苏预后评价的指标。对于气管插管患者，如果经 20min CRP 后，CO_2 波形图检测的呼气末 CO_2 不能达到 10mmHg，可将此作为停止复苏的多模式方法的一个因素，但不能单凭此做决定。

（3）心电图波形分析。心电图波形分析也是经典的评价指标之一，可反映心肌灌注及心电活动的状态，有助于选择除颤时机。

（4）脑部血氧饱和度。脑部血氧饱和度监测是一种新的无创监测 CPR 质量的方法，可以实时了解 CPR 过程中脑组织灌注及供氧情况，但还需进一步临床验证。

2. 改善 CPR 质量的技术

如心电滤波技术能够将按压干扰波形从心电监测的波形中滤除，在无须停止按压的情况下，即可判断心律失常类型，可显著提高按压分数以及除颤成功率。血氧饱和度监测易受环境温度、患者外周循环等影响，并不是很好的质量监测指标，但联合心电图进行协同分析后就能很好地判定复苏后自主循环是否恢复。

五、心肺复苏后的综合管理

自主循环恢复后，系统性的综合管理能改善存活患者的生活质量，对减少早期血流动力学不稳定导致的死亡、降低晚期多器官功能衰竭及脑损伤的发病率和死亡率有显著意义。

1. 气体交换

用脉搏血氧饱和度测定仪持续监测患者氧合情况。复苏的开始阶段可给予纯氧，然后逐步调整氧浓度到较低水平，维持血氧饱和度在 94% ～ 99%。当血氧饱和度达到 100% 时，应适当调低氧浓度，避免肺或其他脏器发生氧中毒。

2. 血流动力学

评估生命体征及监测心律失常复发。在自主循环恢复后的住院期间，要持续进行心电监护直至患者情况稳定。在心搏骤停后的救治中，应该避免或立即矫正低血压（收缩压低于 90mmHg，舒张压低于 60mmHg），平均动脉压应不低于 65mmHg。

3. 体温

目标体温管理有助于神经系统功能的恢复。在自主循环恢复后，对言语指令缺乏有意义反应的昏迷患者可考虑进行目标体温管理。将患者的核心体温降到 32 ～ 36℃，并至少持续 24h。降低体温的方法包括使用冰毯、冰帽、大量冰袋或输注等渗冷冻液等。

4. 血糖

对于心搏骤停后自主循环恢复的成年患者，应该控制血糖在 8 ～ 10mmol/L。

5. 冠状动脉造影

对于疑似心源性心搏骤停，且心电图 ST 段抬高的心搏骤停患者，应紧急实施冠状动脉造影。对于特定（如心电活动或血流动力学不稳定）成年患者，若发现疑似心源性心搏骤停且昏迷，无心电图 ST 段抬高的情况，紧急实施冠状动脉造影是合理的。而对于需要实施冠状动脉造影的心搏骤停患者，无论其是否昏迷，都应当实施。对于昏迷的患者，应充分向其亲属交代预后和风险。

六、心肺复苏的培训

心肺复苏（CPR）是抢救心搏骤停这一直接威胁人类生命的急症的主要手段，如何有效地实施这一“起死回生”术是拯救生命的关键所在。因此，CPR 培训成为将 CPR 科学转化为有效实践的重要手段。作为医务人员，特别是需要经常进行 CPR 抢救（急诊、呼吸、危重症、麻醉、心血管等专业）的医护人员，除了掌握 CPR 的技术和方法、具备应对心搏骤停发生的勇气和能力外，还必须接受多元技能的 CPR 培训，因为单一的标准技能是远远无法满足临床实际需要的。多元技能是指除了标准的徒手 CPR 技术之外，多元化的复苏方法、与 CPR 密切相关的抢救技能以及与心搏骤停预防相关的临床技能等。提高自身技能，能够根据不同患者的具体特点和发病情况，采取有针对性的早期干预策略，并在开展 CPR 时对相关高危因素进行相应的处理，以确保 CPR 的成功。

CPR 培训首先应该强调专业人员要在心搏骤停可能发生的地点进行必要和充分的准备，有预案和能力应对心搏骤停的发生。因为心搏骤停的抢救关乎生死，一定有涉及相关的法律、道德和伦理等的特殊情况和棘手问题，如 CPR 应该持续多长时间、如何向猝死患者家属告知噩耗、如何与心搏骤停患者家属沟通器官捐献的相关事宜、如何规范处理院外猝死的特殊患者等。因此，为了在复杂多变的临床环境中将 CPR 实施过程中的人员、装备、技能、环境等因素进行有效整合与完善，形成相对全面的体系，实现最佳的复苏抢救，需要在 CPR 培训中开展多维度的技能训练。

在 CPR 培训按照标准化课程认真施教的基础上，应以问题为导向，不断创新教学理念和方式，以培训质量为生命。除了课堂式的教学外，还可开展全方位的全民 CPR 培训以满足广大医护人员和公众的学习热情和需求。

参考文献

[1] 顾靓，司贤峰，李留洋 . 体外心肺复苏术联合急诊 PCI 在急性心肌梗死后心搏骤停患者急救中的

应用研究 [J]. 临床医学，2022，42(9)：26-28.

[2] 程江华，陈开放，滕旭升，等. 金华市新冠疫苗接种点人员心肺复苏术相关知识和态度的调查报告 [J]. 全科医学临床与教育，2022，20(8)：739-742.

[3] 李发俊，李爱仙，朱文亚，等. 有创动脉血压监测对心肺复苏术有效性的质量评价 [J]. 现代医学与健康研究电子杂志，2022，6(20)：132-135.

[4] 李星，张静. 急性心肌梗死心肺复苏术后围术期的护理分析 [J]. 血栓与止血学，2022，28(3)：500-501.

[5] 冯智娟，刘树元，辛大宇. 心肺复苏术自主循环恢复患者预后的相关因素分析 [J]. 微循环学杂志，2022，32(2)：58-60，66.

[6] 武小娟，孟舰，刘红新，等. 心搏骤停心肺复苏术中"生存链"实施现状及患者预后因素分析 [J]. 临床急诊杂志，2022，23(3)：198-203.

[7] 罗冠冠，蒋维艳，李慧萍，等. 湖北省急救技能竞赛医生心肺复苏术操作技能分析 [J]. 中国急救复苏与灾害医学杂志，2022，17(6)：821-825.

[8] 刘瑭，梁艳，马建云. 腹部提压心肺复苏术用于心脏停搏患者效果及对动脉血气、心肌功能的影响 [J]. 宁夏医学杂志，2022，44(6)：519-521.

[9] 盛婷婷，刘春娟，瞿春华. Seminar 法结合护士分层次教学对门诊护士心肺复苏术培训的效果观察 [J]. 贵州医药，2022，46(3)：491-493.

[10] FIJAČKO NINO，RUTH MASTERSON CREBER，TODD P CHANG，et al. Enhancing cardiopulmonary resuscitation education through game-based augmented reality face filters[J]. Resuscitation，2022，180：108-110.

[11] YURTSEVER GÜNER，ADNAN YAMANOGLU，EJDER SAYLAV BORA，et al. A rare complication of cardiopulmonary resuscitation applied during transportation by ambulance：a case report of flail chest[J]. Turkish Journal of Emergency Medicine，2022，22(3)：159-162.

[12] OLAV BERVE PER，HARDIG BJARNE MADSEN，KRAMER-JOHANSEN，et al. Mechanical active compression-decompression versus standard mechanical cardiopulmonary resuscitation：a randomised haemodynamic out-of-hospital cardiac arrest study[J]. Resuscitation，2021，170：1-10.

[13] 伍洪清，雷圣贤，廖文林，等. 亚低温治疗对心搏骤停后复苏成功患者的疗效分析 [J]. 实用休克杂志，2021，5(1)：18-20.

[14] 孙艳，张艳利，于海侠，等. 血清 miRNA-21、IL-6 联合检测对心肺复苏成功患者预后的评价 [J]. 河北医学，2021，27(12)：2075-2079.

[15] 林淑芳. 混合式教学模式在中职"心肺复苏"教学中的应用探索 [J]. 成才之路，2021，32：86-87.

[16] 赵述傲，雍政，袁苏苏，等. 医科大学新生心肺复苏术了解现状及影响因素分析 [J]. 中国急救复苏与灾害医学杂志，2021，16(10)：1103-1106.

[17] 赵婧，肖丹阳，张玲，等. 旁观者心肺复苏术培训的认识及进展 [J]. 中国急救复苏与灾害医学杂志，2021，16(9)：1079-1082.

[18] CURTIS JACK，GRAVENSTEIN NIKOLAUS，GIORDANO CHRISTOPHER. End-tidal carbon dioxide and ventilation during CPR in relation to the 2020 American Heart Association guidelines for

cardiopulmonary resuscitation[J]. Journal of Clinical Anesthesia，2021，75：110553.

[19] BIRKUN ALEXEI. Free distance learning of cardiopulmonary resuscitation for laypeople：a reasonable way for improving cardiac arrest outcomes in low-resource settings[J]. Resuscitation，2021，168：91-92.

[20] ALEXIS A TOPJIAN，TIA T RAYMOND，DIANNE ATKINS，et al. Part 4：pediatric basic and advanced life support：2020 American Heart Association guidelines for cardiopulmonary resuscitation and emergency cardiovascular care[J]. Circulation，2020，142（16）：S469-S523.

[21] ABRALDES J ARTURO，RICARDO J FERNANDES，NÚRIA RODRÍGUEZ，et al. Is rescuer cardiopulmonary resuscitation jeopardised by previous fatiguing exercise?[J]. International Journal of Environmental Research and Public Health，2020，17（18）：6668.

[22] HINZMANN JANNIK，SASCHA GRZELLA，THORSTEN LENGENFELD，et al. Impact of donor cardiopulmonary resuscitation on the outcome of simultaneous pancreas-kidney transplantation：a retrospective study[J]. Transplant international，2020，33（6）：644-656.

[23] TOFIL NANCY M，CHENG A，LIN Y，et al. Effect of a cardiopulmonary resuscitation coach on workload during pediatric cardiopulmonary arrest：a multicenter，simulation-based study[J]. Pediatric critical care medicine，2020，21（5）：e274-e281.

[24] 罗秀金，黄春玲，叶雄伟，等 . 体外心肺复苏术联合急诊 PCI 抢救急性心肌梗死后心搏骤停的有效性研究 [J]. 名医，2020，19：85-86.

[25] 安丽婷 . 心脏骤停患者院前急救应用心肺复苏术的效果 [J]. 继续医学教育，2020，34（9）：63-65.

[26] SONNEVILLE ROMAIN，SCHMIDT MATTHIEU. Extracorporeal cardiopulmonary resuscitation for adults with refractory out-of-hospital cardiac arrest：towards better neurological outcomes[J]. Circulation，2020，141（11）：887-890.

[27] RYOUNG-EUN KO，JEONG-AM RYU，YANG HYUN CHO，et al. The differential neurologic prognosis of low-flow time according to the initial rhythm in patients who undergo extracorporeal cardiopulmonary resuscitation[J]. Resuscitation，2020，148：121-127.

[28] SAAD RAFAEL，SAMPAIO FAVARATO MH，FERREIRA DE PAIVA E，et al. Medical student skill retention after cardiopulmonary resuscitation training：a cross-sectional simulation study[J]. Simulation in healthcare，2019，14（6）：351-358.

[29] PANCHAL ASHISH R，BERG，KATHERINE M，CABAÑAS JOSÉ G，et al. 2019 American Heart Association focused update on systems of care：dispatcher-assisted cardiopulmonary resuscitation and cardiac arrest centers：an update to the American Heart Association guidelines for cardiopulmonary resuscitation and emergency cardiovascular care[J]. Circulation，2019，140（24）：e895-e903.

[30] NASR-ESFAHANI MOHAMMAD，YAZDANNIK AHMADREZA，MOHAMADIRIZ SHAHLA. Development of nursing students' performance in advanced cardiopulmonary resuscitation through role-playing learning model[J]. Journal of education and health promotion，2019，8（1）：151.

（徐瑞雪）

第二节　心脏电除颤技术

一、概述

心脏电除颤是指在严重快速心律失常时，将一定强度的电流直接或经胸壁作用于心脏，使全部或大部分心肌在瞬间除极，心脏自律性最高的起搏点（通常是窦房结）重新主导心脏节律的治疗过程，即通过电击的方式将异常心脏节律转复为正常窦性节律，又称为非同步电复律。由于其作用快、疗效好、简便和比较安全，已成为救治心室颤动和其他快速心律失常患者的首选措施或重要措施之一，直流电除颤法使用最为广泛。

二、心脏电除颤技术研究背景

心搏骤停（sudden cardiac arrest，SCA）发病突然，病情紧急，进展极快，是危及生命健康的一种极为严重的急症。SCA 时因心电活动异常，有效脉搏和血压丧失，绝大多数 SCA 为室颤引发的。SCA 者因缺乏有效血流灌注，表现为突然晕厥、意识丧失、呼吸和脉搏停止，若几分钟内得不到救治将死亡，通常称为心源性猝死。我国每年有超过 54.4 万人死于心源性猝死，心源性猝死患者的抢救非常重要，每延迟 1min，患者的生存率便下降 7% ～ 10%，黄金救治时间为 4 ～ 6min。SCA 可发生于任何时间、任何地点、任何人群，大部分发生于医院外，因未能获得抢救，直接死于院外，必须尽早采取高质量的心肺复苏（CPR），并用自动体外除颤器（AED）对患者进行快速复苏除颤，使其恢复心跳呼吸，提高患者的抢救成功率、生存率。生存链（chain of survival）的提出是心肺复苏（CPR）和心血管急救（emergency cardiac care，ECC）理念的重大突破，强调了时间对复苏成功的重要性。1988 年，“chain of survival” 首次以大会标语的形式出现在 Conference on Citizen CPR 会议上，迅速引起了专家和公众的注意，内容不断得到丰富和完善。1989 年 JEMS 发表了关于生存链的述评。1990 年首期 *Currents in Emergency Cardiac Care* 对其做了进一步论述。1992 年美国心脏协会（AHA）制定的《心肺复苏与心血管急救指南》正式引入了生存链的概念，并于 1997 年得到了国际复苏联络委员会（the International Liaison Committee on Resuscitation，ILCOR）的认可。2010 年 AHA 和 ILCOR 发布的新版《心肺复苏和心血管急救指南》将过去的 4 个早生存链改为 5 个生存链，强调实施紧急生命支持的重要性，包括：①立即识别心脏停搏并启动应急反应系统；②尽早实施心肺复苏（CPR），强调胸外按压；③快速除颤；④有效的高级生命支持；⑤综合的心搏骤停后治疗。如能在心搏骤停后 1min 内实施 CPR，3 ～ 5min 内给予 AED 除颤，可使存活率达到 50% ～ 70%。电除颤是治疗室颤的唯一有效方法，因此早期电除颤是挽救 SCA 者的核心。安全而高效是电除颤的技术特点，对 SCA 者而言，将最短时间恢复自主循环作为衡量电除颤技术成功的目标。在经历了半个多世纪的发展之后，电除颤技术日臻成熟，不仅是治疗某些快速性异位性心律失常的重要手段，而且在心肺复苏中扮演着不可或缺的角色。

三、心脏电除颤技术的发展历史

（一）室颤的探索

电除颤技术最早可追溯至 18 世纪。1775 年，丹麦医生 Abildgaard 通过对母鸡施加电脉冲等一系列实验使母鸡失去活动能力，又通过电脉冲使其恢复活动能力，并发现在胸部以外的地方不能恢复活动能力，此时他并不知道室颤的存在。1849 年，德国科学家 Ludwig 和他的学生 Hoffa 结合上述实验首次定义了室颤这个术语，通过直接对狗的心室施加电流来诱发室颤，记录了室颤的发作。19 世纪 80 年代，国外多项研究证实心搏骤停是室颤造成的，电流通过人体也可以造成室颤。

（二）体内外除颤的研究

1899 年，Prevost 和 Batelli 在研究中发现，弱的交流电或直流电的冲击诱发室颤，强的电流可以除颤，并进行了第一次真正的体内除颤，在世界上首次论证了电流可终止室颤。Wiggers 和 Wegria 对上述实验进行拓展，发现了心脏被诱导室颤的脆弱周期，电流传递的实施是进行电除颤的关键。除颤器的研发始于 20 世纪 20 年代。爱迪生联合基金会提供了资金，以应对触电导致的事故和死亡人数的增加。

在除颤器研发早期一直争论交流电和直流电除颤的优劣。1933 年，Kouwenhoven 等研究交流电和直流电除颤，认为交流电除颤可以获得更好的效果，大约 5A 的交流电是成功转复的合适电流。之后路易丝•罗比诺维奇发明了体外起搏器和经胸除颤器。1938—1939 年，古尔维奇等研发了一种利用电容器放电经胸除颤的方法。将金属电极放置在羊、狗胸腔两侧，与心脏位置一致，用交流电来诱发室颤，用体外交流电电击治疗室颤的方法在动物身上得到了验证。1952 年，古尔维奇研制了世界上第一台医用的经胸直流电单相波除颤器 ID-1-VEI，首次尝试用于心脏外科手术中。1962 年他提出了一种全新的除颤方法——双相波形放电，他和维宁设计了世界上第一台双相波除颤器。1947 年，西雷斯福大学教授 Beck 第一次通过电除颤挽救了人的生命。他使用了一个特殊设计的心内电极桨，用 110V、1.5A 的交流电，电击 2 次，制造出世界上第一台体内心脏除颤器。捷克科学家博胡姆•佩斯卡发现双相直流电波形相比电容器放电具有更多优势。1953 年，斯图亚特•麦凯和桑福德•利兹在狗身上成功使用了直流电除颤。1954 年，库文和佐尔等研究了体外电除颤技术（60Hz 交流电，放电 0.15s）。他发明了一个在交流发电机基础上建立的人体体外除颤模型，于 1955 年成功使用。同年，中国天津医学院王源昶教授在手术室用体外心脏按压术成功复苏了心搏骤停患者。1956 年，佐尔等使用 70V、1.5A 的交流电在一例室颤患者胸外进行了 0.15s 的放电除颤，首次应用体外电除颤抢救成功，掀开了 CPR 史上崭新的一章。1961 年，Alexander 等用交流电电击终止室性心动过速，这是第一次将电击治疗应用于非室颤患者。

早期的除颤器使用正弦波样交流电，其中最大的一个部件是变压器，可以将墙上插座电源提供的电转换为1000V，但交流发电机除颤器太重，不适用于院内外快速运输。之后约翰·霍普金斯大学团队开发了一种重120kg的胸腔闭式除颤器，但只局限于医院使用，并不能真正便携。1958年，美国医生Pater Safar发明了口对口人工呼吸急救术，证明了往患者嘴里吹气具有急救效果。

（三）现代除颤器的新篇章

虽然在20世纪50年代出现了心脏除颤器，但普及推广困难，受制于技术条件，心脏除颤器需要外接交流电源，无法用于外部环境。后来美国波士顿劳恩医生的研究表明直流电可以持续、均匀地对整个心脏进行除极，比交流电除颤更安全。随后发现同步电复律，由此心脏电除颤技术的发展掀开了新篇章。劳恩的心复律器模型基于古尔维奇的电容除颤器模型，是美国研发的第一台用直流电的除颤器。

1965年，彭特里奇教授发明了第一台便携式直流电除颤器。1968年，他改良装置，采用美国国家航空航天局设计的微型电容器，使除颤器仅重3kg，便于携带。1969年，第一台可移动除颤器上市，重达15kg，在救护车上装备直流电除颤器，组成了移动式ICU，使院外生存率得以提高。

20世纪60年代，Lawn证明直流电比交流电更高效和安全。直流电除颤逐渐成为主流一直延续至今。20世纪70年代，我国开始使用除颤器，并认同直流电除颤的优越性。20世纪80年代起，我国大中城市医院逐步开始应用心脏除颤器，并在急诊科及心内科、麻醉科普及。除颤器的普及，推动CPR的医学理论和实践发展向前迈进了一大步。

在21世纪，自动体外除颤器（AED）诞生。2000年，《国际心肺复苏及心血管急救指南》提出对心搏骤停者应该尽早电除颤，并强烈推荐使用AED。AED因小型、便携而得到普及。此外，植入型除颤器（implantable cardioverter defibrillator，ICD）的发明也是21世纪的重大成果。

（四）除颤技术的发展历程

1. 第一代除颤技术：单相衰减正弦波除颤技术

（1）由于电流峰值太大，心肌功能损害比较严重。

（2）由于无法自动调整经胸阻抗变化，因此对高阻抗患者的除颤效果不理想。

（3）房颤转复差。

2. 第二代除颤技术：双相锯齿波除颤技术

（1）电击电流具有双向性能，除极效果更加理想。

（2）电流均值增加，提高了除颤成功率。

（3）电流峰值减小，降低了心肌功能损害程度。

（4）能感应经胸阻抗的变化，通过采用电压补偿和时间补偿的方式，使高阻抗患者的除颤成功率有所改善。

3. 最新技术：双相方波除颤技术

（1）电流波形接近方波，相比第一代和第二代，电流均值最高，除颤成功率最高。

（2）基本没有电流峰值，相比第一代和第二代，心肌功能损害程度最低。

（3）双相电击时间保持固定的6ms∶4ms，除颤能量阈值最低。

（4）对经胸阻抗变化的感应最佳，相比第一代和第二代，对高阻抗患者的除颤成功率更高。

四、心脏电除颤技术的功能及参数

（一）心脏电除颤原理

高功率与短时限的电脉冲经胸壁或直接作用于心脏，在短时间内使全部心肌纤维同时除极，中断折返通路，消除异位兴奋灶，使窦房结重新主导心律，转复为窦性节律。

（二）适应证、禁忌证

1. 适应证

（1）适应证：采用同步电除颤，以患者自身心电图中的 R 波触发同步信号进行放电，使直流电落在 R 波降支或 R 波开始后 30ms 内（即心动周期的绝对不应期），达到异位节律转复且不会诱发室颤。适用于室性心动过速、室上性心动过速、房扑、房颤等 R 波清晰可辨的异位快速心律失常。

（2）紧急适应证：采用非同步电除颤，适用于 QRS 波和 T 波分辨不清或不存在时，不启用同步触发装置，除颤器可在任何时间放电。适用于室颤、室扑及无脉性室性心动过速。

2. 绝对禁忌证

（1）洋地黄中毒引起的快速性心律失常。

（2）室上性心律失常伴高度或完全性房室传导阻滞，即使转为窦性节律也不能改善血流动力学状态。

（3）房颤患者近期有动脉栓塞、心房内有血栓形成、房颤反复发作且不能耐受奎尼丁。

（4）阵发性心动过速频繁发作。

（5）病态窦房结综合征。

3. 相对禁忌证

（1）拟进行心脏瓣膜病外科手术者。

（2）洋地黄使用过量或低血钾患者，应先纠正。

（3）未经正规治疗的甲状腺功能亢进伴房颤患者。

（4）病情危急且不稳定者，如严重心功能不全、风湿活动期、感染性心内膜炎未控制、严重电解质紊乱和酸碱不平衡。

（三）主要功能

1. 除颤功能

除颤，恢复窦性节律。

2. 心电监护

显示患者心率、心电波形。

（四）除颤器的分类

1. 按是否与 R 波同步来分

可分为非同步型除颤器和同步型除颤器两种。非同步型除颤器在除颤时与患者自身的 R 波不同步，可用于室颤或室扑的治疗。同步型除颤器在除颤时与患者自身的 R 波同步，主要用于除室颤和室扑以外的所有快速性心律失常，如室上性心动过速及室性心动过速等。

2. 按电极板放置的位置来分

分为体内除颤器和体外除颤器。体内除颤器将电极板放置在胸内，直接接触心肌，进行除颤。体外除颤器将电极板放在胸壁，间接进行除颤，目前临床上使用的除颤器大都属于这一类型。

（五）心脏电除颤技术种类和能量选择

1. 直流电非同步电除颤（紧急适应证）

临床上用于治疗室颤、室扑与无脉性室性心动过速。此时无 QRS 波，患者意识多已丧失，应立即实施电除颤。非同步电除颤不识别 R 波，除颤开始时间越早，除颤成功率越高。通常成人使用的单相波能量为 360J，双相波能量为 150 ～ 200J。当患者出现宽大 QRS 波和 T 波时也可用低电能非同步电除颤。

2. 直流电同步电除颤（选择适应证）

适用于除室颤与室扑以外的快速性心律失常。同步电复律自动检索 QRS 波群，选择同步键，就可使放电时电流与 R 波同步，通常经胸壁体外电复律。

（六）电极板的尺寸

电极板直径成人为 10 ～ 13cm，儿童为 8cm，婴儿为 4 ～ 5cm。12cm 的电极板除颤成功率高于 8cm 的电极板。注意：4.3cm 的小电极板相比 8cm 或 12cm 的大电极板，心肌损害明显增加。

（七）单向和双向

1. 单相波

电击时电流单向传递，从“A”到“B”，能量一次性经过患者的心脏。研究表明单相波能造成患者心肌损伤，对高阻抗患者效果差，房颤患者效果差。

2. 双相波

双向电流电击的方向是从“A”到“B”，然后返回“A”，通过心脏的电流量减小，心肌组织的损伤减少。

（八）单相波除颤及双相波除颤的特点

1. 单相波除颤的缺点

（1）除颤的电流峰值比较大，能量水平较高，会对心肌功能造成一定的损害。

（2）对高经胸阻抗者除颤效果不佳。

2. 双相波除颤的优点

通过减小心肌的峰值电流，减少对心肌功能的损害，双相波在不同阻抗的患者中波形保持不变，达到最佳效果。

（九）交流电与直流电

1. 交流电转复

难以控制电量，易损伤心脏，目前已不采用。

2. 直流电转复

电压、电能、电脉冲宽度被控制在一定范围内，故比较安全。

（十）电量选择

1. 非同步电除颤

（1）成人：单向 360J；双向 150J ～ 200J。

（2）小儿：首次为 2J/kg，第二次及以后为 4J/kg。

2. 同步电除颤时

从 50J 开始。

（十一）能量选择

除颤能量选择见表 1-2-1。

表 1-2-1　除颤能量选择

除颤类型	心律失常类型	单相波能量 /J	双相波能量 /J
同步电除颤	房颤	200	120 ～ 200
	房扑和阵发性室上性心动过速	50 ～ 100	50 ～ 100
	单形性室性心动过速	100	100
非同步电除颤	多形性室性心动过速	360	150 ～ 200
	室颤和室扑	360	150 ～ 200

（十二）电除颤的时机

电除颤的时机影响室颤的治疗效果，每延迟 1min，复苏成功率下降 7% ～ 10%。在心搏骤停 1min 内除颤，患者存活率达 90%；3min 内除颤，70% ～ 80% 患者恢复心跳；5min 后，下降到 50% 左右；7min 时约为 30%；9 ～ 11min 时约为 10%；超过 12min，则只有 2% ～ 5%。

五、心脏电除颤技术的操作步骤

（一）评估和观察要点

评估患者病情，患者是否突然意识丧失、抽搐、皮肤发绀、颈动脉及股动脉搏动消失、呼吸停止、心音消失、血压测不出，观察心电图波形以及是否有室颤波。

（二）操作前准备

体外电除颤时电极板安放的位置有 2 种。一种称为前后位，即一块电极板放在背部肩胛下区，另一块放在胸骨左缘第 3 ～ 4 肋间。另一种是一块电极板放在（心底部）胸骨右缘第 2 ～ 3 肋间，另一块放在（心尖部）左锁骨中线第 5 肋间（图 1-2-1）。第 2 种方式迅速便利，适用于紧急电除颤。2 块电极板之间的距离不应＜ 10cm。电极板应该紧贴患者皮肤，不能留空隙，边缘不能翘起。

安放电极板处的皮肤涂导电糊，紧急时可用盐水纱布或清水代替，禁用酒精，否则会引起皮肤灼伤。消瘦、肋间隙明显凹陷致电极板与皮肤接触不良者，宜多用几块盐水纱布，可改善皮肤与电极板的接触。

2 个电极板之间要保持干燥，避免因导电糊或盐水相连而造成短路。也应保持电极板把手干燥，不能被导电糊或盐水污染，以免操作者受伤。

（1）除颤器处于备用状态，准备抢救物品、导电糊、电极板、治疗碗内放纱布 5 块，摆放有序（图 1-2-2）。

（2）暴露胸部，清洁心电监护导联部位皮肤，放置电极板，连接导联线。

（3）电除颤时需配备各种抢救和心肺复苏需要的器械，如氧气、吸引器、气管插管用品、血压计、心电监测设备及配有常规抢救药品的抢救车等，以备急需。

（4）正确开启除颤器，调至监护模式；观察显示器上的心电波形；检查除颤器后报告“设备完好，电量充足，连线正常，电极板完好”。

（5）报告“出现室颤，需紧急除颤”（准备时间不超过 30s）。

（6）衣帽整齐、规范洗手、戴口罩。

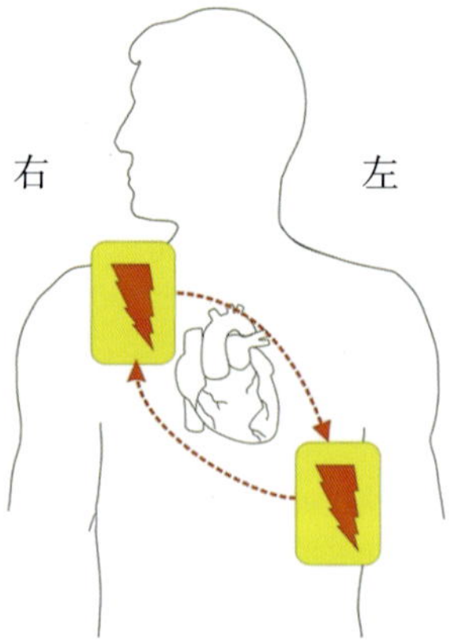

图 1-2-1　心脏电除颤器放置位置

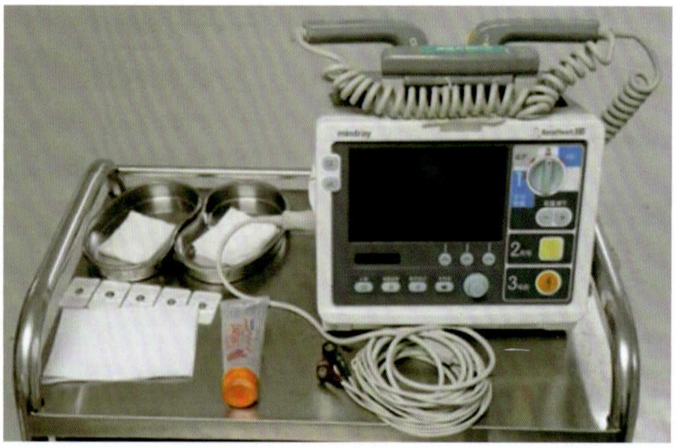

图 1-2-2　用物准备

（三）心脏非同步直流电除颤操作流程（视频 1-2-1）

视频 1-2-1

（1）备齐用物，将治疗车推至患者床旁。评估患者是否意识丧失、抽搐、发绀、大动脉搏动消失（图 1-2-3），立即呼救，记录时间。

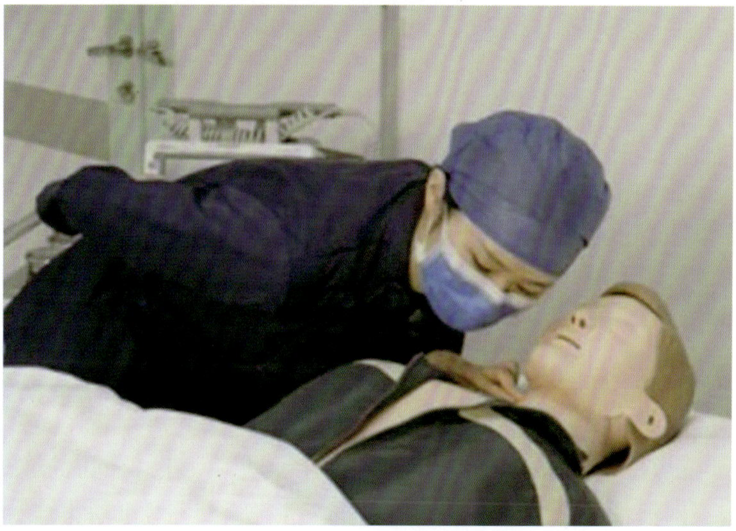

图 1-2-3　评估患者意识

（2）患者取去枕平卧位，松解衣物，暴露胸部，检查除颤部位有无伤口、敷料、金属及电子产品，迅速擦干患者皮肤。

（3）开启电除颤器，打开电源。

（4）连接导联，确认心电活动，确认是否有室颤等除颤指征。

（5）给 2 个电极板均匀涂抹导电糊（图 1-2-4）。

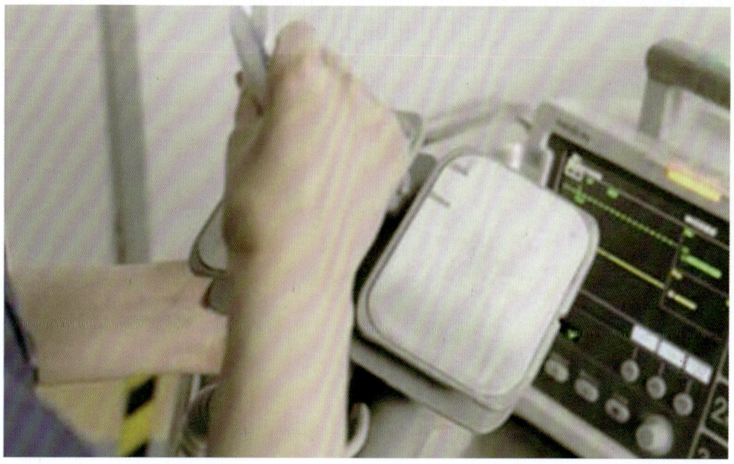

图 1-2-4　涂抹导电糊

（6）导联选择，开关置于“除颤”位置，选择非同步电除颤模式。

（7）选择能量，充电 150 ～ 200J（双相波）或 360J（单相波）。

（8）正确放置电极板（图 1-2-5），负极位于心尖部（左锁骨中线第 5 肋间），正极位于心底部（胸骨右缘第 2 ～ 3 肋间）。

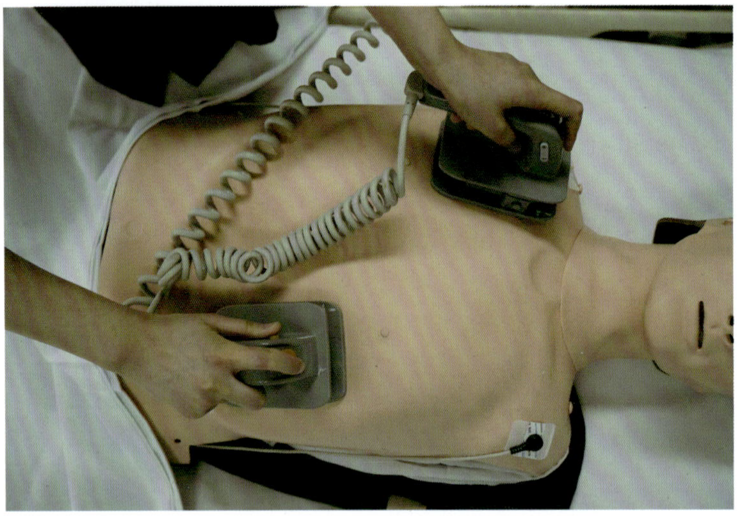

图 1-2-5　放置电极板

（9）充电：操作者用拇指按压充电按钮。

（10）放电：再次确认室颤波形，确认周围无人员直接或间接与患者接触，同时操作者身体离开患者床单位，双手紧压电极板，两拇指同时按压手柄放电按钮，进行除颤，放电结束后方可离开患者皮肤。

（11）除颤完毕，立即进行 5 个循环 CPR（图 1-2-6），遵医嘱用药，2min 后评估，观察患者心电图。若除颤不成功，再次除颤并继续进行 5 个循环 CPR；若转为窦性节律，则除颤成功。

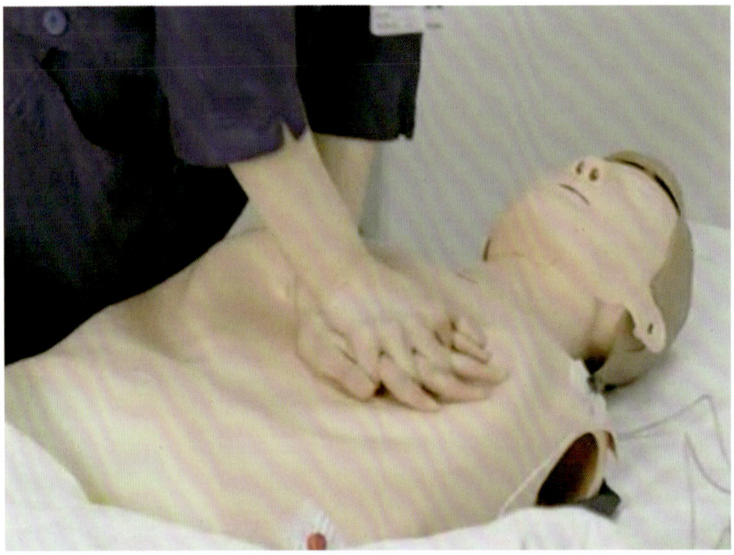

图 1-2-6　除颤后立即进行 CPR

（12）复苏成功后，将患者身上的导电糊擦拭干净，取舒适卧位，为患者盖被，注意保暖。持续心电监护，观察患者生命体征及肢体活动情况。

（13）电极板的终末消毒：先用干纱布擦干净，再用酒精纱布擦拭消毒。晾干后备用。

（14）整理用物，规范洗手后记录。

（四）心脏同步直流电除颤操作流程（图 1-2-7）

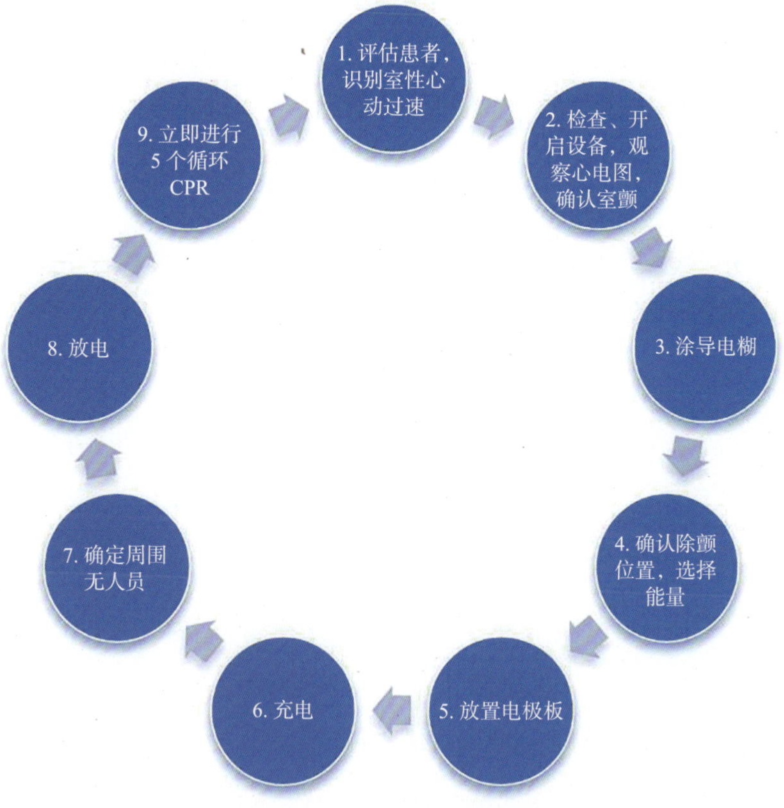

图 1-2-7　心脏电除颤流程

（1）将用物备齐，按使用顺序置于护理车上，推至患者床旁，使患者平卧于硬板床上。

（2）评估患者的意识、病情，通过心电图或心电示波确定同步直流电除颤指征。

（3）患者卧硬板床或背部垫木板，空腹并排空小便，吸氧，床旁备好急救器材，如气管切开包、吸引器、抢救车等。建立静脉通道，以便麻醉用药及抢救时应用。撤除患者身上连接的所有导线、电极板，连接除颤器固有的心电监护电极。

（4）测试除颤器的同步性能。一般选择心电图上R波较高的导联来检查除颤器的同步性能。注意脉冲是否落在R波的降支上。同时检查除颤器的记录、示波功能。

（5）给除颤器充电，视心律失常的性质及患者的实际情况决定充电量。

（6）迅速在电极板上均匀涂抹导电糊，稍加压。

（7）正确放置电极板，用较大压力使电极板与胸壁紧密接触。

（8）接同步除颤按钮，待心电图示R波时放电，患者胸肌及上肢有短暂的抽动。同时，心电记录仪开始描记心电图。观察心电图 V_1 导联上有无P波出现，若未转复，间歇2～3min后再次电击。

（9）心律转复后，将患者身上的导电糊擦拭干净，帮助患者取舒适卧位，整理床单位。

（10）清洁电极板，消毒后归位。

（11）整理用物，洗手，记录。

（五）心脏电除颤并发症

1. 心律失常

心律转复后患者常出现室性期前收缩或房性期前收缩，部分患者还出现一过性窦性停搏或房性传导阻滞。除颤后应密切监测患者意识及生命体征的变化，给予持续心电监护，及时发现恶性心律失常并对症处理。

2. 急性肺水肿

常发生在除颤成功后数小时内，常见于二尖瓣或主动脉瓣病变、左心室功能减退、输液过多、除颤后左心室功能恢复延迟和肺栓塞等情况下。

3. 栓塞

多发生于电除颤后 24 ～ 48h 或 2 周内，可发生肺栓塞和体循环栓塞，原因为心腔内未机化的血栓脱落。

4. 皮肤灼伤

与电极板接触部位局部红斑、水疱，尤以电极板边缘处明显。多由于电极板按压不紧、导电糊过少或涂抹不匀。一般不需要特殊处理。

5. 呼吸抑制

这是地西泮应用剂量过大或静脉注射速度过快引起的，进行人工呼吸后可迅速恢复。

6. 心肌损伤

表现为 ST 段压低或抬高、血清酶升高、血压下降。多数在 5 ～ 7d 恢复正常。

六、心脏电除颤的注意事项和影响因素

（一）心脏电除颤注意事项

（1）快速证实心搏骤停：患者意识消失、颈动脉或股动脉搏动消失、呼吸断续或停止、皮肤发绀、心音消失、血压测不出、瞳孔散大、心电图呈直线。

（2）果断除颤，迅速，争分夺秒。

（3）心肺复苏中除颤时中止胸外按压的时间要尽可能短，在呼气末放电除颤，以减少跨胸电阻抗。

（4）体重和心脏大小决定除颤能量的大小。

（5）若电极板与胸壁接触不严密或正负电极板位置过近，容易造成正负电极板之间形成短路，从而使电流不能通过心脏。因此，我们平时应保持电极板的清洁，除颤时应确保正负电极板之间间隔＞10cm。

（6）除颤同时，积极纠正酸碱失衡和电解质紊乱，有利于除颤成功。

（7）安装有起搏器的患者除颤时，电极板距离起搏器至少 2.5cm。

（8）若室颤患者首次除颤后心律未转复为窦性节律，继续行胸外按压。

（9）均匀涂抹专用导电糊，如果没有，可以用盐水，但是绝对不能用酒精，否则容易引起皮肤灼伤。

（10）误充电时除颤器需要放电，不能空放电，电极板不能对击。

（11）抗心律失常药物如利多卡因和肾上腺素，可以让室颤波变大，有利于转复。

（二）心脏电除颤的影响因素

患者方面的因素包括除颤前室颤和CRP的时间、应用某些抗心律失常药物、酸碱状态、缺氧和心肌功能状态。除颤成功率有时可因应用某些药物如肾上腺素而提高。操作因素包括时间、电极板位置、除颤能量和经胸阻抗等。

1. 时间

除颤成功最重要的影响因素是时间，从室颤开始到除颤开始的时间越长，成功率越小。及早开始CRP可以增加除颤成功的可能性，但CRP并不能终止室颤。

2. 电极板位置

除颤成功的第二个重要因素是电极板的位置。

3. 除颤能量

假如成功除颤后再发生室颤，可用前次使患者室颤转复的电能。成人的体重并非影响除颤电能的重要因素，儿童除颤时所需能量比成人低。儿童室颤很少见，在儿童终末期心律失常中少于10%。如为室颤，建议初次除颤能量为2J/kg，如不成功，则以后的能量宜倍增。

七、心脏电除颤器的维护管理

（一）保持待用状态

（1）每天开机自检，检查电池电量、技术报警区和状态指示灯。每日一次或每周一次（需连接交流电）关机自检，自检结果通过状态指示灯显示。

（2）检查电极板是否在位，有无氧化生锈现象，每天清洁、消毒、擦拭。

（3）心脏电除颤器的心电导联线连接完好，无破损，电极片连接正确。导电糊随设备存放且足量，保证随时可以使用。心脏电除颤器必须放置于固定位置，所有医护人员应知晓。

（二）常用清洁剂种类

水、次氯酸钠、过氧化氢（3%）、乙醇（70%）、异丙醇（70%）。

（三）清洁注意事项

（1）断开电源，取出电池。

（2）用柔软的棉球蘸取适量的清洁剂后，擦拭显示屏。用柔软的布蘸取适量的清洁剂后，擦拭电极板座或设备表面。必要时，使用干布擦去多余的清洁剂。

（3）将设备放在通风阴凉的环境下风干。注意：每次使用之后和用户自检之前，对电极板和电极板底座进行全面的清洁。

（四）日常维护

（1）交班监测：每天一次，按照交班检查清单进行。

（2）自动检测：实时检测、开机检测、关机自检，每天一次（默认启动时间为 3：00 am）；每周一次 200J 和 360J 内放电。

（3）用户检测：每周进行一次常规检测、大能量检测；每年进行一次按键检测，检测模式选择开关、面板上所有的硬按键、音频、显示和状态指示灯的功能。

（五）清洁记录仪打印头

如果打印的心电图条带太浅或深浅不一，要用蘸有酒精的棉球擦拭打印头，以去除上面残留的纸屑。

（六）存放环境

不可在放置易燃易爆物品的环境中使用，以防发生火灾或爆炸；同时应保证除颤器及其周边区域清洁干燥。

（七）电池维护

心脏电除颤器可用交流电，也可用电池供电。电池装入心脏电除颤器后，应充电 24h 以保证电池达到全容量，每次使用后充足电，避免降低电池容量与减少使用寿命。心脏电除颤器在没有交流电源的情况下如存放超过 1 个月，首先要将电池充电 48h，然后置于凉爽、干燥、不低于 0℃的地方存放。每 6 个月对电池充电至少 24h，以确保电池不会在存放期间完全放电。当电池取出时，应立即在仪器上标明“需要交流电才能工作”。至少每 6 个月检查 1 次电池容量，密封的铅 - 酸新电池最少能提供 2.5h 的监护时间。当不能提供最少监护时间或电池不能提供 10min 的“电池电压低”警告时间时，需要更换电池。

八、前沿进展

心脏电除颤成为救治室颤和其他快速性心律失常患者的首选措施或重要措施，在神经重症病房承担着重要的角色。研究发现，心脏电除颤的复苏成功率高于徒手心肺复苏、药物等。电除颤技术是最基本和最重要的急救手段之一，正是电除颤的发展，才挽救了更多的生命。目前神经重症病房配备训练有素的急救人员，最大限度提高在黄金救治 4 ～ 6min 对室颤患者实施电除颤的可能性，进一步提高了心搏骤停患者的生存率。

根据美国心脏协会（AHA）公布的复苏指导，除颤时采用低能量的双相波技术可保护心肌细胞，避免室颤复发和除颤后心律失常、心衰及心肌缺血的发生。大量临床实践证明，双相波比单相波具有更多的优势，具体表现为：①低能量双相波除极效果与高能量（> 200J）单相波相同；②双相波除颤后，心功能降低的程度比单相波小；③低能量（< 150J）双相波除颤后，心律失常的发生率明显低于高能量（> 200J）单相波；④双相波除颤后使用抗心律失常药物，效果更好；⑤双相波治疗效果明显优于单相波。

心脏电除颤技术是最基本和最重要的急救手段之一，现代心肺复苏体现了“尽早除颤”的理念，电除颤技术的发展是一个多学科研究人员协作的成功范例。目前心脏电除颤术领域的研究进展显著，主要体现在技术智能化、设备便携化、远程监测普及化以及创新产品不断涌现。智能化除颤器自动识别心律失常并自动除颤，便携设备便于急救现场使用，远程监测技术提升救治效率，新型除颤器在性能和设计上均有所提升。这些进展提高了救治成功率，推动了急救体系的完善。

参考文献

[1] LOPSHIRE J C. Sudden cardiac death：better understanding of risks，mechanisms，and treatment[J]. Circulation，2006，114（11）：1134-1136.

[2] ZHANG S. Sudden cardiac death in China：current status and future perspectives[J]. Europace，2015，17（2）：14-18.

[3] DEAKIN C D，NOLAN J P，SUNDE K，et al. European resuscitation council guidelines for resuscitation 2010 section 3. Electrical therapies：automated external defibrillators，defibrillation，cardioversion and pacing[J]. Resuscitation，2010，81（10）：1293-1304.

[4] MARENCO J P，WANG P J，LINK M S，et al. Improving survival from sudden cardiac arrest：the role of the automated external defibrillator[J]. JAMA，2001，285（9）：1193-1200.

[5] DEAKIN C D，NOLAN J P，SUNDE K，et al. European resuscitation council guidelines for resuscitation 2010 Section 3. Electrical therapies：automated external defibrillators，defibrillation，cardioversion and pacing[J]. Resuscitation，2010，81（10）：1293-1304.

[6] POCOCK H，DEAKIN C D，LALL R，et al. Effectiveness of alternative shock strategies for out-of-hospital cardiac arrest：a systematic review[J]. Resusc Plus，2022，10：100232.

[7] FADDY S C，JENNINGS P A. Biphasic versus monophasic waveforms for transthoracic defibrillation in out-of-hospital cardiac arrest[J]. Cochrane Database Syst Rev，2016，2（2）：CD006762.

[8] BARRY T，DOHENY M C，MASTERSON S，et al. Community first responders for out-of-hospital cardiac arrest in adults and children[J]. Cochrane Database Syst Rev，2019，7（7）：12764.

[9] SIMPSON P M，GOODGER M S，BENDALL J C. Delayed versus immediate defibrillation for out-of-hospital cardiac arrest due to ventricular fibrillation：a systematic review and meta-analysis of randomised controlled trials[J]. Resuscitation，2010，81（8）：925-931.

[10] WHITE R D，HANKINS D G，ATKINSON E J. Patient outcomes following defibrillation with a low energy biphasic truncated exponential waveform in out-of-hospital cardiac arrest[J]. Resuscitation，2001，49（1）：9-14.

[11] 苏上豪 . 癫狂的医学：从野蛮到文明的另类医学进化史 [M]. 北京：现代出版社，2015.

[12] 何庆，万智 . 心脏电除颤发展史 [J]. 中华医史杂志，2007，37(3)：161-164.

[13] 张新颜，于学忠 . 现场心肺复苏中电除颤技术的发展 [J]. 中国全科医学，2009，12(14)：1349-1351.

[14] ANANTHARAMAN V，TAY S Y，MANNING P G，et al. A multicenter prospective randomized study comparing the efficacy of escalating higher biphasic versus low biphasic energy defibrillations in patients presenting with cardiac arrest in the in-hospital environment[J]. Open Access Emerg Med，2017，9：9-17.

[15] 赵达明，曲延峰 . 心血管急救中的电除颤：解读《2005 美国心脏协会心肺复苏与心血管急救指南》[J]. 临床军医杂志，2007，35(2)：194.

[16] 赵达明，张锦龙 . 非同步电除颤的波形和能量选择 [J]. 中国全科医学，2008，11(12)：1092-1093.

[17] 李晓飞 . 电复律技术并发症的护理 [J]. 中外健康文摘，2011，8(12)：311-312.

[18] 李宗浩，葛鑫，苏敦筠 . 自动体外除颤器 AED 发展简史 [J]. 中国急救复苏与灾害医学杂志，2020，15(6)：633-636.

（孟晓静）

第三节　气管插管术

一、概述

脑组织对缺氧非常敏感，神经外科重症患者往往存在意识障碍、气道不畅、呼吸功能不全等，导致缺氧或二氧化碳潴留，进一步加重中枢神经系统损伤，甚至直接威胁患者生命。气管插管是将特制的气管内导管通过口腔或鼻腔，经声门置入气管或支气管的方法，为保持呼吸道通畅、通气供氧、呼吸道吸引等提供最佳条件，是神经重症监护的一项重要技能。气管插管可经口腔或鼻腔，采用喉镜明视或盲探插入导管，其中喉镜明视插管最常用，特殊情况下可通过气管造口插管，近年来又开展光导纤维喉镜插管。气管插管须在麻醉条件下按步骤操作。

二、适应证与禁忌证

（一）适应证

（1）自主呼吸突然停止者。

（2）不能满足机体的通气供氧需要而需机械通气者。

（3）不能自主清除上呼吸道分泌物，合并胃内容物反流或出血，随时可能误吸者。

（4）存在上呼吸道损伤、狭窄、阻塞等影响正常通气者。

（5）中枢性呼吸衰竭或周围性呼吸衰竭者。

（二）禁忌证

气管插管无绝对禁忌证，目前相对禁忌证如下。

（1）喉头水肿、气道急性炎症、喉头黏膜下血肿、插管创伤引起严重出血者。除非情况紧急，禁忌气管插管。

（2）咽喉部灼伤、肿瘤或异物存留者。

（3）主动脉瘤压迫气管者，气管插管易造成主动脉瘤损伤出血。

（4）下呼吸道分泌物潴留难以通过导管清除者，应行气管切开置管术。

（5）其他，如颈椎骨折、颈椎脱位者。

（6）呼吸道不全梗阻者有气管插管适应证，但禁忌快速诱导插管。

（7）有出血性血液病（如血友病、血小板减少性紫癜）者。气管插管易诱发喉头、声门或气管黏膜下出血或血肿，继发呼吸道急性梗阻，故为相对禁忌证。

三、气管插管的方法

（一）明确指征

评估患者是否存在困难气道及插管困难，如喉头水肿、急性咽峡炎、气管黏膜下血肿等相对禁忌证，根据患者的病情危急程度，选择合适的人工气道建立方式。

（二）操作前评估

气管插管前应迅速评估气道，评估患者是否存在困难气道（表 1-3-1）或面罩通气困难（表 1-3-2），尽可能避免未预见的困难气道，详见后续困难气道评估。

表 1-3-1　困难气道的危险因素

序号	危险因素
1	张口上下切牙间距＜ 3cm
2	甲颏间距＜ 6cm
3	Mallampati 分级Ⅳ级（发声时）
4	上颌前突（小颏症）
5	颈项强直，下颌尖不能触及前胸或不能后伸

表 1-3-2　面罩通气困难的危险因素

序号	危险因素
1	年龄＞ 55 岁
2	病态肥胖，体重指数＞ $26kg/m^2$
3	缺牙
4	Mallampati 分级＞Ⅳ级
5	络腮胡须
6	打鼾及睡眠呼吸暂停病史
7	鼻甲肥大

（三）操作前准备

1. 一般用物准备

负压吸引器及吸痰管、无菌手套、开口器、导管芯、5mL 注射器、气囊测压表、听诊器、氧气、面罩、带 PEEP 阀的呼吸囊、监护仪、血管活性药物、镇痛镇静药物、抢救用药及仪器、胶布、牙垫、润滑剂、呼吸机及管路等。

2. 喉镜

直视喉镜根据镜片的形状分为直喉镜（图 1-3-1）和弯喉镜（图 1-3-2）。直喉镜与弯喉镜的使用方法、插入部位有所不同：直喉镜插入会厌下，向上挑，即可暴露声门；弯喉镜插入会厌和舌根之间，向前上方挑起，会厌间接被牵拉，从而暴露声门。可视喉镜（图 1-3-3）优化了直视喉镜，使用者可在目视下进行气管插管，尤其在困难气道中可明显提高气管插管成功率，近些年来已逐渐取代直视喉镜。插管前，须检查电池、灯泡及镜片和镜柄是否接触良好。

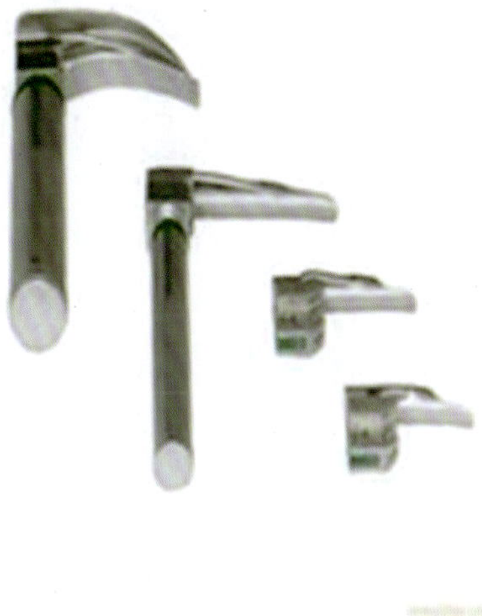

图 1-3-1　直喉镜

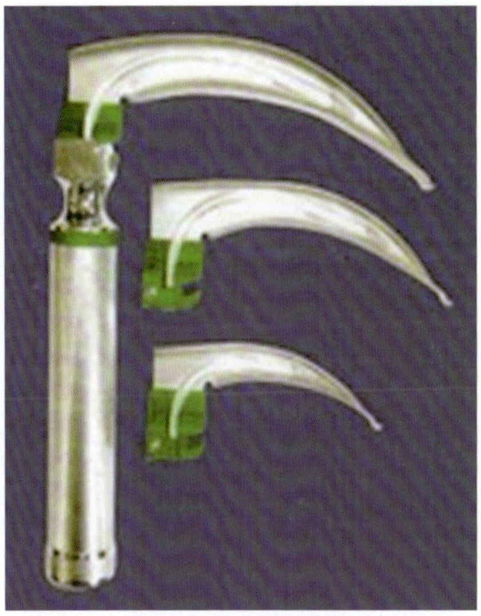

图 1-3-2　弯喉镜

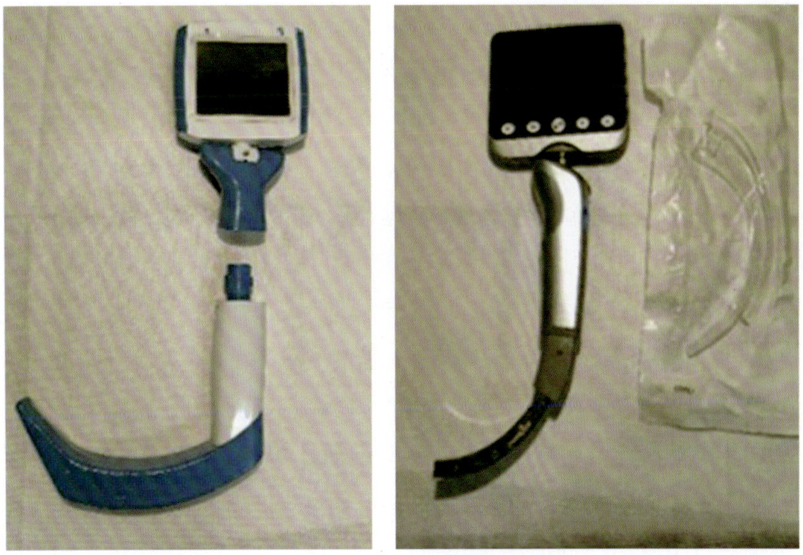

图 1-3-3　可视喉镜

3. 气管导管

气管导管分为橡胶管、聚氯乙烯塑料管及硅胶管。橡胶管质地硬，可塑性差，插管时易损伤鼻、声带及气管的黏膜，且组织相容性差，易导致黏膜充血、水肿、糜烂，甚至溃疡，目前很少使用。聚氯乙烯塑料管组织相容性好，受热后可软化，对上呼吸道的创伤较小。硅胶管的组织相容性更好，质地较软，但价格较贵。目前主要使用聚氯乙烯塑料管或硅胶管。

按照导管形状分为：普通气管导管、经鼻气管导管、异型管、支气管双腔气管导管、气管切开型气管导管、钢丝加强型气管导管等（图 1-3-4）。

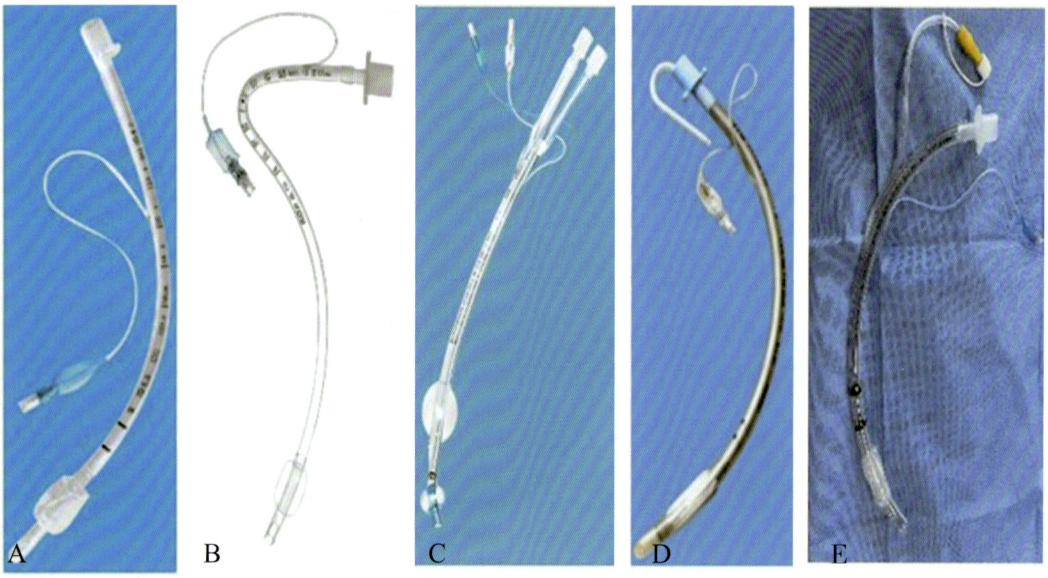

图 1-3-4

注：A. 普通气管导管；B. 异型管；C. 支气管双腔气管导管；D. 钢丝加强型气管导管；E. 带吸痰腔气管导管。

按照气囊的有无及性质分为：有囊气管导管、无囊气管导管、低压高容气囊气管导管、高压低容气囊气管导管、方形囊气管导管、橄榄形囊气管导管等。气囊是否损伤气管黏膜主要取决于气囊内压及气管黏膜灌注压。高压低容气囊易导致黏膜缺血、糜烂、溃疡、坏死，目前已较少使用。低压高容气囊充气后，气囊内压较低，与气管黏膜接触面积大，对黏膜损伤小。低压高容气囊是目前最为常用的气管导管气囊。

因临床医生的不断创新及各种需求的细化，气管导管目前出现了很多新的品种。带牙垫气管导管：气管导管在接头端加厚、加硬，形成牙垫状结构，这样在气管插管后不需要再放置牙垫，防止患者牙齿咬合气管导管而影响呼吸。头部可控气管导管：在气管导管侧壁隐藏一拉线，呼吸管路端连接一拉环手柄，这样在操作过程中，可以拉动拉环来调整导管头部的弯曲角度，从而调整导管头部位置，以便准确顺利地进入声门。带吸痰腔气管导管：自带一吸痰管，吸痰管头端开口在气囊上方，这样可以方便地抽吸气囊上方的痰液。在气管导管留置过程中，传统上没有任何方法可以抽吸气囊上方的痰液，只能够抽吸口腔内（即气管导管内及导管下方）的痰液，所以该导管的出现极大地降低了长期气管插管后残留痰液导致坠积性肺炎的风险。柔性气管导管：导管头端有一柔性弯头，在气管插管过程中，柔性弯头可以极大地避免对气道及声门的损伤。

根据患者年龄、性别准备气管导管（表 1-3-3），成年男性一般选用 7.5 ～ 8.0mm 的导管，女性一般选用 7.0 ～ 7.5mm 的导管；置入深度成年男性为距切牙 22 ～ 24cm，成年女性为距切牙 20 ～ 22cm。同时还应准备大一号和小一号的气管导管备用。检查气囊是否完好、有无漏气等（图 1-3-5）。放入导丝，利用导丝将导管弯曲成 “J” 形（图 1-3-6），注意导丝不能超过导管头端，以免损伤气道黏膜。用液状石蜡润滑导管头端（图 1-3-7），有助于通过声门，减少创伤。

表 1-3-3　气管导管内径及插入深度

人群	气管导管内径 /mm	经口插入深度 /cm	经鼻插入深度 /cm
新生儿	3.0	9	12
2～6 个月	3.5	10	14
7～12 个月	4.0	12	16
1～2 岁	4.5	13	17
3～4 岁	5.0	14	18
5～6 岁	5.5	15～16	19
7～8 岁	6.0	16～17	20
9～10 岁	6.5	17～18	21
11～13 岁	7.0	18～20	23
14～18 岁	同成人	同成人	同成人
成年女性	7.0～7.5	20～22	25
成年男性	7.5～8.0	22～24	25

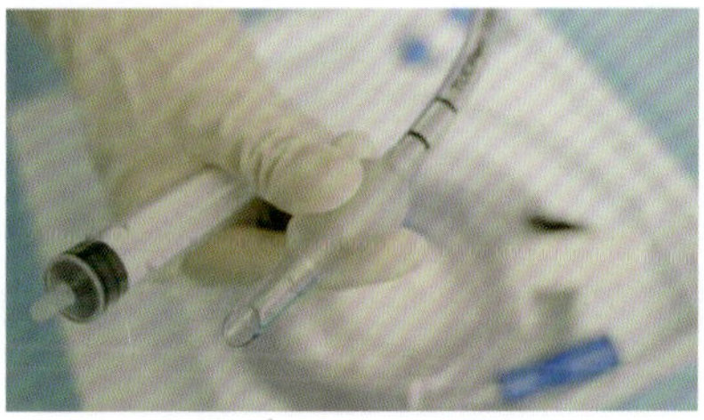

图 1-3-5　检查气囊

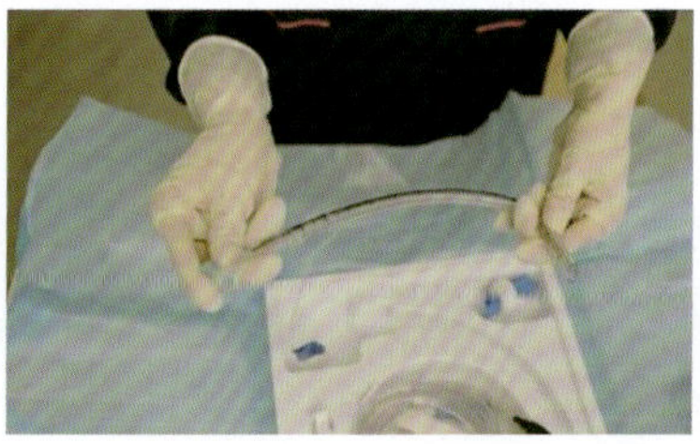

图 1-3-6　塑形

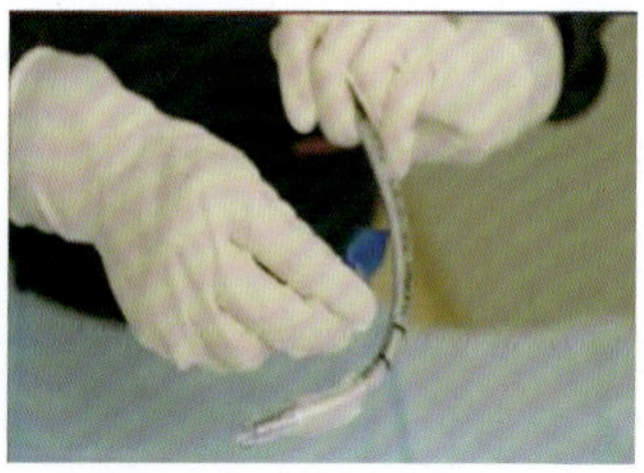

图 1-3-7　润滑导管

4. 患者准备

（1）向患者和家属解释气管插管的目的，征得同意并签署知情同意书。

（2）为防止插管过程中反流误吸，最好禁食、禁饮 0.5h 以上，留置胃管患者停止鼻饲，并抽空胃内容物，胃肠减压。

（3）持续监测生命体征，建立静脉通道，根据患者情况给予镇痛镇静药物，诱导麻醉，特殊情况下可使用肌松剂。

（4）患者取仰卧位，垫高患者头部，使其呈嗅物位，使口、咽、喉接近一条直线，以便在喉镜下显露声门。取出患者义齿，清除口鼻腔分泌物，开放气道，立即通过球囊面罩辅助通气（吸氧浓度为 100%，以增加氧储备），如效果较差，可放置口咽通气道或鼻咽通气道。

5. 药物准备

用药目的是为安全插管创造条件，缓解气管插管引起的不适及血流动力学紊乱，减轻气管插管过程中引发的神经内分泌紊乱。气管插管前给予 0.2mg 格隆溴铵可以减少口腔分泌物，改善喉镜及纤维支气管镜（以下简称“纤支镜”）的视野。清醒插管时需要使用4%的利多卡因喷雾进行口咽部麻醉，然后用1～2mL 2%的利多卡因凝胶涂抹口咽通气道外壁，加强局部麻醉效果。需要注意的是，由于黏膜吸收迅速，利多卡因的用量不能超过400mg。由于ICU患者生理储备功能有限，因此使用静脉药物时必须十分谨慎，应由经验丰富的人员使用，使用者要了解各种药物的优缺点，并且对患者进行充分评估。临床上常用的静脉诱导药物包括镇静剂、镇痛剂及肌松剂。丙泊酚由于具有起效和消除快、容易滴定等特点，是静脉诱导药物的首选，但由于其较明显的心血管抑制作用，在有心脏基础疾病及生理储备功能有限的患者中应谨慎使用。依托咪酯在药代动力学上与丙泊酚十分相似，但它不抑制心肌收缩力，是非常适用于重症患者插管的诱导药物。氯胺酮是一种同时具有镇静镇痛效果的药物，尤其在琥珀胆碱禁忌使用时，可联用氯胺酮、依托咪酯、罗库溴铵，进行快速插管，但颅内高压的患者应谨慎使用。就肌松剂而言，目前首选琥珀胆碱，静脉使用剂量1mg/kg就可以在1min内提供良好的插管条件。由于可能发生恶性高热及血钾升高的不良反应，该药在有恶性高热家族史及易感因素、可能发生高钾血症的患者（包括大面积烧伤、大面积挤压伤、长期制动、上下运动神经元病变、各种肌病、肾衰竭及严重感染的患者）中应禁用，可以选择罗库溴铵替代，0.8～1.2mg/kg的静脉使用剂量即可提供良好的插管条件。

（四）不同气管插管的操作步骤

视频1-3-1

1. 经口气管插管（视频1-3-1）

（1）插管前预氧合（图1-3-8）：在气管插管前，应用面罩、简易呼吸囊、麻醉机辅助呼吸，避免低氧和二氧化碳潴留，尽可能在血氧饱和度在94%以上时开始气管插管。如插管不顺利或血氧饱和度低于90%（尤其是低于85%）应立即停止操作，重新辅助呼吸，直到血氧饱和度恢复后重新开始插管。插管前、插管过程中及插管后均应密切监测患者的心电图、血压和血氧饱和度。因为对心肺疾病所致呼吸衰竭的患者预氧合并不都能明显改善氧合，而插管前无创正压通气3min即可明显改善血氧饱和度及氧分压，所以这类患者如预氧合后血氧饱和度改善不明显，可以尝试短时间无创正压通气。

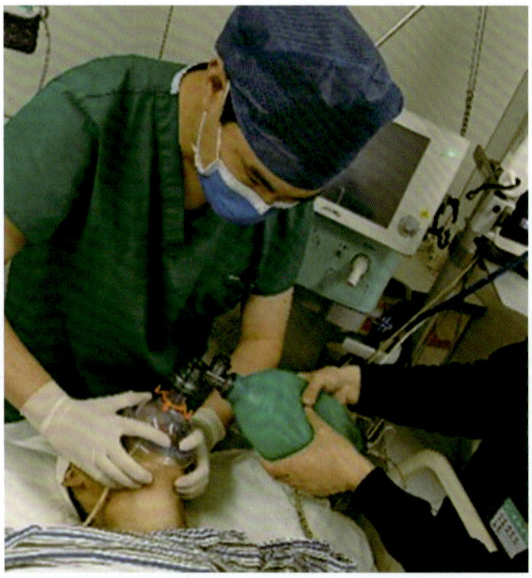

图1-3-8　插管前预氧合

（2）插入喉镜（图 1-3-9）：操作者站在患者头端，用右手握喉镜，左手用“双手指交叉法”使患者口张开，沿患者右侧口角置入喉镜，避开门齿，避免口唇被夹伤，同时把舌推向左侧，沿咽腔前部弧度置入。喉镜应处于口腔正中，便于观察口咽部。如有分泌物，需充分抽吸，以免影响视野。注意插入喉镜时，应以持续温和的力度将喉镜镜片沿镜柄的长轴提起，不能以牙齿或下颏等做支点。

（3）暴露声门（图 1-3-10）：置入喉镜后，将镜片尖端置入会厌谷，沿镜柄的长轴向前上方提手柄以暴露声门。气管插管时并非一定要看到声带，只要看到杓状软骨，甚至杓状软骨下方（后方）的食管，即可判断声门的位置，进行插管。

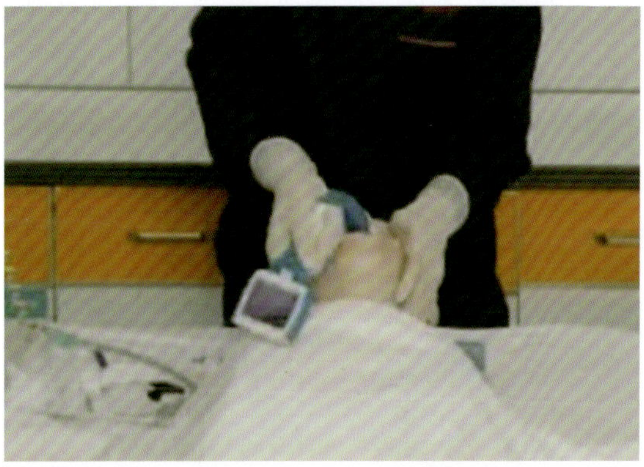
图 1-3-9　插入喉镜

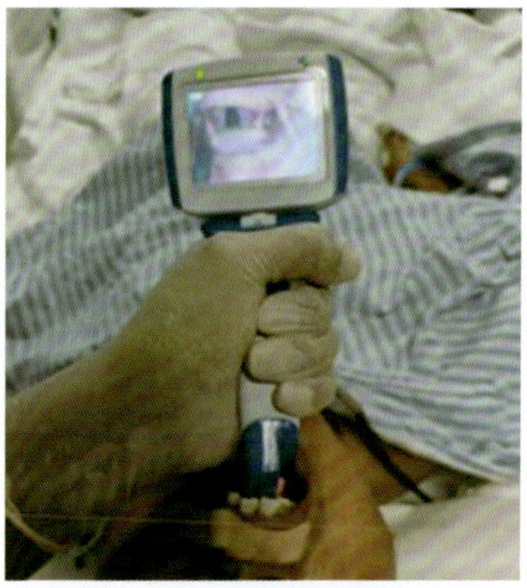
图 1-3-10　暴露声门

（4）插入气管导管（图 1-3-11）：右手执笔式持气管导管，从右侧口角插入直至通过声带。将导管气囊近端置于声带下方，拔除管芯，注意导管尖端到患者切牙的距离（图 1-3-12），成年女性为 20 ～ 22cm，男性为 22 ～ 24cm，插入太深则易插入支气管，插入太浅则可能导致气囊不能封闭周围气管，且易意外拔管。一般来说，导管尖端开口位于声门下方、隆突上方即可。

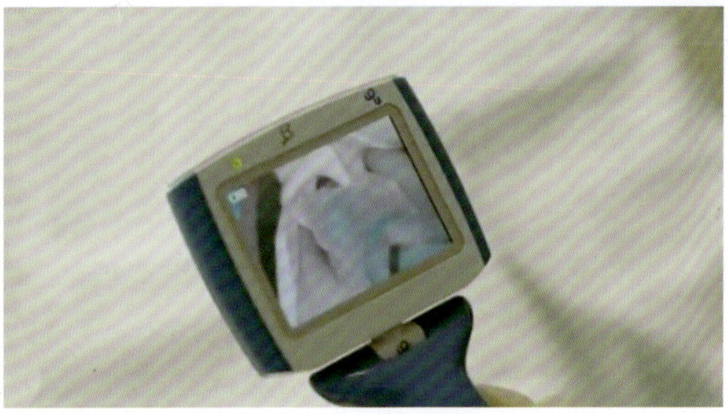
图 1-3-11　插入气管导管

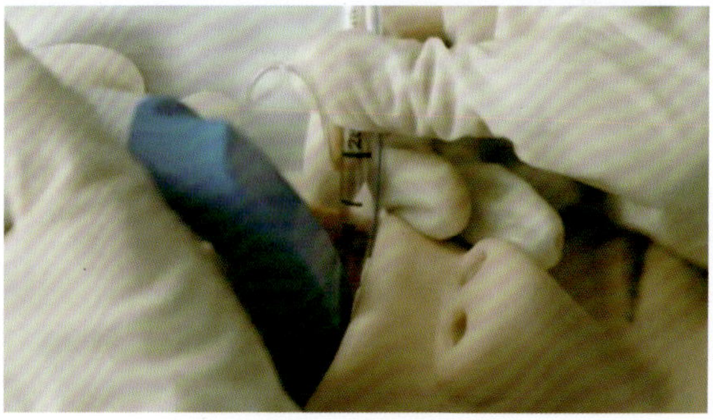
图 1-3-12　距切牙距离

（5）确定导管位置：由于气管导管误入食管可导致致命后果，因此插入气管导管后必须确认位置是否正确。听诊双肺及上腹部，导管位置正确时，双肺呼吸音对称，上腹部无气过水声；如仅在一侧听见呼吸音，表明导管插入过深，需调整导管位置至双侧可听到呼吸音为止。呼气末 CO_2 浓度测定是确定导管在气管内位置的方法。气管插管时，呼气末 CO_2 浓度在呼吸节律中保持恒定，可使用 CO_2 试纸测定。连接呼吸机后观察呼吸机呼气流速波形也是简易准确的方法（图 1-3-13）。除此之外，观察呼气导管内水气、听诊导管末端有无气流声，都是简易准确的方法。插管后胸部 X 线检查也能基本确定导管位置，也可使用纤支镜，直接通过气管导管观察隆突及支气管软骨环等来确定导管位置并调整深度。

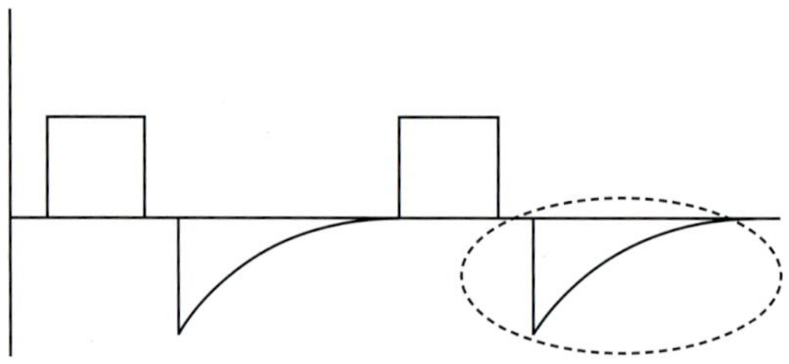

图 1-3-13　流速 – 时间曲线上主波方向向下的呼气波形

（6）固定气管导管：导管到达恰当位置后，气囊充气至刚好封闭气囊与气管的间隙即可。指南建议使用气囊测压表测量气囊内压，压力应维持在 25 ～ 30cmH_2O，然后将牙垫插入口腔，此时将喉镜取出，用蝶形胶布、寸带妥善固定气管导管及牙垫（图 1-3-14）。

（7）气管导管位置确认与调整：行胸部 X 线检查，进一步调整导管位置。气管导管远端与隆突的距离应当为 3 ～ 4cm。根据胸部 X 线片调整导管深度（图 1-3-15）。

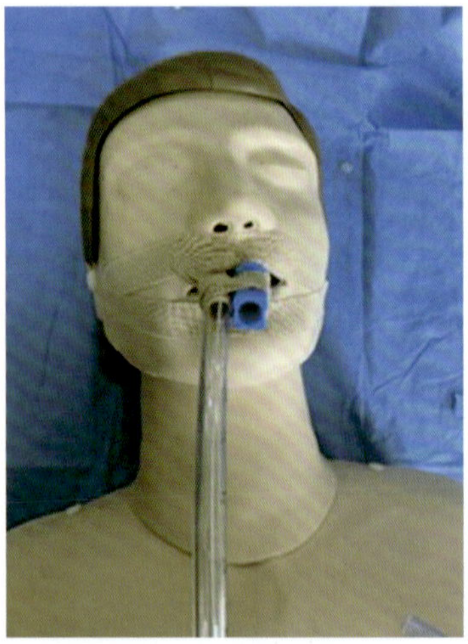

图 1-3-14　固定气管导管及牙垫

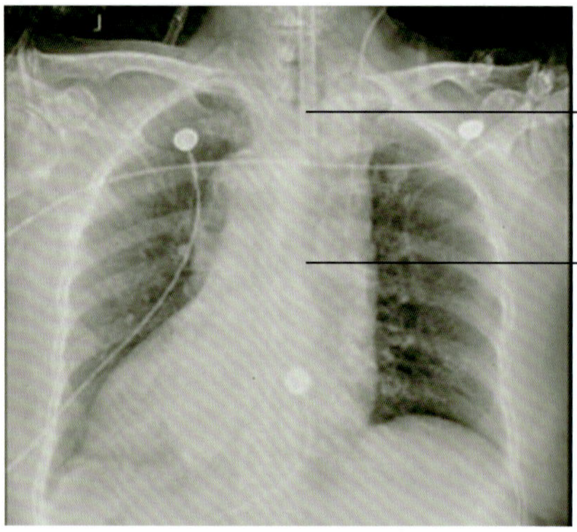

图 1-3-15　导管位置确定

2. 经鼻气管插管

（1）用物准备：喉镜、插管钳、经鼻气管导管、胶布、牙垫、1% 麻黄碱溶液或丁卡因溶液。

（2）判断鼻腔通畅度：如两侧鼻腔均通畅，常选右侧；使用 1% 麻黄碱溶液或丁卡因溶液滴鼻以收缩鼻黏膜血管并局部麻醉。

（3）镇静：适当静脉麻醉，患者情况允许时可考虑使用肌松剂，充分预氧合（同经口气管插管）。

（4）经一侧鼻孔插入导管，导管应先顺鼻孔进入 1cm，之后将导管与面部垂直，缓慢送入，过鼻后孔时会有一个突破感（阻力消失），再向前送 4 ～ 5cm。导管进入鼻咽部时，若遇到阻力，可将导管稍退出，将患者头部后仰，再推导管进入咽部。此时用喉镜查看，看到声门，用插管钳协助，将导管送入气管，确认深度合适后气囊充气，固定气管导管。

（5）后续步骤同“经口气管插管”。

3. 一次性可塑性气管插管内窥镜技术

内窥镜管芯是一次性使用的管芯类气管插管工具（图 1-3-16），具有可视性，可根据患者气道情况弯曲塑形，图像可以无线传输。气管导管可套入可视管芯，插管过程中通过显示屏辨认结构后推送导管，完成气管插管。它对张口度要求不高，不像喉镜暴露声门时需要口－咽－喉三轴线的重叠，通过前期使用发现其插管成功率高，创伤小，可直立插管，降低医生劳动强度和手术交叉感染风险，不仅可以避免患者与患者间的交叉感染，还可以避免医患交叉感染，操作简单易学，培训周期短。

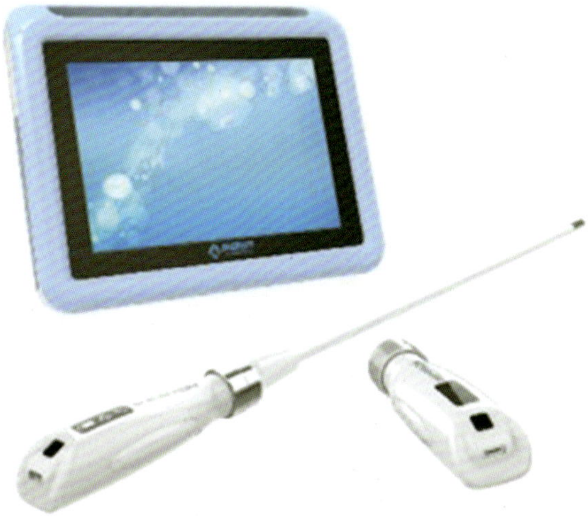

图 1-3-16 一次性可塑性气管插管内窥镜

（1）连接手柄与管芯（图 1-3-17）：打开显示器，等待显示器完全启动。将手柄与管芯连接，轻按手柄上的操作按键，可听到“嘀”的提示音。查看手柄显示屏，出现“🎥”图标，表示管芯接入成功。等待手柄显示屏上“📶”图标稳定（不再闪动），显示器可观察到管芯头部前方实时图像，表示设备连接成功。管芯和手柄连接后 30s 内可拔下来，超时不可拔，拔下则管芯失效。

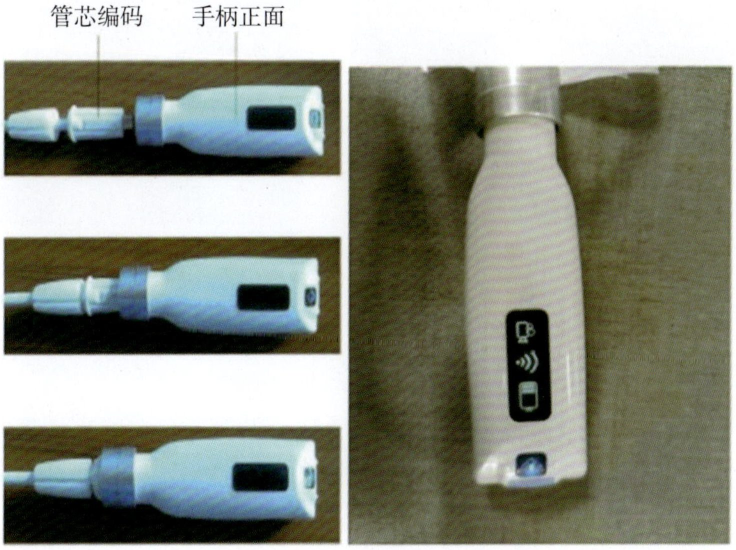

图 1-3-17 连接手柄与管芯

（2）将管芯置入气管导管内，管芯前端适当塑形（前端 6 ～ 7cm 处向上弯 70° ～ 80°），注意管芯头部不要裸露于气管导管外，用管芯后面的定位装置固定（图 1-3-18）。

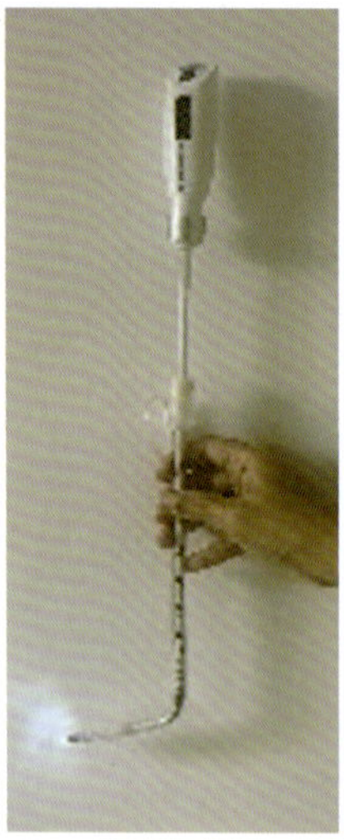

图 1-3-18　管芯塑形

（3）操作者位于患者头侧，一手提起下颌，另一手持笔式拿管芯中上部，保持管芯在口腔正中位。进入口腔后，顺着口咽曲线朝会厌方向推入。当管芯到达会厌处，将管芯轻压，让患者颈部后仰，即可绕过会厌看见声门（图 1-3-19）。管芯到达声门后，继续朝气管方向推进，可见气管环（注意不可进入气管环过深，以免损伤气管前壁）。

（4）确认管芯进入气管一小段后，继续推送导管深入气管内。同时，解除定位器锁扣后，将管芯沿口咽的生理曲线方向往口腔外部退出（图 1-3-20）。

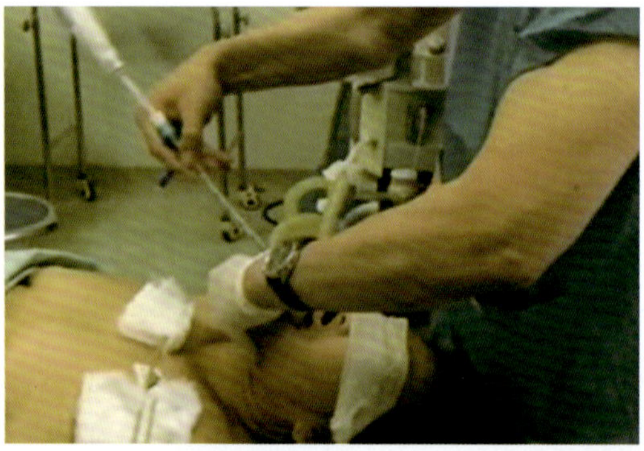

图 1-3-19　插入导管

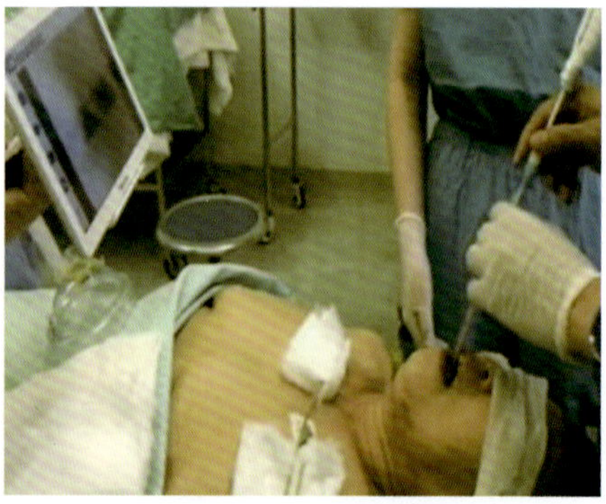

图 1-3-20　退出管芯

（5）后续步骤同“经口气管插管”。

4. 纤维支气管镜引导气管插管

纤维支气管镜可用于经口气管插管和经鼻气管插管。当预计存在困难插管时，如已知或怀疑颈椎病变、头颈部肿瘤、病态肥胖、有通气或困难插管病史时，应首先考虑选用纤维支气管镜引导气管插管。

经口纤维支气管镜插管步骤如下。

（1）应用抗胆碱药可减少口腔分泌物，防止镜头视野被分泌物影响。用局部麻醉药对上呼吸道实施表面麻醉，并清洁分泌物，为纤维支气管镜提供良好的视野。

（2）将润滑的纤维支气管镜套入气管导管中，吸引端口与吸引装置连接，保持纤维支气管镜在中线，可防止纤维支气管镜被患者咬坏，且提供宽阔的视野。

（3）将纤维支气管镜尖端向前弯曲，置于喉咽部，并将其向会厌推进。为避免进入梨状窝，在前进过程中应始终保持纤维支气管镜在中线。如果视野模糊，可退至视野清楚处，或取出纤维支气管镜擦拭镜头后再沿中线插入。

（4）当纤维支气管镜前进至会厌下方时，即可看见声门，继续沿中线前进直至看见气管软骨环，然后固定纤维支气管镜，将套在纤维支气管镜上的导管送入气管，确认位置合适后，退出纤维支气管镜。

（5）后续步骤同“经口气管插管”。

经鼻纤维支气管镜插管有 2 种方法：一种方法是先将纤维支气管镜经鼻孔插入气管，再沿纤维支气管镜推送导管进入气管。另一种方法开始时类似普通经鼻气管插管，先将导管送至鼻咽部，然后在导管内插入纤维支气管镜并送至气管内，最后将导管送至气管内。

5. 经喉罩插管

喉罩是近年来兴起的一种声门上人工气道，已在麻醉科广泛使用，它在气道管理中的作用越来越重要，尤其是在困难插管的时候。喉罩主要用作面罩通气和气管插管的备选、已知或未知困难气道的气道管理、无意识患者复苏时的气道管理，也可作为气管切开前的临时导气管。饱食患者忌使用喉罩，肺顺应性差的患者由于通气时的高气道压易致漏气，亦不适合用喉罩，长期机械通气的患者及气道反射完整的患者亦不适合用喉罩，其他禁忌证尚有喉部病变、喉梗阻等，因此喉罩在 ICU 中的主要用途是遇到困难气道时优先建立暂时性人工气道，为后续处理赢得时间。喉罩有不同型号，不同型号喉罩的适用人群及特征见表 1-3-4。

表 1-3-4　不同型号喉罩的适用人群及特征

型号	适用人群	体重 /kg	最大气囊充气量 /mL	最大气管导管直径 /mm
1	新生儿及婴儿	＜ 5	2 ～ 4	3.5
1.5	婴儿	5 ～ 10	7	4.0
2	儿童	10 ～ 20	10	4.5
2.5	儿童	20 ～ 30	15	5.0
3	轻体重成人	30 ～ 50	20	6.0
4	正常成人	50 ～ 70	30	6.0
5	超重成人	＞ 70	40	7.0

喉罩置入方法见图 1-3-21。

（1）选择恰当的喉罩，检测气囊是否漏气并将气体排空，使喉罩呈匙状，润滑喉罩气囊，注意避免润滑喉罩内表面以免引起喉痉挛。

（2）常规监护，预氧合。患者处于嗅物位，右手握住喉罩，用示指沿着硬腭和舌体引导喉罩，当喉罩通过舌根并位于喉部时，喉罩将回弹到位。

（3）给气囊充气，确认喉罩位置，连接导管并通气。

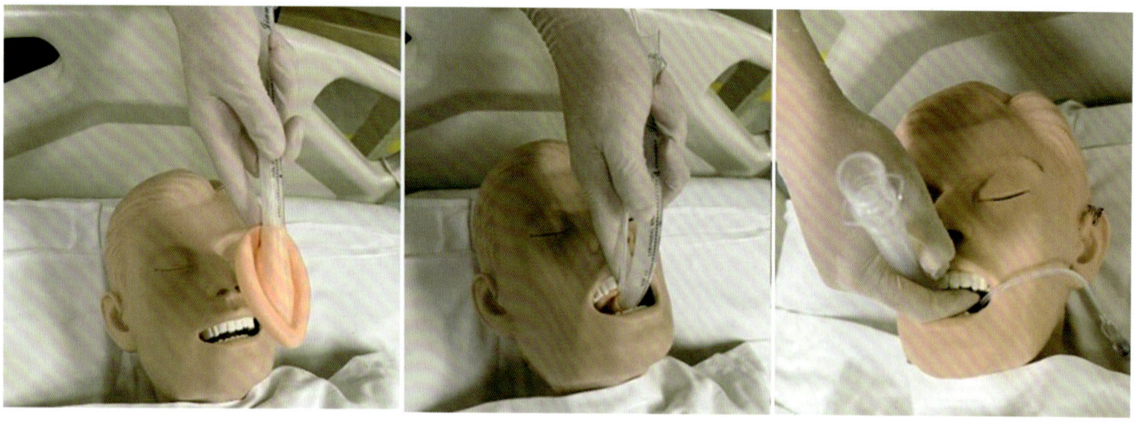

图 1-3-21　喉罩置入

四、气管插管操作的注意事项

（1）插管前评估患者气道是否通畅，特别是昏迷患者往往存在舌根后坠阻塞气道的情况，需早期开放气道。若口咽部分泌物较多，易造成气道阻塞，需充分吸出后再行气管插管。

（2）插管过程中患者感到不适、躁动以及有效通气不足等情况均可造成缺氧，氧合下降，可以适当应用镇静剂，减少患者痛苦，降低氧耗。若插管后氧合不升反降，则可能插入了食管，需拔出导管，待氧合改善后重新插入。需注意的是，氧合下降的处理原则是立即停止插管操作，积极提高氧合后分析原因，对症处理。

（3）插管过程中可能出现血压下降，常发生在正压通气后，或与应用镇静剂、肌松剂有关，可以适当补充液体或者使用升压药物以升高血压。心率增快、血压升高，常与患者躁动、镇静不足有关，可适当给予镇痛镇静药物。

（4）插管过程中需严密监测患者的生命体征，如果患者出现心律失常、心搏骤停等紧急情况，应立即抢救。

（5）如操作不成功，应暂停气管插管，立即给予面罩加压通气。

（6）妥善固定导管，固定带松紧程度以能伸入 1 ～ 2 指为宜，避免过紧或者过松，严防导管移位、脱出。

（7）合理放置牙垫，防止牙齿和口腔黏膜磨损。

（8）防止牙齿脱落、误吸。气管插管前应去除患者义齿和已松动的牙齿，对于无法去除的松动牙齿可使用缝线栓系，并将线的末端用胶布固定在面颊，以免发生牙齿脱落，滑入气道，引起患者窒息而危及生命。做好记录并每班交接，定期检查患者牙齿松动情况。

（9）气管插管前检查气囊有无漏气，插管后气囊内压应维持在 25 ～ 30cmH_2O，定期监测。

（10）及时与清醒患者沟通，告知患者气管插管的目的以及注意事项，并告知患者一些简单的非语言沟通方法，以消除气管插管带来的不适和紧张情绪。

五、困难气道

（一）定义与分类

困难气道：经过专业训练的有 5 年以上临床麻醉经验的麻醉科医生使用面罩通气困难或插管困难，或二者兼具的临床情况。

困难面罩通气：有经验的麻醉科医生在无他人帮助的情况下，经过多次或 1min 以上的努力，仍不能进行有效的面罩通气。根据通气的难易程度将面罩通气分为四级，1 ～ 2 级为可良好通气，3 ～ 4 级为困难面罩通气。

困难喉镜显露：直视喉镜经过 3 次以上尝试仍不能看到声带的任何部分。

困难气管插管：无论是否存在气道病变，有经验的麻醉科医生气管插管需要进行 3 次以上尝试。

困难声门上通气工具置入和通气：无论是否存在气道病变，有经验的麻醉科医生需要进行 3 次以上尝试；或置入后仍不能通气。

困难有创气道建立：气管切开术和穿刺技术定位困难或颈前有创气道建立困难。

根据有无困难面罩通气将困难气道分为非紧急气道和紧急气道。①非紧急气道：仅有插管困难而无面罩通气困难。患者能够维持满意的通气和氧合，有充分的时间考虑其他建立气道的方法。②紧急气道：只要存在面罩通气困难，无论是否合并插管困难，均属紧急气道。患者极易陷入缺氧状态，必须紧急建立气道。其中少数患者既不能插管，也不能氧合，需要气管切开，可导致脑损伤和死亡等严重后果。

（二）困难插管的预测

1. 了解病史

一是了解患者有无困难插管的病史，并尽量调查清楚困难插管的性质、程度和处理方法；二是了解有无口腔、颌面的病史，此部位疾病本身可能导致口腔、颌面变形而难以暴露声门，也可能因疾病治疗后的瘢痕挛缩致咽喉、气管的变形、移位，造成困难插管。对有口腔、颌面病史的患者，必要时需行咽部 CT 扫描以观察气道情况。

2. 查体

评估患者有无颏退缩（小颏症）、门齿突起、短颈（肌肉颈）、病态肥胖等，有无外科瘢痕和纤维化、喉部创伤与水肿、先天畸形、气道肿瘤与脓肿、颈椎不稳定、不能活动及急性损伤（血肿、椎旁肿胀）、牙齿和下颌结构异常（颞下颌关节紊乱综合征、下颌骨骨折、牙齿增大或缺失、义齿）。对拟行经鼻气管插管的患者应进行鼻腔检查，了解双侧鼻腔通畅度，并检查有无鼻中隔偏曲及鼻息肉，同时了解咽喉部有无炎性肿块。

3. 常用困难插管评估方法

（1）Cormack-Lehane 分级（图 1-3-22）：Ⅰ级、Ⅱ级极少会出现困难插管，Ⅲ级可能无明显困难插管体征，Ⅳ级常伴明显解剖异常或张口受限，多可预估困难插管存在。

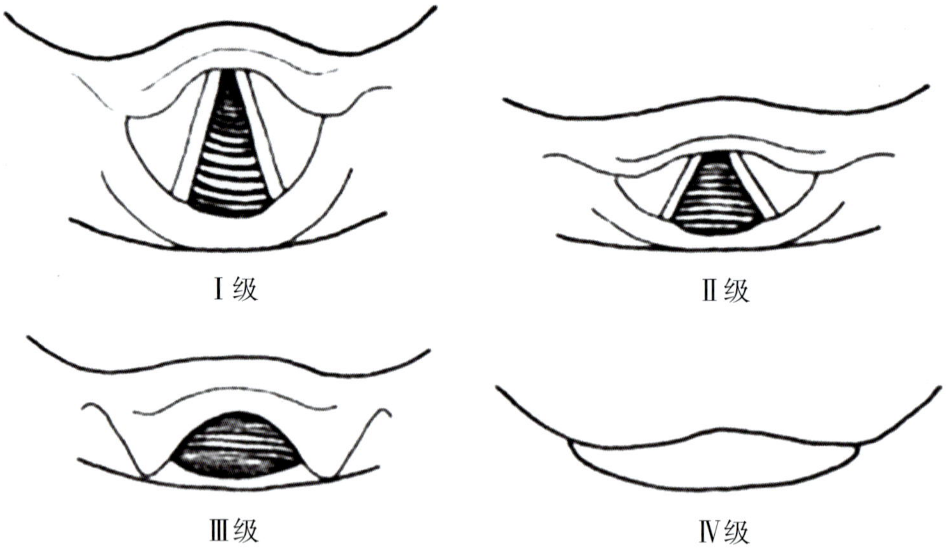

图 1-3-22　Cormack-Lehane 分级

注：Ⅰ级，声门可完全显露；Ⅱ级，仅能见到声门后联合；Ⅲ级，仅能见到会厌的顶缘；Ⅳ级，看不到喉头的任何结构。

（2）Mallampati 分级（图 1-3-23）：Ⅰ级可见软腭、咽峡弓、悬雍垂、扁桃腺窝、咽后壁；Ⅱ级仅见软腭、咽峡弓、悬雍垂；Ⅲ级仅见软腭、悬雍垂根部；Ⅳ级仅见软腭。一般Ⅲ级和Ⅳ级插管可能遇到困难。此法虽简单，但仅能预测 50% 左右的困难插管。

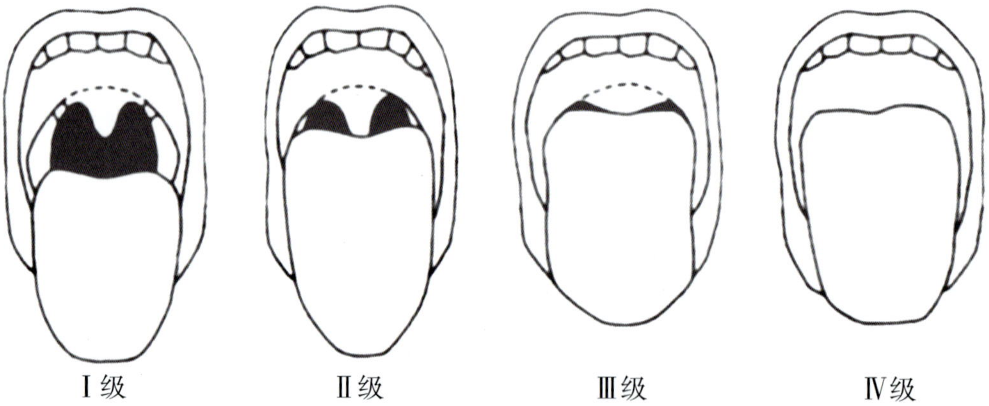

图 1-3-23　Mallampati 分级

（3）张口度：最大张口时上下门齿之间的距离（图 1-3-24），正常值≥ 3cm（或 2 横指）；若＜ 3cm，提示可能存在插管困难。

（4）甲颏间距：颈部完全伸展时甲状腺切迹至颏突的距离（图 1-3-25），甲颏间距＜ 6cm（或 3 横指），提示可能存在插管困难。

（5）颈部屈伸度：最大限度地屈颈到伸颈的活动范围，正常值应＞ 90°，若颈部屈伸度＜ 80°，提示存在插管困难。其他，如下颌骨长度、下颌骨舌骨间距、下颌骨 - 颞骨关节活动度等也可用于评估困难插管。

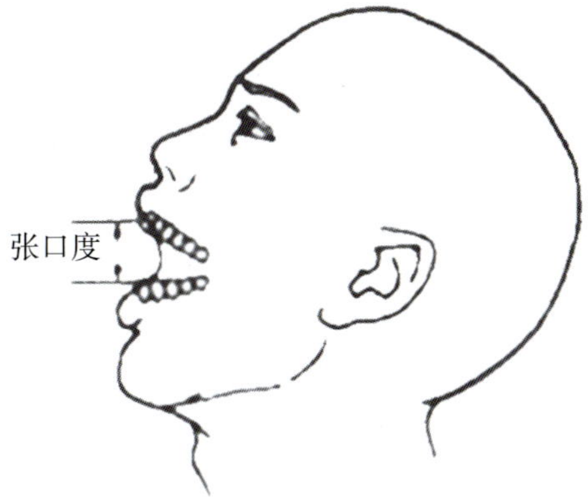

图 1-3-24　张口度

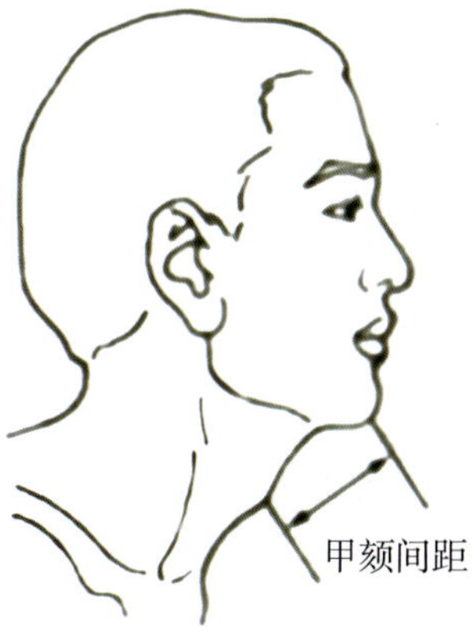

图 1-3-25　甲颏间距

（6）综合评价：常用的有 Wilson 危险评分，用 5 个因素简单评估，包括体重、头颈部活动度、下颌活动度、下颌退缩及龅牙，每个因素为 0 ～ 2 分，总分为 0 ～ 10 分，得分越高，插管困难越大。

4. MOANS 法则和 LEMON 法则

有人将在紧急插管时评估面罩通气困难及插管困难的方法总结为 MOANS 法则和 LEMON 法则。MOANS 是指面罩密闭性差（mask seal poor）、肥胖（obesity）、年龄大（aged）、没有牙齿（noteeth）及通气对抗（stiff）。LEMON 则是指观察外部特征来判断通气及插管难易（look）、"3-3-2" 法则（evaluate the 3-3-2 rule）、Mallampati 分级、气道梗阻（obstruction）、颈部活动度（neck mobility）。其中 "3-3-2" 法则以患者的手指为标准，分别测量张口度（了解喉镜和气管导管置入是否困难）、颏骨 - 舌骨距离（评估下颌间隙是否足够）、舌骨 - 甲状软骨切迹距离（反映喉的位置是否足够低以满足经口气管插管），若能分别满足 3 横指、3 横指、2 横指，则困难插管发生率低。

（三）处理困难气道的工具和方法

处理困难气道的工具和方法分为处理非紧急气道和紧急气道的工具和方法。处理非紧急气道的目标是无创，而处理紧急气道的目标是挽救生命。应遵循先无创后有创的原则建立气道。

1. 非紧急气道的无创工具与方法

主要分为喉镜类工具、气管导管类工具和声门上通气工具，共三类。

（1）喉镜类工具：分为直视喉镜和可视喉镜。①直视喉镜：包括弯镜片和直镜片。选择合适的尺寸类型非常重要，必要时需更换不同尺寸类型的镜片和不同型号的镜柄。②可视喉镜：不需要口 - 咽 - 喉三轴重叠，可有效暴露声门，但一般需借助管芯，以防暴露良好却插管失败。

（2）经气管导管类工具：包括管芯类、光棒、可视管芯、可视插管软镜四类。①管芯类：包括硬质管芯、可弯曲管芯以及插管探条。需喉镜辅助，方法简便，可提高插管成功率。②光棒：利用颈前软组织透光以及气管位置比食管更表浅的特性。优点是操作快速简便，可用于张口度小和头颈不能活动的患者。③可视管芯：结合了光棒和电子镜的优势，快捷、可视。④可视插管软镜：包括纤维支气管镜和电子软镜。适合多种困难气道的情况，尤其是清醒镇静表面麻醉下的气管插管，但一般不适合紧急气道，操作者需接受一定的训练。

（3）声门上通气工具：包括喉罩、插管型喉罩、喉管。①喉罩：包括一代喉罩和二代喉罩。一代喉罩因密封性差，且反流误吸风险高，在临床上已越来越少应用。二代喉罩的特点为置入成功率高，既可改善通气，也可代替气管插管维持气道。②插管型喉罩：优点是可同时改善困难通气与困难插管，插管成功率高，但受患者张口度限制。③喉管：套囊封闭咽腔与食管开口从而进行通气，置入方便，损伤较轻。

（4）其他方法：经鼻盲探气管插管也是临床可行的气道处理方法，优点是无须特殊设备，适用于张口困难或因口咽腔手术需行经鼻气管插管者。

2. 非紧急气道的有创工具与方法

（1）逆行气管插管：适用于采用普通喉镜、喉罩、可视插管软镜等插管失败，颈椎不稳，颌面外伤或解剖异常者，可根据情况选择使用。

（2）气管切开术：创伤虽比手术切开小，但相比其他建立气道的方法仍较大且并发症较多，用时较长，只用于特定的患者，如喉肿瘤者、上呼吸道巨大脓肿者、气管食管上段破裂或穿孔者以及其他建立气道方法失败又必须手术者。

3. 紧急气道的无创工具与方法

紧急气道时要求迅速解决通气问题，保证患者的生命安全，为进一步建立气道和后续治疗创造条件。常用以下几种。

（1）双人加压辅助通气：在嗅物位下置入口咽通气道和（或）鼻咽通气道，双人四手用力托下颌，扣面罩并加压通气。

（2）再试一次气管插管：首次插管失败后再试一次气管插管，应注意麻醉深度与肌松程度。

（3）喉罩：既可以用于非紧急气道，也可以用于紧急气道。紧急情况下，应选择操作者最熟悉和最容易置入的喉罩类型。

（4）喉管：同喉罩一样，既可以用于非紧急气道，也可以用于紧急气道。

（5）食管 - 气管联合导管：是一种双套囊和双管腔的导管，无论导管插入食管还是气管，均可通气。

4. 紧急气道的有创工具与方法

（1）环甲膜穿刺置管和经气管喷射通气：用于声门上途径无法建立气道的紧急情况，喷射通气时必须保证患者的上呼吸道开放，确保气体可以排出。

（2）经环甲膜穿刺通气：导管内径为 4mm，经环甲膜穿刺，可直接进行机械通气或手动通气。

（3）经环甲膜切开通气：紧急气道处理流程中的最终解决方案。操作虽然简便，但必须先在模型上训练才能迅速完成。

（四）困难气道处理流程

（1）充分的气道评估：通过病史、体格检查和辅助检查进行充分的气道评估，关注患者发生反流的风险。

（2）明确气道分类与进行术前准备：对可疑困难气道患者进行可视喉镜或插管软镜检查。

（3）做好充分准备：合适体位下充分预氧合，使用常规诱导或快速序贯诱导，从而肌松并达到适宜的麻醉深度，首选可视喉镜或最熟悉的工具，使首次插管成功率最大。在喉外按压手法与探条、光棒等辅助下均不能插管成功时，应限定插管次数，及时呼救，进行面罩通气。

（4）插管失败后的面罩通气：口咽（鼻咽）通气道或双人加压辅助面罩通气，维持氧合，在充分肌松下进行面罩通气。

（5）声门上通气工具的置入和通气：以维持氧合为目标，尝试置入次数不超过 3 次。

（6）紧急有创气道的建立：无法进行通气与保证氧合时，建立紧急有创气道以进行通气，确保氧合。

按照困难气道处理流程，有目的、有准备、有步骤地预防和处理将显著提高患者的安全性。

六、前沿进展

在气道管理及麻醉发展的历史进程中，气管插管具有无法替代的作用，它必将随着新技术、新材料的出现以及临床需求的不断变化得到越来越好的发展！气管插管是保证患者气道通畅、维持机体氧供的重要手段，在危重患者的救护中具有不可替代的作用。危重患者常常由于低氧、高碳酸血症和血液循环不稳定等因素导致气管插管困难。熟练掌握气管插管技术并准确把握插管时机，及时施行气管插管，能有效提高抢救成功率。 而急救人员如何用简单、快捷的方法提高一次插管成功率，尤其是气管插管困难的病例，是目前亟待研究的方向。

参考文献

[1] YAHUA，CHEN，WEI，et al. Deeper endotracheal intubation offers generous views for endoscopic submucosal dissection of cervical esophageal carcinoma[J].Endoscopy，2023，55（S01）：E460-E461.

[2] TAKASHI，KANEKO，KAZUYA，et al. Usefulness of the two-devices-in-one-channel technique for difficult bile duct intubation in patients without periampullary diverticulum[J].Endoscopy，2023，55（S01）：E76-E77.

[3] ALVARO，MARTÍNEZ-ALCALÁ，KIRIL，et al. Direct anorectal intubation during colonoscopy：a logical new paradigm[J].Endoscopy，2023，55（S01）：E488-E489.

[4] TOSHIYUKI，NAKANISHI，YOSHIKI，et al. Combined use of the ProSeal laryngeal mask airway and a bronchial blocker vs. a double-lumen endobronchial tube in thoracoscopic surgery：a randomized controlled trial[J].Journal of clinical anesthesia，2023，88：111136.

[5] SARAH，KHORSAND，JEANETTE，et al. Role of point-of-care ultrasound in emergency airway management outside the operating room[J].Anesthesia and analgesia，2023，137（1）：124-136.

[6] YUEYING，LI，JINGYE，et al. Development and internal validation of a prediction model for difficult laryngoscopy using ultrasound-derived factor in comatose patients[J].Journal of ultrasound in medicine，2023，42（7）：1567-1576.

[7] JAMES，PEYTON，RAYMOND S，et al. In the director's chair：screen time，coaching，and intubation in the PICU[J]. Critical care medicine，2023，51（7）：981-983.

[8] LI YING，KOH，NIAN CHIH，et al. Anesthesia for nonintubated video-assisted thoracoscopic surgery[J]. Journal of cardiothoracic and vascular anesthesia，2023，37（7）：1275-1283.

[9] ROMAIN，BRINGIER，ALESSANDRO，et al. An integrated environmental，economic，and clinician satisfaction comparison between single-use and reusable flexible bronchoscopes for tracheal intubation[J]. British journal of anaesthesia，2023，131（1）：e4-e7.

[10] ANNERY G，GARCIA-MARCINKIEWICZ，LISA K，et al. Difficult or impossible facemask ventilation in children with difficult tracheal intubation：a retrospective analysis of the PeDI registry[J]. British journal of anaesthesia，2023，131（1）：178-187.

[11] JOHN，FIADJOE，LUIS，et al. Sedation versus general anesthesia for intubation：reply[J]. Anesthesiology，2023，139（1）：114-115.

[12] MARTINA T，MELVIN，NAVEED T，et al. Achieving competency in fiber-optic intubation among resident physicians after higher-versus lower-fidelity task training：a randomized controlled study[J]. Anesthesia and analgesia，2023，137（1）：200-208.

[13] NICOLA，DISMA，TAKASHI，et al. Preventing difficult facemask ventilation in children：all is well that starts well[J]. British journal of anaesthesia，2023，131（1）：20-22.

[14] IVANA，SAGASTUME，KEVIN，et al. Facial fillers：a new challenge for airway assessment in patients with retrognathia or micrognathia[J].British journal of anaesthesia，2023，131（1）：e7-e8.

[15] SAMUEL A，SCHECHTMAN，DAVID W，et al. Optimising difficult airway documentation：implementation of an automated update in the electronic health record[J]. British journal of anaesthesia，2023，131（1）：e8-e10.

[16] DAVID，BENAVIDES-ZORA，MARIA C，et al. Diagnostic performance of airway ultrasound for the assessment of difficult laryngoscopy：a systematic review and meta-analysis[J]. Journal of cardiothoracic and vascular anesthesia，2023，37（7）：1101-1109.

[17] JARROD M，MOSIER. Individualized treatment effects：machine learning can revolutionize observations，but let's understand what we are observing[J]. American journal of respiratory and critical care medicine，2023，207（12）：1550-1551.

[18] JAMES，PRICE，LYLE，et al. Predictors of post-intubation hypotension in trauma patients following prehospital emergency anaesthesia：a multi-centre observational study[J].Scandinavian journal of trauma，resuscitation and emergency medicine，2023，31（1）：26.

[19] WHITNEY，VILLEGAS，TRACEY，et al. Airway management in trauma patients[J]. Critical care nursing clinics of North America，2023，35（2）：109-118.

[20] WENYU，BAI，THOMAS，et al. Difficult airway management in children with trisomy 18：a retrospective single-centre study of incidence，outcomes，and complications[J]. British journal of anaesthesia，2023，130（6）：e471-e473.

[21] SAMUEL I，GARCIA，BENJAMIN J，et al. First-attempt intubation success among emergency

medicine trainees by laryngoscopic device and training year：a national emergency airway registry study[J]. Annals of emergency medicine，2023，81(6)：649-657.

[22] ARCHCHANA，RADHAKRISHNAN，CLAIRE，et al. A systematic review of the timing of intubation in patients with traumatic brain injury：pre-hospital versus in-hospital intubation[J]. European journal of trauma and emergency surgery，2023，49(3)：1199-1215.

[23] SEBASTIAN，AMAYA，MARCELINO，et al. The role of local inflammation in complications associated with intubation in pediatric patients：a narrative review[J]. Paediatric anaesthesia，2023，33(6)：427-434.

[24] FANG，YIN，TIE-JUN，et al. Cardiac arrest by rhino-cardiac reflex during nasotracheal intubation[J]. Asian journal of surgery，2023，46(6)：2358-2359.

[25] 郭广生，马武华，刘益朋，等．观察 3 种不同视频喉镜在模拟困难气道模型气管插管的效果 [J]. 外科研究与新技术，2023，12(1)：45-49.

[26] 吴风霞，王惠珠．应用气管插管非计划性拔管预防措施执行表对 ICU 意外拔管率的影响 [J]. 福建医药杂志，2023，45(2)：119-120.

[27] 杨茂凡，周会兰，陈柯宇，等．ICU 经口气管插管患者口腔黏膜压力性损伤研究进展 [J]. 护理学杂志，2023，38(2)：21-24.

[28] 刘倩，王宜庭，庄若，等．全麻气管插管患者术后咽喉痛分层预防管理方案的构建及应用 [J]. 护理学杂志，2023，38(2)：1-5.

[29] 宫笑颜，高静，陈欢，等．经口气管插管病人口腔管理的最佳证据总结 [J]. 循证护理，2023，9(10)：1711-1717.

[30] 鲁霞．喉罩与气管插管在肝昏迷患者院前急救中的作用对比 [J]. 中国实用医药，2023，18(2)：54-56.

[31] 张华，张坤，崔菡斐，等．减少 ICU 病人经口气管插管相关皮肤黏膜损伤的品管圈实践 [J]. 循证护理，2023，9(8)：1444-1449.

[32] 贾平，高洋，王丽，等．非机械通气气管插管病人气道湿化装置的研制及应用 [J]. 循证护理，2023，9(11)：2042-2044.

[33] 秦菲菲，廉仲明，黄亚茹，等．复合阿芬太尼时瑞马唑仑抑制双腔支气管插管反应的半数有效剂量 [J]. 临床麻醉学杂志，2023，39(4)：375-378.

（栗艳茹）

第四节　环甲膜穿刺术

一、概述

环甲膜穿刺术是在稳定的气道通路建立之前，迅速提供临时路径并进行有效气体交换的一项急救技术。施救者使用刀、穿刺针或其他锐器，从环甲膜处刺入，建立呼吸通道，快速解除气道阻塞和(或)窒息。当气管插管不成功或面罩通气不充分时，环甲膜穿刺术是提供通气支持的急诊非手术方式。

二、适应证和禁忌证

1. 适应证

包括急性上呼吸道梗阻、喉源性呼吸困难、严重头面部外伤、气管插管困难等，需快速建立气道通路。

2. 禁忌证

此项操作无绝对禁忌证。对于已明确呼吸道阻塞发生在环甲膜水平以下及有严重出血倾向者，不宜行环甲膜穿刺术。

三、环甲膜穿刺术操作准备

1. 患者准备

操作前应明确适应证，了解患者的凝血功能。对于清醒患者，应取得患者配合，说明施行环甲膜穿刺术的目的，消除顾虑。

2. 器械准备

根据患者情况，准备 7/9 号注射针头或通气用的粗针头、无菌注射器、2% 利多卡因、1% 丁卡因溶液及其他所需的治疗药物。

视频 1-4-1

四、操作方法(视频 1-4-1)

(1)患者取仰卧位，肩部垫一小枕头，颈部后仰。常规消毒环甲膜前的皮肤，铺无菌巾，局部麻醉，紧急情况下可不麻醉。

（2）在环状软骨与甲状软骨之间正中处可触到一凹陷，即环甲膜处，此处即为穿刺位置（图1-4-1）。

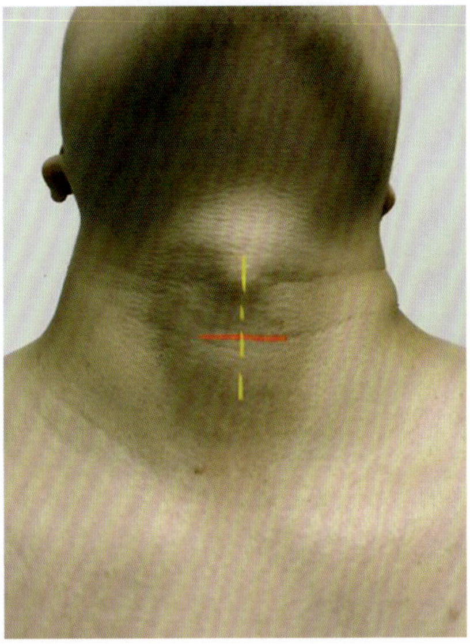

图1-4-1　环甲膜位置

（3）用非惯用手的拇指和中指固定甲状软骨，用食指自由定位环甲膜。用惯用手将穿刺针穿过环甲膜，穿刺针连接装有生理盐水的注射器，在针前进时对注射器施加负压。当针穿过环甲膜并进入气管时，充满液体的注射器中会出现气泡。针头拔出前应避免喉部上下运动，否则容易损伤气道黏膜。

（4）根据穿刺目的进行其他操作。如为紧急开放气道，用通气用的粗针头穿刺，以解除气道阻塞造成的通气障碍，缓解后，评估是否需要尽快行气管插管或气管切开术。

（5）通过观察胸壁运动、听诊呼吸音以及血氧仪判断通气是否充足。操作完毕后，消毒穿刺点并压迫止血。如穿刺点皮肤出血，压迫时间应适当延长。术后如患者出现血性分泌物，应密切监测。

五、并发症及注意事项

（1）出血：凝血功能异常，谨慎穿刺。

（2）假道形成：准确定位环甲膜，谨慎穿刺，避免假道形成。

（3）食管穿孔：穿刺时不可用力过猛，以免损伤气管后壁及食管，造成气管食管瘘。

（4）皮下气肿或纵隔积气：穿刺后不可长时间通气，有条件时行气管切开术。

（李　阁）

第五节　经皮扩张气管切开术

一、概述

气管切开术是指经切开气管的颈段置入气管套管，从而缓解呼吸道分泌物潴留、呼吸功能失常或喉源性呼吸困难等引发的呼吸功能障碍的一种常见手术。1957 年，Sheldon 和 Pudenz 描述了一种与气管切开术有关的 Seldinger 技术。直到 1985 年 Ciaglia 引入经皮扩张方法，经皮扩张气管切开术才逐渐普及。经皮扩张气管切开术使用改良的 Seldinger 方法，通过气管前壁穿刺，送入导丝，并进行扩张，形成足够大的造口，以放置气管套管。根据手术技术发展，临床常用螺旋扩张气管切开术和直接扩张气管切开术。

二、气管切开术发展史以及经皮扩张气管切开术在神经重症患者中的应用

类似气管切开术的疗法最早出现在公元前 2000 年到公元前 1000 年的印度宗教文书中，在公元 2 世纪，Galen 和 Aretaeus 的著作中也有提及。但由于缺乏解剖学知识和手术经验，其治疗效果很差，因此气管切开术曾被称为“外科丑闻”。

1546 年，意大利医生 Antonio Musa Brasavola 为一位气管脓肿患者施行了有记载的第一例成功的气管切开术。据统计，到 1825 年为止，医学文献记载了大约 30 例气管切开术。包括从上呼吸道中取出金币和血凝块，还有为逃避绞刑而建立秘密的第二条气道的失败尝试。

19 世纪中期，Trouseau 的报告中约 200 例因白喉而面临死亡的患者接受了气管切开术，挽救了 1/4 患者的生命。尽管外科技术不断进步，但直到 20 世纪 20 年代，杰克逊重新定义了气管切开术的适应证，并将其程序标准化，气管切开术才被广泛接受。杰克逊强烈不认同其他开放气道的方法，特别是环甲膜切开术，认为它导致严重的喉及声门下狭窄。

Ciaglia 在 1985 年设计了经皮扩张气管切开术，之后技术不断改进和更新，手术越来越便捷，出血和并发症也越来越少，在临床得到广泛应用。

根据《中国神经外科重症管理专家共识（2020 版）》，神经外科重症患者包括中型及重型急性脑血管病患者、重型急性颅脑创伤和脊髓损伤患者、重症中枢神经系统细菌性感染患者、需生命支持的围手术期神经外科患者及其他进展性神经系统重症患者等，均对氧分压及二氧化碳分压等指标有严格的目标要求，对经皮扩张气管切开术提出了更高的要求。

有数据显示约 15% 的普通重症患者接受了气管切开术，而在神经重症患者中气管切开率高达

35%。尤其当与意识（脑干、丘脑、边缘系统的网状结构）、呼吸（皮质、脑桥和延髓）和吞咽（延髓、脑干）等相关的重要功能区域受损时，气管切开术的应用更加广泛。短期内可以恢复自主呼吸及气道保护能力的患者可不必气管切开。但如果预计患者需要较长时间的人工气道和呼吸支持，则建议早期气管切开。对神经重症监护患者行经皮扩张气管切开术，有通气不足、高碳酸血症、颅内压升高和脑灌注压降低的风险，这些可导致脑继发性损伤。如何降低这些风险，是目前改良技术的目标。包括但不限于：临时改变呼吸机通气设置、小直径支气管镜辅助技术、减少支气管镜辅助时间乃至缩短全过程操作时间等。多种神经监护手段为整个操作过程提供了安全的环境，如颅内压监测和呼气末二氧化碳监测等神经重症多模态监控。经皮扩张气管切开术的安全性和耐受性随着技术进步而不断改善。

三、经皮扩张气管切开术相关解剖

气管长 10 ～ 12cm，宽 2 ～ 2.5cm，由 16 ～ 20 个 "C" 形软骨环组成，各软骨环以韧带相连（图 1-5-1）。"C" 形软骨环缺口向后，后方缺口处有平滑肌和致密结缔组织连接，呈持续张开状态，当食物通过时结缔组织允许食管扩张。

气管的上部是环状软骨，下部是颈静脉切迹，侧面和表面是成对的肌肉（图 1-5-2），后部是食管。喉返神经和颈总动脉在气管的外侧。

甲状腺峡部位于气管前环状软骨的下方，通常位于第 2、第 3 气管环的上方（图 1-5-3）。

对于大多数患者来说，通过正中线的甲状软骨触诊或观察甲状软骨切迹可以很容易地定位气管。

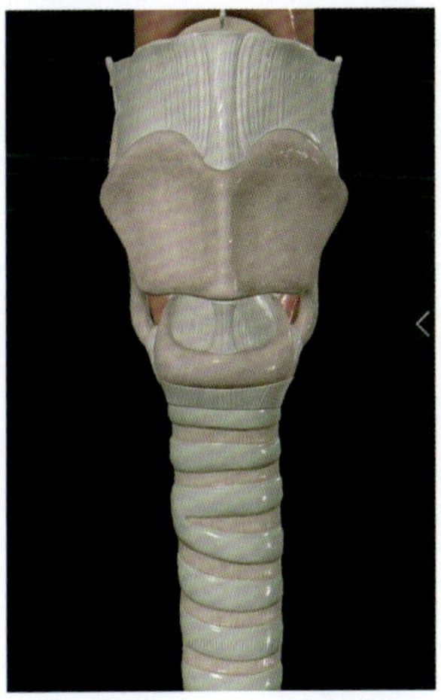

图 1-5-1　气管

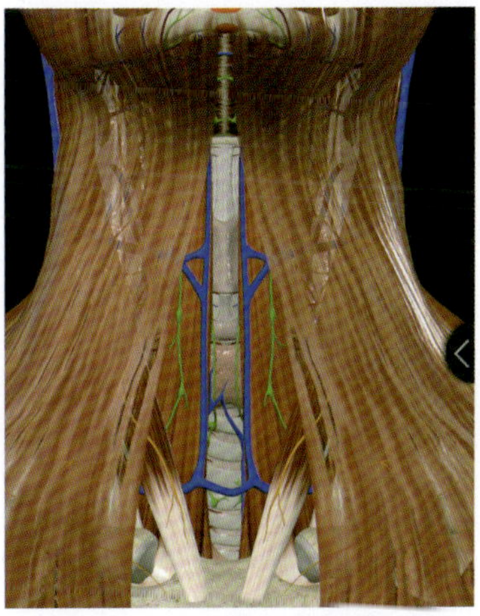

图 1-5-2　气管的解剖位置关系

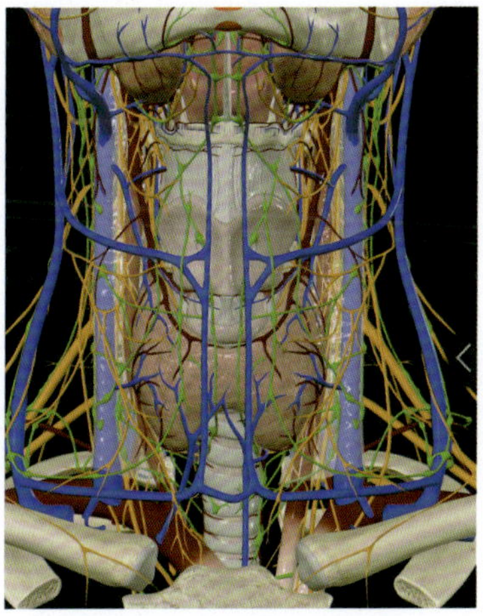

图 1-5-3　气管与甲状腺血管及神经的解剖位置关系

四、适应证和禁忌证

（一）适应证

有医生认为环甲膜穿刺术、气管插管术是建立紧急气道的首选方法。经皮扩张气管切开术通常用于非紧急、长期气道建立或复杂气管损伤修复。

（1）各种原因引起的喉梗阻和颈段气管阻塞。如喉部外伤、炎症、肿瘤、异物等引起的喉梗阻，呼吸困难明显，又不能很快解除病因时，应及时行经皮扩张气管切开术。喉邻近组织的病变使咽腔、喉腔变窄，呼吸困难，可视患者的具体情况考虑是否行经皮扩张气管切开术。

（2）气道保护反射不足、呛咳能力弱及呼吸道分泌物潴留，为保持气道通畅、有效吸痰，可行经皮扩张气管切开术。如重度颅脑损伤、颅脑肿瘤、昏迷、延髓麻痹、呼吸道烧伤、严重胸部外伤病变、喉肌麻痹、咳嗽反射消失或因疼痛而不愿咳嗽、高误吸风险等。

（3）预防性气管切开。如进行口腔、颌面、鼻、咽、喉部的大手术需要全身麻醉，为防止血液流入下呼吸道，保持呼吸道通畅，可行经皮扩张气管切开术（现在随着气管插管的广泛应用，此操作使用减少）；破伤风患者易发生喉痉挛，也可考虑行预防性经皮扩张气管切开术，以防窒息；颈部外伤伴咽喉、气管、颈段食管损伤者，若出现呼吸困难，应立即施行经皮扩张气管切开术。

（4）气管异物取出。气管异物经内镜下钳取失败，再次操作有窒息风险者；或无气管镜设备和不具备该项技术者，可行经皮扩张气管切开术，取出异物。

（5）各种原因造成的呼吸功能减退。

（二）禁忌证

（1）难以纠正的凝血功能障碍。

（2）过度肥胖的患者颈部后仰后皮肤及组织仍过厚、颈部过短、手术瘢痕挛缩、颈部肿块导致解剖变形以及解剖标志难以确认的患者。

（3）顽固的血流动力学异常。

（4）气管切开部位局部软组织感染。

（5）气管切开部位有恶性肿瘤浸润。

（6）甲状腺过度增生及肥大。

（7）儿童。

（8）气道暂时性阻塞。

（9）可以用其他手段治疗的暂时性通气功能障碍。

对于需紧急建立人工气道者，没有绝对禁忌证。

五、经皮扩张气管切开术的操作准备

（一）物品准备

常用的气管切开套管规格：内径分别为6.0mm、7.0mm、7.5mm、8.0mm、8.5mm、9.0mm、10.0mm。

术前需要准备各种尺寸的气管切开套管，这些气管切开套管均有声门下吸引功能。通常，对于成年女性建议初始尝试内径为6.0～7.0mm的气管切开套管，成年男性留置内径为7.0～8.0mm的气管切开套管。对于颈部粗或肥胖的患者，应考虑使用气道内方向加长的导管，或根据需要使用气道外方向加长的导管。对儿童或婴儿行经皮扩张气管切开术时，一般情况下，1 ～ 5 个月选择 4.0mm 的，1 岁选择 4.5mm 的，2 岁选择 5.5mm 的，3 ～ 6 岁选择 6.0mm 的，6 ～ 12 岁选择 7.0mm 的，或者偏小一些。对于预计后续行气管镜治疗的患者，一般选择 7.5mm 或更大的气管切开套管以利于操作。

经皮扩张气管切开术的关键器械包括手术刀、带导管的空心针、注射器、导丝、导引导管、扩张器以及用于置入气管切开套管的导引内芯等，见图 1-5-4。

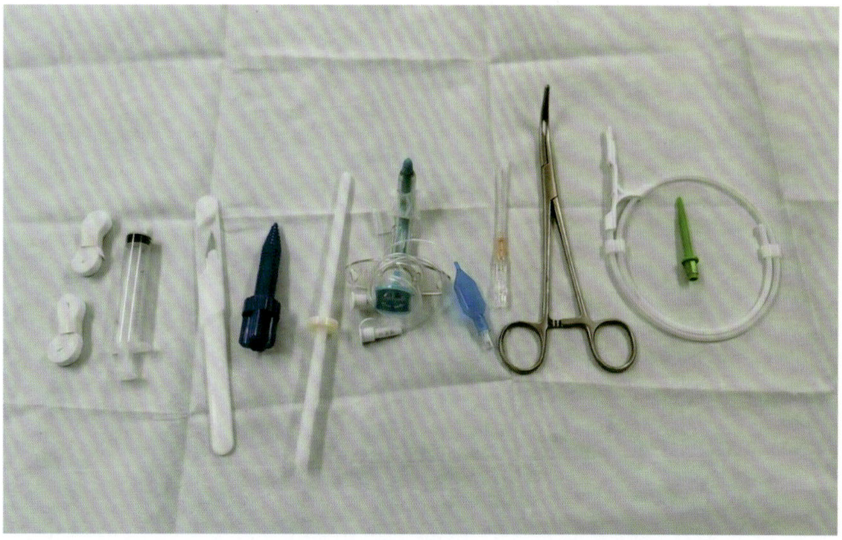

图 1-5-4　气管切开套装内容和一把单独消毒的扩张钳

气管切开所需要的物品：氧气、吸引器、吸痰器、吸痰管、呼吸辅助球囊、喉镜、气管插管、普通气管切开包、照明设备、呼气末二氧化碳分压监测仪、注射器、局部麻醉药、急救药等。必要时准备床旁超声和支气管镜设备，配备相关工作人员。术前检查各项设备。检查气管切开包内的物品，确保气管切开套管的套囊无破损、非充盈；气管切开套管的内芯可以在套管内自由移动，方便取下；拟置入的气管切开套管两侧根据需要固定寸带，方便置入后固定，避免脱出；气管切开套管前端及球囊等需置入部位应充分润滑。

（二）人员准备

在 ICU 操作时建议 4 人协作：术者、助手、呼吸治疗师、辅助监视气道和调整拔除前置气管插管的医生或巡回护士。根据情况也可 3 人协作：术者、呼吸治疗师或支气管镜操作医生、巡回护士。术者位于患者右侧，助手位于患者左侧，呼吸治疗师位于患者头侧，负责调整头位、气道管理、拔管、呼吸机调整等。

（三）患者准备及体位准备

患者准备：适当镇痛和镇静。

体位准备：非颈椎损伤患者取仰卧位，在颈部和肩部垫枕头，让颈部保持后仰，使用头圈或环形头垫来稳定头部。颈椎损伤患者需要保持头部中立，不要垫高肩。监测患者的血氧饱和度、血压和心电图。增加手术前的氧气储备，在一段时间内给患者吸入 100% 纯氧。

（四）手术定位

确认患者的解剖标志，如甲状软骨、环状软骨、气管环、颈静脉切迹、胸骨上窝。确认并标记穿刺点，建议将气管切开套管放置在第 1 气管环和第 2 气管环之间或第 2 气管环和第 3 气管环之间。如果患者事先插管，往外拔气管插管至体内末端高于声带。建议在手术过程中使用支气管镜来确定引导丝和气管切开套管的位置。

六、经皮扩张气管切开术的操作方法及技术要点

（一）常用经皮扩张气管切开术

视频 1-5-1

1. 导丝 – 扩张钳气管切开术（视频 1-5-1）

（1）呼吸治疗师将患者摆好体位，头部居中，伸长颈部，调整换气参数和吸入气氧浓度以增加氧气储备。

（2）术者在患者右侧。助手在患者左侧，负责消毒颈部皮肤。呼吸治疗师将气管插管的导管拔出至距离门齿 18 ～ 20cm 的位置（确保导管在气管内，过高会损伤环状软骨，导致声门下气管狭窄。过低会损伤甲状腺峡部或者无名动脉及其分支，导致大量出血），并由其负责保持患者头位正中、相对固定。

（3）常规消毒铺巾，确认甲状软骨、环状软骨和颈静脉切迹位置，可使用超声辅助定位第 2 气管环和第 3 气管环之间的穿刺点（图 1-5-5），局部浸润麻醉（1% 利多卡因，也可以添加少量的肾上腺素以抑制出血），吸痰。如果有气管插管，调整球囊的位置在声带上以避免伤及气管插管。

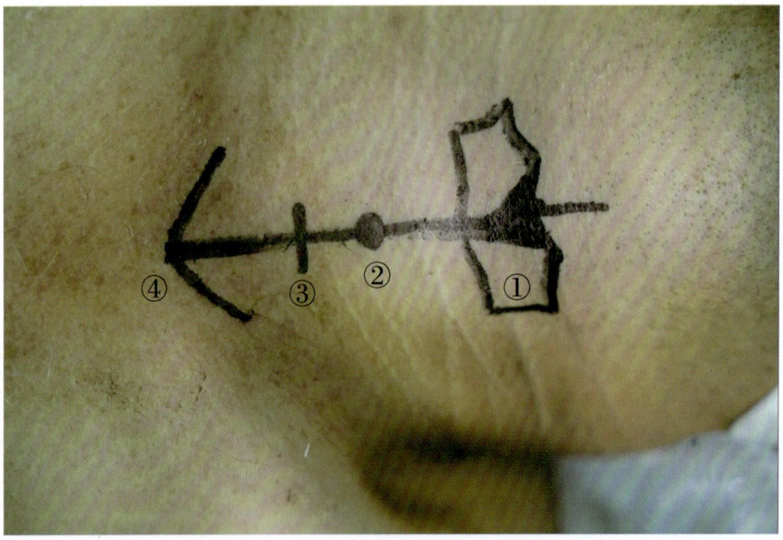

图 1-5-5　超声辅助定位穿刺点

注：①—甲状软骨；②—穿刺点；③—胸骨上窝；④—颈静脉切迹。

（4）术者用 15 号刀片沿着颈部皮纹在正中线上距离颈静脉切迹约 2 横指的位置，切开 0.8 ～ 1cm，用扩张钳横向反复钝性地扩张皮肤和皮下组织，止血，然后轻柔地钝性分离至气管表面，找到第 2 气

管环到第 3 气管环。呼吸治疗师将气管内导管退到预定位置。扩张皮下组织和气管前壁，同时注意扩张钳头的角度和方向（开始时垂直于气管的长径，进入气道后平行于气管的长径）。此时，注意修正导丝的位置，以免导丝移位或脱落。

（5）将 1% 利多卡因生理盐水作为穿刺针内预充的液体，定位气管穿刺点，取气管环的最高点，注意针头斜面向下（足部方向）倾斜（图 1-5-6），避免导丝向上进入口咽部，往下方走行。穿刺到合适的深度后，抽吸注射器，可以观察到气体和呼吸道分泌物。将 3 ～ 5mL 的利多卡因生理盐水注入呼吸道，降低呼吸道黏膜的反应性。确认穿刺针进入气管后，拔出穿刺针芯，留下塑料外套管。严格保持颈部位置的相对固定，尤其注意皮肤不要移位。

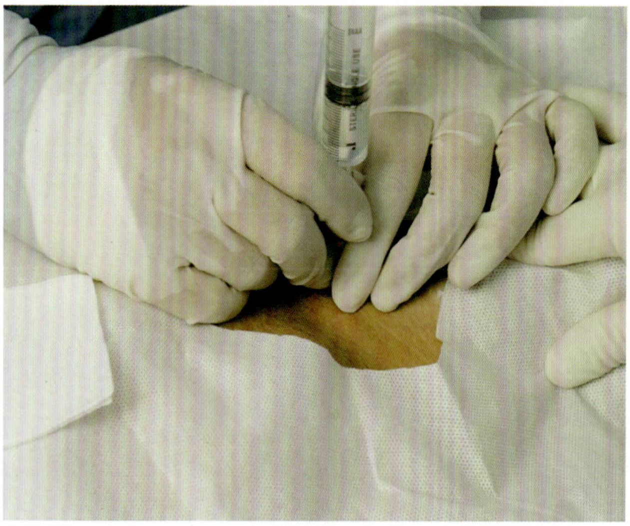

图 1-5-6　穿刺气管，注意针头斜面

把导丝置入针头的塑料外套管，注意导丝的方向，确认没有进入口腔且位于气管中，也可通过气管镜辅助观察（图 1-5-7）。导丝需在气管内留置足够长度，一般大于 10cm，不宜过长。确认后，拔出注射器和针头。导丝进入气管后经常会引起患者咳嗽。注意导丝不要扭曲，在操作中，固定导丝是很重要的。在后续操作中，要随时检查导丝是否折损、扭曲和在气管内运动的自由度。

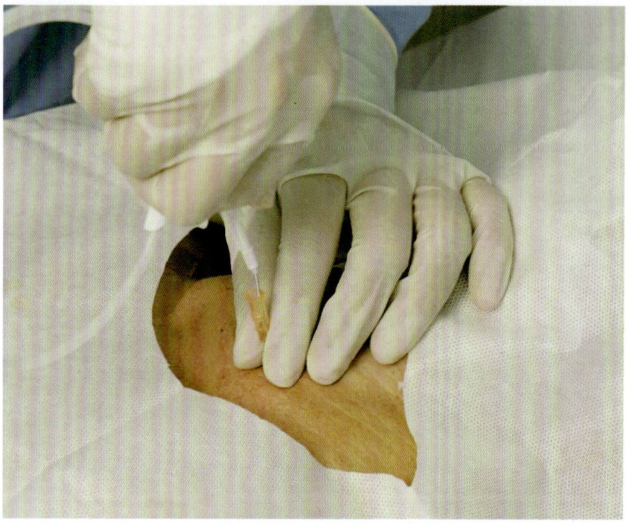

图 1-5-7　左手固定针套和皮肤，平顺送入导丝

(6)用内侧开槽的扩张钳夹住导丝，沿导丝将扩张钳滑入气管前壁，张开钳子，扩张气管前壁前方的软组织(图 1-5-8)，在扩张钳打开的状态下取下扩张钳。按上一步的方法重新放入扩张钳，并穿透气管前壁。向患者头部推移扩张钳，保持扩张钳纵轴与患者身体纵轴平行，使扩张钳尖端进入气管。打开扩张钳，扩张气管。在扩张钳打开的状态下移去扩张钳。

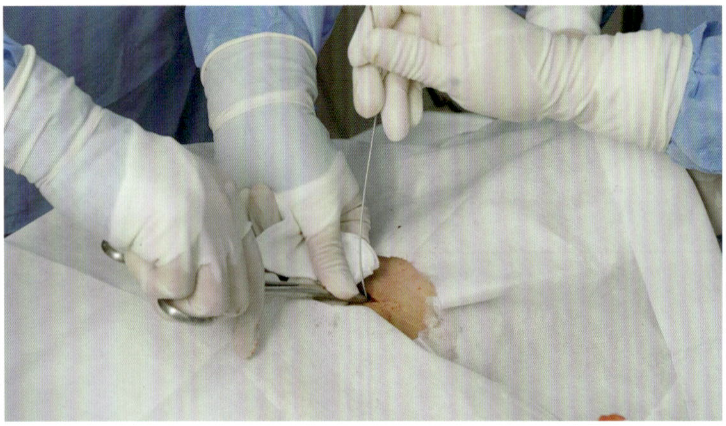

图 1-5-8　首次扩张，扩张气管前壁前方的软组织

注意首次扩张时弯头扩张钳的头端应垂直于颈部皮肤，移去后再次置入时应在气道内平行于颈部扩张，其间有大量气体涌出，注意及时清除喷出的血性液体和分泌物，避免气道阻塞，注意操作时固定导丝，避免移位。

(7)撤除扩张钳后，沿导丝放入带内芯的气管切开套管。同样注意先垂直进入，并避免导丝在皮下打折而使套管误入假道，确认位置后，拔除管芯及导丝(图 1-5-9)。

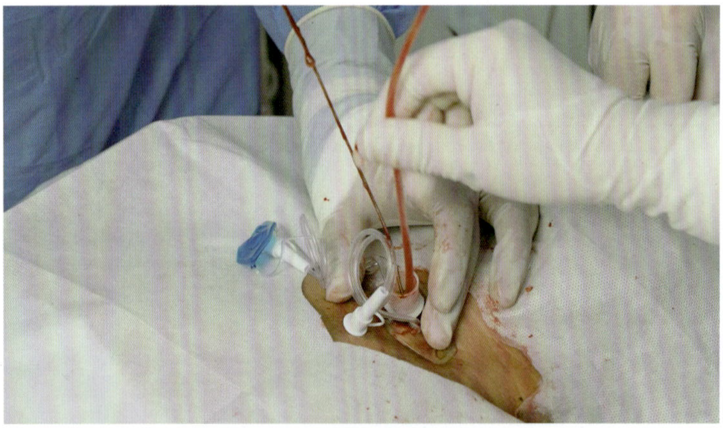

图 1-5-9　拔除管芯及导丝

(8)再次确认套管位置，吸出气管内的分泌物和血性液体，确保呼吸道畅通。用注射器注入少量气体使气囊膨胀，并注意气囊内压适当(图 1-5-10)。如果患者已经插管，此时可拔出气管内导管。助手始终固定气管切开套管，避免脱出或被患者咳出，使用寸带固定套管两翼，寸带需要适当收紧(图 1-5-11)。如果需要的话，用缝合线将气管切开套管固定在皮肤上。将气管切开套管连接呼吸机，观察呼吸波形及氧合等，再次确认气管切开套管位置及管路通畅，根据患者病情，调整合适的辅助通气模式及参数(图 1-5-12)。

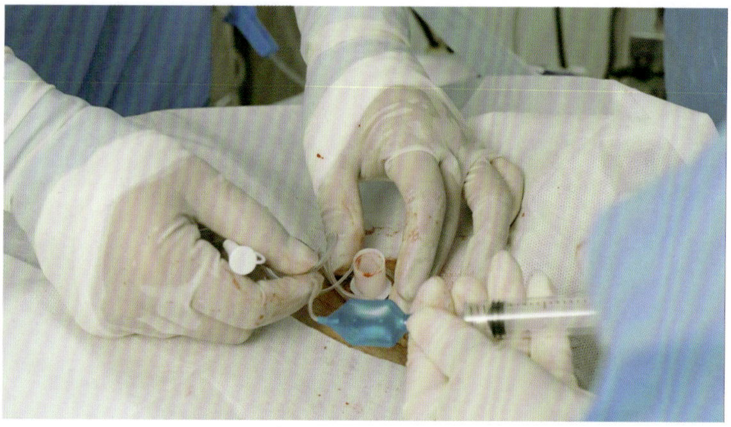

图 1-5-10 气囊充气，注意气囊内压

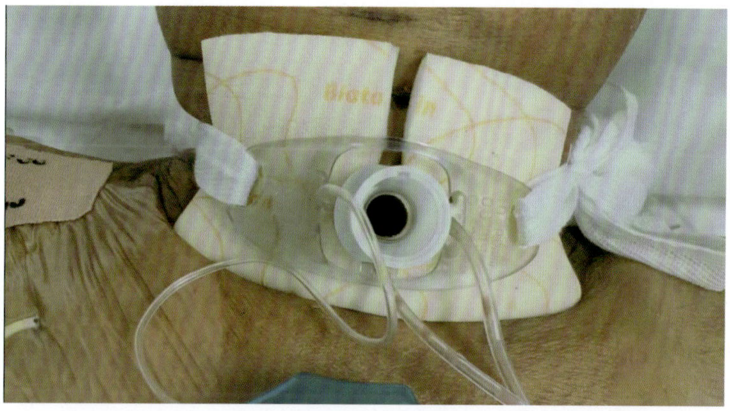

图 1-5-11 寸带固定气管切开套管，准备连接呼吸机

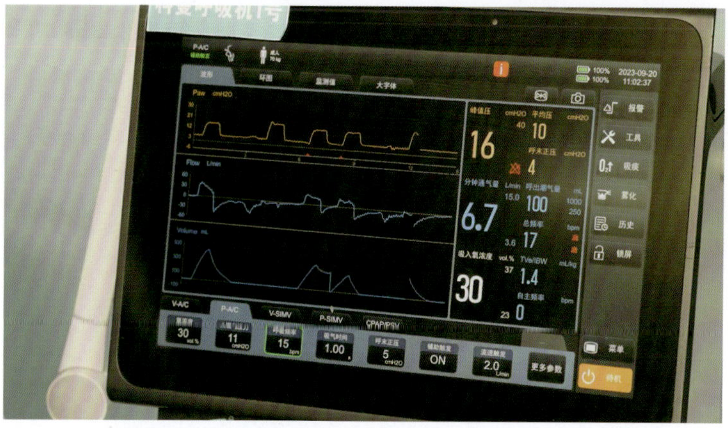

图 1-5-12 根据病情，调整辅助通气模式及参数

2. 经皮旋转扩张气管切开术

在导丝的引导下，使用螺钉圆锥形的旋转扩张器，旋转、扩张气管前方软组织和气管前壁，沿瘘管开口直接插入气管切开套管。除了使用的特殊工具（经皮旋转扩张气管切开包和引导扩张器）外，其他类似导丝 - 扩张钳气管切开术。具体操作如下。

（1）将旋转扩张器浸泡在生理盐水中 10 ～ 15s，激活表面的亲水性物质。

（2）用旋转扩张器沿导丝扩张，左手固定术区皮肤，右手旋转扩张。注意小范围上下移动导丝，避免打折、扭曲等。扩张 2 次可以使得切口更准确，也可以更好地局部止血。扩张过程中注意两点：第一，上下理顺导丝，避免压迫导丝，致使弯折；第二，避免扩张过深而损伤气管后壁及食管。

（3）退回旋转扩张器，保持导丝位置不动，沿导丝放置带内芯的气管切开套管，注意套管是弧形，要始终保持进入点垂直皮肤，即刚开始套管开口端朝向足方向，最后与切口方向一致。如果过程不顺利，避免暴力置入，避免气管切开套管进入假道而导致严重后果，确认位置后，将内芯连同导丝一起拔出。

其余步骤同导丝 - 扩张钳气管切开术。

（二）常见问题与风险提示

气管切开方法的选择应基于医生的技术熟练度、支气管镜检查的可用性、患者的解剖结构和可能发生的损伤。为了避免气管切开套管进入皮下组织，必要时辅助进行支气管镜检查。

气管后壁穿孔是食管损伤的严重并发症。当空气可以通过针被吸入时停止插入，此时可以确认针头已经进入气管。全程辅助支气管镜检查可有效避免此类并发症的发生。

术中保持各设备器械的相对位置固定至关重要，做好镇静镇痛可避免不良移位的发生。尤其注意在导丝、针头、套管等易弯折的器械置入前后，严格避免打折移位是确保手术成功的关键。

除了罕见的高位无名动脉损伤，术中大量出血是很少见的。对于颈前静脉或甲状腺峡部的少量出血，可以通过简单的压迫、缝合或电凝来控制。

七、经皮扩张气管切开术后的管理及护理

（1）密切观察切口处的出血情况（特别是术后 24h 内）。如覆盖切口的纱布被血液浸湿，应及时更换，每 30min 吸 1 次痰，观察是否有活动性内出血，以防窒息。为了防止压迫气管和影响呼吸功能，术后 3d 要观察是否发生皮下气肿。经常观察套管颈带的松紧度，太紧会影响颈静脉回流，太松容易滑脱。

（2）严格执行无菌操作，并在床边设置专用无菌气管切开托盘，托盘和内容物每天更换 1 次并消毒。

（3）每天用 0.5% 碘伏或 75% 酒精消毒切口周围的皮肤 2 次，并更换覆盖的纱布。如有内套管，每天取下 2 次，清洗和消毒。

（4）吸痰时严格执行无菌操作。选择合适的吸痰管，每次吸痰时间不超过 15s，每次吸痰前后都要吸入高浓度氧气。吸入的空气保持一定的湿度，室温控制在 22℃，相对湿度控制在 60% 以上，充分进行呼吸道加湿，可以使用加温加湿吸入装置。

（5）气囊的护理：保持气囊的适当充填，定期检查是否泄漏，气囊每天至少使用 3 次，每次至少 20 ～ 30min。在气囊收缩之前，彻底清除口腔和鼻腔内的分泌物，防止分泌物误入呼吸道。做好口腔护理。

（6）防止套管堵塞和脱落。

八、经皮扩张气管切开术的常见风险及并发症的处理

（一）早期常见风险及并发症的处理

1. 窒息或呼吸骤停

小儿的气管比较柔软，在手术中制作钝性切口或误用复位器时压迫气管可能会引起窒息；慢性阻塞性呼吸困难的患者为了维持呼吸，二氧化碳浓度较高，可以刺激呼吸中枢，而切开气管后，迅速吸入大量氧气，血氧饱和度增加，二氧化碳急剧减少，呼吸中枢没有足够的二氧化碳刺激，呼吸变浅，甚至呼吸停止。

呼吸心跳停止是致命的并发症，可能是无法迅速建立气道、紧张性气胸、闭塞性（负压）肺水肿等导致的。对于有明显慢性二氧化碳潴留病史的患者，必须密切监测所有指标，并在术后立即使用呼吸机。

处理：在呼吸心跳停止的情况下，立即进行心肺复苏、人工呼吸、吸入二氧化碳和氧气的混合物、注射急救药（如肾上腺素）以及纠正酸中毒。

2. 出血

早期出血主要是不充分的外科止血引起的，主要发生于颈静脉前部及甲状腺峡部。闭塞性呼吸困难的患者由于静脉回流不充分，血管扩张，容易出血。一些因原发病接受肝素等抗凝药物治疗的患者可能会在术中弥漫性出血。

处理：对于少量的出血，可以局部压迫止血。如出血量大，则需重新打开切口以止血，防止血液流入呼吸道导致窒息。使用抗凝药物的患者必须停药 1 ～ 2d 后再接受气管切开术。

3. 气胸

小儿或瘦小病患的胸膜上部较高，手术位置较低，容易损伤胸膜，引起气胸。如果两侧胸膜穹隆受损，引起两侧气胸，患者会面临更大的生命危险。

气胸者可出现呼吸困难、胸部运动减弱、听诊时呼吸音低沉、叩诊呈鼓音、心脏向另一侧移位等。可以通过 X 线检查确定诊断。

对轻度气胸可以严密观察。如果是张力性气胸，必须立即使用胸腔穿刺的粗针放气或者行胸腔闭式引流术。

4. 纵隔气肿

小儿多见。几乎都是气管前筋膜剥脱过多引起的，有可能出现严重的呼吸困难和咳嗽。如果纵隔壁、胸膜破裂，纵隔气肿有可能转变为气胸。根据患者情况，纵隔气肿的严重程度有很大不同。

轻症患者没有明显的症状，通常是胸痛。重症患者闷喘，听诊时心音低钝，心周区叩诊呈浊音或者鼓音。X 线检查显示纵隔扩大，侧位片见心脏和胸壁之间有细长的气体影。

处理：轻度纵隔气肿不需要治疗。如果气肿严重，有纵隔压迫症状，影响呼吸循环，就需要进行手术来排出气体。

5. 气管套管移位

早期移位或过早更换气管套管可能会造成换气障碍。皮下筋膜、肌束和气管前筋膜相互重叠，新

形成的通道很容易消失。如不能立即重新建立通道，则需立即经口气管插管。将气管内管两侧缝合固定，防止管移位。气管切开处两侧气管环的缝合线可以在术后早期保留，在气管套管移位后有助于快速找到插管通道。5 ～ 7d 后，所有的解剖层次愈合，此后更换气管套管是安全的。

6. 急性肺水肿

大多数情况下，急性肺水肿发生于长期呼吸困难的患者。气管切开后，肺内压急剧下降，肺内毛细血管通透性增加，导致肺水肿。患者的呼吸困难逐渐恶化，两侧肺都能闻及水泡音。

处理：主要用雾化药物减轻肺水肿。还可以将带有单向阀门的“Y”形管连接在气管切开套管上，行闭式引流，呼气时将气体送入水瓶，增加呼气阻力，也就是增加肺泡呼气压力；吸入时直接从另一管吸入新鲜空气，没有任何阻力，然后逐渐减少水瓶内的水量。

7. 邻近的食管、喉返神经损伤

可能会引起气管食管瘘和声音嘶哑等。术中很少出现。

（二）中期常见风险及并发症的处理

1. 皮下气肿

最为常见。皮下气肿主要发生在颈部，也可能在头面部、胸部、腹部等。局部肿胀，如发生在颈部则颈部变粗，触之有握雪感；听诊时有“吱吱”声和小的爆裂声。

主要原因是术中分离软组织过多、气管切开过多和缝合切口过紧。从气管切开套管周围逸出的气体可沿切口进入皮下组织间隙，沿皮下蔓延，可达头面部、胸部、腹部，一般局限于颈部。

处理：通常不需要特殊治疗。轻度皮下气肿一般 7d 左右会自行吸收。

2. 呼吸系统疾病

经气管切开套管的非生理性呼吸可能会导致支气管炎、误吸性肺炎和肺脓肿等并发症。在某些情况下，分泌物潴留导致的下呼吸道阻塞可能会引起肺不张、高碳酸血症等。

处理：气管切开后，预防治疗的关键是精心地观察和护理，及时有效地吸痰，清除呼吸道分泌物，保持气道通畅。而非只使用抗生素和氧疗。

3. 出血

也称继发性出血。多在术后 6 ～ 10d 发生，也有在术后数月发生的。少量出血主要是感染和肉芽组织过度形成引起的。但在某些情况下，少量出血可能是致命性出血的最初迹象。致命性出血主要是套管压迫远端气管、气管前壁和无名动脉壁感染导致无名动脉糜烂和溃疡，引起大量出血。

处理：气囊过度充气以避免误吸、局部压迫动脉止血，必要时请外科会诊，手术探查。

（三）晚期常见风险及并发症的处理

1. 切口感染

很少见。气管切开术中的切口是相对污染的清洁切口。院内菌株如大肠杆菌、假单胞菌等可能会在切口繁殖，因是开放性伤口，只需局部治疗。真正出现感染者甚少。所以不需预防性使用抗生素。如伤口周围出现蜂窝织炎，应使用抗生素治疗。

2. 拔管困难

拔管困难的原因有以下几点。

（1）还没有完全解决喉头闭塞的问题。

（2）切口位置过高，可能损伤环状软骨，导致术后声门下狭窄。

（3）切口过大、气管切开套管固定的位置不合适，压迫或摩擦气管后壁，引起局部溃疡、气管前筋膜剥离过多、切口感染和气管软化，导致气管前壁塌陷而损伤气管，使气管变得狭窄。

（4）切口过小，在插入气管切开套管时，套管壁压到气管，导致气管前壁肉芽组织增生，气管狭窄。

（5）功能性呼吸困难。

另外，插入的气管套管型号太大，无法顺利拔管。有些长期插管的患者会担心拔管后呼吸困难，如堵塞套管感到呼吸困难，需慢慢更换小号的套管。

处理：拔管困难时应详细地查明原因，可行 X 线检查、CT 检查、喉镜检查、支气管镜检查及纤维支气管镜检查等，根据原因进行适当的治疗后再拔管。

3. 吞咽障碍

主要吞咽问题是误吸。机械因素：喉头抬高障碍、气管内黏膜受压和食管阻塞。神经因素：喉头敏感性下降导致反射减弱、上呼吸道慢性堵塞引起喉头闭合功能失调。

处理：加强术后护理是避免误吸的关键。

4. 气管食管瘘

罕见。主要发生在术后 2 ～ 10 周，有 2 种原因。

（1）术中操作造成食管前壁或气管后壁严重损伤，感染后形成瘘管。

（2）气管切开套管位置不当，压迫或摩擦气管后壁，引起局部溃疡及感染，瘘管形成。

主要症状：吞咽食物时咳嗽，以及进食时食物通过瘘管进入气管。如果吸痰时吸出含有食物残渣的分泌物，应高度怀疑气管食管瘘。

辅助检查：可通过吞咽亚甲蓝、碘水（油）X 线检查及支气管镜检查确认。

处理：轻者更换短套管，经鼻营养管进食以减轻糜烂和刺激，加强营养以加快自然愈合。严重者需要通过外科手术修复。

九、前沿进展

经皮扩张气管切开术给重症监护病房临床治疗带来的便利性是毋庸置疑的。目前不断有相关研究出现，是研究热点，但关于最佳时机尚未达成共识。

（一）技术改进

目前常用的术式包括但不限于以下几种。

多重扩张器技术：通过一根导线，用多个扩张器反复扩张，最终置入气管切开套管。

单步扩张技术：将单个锥形扩张器穿过导线，置入气管切开套管。

导丝 - 扩张钳技术：导丝穿过闭合钳尖端的孔，引导钳向正确的方向移动。展开镊子扩张气管至适合气管套管置入的程度。

经喉技术：一根金属丝由环状软骨下经喉逆行穿过气管，从口腔穿出。一种特殊设计的导管从气管腔向外扩张至皮肤。扩张后，使用专门设计的闭孔器将套管转向隆突。

旋转扩张技术：单步螺旋式旋转扩张器。该设备通过螺旋扩张进行气管造口。

球囊扩张技术：通过可膨胀的球囊扩张形成通道。

（二）辅助技术的应用

1. 超声辅助技术在经皮气管切开术中的应用

优势：降低切口感染率、减少出血、降低死亡率。研究发现，超声引导下经皮气管切开术能够降低拔管后气道狭窄的比例。

超声辅助技术可以应用于以下几个方面。

（1）术前评估：①确定气管切开平面；②评估皮肤到气管的距离；③明确气管直径；④排除其他病变；⑤评估血管、组织有无病变，是否适合气管切开。

（2）术后评估：可以使用超声确认颈部及胸部情况，排查是否引起了出血、气胸等并发症。

2. 气管镜辅助技术在经皮气管切开术中的应用

相比传统气管切开术，操作时间短、切口愈合快、皮肤瘢痕小、围手术期并发症（出血、感染、切口溢痰、套管脱出）及术后并发症（气管狭窄）少，尤其是明视下可避免套管针穿刺过深进入食管，造成气管食管瘘；置入导丝以及扩张气管前壁将更加安全、准确，避免盲目穿刺、送导丝及气管扩张造成的气管撕裂、误入食管等严重并发症。

需要注意的是，操作过程中，气管镜可能会引起损伤；气管镜消毒不彻底的话，会引起感染；气管镜导管会增加气道阻力，影响氧输送，有低氧血症、高碳酸血症的风险；刺激气道引起气道痉挛，并延长整体时间。

这需要操作人员熟练应用设备，熟悉颈部解剖，有气管切开术的基础。

参考文献

[1] 沈耀亮，王晓锋，郑峰，等. 纤维支气管镜引导下经皮气管切开术在重症监护病房中的应用 [J]. 中国临床医学，2014，21（6）：656-658.

[2] 胡均贤，赵德英，袁玉明，等. 神经外科患者经皮气管切开术与传统气管切开术两种术式并发症的对比分析 [J]. 中国耳鼻咽喉颅底外科杂志，2018，24（3）：284-287.

[3] 刘英，李付华. 早期经皮微创气管切开在治疗重型颅脑损伤中的应用 [J]. 中国实用神经疾病杂志，2015，18（2）：111-112.

[4] 翟翔，张金玲，杭伟，等. 经皮扩张气管切开术并发症影响因素分析 [J]. 中华耳鼻咽喉头颈外科杂志，2015，50（1）：57-60.

[5] 张雪锋，胡海敏，殷红，等. 新型经皮扩张气管切开术在重型颅脑损伤患者中的应用研究 [J]. 中华急诊医学杂志，2015，24（9）：1040-1042.

[6] 郜杨，刘洋，唐荣，等. 改良经皮扩张气管切开术在重症医学科危重患者中的应用研究 [J]. 中华危

重病急救医学，2014，26（2）：4.
[7] 中华医学会神经外科学分会，中国神经外科重症管理协作组 . 中国神经外科重症管理专家共识（2020 版）[J]. 中华医学杂志，2020，100：1443-1458.
[8] 王宁，曲鑫 . 精准监测及控制并发症可改善神经外科重症患者临床预后 [J]. 中国现代神经疾病杂志，2020，20：669-670.
[9] BYHAHN C，WILKE H J，HALBIG S，et al. Percutaneous tracheostomy：ciaglia blue rhino versus the basic ciaglia technique of percutaneous dilational tracheostomy[J]. Anesth Analg，2000，91（4）：882-886.
[10] SHEN G，YIN H，CAO Y，et al. Percutaneous dilatational tracheostomy versus fibre optic bronchoscopy-guided percutaneous dilatational tracheostomy in critically ill patients：a randomised controlled trial[J]. Ir J Med Sci，2019，188（2）：675-681.
[11] VARGAS M，SUTHERASAN Y，ANTONELLI M，et al. Tracheostomy procedures in the intensive care unit：an international survey[J]. Crit Care，2015，19：291.
[12] OLIVER E R，GIST A，GILLESPIE M B. Percutaneous versus surgical tracheotomy：an updated meta-analysis[J]. Laryngoscope，2007，117（9）：1570-1575.
[13] WHITE H N，SHARP D B，CASTELLANOS P F. Suspension laryngoscopy-assisted percutaneous dilatational tracheostomy in high-risk patients[J]. Laryngoscope，2010，120（12）：2423-2429.
[14] HSIA D W，GHORI U K，MUSANI A I. Percutaneous dilational tracheostomy[J]. Clin Chest Med，2013，34（3）：515-526.
[15] SHARP D B，CASTELLANOS P F. Clinical outcomes of bedside percutaneous dilatational tracheostomy with suspension laryngoscopy for airway control[J]. Ann Otol Rhinol Laryngol，2009，118（2）：91-98.
[16] RAY C F，SILVER J A，TURKDOGAN S，et al. Complication rate of percutaneous dilatational tracheostomy ineritically ill adults with obesity：a systematie review and meta-analysis[J]. JAMA Otolaryngol Head Neck Surg，2023，149：334-343.
[17] NOWAK A，KLEMM E. Percutaneous dilatational tracheotomy using the tracheotomy endoscope[J]. Laryngoscope，2011，121（7）：1490-1494.
[18] RUDAS M，SEPPELT I，HERKES R，et al. Traditional landmark versus ultrasound guided tracheal puncture during percutaneous dilatational tracheostomy in adult intensive care patients：a randomised controlled trial[J]. Crit Care，2014，18（5）：514.
[19] CHEUNG，NORA H，LENA M N. Tracheostomy：epidemiology，indications，timing，technique，and outcomes discussion[J]. Respiratory care，2014；59（6）：895-919.
[20] CABRINI L，MONTI G，LANDONI G，et al. Percutaneous tracheostomy，a systematic review[J]. Acta Anaesthesiol Scand，2012，56：270-281.
[21] VITT J R，LOPER N E，MAINALI S. Multimodal and autoregulationmonitoring in the neurointensive care unit[J]. Front Neurol，2023，14：1155986.

（杨　帆）

第六节 中心静脉置管术

一、概述

人类于 2000 多年前已认识人体静脉系统，而直到 William Harvey 的《动物心脏及血液运动的解剖学研究》一书出版，血液循环的基本原理才逐渐被阐述清楚。从此之后，静脉系统作为血液循环的重要组成部分，在输血、补液、监测心血管功能等方面逐渐被重视起来。

人体静脉输液始于 1832 年 Thomas Latta 尝试经静脉补充含盐液治疗霍乱导致的大量体液丢失，在这之前学者主要关注血管内输血的可能性。在此之后，人们尝试将各种不同的液体输入血管，如含糖溶液，甚至蛋清、牛奶等。直到 20 世纪，随着微生物学、消毒灭菌理论、血型理论等的建立和发展及输液器具的规范制备，安全的静脉输液才成为可能。

1929 年，Werner Forssmann 最早报道了中心静脉置管技术的应用，20 年之后 Duffy 和 Aubaniac 分别开展了经颈外静脉及锁骨下静脉的静脉置管技术。

中心静脉置管术的出现和发展，满足了患者对安全可靠的中长期静脉输液的需求，推动了各式中心静脉导管和相关器械的发明与改良。鉴于 Werner Forssmann、Andre F. Cournaud 及 Dickinson W. Richards 做出的卓越贡献，他们于 1956 年共同获得诺贝尔生理学或医学奖。如今，中心静脉导管已不仅用于血管内置入，还逐渐应用于胸腔闭式引流、腹腔积液引流等。

二、中心静脉置管术的相关概念及解剖

中心静脉置管术是用有创穿刺的方法将中心静脉管道直接置入中心静脉内（上腔静脉、下腔静脉），是临床上非常重要和常见的一项有创诊疗措施，在术前准备、危重患者及重大手术患者的治疗、血流动力学监测等方面发挥着难以替代的作用。中心静脉置管术可将药物、静脉营养液，如肾上腺素、多巴胺、去甲肾上腺素、脂肪乳、氨基酸等安全输入，不产生严重的心血管异常反应，同时由于中心静脉导管管腔较大以及多管腔导管的应用等，可以快速扩容补液，并在补液同时监测有效循环血量及心肺功能等。除此之外，在血液透析、经静脉血管内介入治疗方面也发挥着重要作用。

目前中心静脉置管术常用的静脉包括颈内静脉、锁骨下静脉、股静脉、贵要静脉、肘正中静脉、头静脉。前三者在快速置管、抢救等情况下尤为适用，其余主要用于长期留置。此外，经颈内静脉或锁骨下静脉完全植入式静脉输液港（implantable venous access port，IVAP）也可长期留置使用。

颈内静脉起源于颅骨颈静脉孔，随后下行，与颈内动脉、迷走神经等走行于颈动脉鞘内。颈内静脉与颈内动脉的关系相对固定，颈内静脉走行于颈内动脉的前外侧。颈内静脉直径为 1.2 ～ 2.0cm，距体表距离约为 1cm。颈内静脉在胸锁关节内侧与锁骨下静脉汇合形成静脉角，并相对直行移行为无名

静脉，进而汇入上腔静脉，因此右侧颈内静脉穿刺后管道走行较直，不易在静脉内反折，更利于成功置管（图 1-6-1）。

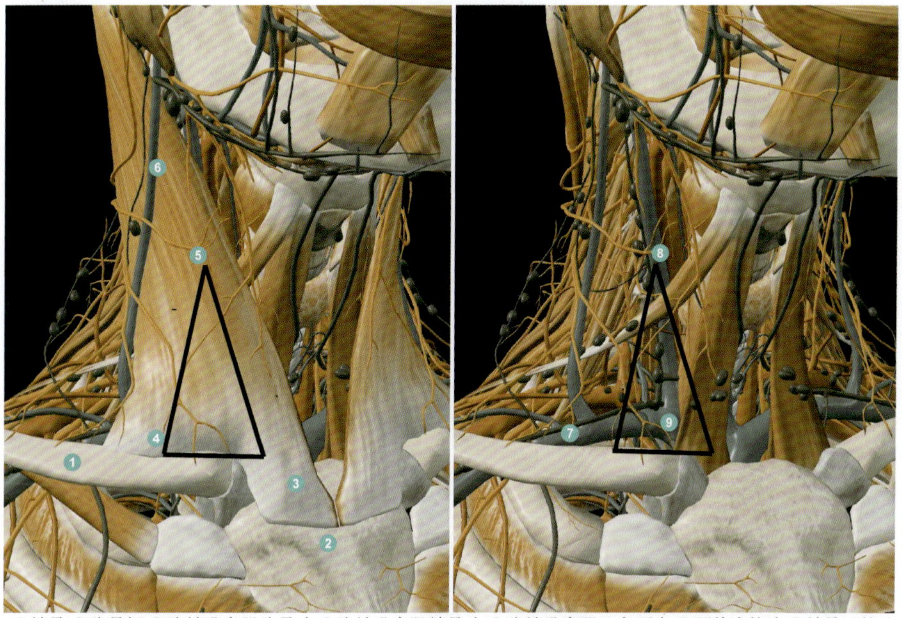

①锁骨 ②胸骨柄 ③胸锁乳突肌胸骨头 ④胸锁乳突肌锁骨头 ⑤胸锁乳突肌三角顶点 ⑥颈外浅静脉 ⑦锁骨下静脉 ⑧颈内静脉 ⑨静脉角

图 1-6-1　颈内静脉及其周围结构解剖定位

注：胸锁乳突肌三角为胸锁乳突肌胸骨头外侧缘、锁骨头内侧缘与两头约平环状软骨水平汇合处围成的三角（黑色三角），颈内静脉走行于其内。

锁骨下静脉起始于第一肋骨最外缘，为腋静脉的直接延续，与颈内静脉在胸锁关节后方汇合为无名静脉并汇入上腔静脉。锁骨下静脉跨过第 1 肋后走行于锁骨中 1/3 段的正后方，这一区域的锁骨下静脉与锁骨最为接近。其周围肋锁韧带与静脉外壁联系紧密，对静脉壁起一定的牵拉作用，使锁骨下静脉不易受到循环血量、呼吸动作及血压变化的影响。锁骨下静脉直径可达 1cm，同时锁骨下静脉与锁骨下动脉之间的距离在 5mm 以上，因此一般不易穿刺锁骨下动脉。锁骨下静脉后方 1.5 ～ 2.0mm 处为胸膜腔，右侧的胸膜顶很少高于第 1 肋上缘。锁骨下静脉与颈内静脉汇合处距体表较近，为锁骨上静脉穿刺的理想部位（图 1-6-2）。

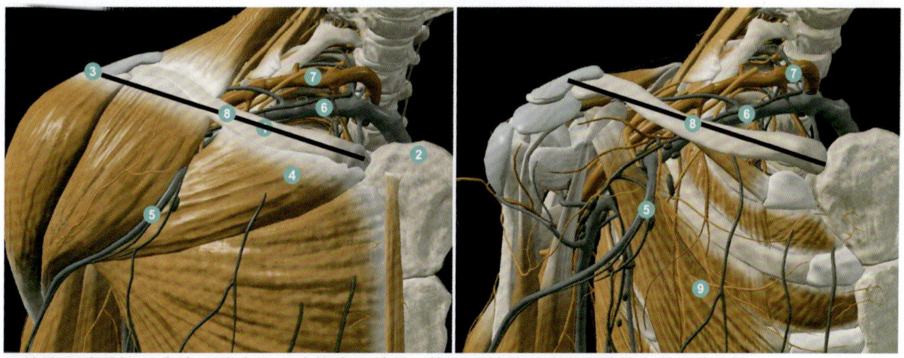

①锁骨 ②胸骨柄 ③肩峰 ④胸大肌 ⑤头静脉 ⑥锁骨下静脉 ⑦锁骨下动脉 ⑧锁骨中点 ⑨胸小肌

图 1-6-2　锁骨下静脉及其周围解剖结构定位

注：锁骨中点下方锁骨下动静脉自外下向内上越过锁骨后方，此处距离体表相对较近，为锁骨下穿刺的理想部位。

股静脉于肌腱裂孔处主要为大隐静脉、股深静脉、股浅静脉汇合延续而成，上行至腹股沟韧带深部下缘处移行为髂外静脉（图 1-6-3）。

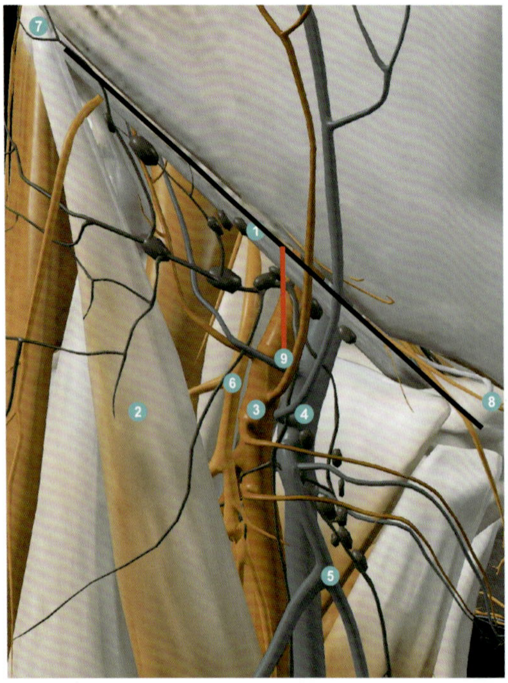

图 1-6-3　股静脉及其周围解剖结构定位

注：股静脉中点下方为股动静脉走行的部位，距离体表近，为理想的股静脉穿刺点。

重症患者留置中心静脉导管时要充分平衡收益与风险，其中锁骨下静脉发生感染和血栓的风险最低，气胸风险高；股静脉穿刺最容易，但易感染，短期血液透析者可首选该方法，但不宜长期留置。

超声引导下的中心静脉置管术相比传统穿刺方法，一次性成功率高、置管时间短、安全性高、并发症发生率低。

中心静脉压与导管长度及开口面积关系较小，与导管尖端位置关系较大，中心静脉导管置管深度为 13 ～ 15cm（成人），一般要保持导管尖端在上腔静脉下 1/3 至入心房处，导管置入深度过短会使中心静脉压偏高，过长则中心静脉压低。

三、适应证和禁忌证

（一）适应证

（1）快速补液扩容。

（2）给予特殊药物。

（3）血流动力学监测、中心静脉压监测。

（4）静脉营养。

（5）留置肺动脉漂浮导管，放置起搏导管。

（6）采集中心静脉血标本。

（7）血液净化。

（8）快速输血、血浆置换、放血等。

（二）相对禁忌证

（1）穿刺部位存在感染。

（2）置管静脉或右心房内已确认有附壁血栓形成。

（3）置管静脉严重狭窄。

（4）置管部位局部畸形，影响穿刺点的选择、操作进行或管路的安全留置，如锁骨骨折、颈部血肿、股骨转子间骨折、腹股沟疝等。

（5）肝素过敏者等。

四、设备及耗材介绍

（一）中心静脉导管的结构组成

中心静脉导管由体内植入段、体外留置段、固定扣、肝素帽等构成。根据管腔的多少可分为单腔导管、双腔导管、三腔导管及四腔导管。多腔导管大多有主管与副管。主管、副管及管腔数相同的多腔导管如果管腔直径不同，则输液速度也不同。

（二）中心静脉导管的类型

目前，中心静脉导管包括普通导管、附有抗菌涂层（如氯己定 / 磺胺嘧啶银、米诺环素 / 利福平、铂 / 银）导管等。

五、中心静脉置管术操作步骤及要点

（一）物品准备（图 1-6-4）

（1）一次性穿刺针 1 支、导丝 1 根、皮肤及皮下组织扩张器 1 支、中心静脉导管 1 套、带线皮肤缝针（弯针、直针各 1 套）、一次性注射器及针头、无菌棉球 1 ～ 2 个、无菌纱布 3 ～ 5 块、消毒刷 3 支、带孔无菌治疗巾 1 张、对应管腔数的肝素帽 1 ～ 5 个。0.05% ～ 2% 碘伏 1 瓶、无菌手术衣 1 ～ 2 套、无菌手套 2 ～ 3 副。

（2）2% 利多卡因 5mL 1 支、肝素钠注射液 1 支、0.9% 氯化钠注射液 100mL 等。

（3）20cm × 15cm × 10cm 大小的肩胛间区小垫枕 1 个。

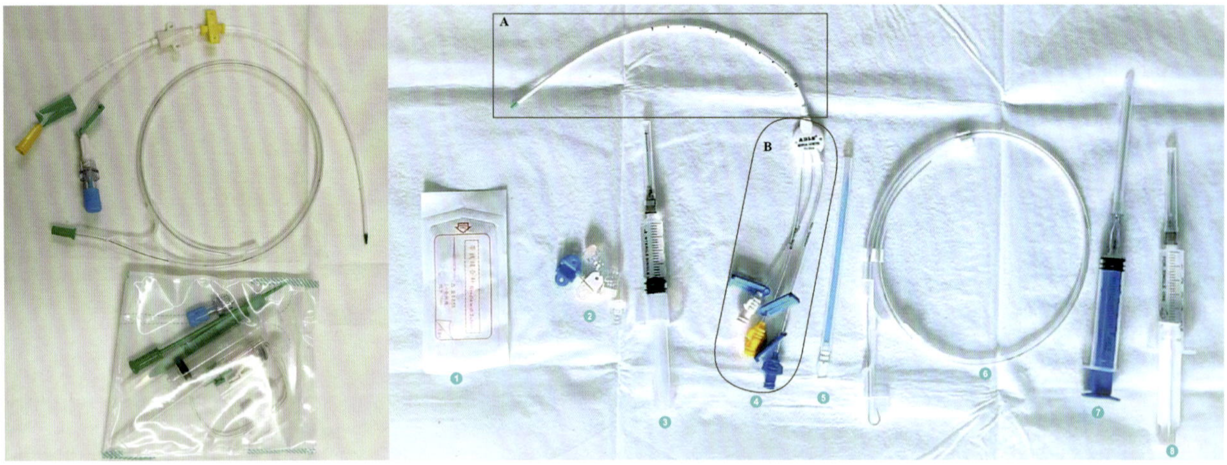

①直型带线缝针；②蝴蝶扣及肝素帽；③125U/ml肝素氯化钠溶液；④中心静脉导管（三腔）；⑤皮下扩张器；⑥导丝；⑦穿刺针；⑧利多卡因溶液。
A 中心静脉导管体内植入段；**B** 中心静脉体外植入段。

图 1-6-4　常见中心静脉穿刺置管包及穿刺所需材料

（二）患者准备

1. 穿刺区备皮

解开衣物、剃除毛发、清洁局部污染物及异物等。

2. 体位摆放

颈内静脉置管（右侧）：患者取去枕平卧位，头偏向左侧 60° 左右，稍后仰，基本保持下颌骨下缘与身体长轴垂直，充分显露右侧颈部。下肢可适当抬高 15° ～ 30°，促进静脉回流，必要时头低 15° ～ 30°，以充分充盈颈内静脉。

锁骨下静脉置管（右侧）：患者取去枕平卧位，肩胛间区垫小枕（小枕长轴与脊柱长轴平行，避免垫高双侧肩胛骨），保持双侧肩部向后外侧打开，使锁骨下静脉尽量贴近体表。右上肢适当外展 15° ～ 30°，使胸肌拉伸，减小定位及穿刺的困难。头部沿身体长轴右偏，面部朝上，避免导丝逆行，必要时充分显露右侧颈部以备用。

股静脉置管：患者取平卧位，必要时适当抬高床头 15°，以利于股静脉充盈。穿刺侧下肢伸直，外旋并外展 15° ～ 30°。

（三）操作步骤

1. 术者准备及器械准备

术者洗手，穿无菌手术衣，戴无菌手套。助手打开一次性穿刺包外包装后，将内部无菌穿刺包递予术者。术者打开穿刺包，清点穿刺包内器械。助手传递所需的其他物品，包括 0.05% ～ 2% 碘伏、用 0.9% 氯化钠溶液配制的肝素溶液、纱布、注射器等。操作前使用肝素溶液冲洗并封堵管腔，同时检查管腔是否通畅，导管尖端可浸入肝素溶液中备用。

2. 穿刺步骤

1）颈内静脉穿刺置管术

（1）皮肤准备：用碘伏自穿刺点叠瓦状消毒皮肤，直径为 15 ～ 20cm，同时消毒同侧锁骨上下区备用。铺无菌巾。2% 利多卡因自穿刺点局部逐层浸润麻醉。

（2）穿刺针抽 2mL 肝素溶液，针头自穿刺点与皮肤呈 30° ～ 60° 进针，朝向右侧乳头负压进针，进针深度 3 ～ 4cm（中央 / 前位径路）后停止进针（若为后侧径路，则针头方向朝向胸骨上切迹并紧贴胸锁乳突肌腹面负压进针，深度 5 ～ 6cm 后停止进针），左手固定穿刺针，右手负压状态下缓慢回退穿刺针，待负压突然消失且针管内回抽到暗红色静脉血时停止，左手固定穿刺针位置及方向不变，右手取导丝置入穿刺针内，深度超过 10 ～ 15cm 时停止置入导丝，去除导丝鞘，右手固定导丝避免深度变化，左手拔出穿刺针，穿刺针拔出皮肤后双手交替去除穿刺针。

（3）扩张器在导丝引导下扩张静脉外侧皮肤及皮下组织后，取中心静脉导管，将导丝末端插入导管尖端，并打开封堵的主管末端，将导管套于导丝上，左手固定导丝末端，避免导丝随同导管发生位移，将导管在导丝引导下置入静脉，然后左手固定导管，右手拔出导丝。

（4）导丝头端拔出后立即 180° 打折主管末端，封闭管腔，避免空气随静脉负压进入（特别在半卧位穿刺时），然后用注射器抽取 4mL 肝素溶液，回抽管腔内空气后冲洗管腔封管，用肝素帽封闭导管末端。

（5）调整导管到合适深度后用蝴蝶扣妥善固定，然后用针将蝴蝶扣固定于穿刺点附近皮肤上，留置的线尾可进一步固定导管。穿刺点处再次消毒，盖无菌棉球，贴透明敷贴。操作结束。

超声引导中心静脉置管术（以颈内静脉为例，图 1-6-5）：左手持超声探头，右手持针，超声引导下找到颈内静脉、颈内动脉，穿刺点及穿刺方向如前所述，负压穿刺，观察穿刺针与血管的位置关系，穿刺针入血管后可见血管内高回声影，同时伴有负压消失、回抽见暗红色静脉血，确保穿刺针位于血管内后留置导丝，扩皮，置入导管。

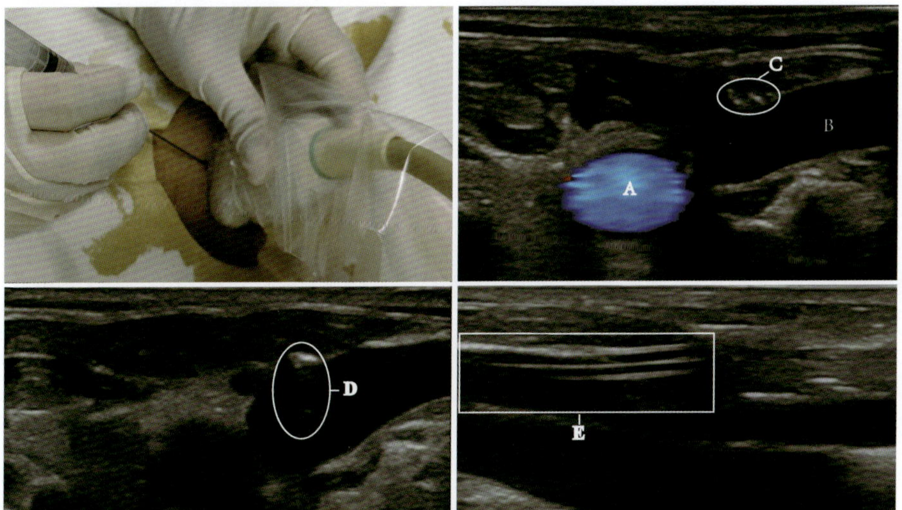

图 1-6-5　超声引导下颈内静脉置管时穿刺针及导管的超声图像

注：穿刺针呈高回声影，双腔导管呈三条平行高回声影（两个腔）。A—颈内动脉；B—颈内静脉；C—穿刺针；D—穿刺针刺入血管内，可见高回声影；E—双腔导管影。

2）锁骨下静脉穿刺置管术

（1）皮肤准备同颈内静脉。

（2）超声定位（图 1-6-6）：静脉血流呈连续样弧形波或断续的低峰双相波，无棘波；动脉血流呈典型的棘波，包括三个波峰，其频率与心脏搏动一致。

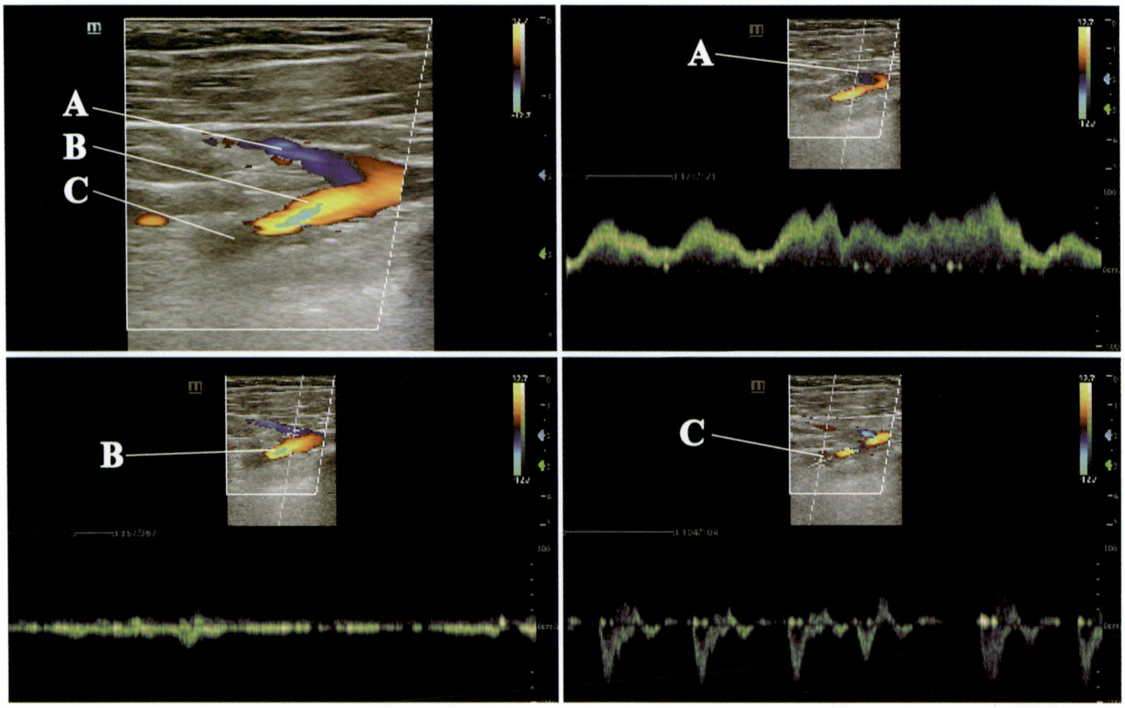

图 1-6-6　右锁骨下血管超声定位

注：可见锁骨下静脉自外下向内上走行，于内侧与颈内静脉汇合，构成静脉角，颈内静脉血流呈连续的弧形波，锁骨下静脉血流呈断续的低峰双相波，锁骨下动脉血流呈主峰向下的棘波。A—颈内静脉；B—锁骨下静脉；C—锁骨下动脉。

（3）锁骨下径路（视频 1-6-1）：穿刺针抽 2mL 肝素溶液，自穿刺点针头朝向胸骨上切迹进针并寻找同侧锁骨，探及同侧锁骨后，贴锁骨后缘与皮肤呈 15° 左右负压进针，进针 3 ~ 5cm 后感负压消失、回抽见暗红色静脉血后停止进针。若进针深度已达，未见负压消失及回抽见静脉血，可回退穿刺针，如回退穿刺针时负压消失并回抽见静脉血，确定穿刺成功。如回退后仍未穿刺成功，可适当增加针头与皮肤的角度，再次穿刺，应谨慎以避免穿破胸膜。其余操作同颈内静脉穿刺。超声引导下锁骨下静脉穿刺置管更加安全、可靠（图 1-6-7）。

视频 1-6-1

（4）锁骨上径路：穿刺针抽 2mL 肝素溶液，自穿刺点针头朝向对侧乳头负压进针，进针深度 2 ~ 4cm 后感负压消失、回抽见暗红色静脉血后停止进针。若进针深度已到，未见负压消失及回抽见静脉血，可负压回退穿刺针。如回退穿刺针时负压消失并回抽见静脉血，确定穿刺成功。如回退后仍未穿刺成功，可在超声引导下穿刺或更换穿刺点再次穿刺。其余操作同颈内静脉穿刺。

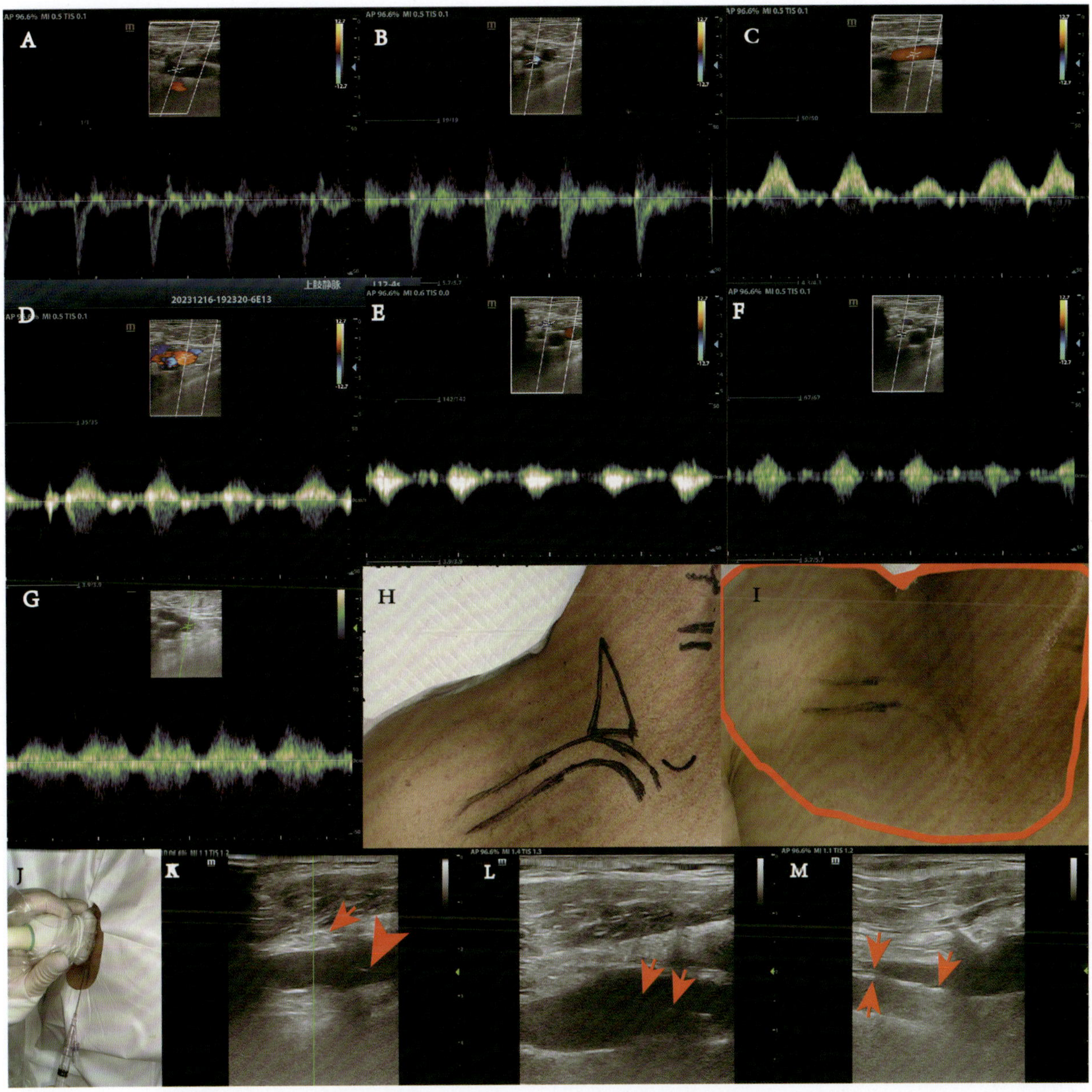

图 1-6-7　超声引导下锁骨下静脉穿刺置管

注：超声引导下可全程显露穿刺针走行、位置及深度，更加安全、可靠。A、B—纵、横切面显示锁骨下动脉及血流频谱；C、D—纵、横切面锁骨下静脉及血流频谱（锁骨下静脉位于锁骨上动脉内侧）；E、F—锁骨周围浅静脉及血流频谱；G—颈内静脉血流频谱；H—锁骨下静脉走行体表定位、胸锁乳突肌二角体表定位；I—消毒范围包括锁骨上下区域及颈内静脉穿刺区域（红色区域）；J—纵切面超声引导下穿刺；K、L—穿刺时穿刺针（箭头所示）呈高回声；M—中心静脉导管呈双轨样高回声。

3）股静脉穿刺置管术

（1）超声定位（图 1-6-8）：股静脉在股动脉深内侧，较股动脉管径稍大，压之可闭塞，多普勒血流频谱可辅助定位。

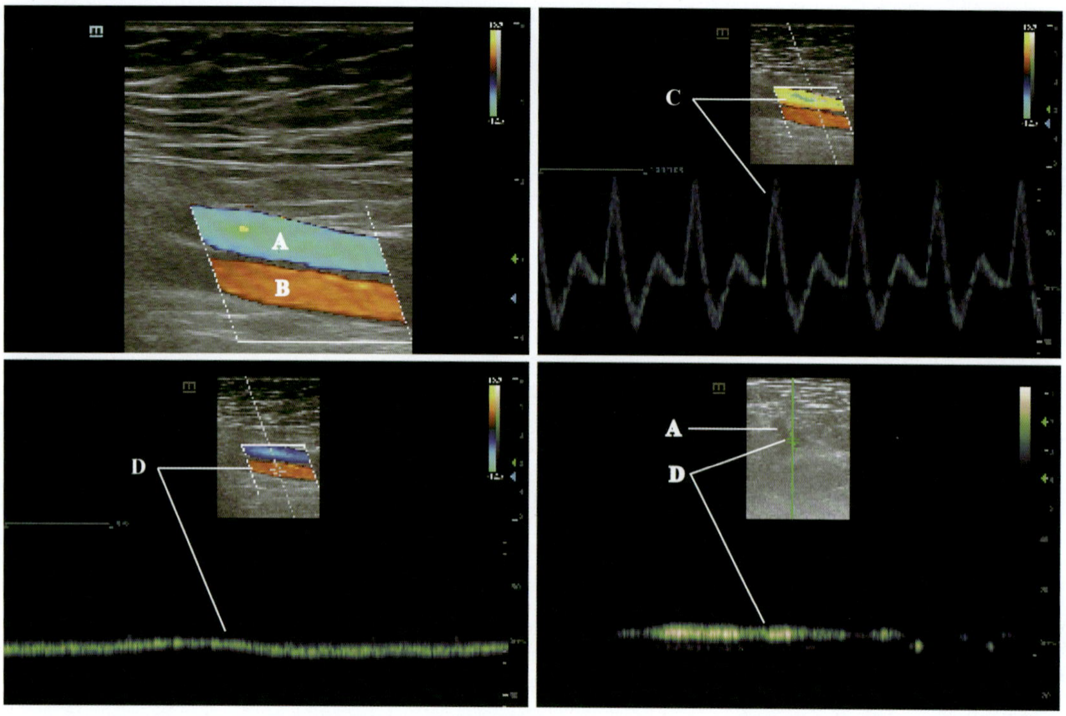

图 1-6-8　腹股沟区血管超声定位

注：可见股动脉与股静脉血流方向相反，股动脉血流呈棘波，股静脉为与股动脉波峰方向相反的连续低峰波，股静脉位于股动脉稍外侧，股动脉距体表更近。A—股动脉；B—股静脉；C—股动脉血流频谱；D—股静脉血流频谱。

（2）沿穿刺点局部消毒，铺巾，对穿刺点局部逐层浸润麻醉。

（3）穿刺针抽 2mL 肝素溶液，自穿刺点针头朝向肚脐与皮肤呈 30° ～ 45° 负压进针，进针深度 1 ～ 3cm 后感负压消失、回抽见暗红色静脉血后停止进针，如未见负压消失及回抽见静脉血则回退穿刺针，感负压消失、回抽见暗红色静脉血后停止。其余操作同颈内静脉穿刺。

3. 操作要点

（1）锁骨下静脉穿刺时避免颈部向对侧偏，这可能导致置管时导管反折进入颈内静脉、颈外静脉或颅内。

（2）颈内静脉或锁骨下静脉穿刺时，需要同时对两个穿刺点进行皮肤准备，以便于某一穿刺点不成功时及时更换穿刺部位。

（3）常用的穿刺方法为 Seldinger 穿刺法及改良 Seldinger 穿刺法，前者穿刺时针尖会穿透血管后壁，后者则仅穿透血管前壁，因此操作时首选改良 Seldinger 法，次选 Seldinger 法。

（4）颈内静脉穿刺时中央径路和前位径路穿刺点选择在颈动脉搏动最强点的水平外侧 0.5cm，可最大限度地减少皮肤位移对穿刺点选择的影响。

（5）颈内静脉穿刺时穿刺点需要根据颈动脉搏动位置判断，切忌对中老年血管硬化患者的颈动脉反复用力按压，以防止斑块脱落造成脑梗死等严重并发症。

（6）颈内静脉穿刺时穿刺点尽可能远离肋骨，以避免穿破胸膜导致气胸或血胸。

（7）颈内静脉相对比较表浅，穿刺针角度不应过于平行于皮肤平面，穿刺切忌过深，否则易导致胸膜、颈部神经、椎动脉等结构损伤。

（8）颈内静脉穿刺时不宜用力按压颈动脉及颈静脉走行区，以免穿刺点移位或颈静脉管腔塌陷，导致难以准确判断穿刺是否成功。

（9）颈内静脉及锁骨下静脉置管时根据患者的体型及治疗的需要决定置入深度，一般 12 ～ 15cm 即可，不超过 25 ～ 30cm。股静脉置管时，导管末端要在下腔静脉内。

（10）首次穿刺置入导丝如不成功，可将导丝小心收入导丝鞘内，避免外露导丝意外接触非无菌区而穿刺失败。

（11）锁骨下静脉穿刺时应当重视体位摆放，体位不佳会直接影响穿刺成功率和并发症发生率，其中以穿入锁骨下动脉和胸膜最为凶险，严重时可致死。锁骨下动脉穿刺经验不足者，如首次穿刺不成功，应当考虑更换穿刺部位。

（12）锁骨下静脉穿刺时，穿刺针尖斜面朝向心脏，以免导丝尖端 U 形弯曲通过时发生方向改变。

（13）如锁骨下静脉首次穿刺抽吸见静脉血，但未能成功置管，易导致局部血肿和锁骨下静脉位移、管腔塌陷，反复穿刺成功率低，尽量避免≥ 3 次的重复穿刺，及时更换穿刺部位，特别是在紧急状态下。

（14）穿刺针进入动脉时，血液呈鲜红色，且穿刺针可随动脉搏动，或断开针管和针头后可见针头末端喷血，应当立即拔出穿刺针，穿刺点加压 9 ～ 10min，避免局部血肿形成。

（15）股静脉穿刺时若穿刺针同时穿入动脉和静脉，或导管置入静脉后穿透动脉，可出现穿刺针或导管随动脉搏动的情况，需拔除穿刺针或导管，局部加压包扎，以免局部假性动脉瘤或动静脉瘘形成，必要时需血管外科介入封堵。

（16）穿刺点的选择基于操作者的知识水平及熟练程度，也需要考虑导管留置时间长短、病情缓急、治疗目的等，在适当的情况下选择适当的部位置管才能取得最好的效果。初学者应当循序渐进。

六、并发症及其处理

（一）穿刺并发症

1. 管腔堵塞

穿刺过程中管腔堵塞较为常见。血液呈高凝状态、管腔未使用肝素溶液冲洗管道并封管、置管时间过长等易导致导管腔内血栓形成从而堵管。多腔导管的副管相较主管更易出现堵管现象。副管贴壁也易导致堵管。为避免管腔堵塞，应当在置管前常规使用肝素溶液冲洗管道并封管。如置管后发生管腔内血栓形成，可负压抽吸血栓，并使用肝素溶液冲洗管道并封管。当负压抽吸不能解除管腔堵塞时，需拔除导管，必要时更换部位重新置管。

2. 心律失常

在上腔静脉内置管前，应尽可能消除导致心律失常的危险因素，如缺氧、酸中毒、电解质紊乱等，同时术中严密监测心血管功能状态。在置管时若因导丝或导管置入过深刺激心室壁等结构诱发心律失常，需立即检查导丝或导管置入深度，过深时立即回退导丝或导管，同时判断心律失常为继发或原发，如退出导丝或导管后心律失常自动终止，无须其他处理，否则应行抗心律失常相关治疗。

3. 局部血肿

局部血肿形成的原因包括静脉性及动脉性。对于反复穿刺或按压不充分导致的静脉出血血肿，进一步局部加压包扎即可（约 5min）。对于动脉出血形成的血肿，应及时局部加压包扎，且按压时间适当延长（约 10min）。对于凝血功能不全的患者，按压时间应更长。为预防局部血肿形成，在穿刺针进针前应当反复确认穿刺点及穿刺方向，如反复穿刺不成功，应当及时终止穿刺并加压包扎穿刺点，必要时更换穿刺部位。

4. 神经损伤

穿刺时需注意体位的正确摆放，同时减少穿刺次数、控制穿刺方向及深度等来避免神经损伤。神经损伤后需及时给予相关的药物辅助治疗。

5. 胸膜损伤

胸膜损伤后可发生气胸、血胸或血气胸，是颈内静脉及锁骨下静脉穿刺过程中的严重并发症，可表现为进行性呼吸困难、胸痛、心率增快、血压下降、患侧呼吸音减弱、血氧饱和度下降等，应紧急行床旁胸片检查或立即建立人工气道以保证呼吸道通畅、维持有效氧合、维持心率及血压相对稳定，必要时给予胸腔穿刺置管或联合血管外科、血管介入科等相关科室协同处理。

6. 空气栓塞

空气栓塞的常见原因为穿刺时负压抽吸使空气随穿刺道或导管腔进入静脉，在操作时注意穿刺道及管腔的密闭性可避免绝大部分的发生。发生空气栓塞时，应当立即检查管道，并予以密闭，同时给予吸氧或建立人工气道，并迅速置患者于左侧卧位或垂头仰卧位，保证机体的有效氧合。

7. 导管打结

导管打结罕见。偶见导丝置入时不顺畅、导丝打折、反复穿刺后导丝置入假腔内盘曲后再置入导管，导管打结通常伴有导管不通畅及局部皮下包块等异常，需小心拔除，必要时辅以扩大皮肤切口来拔除，并局部加压包扎，更换穿刺点。

8. 导丝入体

导丝全部进入血管内的情况罕见。初学者在置入导管前如未能手持导丝尾端，易导致导丝随导管入体。发生此情况时，应立即请血管介入科等科室行血管内治疗，取出导丝，并严密观察是否存在血管内血栓及栓子形成，必要时给予抗凝及相关治疗。

9. 急性脑梗死、肺栓塞

置管过程中急性脑梗死或肺栓塞罕见。可见于年老、伴有颈动脉不稳定斑块、房颤伴附壁血栓形成以及下肢深静脉血栓形成等患者。在穿刺时颈动脉、心房或下肢深静脉血栓脱落导致，也可为置管过程中导丝及导管附壁血栓脱落引起。急性脑梗死时，患者突发意识障碍、肢体无力等，需要立即进行头部 CT 或 MRI 以诊断，并给予抗血小板或介入取栓等治疗。出现不明原因胸痛、呼吸困难、顽固性低氧血症或异常心电波形改变时，需要考虑肺栓塞的可能，并立即行心电图检查，吸氧或建立人工气道以保证氧合，同时密切监测血流动力学状态，必要时进行血管内介入取栓等治疗。

（二）导管留置并发症

1. 导管相关性血流感染

严格无菌操作是穿刺置管时避免导管污染，引起导管相关性血流感染的关键一步。导管的定期规范护理是保证导管能够长久使用的必要措施。中心静脉导管的留置时间不建议超过 14d。长期留置时，细菌易沿导管内外壁侵入血管或随输液进入血液，引起血流感染。频繁经中心静脉导管采血也可能导致感染风险增加。部分导管相关性血流感染难以确定具体原因，但约 5‰在行导管尖端细菌培养时为阳性，说明导管内外壁细菌定植是导致导管相关性血流感染的原因之一。目前有附有抗菌涂层的中心静脉导管，技术的不断进步使临床导管相关性血流感染的发生率逐渐降低。当怀疑导管相关性血流感染时，可经中心静脉导管采血或用肝素封管一段时间后留取封管液行细菌培养和药敏试验，并经验性使用抗生素治疗，如确定为导管相关性血流感染，应及时拔除导管并行尖端细菌培养及药敏试验，予敏感抗菌药物并维持抗感染治疗至相关感染指标回落。

2. 导管附壁血栓

导管附壁血栓形成可见于低蛋白血症、凝血功能异常、长期置管、长期使用止血药物、化疗、透析等患者。导管附壁血栓形成可经由血管彩超或 CT 检查等手段诊断。发生导管附壁血栓后，需评估血栓大小及脱落、栓塞的风险。当风险较小时，可及时拔除导管并给予小剂量低分子肝素；如脱落栓塞风险较大，可能需要血管内滤网植入或联合介入取栓等治疗，拔除导管并予以抗凝治疗，同时需严密监测心肺功能，及时给予相关处理。

3. 管腔堵塞

规范的中心静脉导管管腔堵塞预防方案是有效避免管腔堵塞的重要手段。在输液前后进行常规肝素冲管或封管，是避免导管内血栓形成及管腔堵塞的关键。如发现导管狭窄，应当及时使用肝素溶液冲管或封管，促进血栓溶解。如导管已经堵塞，可负压抽吸管腔，成功后予以肝素溶液冲管、封管，必要时予以尿激酶或阿替普酶溶栓，确保通畅后再使用。对于多腔导管，如负压抽吸不能改善堵管，可弃用堵塞的管腔并全身应用小剂量肝素，且标注“堵管，禁止使用”或拔除导管并重新置管。

4. 导管打结

不同于穿刺时导管打结，置管后导管打结可见于导管置入过深或导管末端在右心房或右心室内漂移而发生缠绕。此种情况罕见，一旦发生，应当避免过度牵拉拔管，以免导管断裂留在体内，应当行 X 线检查确定打结位置及程度，必要时自导管内置入导引导丝，辅助松解打结处后再退出导管。如导管打结难以松解，或缠绕腱索、乳头肌等结构，需行外科手术来取出导管。

5. 导管断裂

通常情况下，导管自然断裂罕见。可见于暴力牵拉拔管或周围组织卡压导致导管在拔出时张力过大而断裂。导管断裂在体内后需及时取出，否则可能随血流移位导致局部栓塞并诱发局部血栓形成。

6. 空气栓塞

在体位改变、更换输液种类、拔管等过程中，可能有空气自管道开口被负压迅速吸引进入静脉，并随血液循环引起静脉空气栓塞。当患者突然出现意识障碍、呼吸困难、顽固性低氧血症、心动过速、低血压等时，应当怀疑空气栓塞，检查管道的密闭性，给予垂头仰卧位或去枕左侧卧位，保护心脑，并给予高流量氧气或建立人工气道。

7. 导管脱出

中心静脉导管留置过程中如脱出，严禁再次直接送入静脉。如管道仍通畅可用，可于管道脱出皮肤处妥善固定，否则应当拔出导管。

七、监护管理

中心静脉导管的留置时间根据置管部位、护理是否到位、是否出现导管并发症等因素而异。如能够早期更换为外周静脉置管或病情允许，可拔管，颈静脉及锁骨下静脉导管不建议保留超过 10 ～ 14d。对于有人工气道的患者，颈部固定带不应压迫颈静脉导管。由于颈部皮肤皱褶多、汗腺丰富、易被排泄物污染、易与下肢活动相互影响等，不宜首选颈部置管和留置超过 5 ～ 7d。一般建议需紧急补液和经股静脉透析的长期卧床患者选用，应密切观察置管部位是否清洁、管道深度是否变化、管腔是否通畅、置管侧下肢是否出现静脉回流障碍等。当敷料污染或脱落时，应当及时消毒置管区域并更换敷料。定期予以肝素溶液冲管、封管，必要时予以全身肝素应用，同时限制下肢活动，避免导管打折断裂、管道附壁血栓形成或下肢血栓脱落。

八、前沿进展

中心静脉导管作为一种有创的侵入性治疗技术，在广泛应用的同时，在各个方面逐渐进步，前沿进展归纳如下。

导管选择：目前，重症患者的常用中心静脉血管通路包中，PICC 包逐渐成为可首选的方案之一，但需要优先选用耐高压型。它不仅能满足多种治疗需求，同时置管风险小，留置时间长，而且可用于 CT 增强检查时造影剂的注射。导管的管腔数与并发症（如导管相关性血流感染）的发生率相关性不明显，因此单通道或多通道导管的选择应基于病情需要。某些特殊情况下可能宜选择 PICC 而不是其他中心静脉导管置管，如重症患者存在凝血功能障碍、病态肥胖、头颈部损伤、初诊时预计输液时间 ≥ 15d 等。

置管部位：对于重症患者，中心静脉导管的留置需要权衡患者病情需要及风险收益，虽然锁骨下静脉置管发生感染和血栓的风险最低，但气胸的风险最高。股静脉应优先用于短期血液透析的患者。

置管方法：虽然似乎有准确性和安全性更高的置管方法，如“338”定位法，但更确切的方法是直视下置管。随着掌握超声技术的人才增加，超声引导置管技术的应用愈加广泛，它具有一次成功率高、安全性更高、总体穿刺及置管时间更短、并发症发生率更低的优点，虽然需要掌握一定的超声检查技术，但相对易于掌握，经过简单的培训即可满足临床需求。

经导管监测中心静脉压：中心静脉导管尖端与心房的位置关系明显影响中心静脉压监测的准确程度。导管长度及开口面积与中心静脉压的大小并不相关。导管尖端应位于上腔静脉下 1/3 至上腔静脉心房入口之间，随着尖端位置的深入，中心静脉压可能逐渐降低。

留置时长：经验认为长期留置导管会增加导管相关感染的风险，但有研究显示导管感染风险不会随时间增加，而更换导管并不一定能预防导管相关感染，反而可能会增加感染风险，尤其在同一部位留置导管后。尽管如此，在患者不需要导管时，仍建议早期拔除导管。

导管相关性血流感染预防：相较于非抗菌涂层导管，含抗感染涂层的导管可明显减少 CSABSI 的发生。此外 PICC 及隧道式中心静脉置管相比非隧道式中心静脉置管，感染率明显下降。在常规中心静脉导管护理时，建议优选含醇氯己定的消毒剂进行皮肤消毒，次选氯己定溶液或聚维酮碘溶液，预防感染效果更好。穿刺点覆盖的敷料建议选择无需频繁更换的类型。在选择封管液方面，枸橼酸盐、酒精溶液可降低感染发生率，不建议常规使用抗菌药物进行预防，可能导致耐药菌风险增加。

封管液选择：推荐使用生理盐水进行冲管。若患者输注的药物与生理盐水存在配伍禁忌，则应首先使用 5% 葡萄糖注射液冲管，随后再使用生理盐水封管。对于血液非高凝状态患者，不推荐常规使用含抗凝药物的封管液以预防 CVC 相关性血栓堵塞，生理盐水和肝素盐水用于 CVC 封管的效果是相同的。

发生导管相关性血流感染时可考虑短期保留导管的情况：治疗过程高度依赖中心静脉导管，且不能立即采用其他导管进行替代时，如急诊透析、ECMO 治疗时有严重的导管依赖，大面积烧伤没有可供更换置入导管的位置以及非复杂性的导管相关性血流感染等。在这些情况下，要密切关注导管情况及治疗导管相关性血流感染的疗效，一旦限制条件解除，应立即拔除或更换导管。

导管相关血栓的监测和处理：导管相关血栓的临床表现不明显，且有自限性，不应常规筛查。即使确诊为导管相关血栓，也不推荐常规拔除。对于有必要拔除的患者，需充分评估相关风险，并在拔管前充分抗凝。

参考文献

[1] AFSHAR A，STEENSMA D P，KYLE R A. Werner forssmann：a pioneer of interventional cardiology and auto-experimentation[J]. Mayo Clin Proc，2018，93（9）：e97-e98.

[2] NICHOLLS M. Werner Forssmann Nobel Prize for physiology or medicine 1956[J]. Eur Heart J，2020，41（9）：980-982.

[3] 姜华，冀绪广，李红岩 . 中心静脉置管引流联合药物灌注综合治疗恶性胸腔积液 [J]. 中国医药指南，2015，13（18）：102-103.

[4] 朱爱希，周月红，毋小新，等 . 胸腔穿刺留置中心静脉置管与猪尾巴管在肝功能不全患者胸腔积液引流中的应用效果分析 [J]. 临床和实验医学杂志，2022，21（12）：1272-1275.

[5] 赵尚峰，王卫，梁熙虹，等 . 海绵窦区自发性硬脑膜动静脉瘘血管内治疗研究 [J]. 中国卒中杂志，2021，16（08）：828-833.

[6] SATO S，KOKUBO Y，KAWANAMI K，et al. Hybrid surgical and endovascular approach via the contralateral superficial middle cerebral vein to occlude cavernous sinus dural arteriovenous fistula in a hybrid operating room：a case report[J]. NMC Case Rep J，2021，8（1）：137-142.

[7] 李全磊，颜美琼，张晓菊，等 . PICC 经不同静脉和上肢置入对穿刺成功与并发症发生影响的系统评价 [J]. 护理学杂志，2012，27（21）：56-62.

[8] HUANG Y C，HUANG J C，CHEN S C，et al. Lethal cardiac arrhythmia during central venous

catheterization in a uremic patient：a case report and review of the literature[J]. Hemodial Int，2013，17（4）：644-648.

[9] RODRÍGUEZ-ARANDA A，ALCAZAR J M，SANZ F，et al. Endoluminal colonization as a risk factor for coagulase-negative staphylococcal catheter-related bloodstream infections in haemodialysis patients[J]. Nephrol Dial Transplant，2011，26（3）：948-955.

[10] ALVIRA-ARILL G R，HERRERA O R，TSANG C C S，et al. Comparison of catheter-related bloodstream infection rates in pediatric patients receiving parenteral nutrition with soybean oil-based intravenous fat emulsion versus a mixed oil fat emulsion[J]. Pharmacotherapy，2022，42（12）：898-904.

[11] SAN-JUAN R，RUIZ-RUIGÓMEZ M，AGUADO J M. How to manage central venous catheter-related bloodstream infections due to Gram-negative bacilli?[J]. Curr Opin Infect Dis，2022，35（6）：583-588.

[12] BHASIN N，ROE D J，SABODA K，et al. Association of low serum albumin with venous thrombosis in pediatric patients[J]. Thromb Res，2022，218：48-51.

[13] LI S，LUO Y，DENG J，et al. Risk factors for central venous catheter-related thrombosis in hospitalized children：a single-center a retrospective cohort study[J]. Transl Pediatr，2022，11（11）：1840-1851.

[14] 李怀燕，李育玲，于静，等．中心静脉导管堵塞预防及处理的最佳证据总结 [J]. 中华护理杂志，2022，57（23）：2842-2850.

[15] 陆姿赢，王晓栋，严金，等．中心静脉导管体内断裂后腔内处理 1 例 [J]. 浙江医学，2017，39（24）：2301-2302.

[16] 肖艳桥，谭利明，赵鑫，等．镰状细胞贫血患者中心静脉导管拔除继发脑空气栓塞 [J]. 国际神经病学神经外科学杂志，2014，41（2）：122-124.

[17] 亚洲急危重症协会中国腹腔重症协作组．重症患者中心静脉导管管理中国专家共识（2022 版）[J]. 中华消化外科杂志，2022，21（3）：313-322.

[18] MARIK P E，FLEMMER M，HARRISON W. The risk of catheter-related bloodstream infection with femoral venous catheters as compared to subclavian and internal jugular venous catheters：a systematic review of the literature and meta-analysis[J]. Crit Care Med，2012，40（8）：2479-2485.

[19] 尧国胜，韦凌云，李广志．“338 法”定位在锁骨下静脉穿刺置管术中的应用 [J]. 山东医药，2017，57（38）：74-76.

[20] 李怀燕，李育玲，于静，等．中心静脉导管堵塞预防及处理的最佳证据总结 [J]. 中华护理杂志，2022，57（23）：2842-2850.

[21] 亚洲急危重症协会中国腹腔重症协作组．重症患者中心静脉导管管理中国专家共识（2022 版）[J]. 中华消化外科杂志，2022，21（3）：313-322.

[22] 中心静脉导管冲管及封管共识专家组．中心静脉导管冲管及封管专家共识 [J]. 中华急诊医学杂志，2022，31（4）：442-447.

（陈　勇）

第七节　脑室外引流术

一、概述

脑室外引流术是指在颅骨钻孔进行脑室穿刺后或在开颅手术过程中，把带有侧孔的引流管前端放入脑室内，把脑脊液（cerebrospinal fluid，CSF）引流到体外的一项有创操作技术。该技术具有微创、并发症少、治疗效果好等优点，目前已经广泛应用于急性脑积水、需要脑脊液管理的蛛网膜下腔出血、颅内感染等疾病。

二、背景

脑脊液外引流术是神经外科临床上最为常用的治疗技术之一，具体是指把脑室或腰大池中的脑脊液持续或间断引流至体外的密闭系统中，包括脑室外引流术（external ventricular drainage，EVD）和腰大池外引流术（lumbar cistern drainage，LD）。它的主要目的是向颅外引流血性液体或被污染的脑脊液，甚至过多的正常脑脊液，有时还用于颅内压监测与控制，必要时还可以通过引流管向脑室内或腰大池内注射药物。据统计，美国平均每年行脑室外引流术 4 万次左右，我国目前尚无具体的统计数据，不过应用十分广泛。

常用的脑室外引流系统主要包括体内引流管及体外引流装置。一套理想的脑脊液引流系统应该具有以下特点：安全可靠，结构合理，安装使用方便，材料柔软且组织相容性良好，可能出现的并发症少。目前临床使用的脑室引流管多数内径为 1.0 ～ 2.5mm，外径为 2.0 ～ 4.0mm。引流管材质主要有硅胶、聚氯乙烯、聚氨酯及带有涂层（如抗生素涂层）的硅胶等。它们各具特点：硅胶管质地柔软，顺应性强，具有良好的弹性和可弯折性，可以尽可能减少放置引流管、通过引流管治疗以及取出引流管等引起的组织损伤；聚氯乙烯管、聚氨酯管比较坚硬，顺应性不如硅胶管，但是价格更便宜；已经证实有抗菌药物（如克林霉素、利福平等）涂层的硅胶管能明显降低脑脊液细菌培养阳性率，并可以明显延长颅内细菌性感染的中位时间。

体外引流装置通常依赖于脑脊液自身的压力来调节引流量。不过目前临床上已经开始采用一种新型的外引流系统，这种新型的外引流系统可以调节引流速度并监测颅内压。它主要通过引流泵来控制脑脊液的引流量和流速，根据需要控制脑脊液每小时的流量，有效避免了脑脊液引流不足或引流过度，还可以实时监测脑室内压力和颅内压的波形，并设置自动报警阈值，及时处理颅内压大幅波动带来的损害，并且通过颅内压波形的变化趋势进一步判断脑顺应性，以便及时做出处理或调整治疗方案，对判断预后也有帮助。

三、适应证和禁忌证

（一）适应证

主要有 3 种情况：引流脑脊液、监测颅内压和建立鞘内通道以给予药物治疗。

（1）症状性急性脑积水或需要引流脑脊液的脑出血，如伴有意识障碍的脑出血及脑室出血、动脉瘤性蛛网膜下腔出血、颅内占位等原因引起的急性梗阻性脑积水等。

（2）急性脑损伤患者需要进行脑室内压力、颅内压监测及治疗性脑脊液外引流。

（3）神经肿瘤围手术期防止小脑幕切迹疝及术前脑组织的松弛。

（4）正常压力脑积水时测定颅内压和脑脊液释放试验。

（5）蛛网膜下腔出血时引流血性脑脊液、抗脑血管痉挛等。

（6）脑室炎、脑膜炎等需要脑室内应用抗菌药物。

（7）其他需脑室内药物治疗的疾病。

（二）禁忌证

紧急情况下，以抢救生命为目的，无绝对禁忌证。出凝血功能障碍、正在接受抗凝药物治疗及穿刺部位皮肤感染等为相对禁忌证。

四、操作前准备

不同穿刺部位的物品准备和操作步骤大体相同，而具体的手术体位和操作细节略有不同。现以最常使用的额角穿刺术为例，进行说明。

（1）对患者病情进行全面充分的评估，有脑室外引流术的指征，无禁忌证。

（2）患者准备：根据患者的实际情况和手术部位确定麻醉方式和体位。

（3）物品准备（图 1-7-1）：手术刀、齿镊、持针器、弯钳、剪刀、乳突牵开器、吸引器、骨蜡、吸收性明胶海绵、缝合针、缝合线、骨钻、脑室引流管套件、注射器、无菌生理盐水、无菌纱布、手套等。

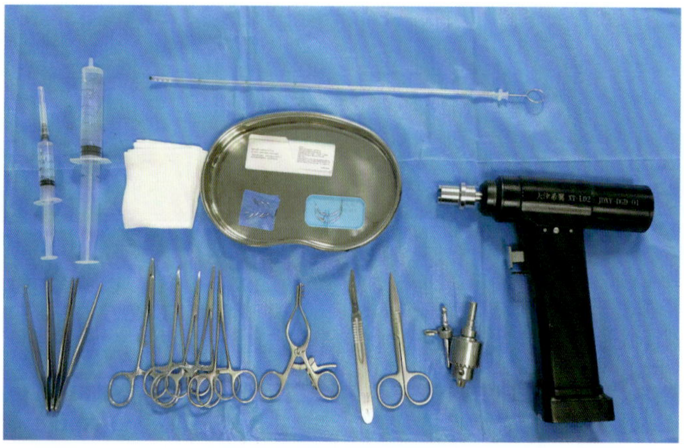

图 1-7-1　物品准备

五、操作步骤（以额角穿刺术为例，见视频 1-7-1）

视频 1-7-1

（1）备皮，术前定位（图 1-7-2），标记手术切口及穿刺方向，如无特殊，一般选取非优势半球侧为手术部位。患者取仰卧位，选择中线旁开 2cm、冠状缝前 2cm 为穿刺点，以穿刺点为中心，取纵行手术切口，长约 3cm。穿刺方向为朝向双侧外耳道连线的中点。

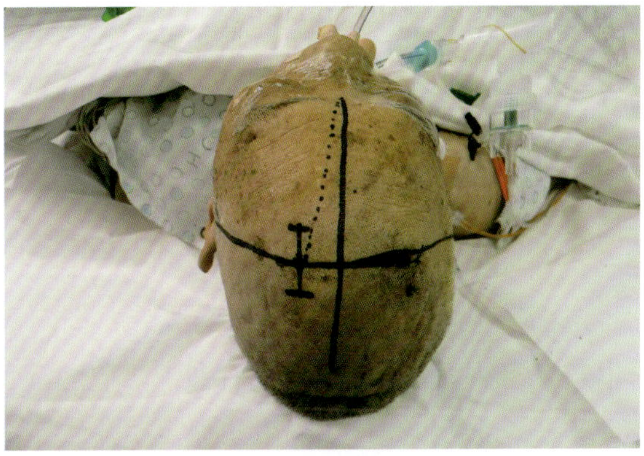

图 1-7-2　术前定位

（2）消毒，铺无菌巾。以手术切口为中心，消毒范围至切口外 15cm，由内至外消毒至少 3 次。

（3）预灌注：向脑室引流管管腔内注入无菌生理盐水，见头端有无菌生理盐水流出，确认管路通畅。

（4）局部麻醉。用 3% 利多卡因注射液局部麻醉。如患者已经全身麻醉，则不需要此步骤。

（5）切皮。沿标记线切开头皮、皮下至颅骨，止血，使用乳突牵开器暴露颅骨。

（6）颅骨钻孔。在穿刺点处的颅骨钻孔，暴露硬脑膜，在术区用无菌生理盐水冲洗、清除骨屑，颅骨如有出血可用骨蜡止血。

（7）脑室穿刺。双极电凝电灼硬脑膜后十字切开一小口，不宜过大，以刚好能通过引流管为宜。按照既定方向进行脑室穿刺，引流管头端到达脑室后，引流管接口处可见脑脊液流出，皮下潜行后引出并固定引流管。

（8）骨孔处可以用吸收性明胶海绵填塞，避免术后形成皮下积液。也可以用骨生长因子、小型钛板等材料覆盖修补。

（9）缝皮。分层缝合头皮。

（10）打开引流管接口，见脑脊液流出，再次确认引流管位置并连接外引流装置。包扎固定切口。

六、操作要点

成功的操作建立在准确的解剖定位基础上。当病变引起脑室移位时，需要结合头颅影像学结果进行方向调整。通过皮下潜行引出引流管能有效地降低颅内感染的风险并延长放置时间，推荐潜行长度不小于 3 ～ 5cm。

常用的穿刺部位如下。

（1）前角穿刺（Kocher 点）：在鼻根后方 10 ～ 11cm 处，也就是中线旁 2.5cm、冠状缝前 1cm。一般选择对非优势半球额叶操作，右脑室铸型，右侧穿刺部位皮肤被污染或由于其他原因不适合穿刺时，可以改用左对称点，有时也需要行双侧脑室置管引流。导管深度一般距头皮不超过 7cm。

（2）后角穿刺：患者取侧卧位，穿刺点位于枕外隆凸上 5 ～ 6cm 处，中线旁开 3cm。穿刺方向与同侧眉弓的外端对齐，穿刺深度为 7 ～ 10cm。

（3）侧脑室下角穿刺：穿刺点在耳郭最高点上方 1cm。

（4）三角部穿刺：穿刺点在外耳孔上方、后方各 4cm 处。垂直进针，进针深度为 4 ～ 5cm。

七、监护管理

1. 术后观察

行脑室外引流术后，要密切观察患者意识水平、瞳孔的改变，询问是否有头痛和其他不适，是否有相关的脑神经功能障碍。可以定期行头颅 CT 扫描。如有意识障碍加深、瞳孔异常变化，应即刻行头颅 CT 扫描，以了解颅内情况的变化，是否发生颅内新发出血、引流管堵塞或移位等情况。

对疑似颅内感染者，可每隔 1 ～ 2d 留脑脊液标本，做有关检查，如有需要也可以在 1d 内做多次检查。

2. 引流管管理

（1）安静时管理：切口敷料要保持清洁、干燥，并加强引流管口周围皮肤的消毒。适度限制患者头部的活动范围，对躁动无法配合者应给予保护性约束和适当的镇静镇痛治疗。观察引流管的长度，有无打折、受压及位置合适与否。观察引流管内液平面会不会随着呼吸和脉搏的变化而起伏，如果在引流初期引流管内液平面没有起伏，大多考虑管腔堵塞，此时可以对引流管进行适当挤压，以确保引流畅通，如有必要，可考虑重新置管。记录单位时间内脑脊液的引流量以及颜色、性状的改变。抗菌药物浸渍的硅胶引流管可降低脑脊液细菌培养的阳性率，延长脑室引流管相关颅内感染发生的中位时间。避免常规留取脑脊液标本或反复多次取样也可以降低颅内感染的风险。

（2）患者体位变化或移动患者时的管理：操作前先将引流管夹闭，调整引流管位置，使其有充分的移动空间和长度，以防体位变动造成引流管脱出、引流液逆流和引流量的异常波动。体位变化或转运过程中应时刻注意避免牵拉引流管，不间断监测患者的各项生命体征，并准备好生命支持仪器和必要抢救设备。体位变化或转运结束后应观察引流管是否脱出，及时打开引流管，观察引流管是否通畅，颅内压、引流量和引流速度同前相比有无变化，患者的意识水平、瞳孔和生命体征是否异常。

（3）引流量管理：脑室引流瓶要挂在床头，引流管的最高点一般比侧脑室平面（仰卧，外眦和外耳道连线中点的水平面；侧卧，正中矢状面）高 10 ～ 15cm，特殊情况下引流管高度视具体情况而定，如颅内动脉瘤性蛛网膜下腔出血合并脑积水的患者未做病因治疗前。脑脊液每日引流量通常不超过 500mL（正常人分泌 400 ～ 500mL/d）。大多控制全天引流量在 200mL 左右，平均引流速度＜ 15 ～ 20mL/h。

3. 引流管的拔除

引流管放置时间过长是颅内感染的危险因素，建议放置时间为 7 ～ 10d，不超过 2 周。如果由于病情需要延长引流时间，可以拔管，另选择穿刺位置再次置管。计划拔管前应常规施行夹闭试验 24h，同时密切观察患者意识、瞳孔和呼吸节律的改变，及时复查头颅 CT，保证拔管顺利安全。

八、并发症的处理

1. 出血

放置引流管的过程中和放置引流管后均可能出现穿刺道出血。与出血有关的原因有：穿刺损伤、引流管管径过大、抗血小板药物和抗凝药物的应用、国际标准化比值（international normalized ratio，INR）异常增高、血管异常（如穿刺处脑血管畸形等）、脑脊液引流过多或引流过快等。拔出引流管也可能引起出血，原因可能有：头皮出血沿着管路途径扩散、小血管在长时间压迫下突然减压而破裂出血、脉络丛受到破坏。大多数与导管相关的出血病例并不严重，甚至有时候没有临床症状，在影像学检查时才被发现，但出血一旦无法控制就会造成严重的后果甚至致命。

应对引流管进行规范的护理与观察，适时进行头颅 CT 以监测患者的病情变化。在行脑室外引流术之前及引流期间，对患者的凝血功能和血小板情况应动态观察与评价，及时纠正凝血功能异常，术前应保证 INR ＜ 1.2，引流过程中应保证 INR ＜ 1.4。但对于长期服用抗凝药物、抗血小板药物的患者，何时重新启动抗凝治疗、抗血小板治疗，目前尚无一致意见。

2. 感染

颅内感染发生率为 0 ～ 32%，继发性化脓性脑室炎和脑膜炎是脑脊液外引流最严重的并发症，也是造成患者死亡的主要原因之一。细菌入侵的主要途径是通过引流管内的引流液，严格的无菌操作、保持引流系统的密闭性、尽可能减少不必要的脑脊液检查和药物注射、在进行检查或药物注射前接口处用消毒液浸泡、避免引流管漏液及引流液逆流、防止引流管外口接触引流瓶内液体及外出检查时夹闭引流管是防止颅内感染的重要步骤。另外，如引流管留置时间较长或者出现引流欠通畅、脑室内积血等情况，应该早期给予预防性广谱抗菌药物。具体抗生素的选择，应参考所在医院或科室的细菌流行病学资料，合理使用。

3. 脱管与堵管

脱管常与患者躁动、医护操作不当、镇静镇痛不规范有关，属于管理不良事件。堵管的原因有：管径过小、血块堵塞、沉淀物堵塞以及引流管位置变化。脱管和堵管可以通过以下措施加以预防：适当镇静镇痛、引流管妥善固定和二次固定、医护操作严谨且仔细；选用管径略大的引流管，并发脑室出血或怀疑血块堵塞时可以反复挤压引流管；如果血块较大，还可用溶栓药物经引流管给药；如怀疑引流管位置变化，需行头颅 CT 扫描，诊断明确后根据实际情况调整位置或立即拔出引流管，必要时可更换位置重新放置脑室引流管。

4. 过度引流

过度引流可能导致低颅压、颅内积气、硬膜下积液、硬膜外血肿、硬膜下血肿、动脉瘤破裂、反常性脑疝等。对患者整体病情评估后，根据颅内压情况，预设脑脊液引流量，并动态调整。对于去大骨瓣减压并放置脑室引流管的患者，可用弹力绷带对颅骨缺损处进行适当束缚，防止低颅压的发生。

参考文献

[1] LELE A V, HOEFNAGEL A L, SCHLOEMERKEMPER N, et al. Perioperative management of adult patients with external ventricular and lumbar drains: guidelines from the society for neuroscience in anesthesiology and critical care[J]. J Neurosurg Anesthesiol, 2017, 29(3): 191-210.

[2] LINSLER S, SCHMIDTKE M, STEUDEL W I, et al. Automated intracranial pressure-controlled cerebrospinal fluid external drainage with Liquo Guard[J]. Acta Neurochir, 2013, 155(8): 1589-1594.

[3] MUTTAIYAH S, RITCHIE S, JOHN S, et al. Efficacy of antibiotic-impregnated external ventricular drain catheters[J]. J Clin Neurosci, 2010, 17(3): 296-298.

[4] CARNEY N, TOTTEN A M, O'REILLY C, et al. Guidelines for the management of severe traumatic brain injury, fourth edition[J]. Neurosurgery, 2017, 80(1): 6-15.

[5] HAGEL S, BRUNS T, PLETZ M W, et al. External ventricular drain infections: risk factors and outcome[J]. Interdiscip Perspect Infect Dis, 2014, 2014: 708531.

[6] RAMAKRISHNA R, SEKHAR L N, RAMANATHAN D, et al. Intraventricular tissue plasminogen activator for the preventionofvasospasmandhydrocephalusafteraneurysmalsubarachnoidhemorrhage[J]. Neurosurgery, 2010, 67(1): 110-117.

[7] ZIAI W, MOULLAALI T, NEKOOVAGHT-TAK S, et al. No exacerbation of perihematomal edema with intraventricular tissue plasminogen activator in patients with spontaneous intraventricular hemorrhage[J] .Neurocrit Care, 2013, 18(3): 354-361.

[8] REMES F, TOMAS R, JINDRAK V, et al. Intraventricular and lumbar intrathecal administration of antibiotics in postneurosurgical patients with meningitis and/or ventriculitis in a serious clinical state[J]. J Neurosurg, 2013, 119(6): 1596-1602.

[9] LU N, JACKSON D, LUKE S, et al. Intraventricular nicardipine for aneurysmal subarachnoid hemorrhage related vasospasm: assessment of 90 days outcome[J]. Neurocrit Care, 2012, 16(3): 368-375.

[10] FRIED H I, NATHAN B R, ROWE A S, et al. The insertion and management of external ventricular drains: an evidence-based consensus statement: a statement for healthcare professionals from the neurocritical care society[J]. Neurocrit Care, 2016, 24(1): 61-81.

[11] 中华医学会神经外科学分会，中国神经外科重症管理协作组．中国神经外科重症患者感染诊治专家共识(2017)[J]. 中华医学，2017，97(21)：1607-1614.

[12] WANG K, LIU Z, CHEN X, et al. Clinical characteristics and outcomes of patients with cerebral herniation during continuous lumbar drainage[J]. Turk Neurosurg, 2013, 23(5): 653-657.

[13] 高亮．重型颅脑损伤救治指南第 4 版 [J]. 中华神经创伤外科电子杂志，2016，2(5)：1-96.

[14] SUGRUE P A, HSIEH P C, GETCH C C, et al. Acute symptomatic cerebellar tonsillar herniation following intraoperative lumbar drainage[J]. J Neurosurg, 2009, 110(4): 800-803.

（张　明）

第二章　神经重症有创操作技术

第一节　有创颅内压监测仪置入及监测技术

一、概述

颅内压（intracranial pressure，ICP）的概念最早由苏格兰解剖生理学家、医学教育家 Alexander Monro 提出。Monro 对医学的主要贡献是描述了淋巴系统，完善了骨骼肌系统的描述，并在医学教育中引入了临床医学部分。Monro 的学生 George Kellie 指出了颅内压与颅内容量的关系，认为脑血容量与脑实质共同影响颅内压。他们共同创建了 Monro-Kellie 法则：①颅腔不可扩张，颅内容积固定；②脑实质几乎不可压缩；③颅腔内脑血容量几乎恒定；④持续通畅的脑静脉血流是动脉血进入脑循环的前提条件。Abercrombie 证实了颅内压与脑血容量保持恒定的关系，Magendie 发现了脑脊液的存在，Burrows 将脑脊液引入颅内压的范畴，进一步完善了 Monro-Kellie 法则。此后，Monro-Kellie 法则被用于解释颅内压的病理生理改变并不断被证实其合理性。

早在公元前 6000 多年即已有开颅手术。1866 年，Leyden 首次报道了颅内压升高的致死性作用，他在动物实验中观察到颅内压升高导致脉搏减慢、呼吸困难，最终呼吸停止。1890 年，Spencer 在临床病例中证实了颅内压升高致呼吸停止，他发现脑肿瘤患者在疾病后期会因颅内压升高而呼吸停止，最后死亡。自此，颅内压升高与脑损伤致死亡联系在了一起。1891 年，Quincke 发明了腰椎穿刺测量脑脊液压力的方法，之后被广泛应用于临床。1900 年，Theodor Kocher 首次采用去骨瓣减压术来降低颅内压。当时，与 Kocher 一起工作的还有神经外科学家 Harvey Cushing，Cushing 进一步在生理学上证实了颅内压的概念并将其引入临床实践。他在动物实验中发现，静脉输注高渗液体可以减少脑血容量。1903 年，他探寻到通过临床检查判断颅内压升高的方法，即 Cushing 三主征——脉压增大、呼吸减慢、心跳和脉搏减慢。Cushing 认为脑容量、脑脊液容量和脑血容量的总和是恒定的，若一个增加，必然引起另一个或两个的减少，将 Monro-Kellie 法则进一步定量化。至此，Monro-Kellie 法则不断得到证实和完善。Lundberg 发明了脑室内颅内压床旁监测装置，Mark 强调了脑静脉血对颅内压的影响。Monro-Kellie 法则的演进史反映了神经科学的发展轨迹。

颅内压（ICP）升高在现代神经外科、神经内科和神经重症监护室等相关科室中非常常见。持续监测颅内压不仅有助于疾病的诊断，还可以根据颅内压变化及时判断病情，做出相应的处理，动态制订和调整治疗方案，评估患者预后。

颅内压测量首先由 Leydene 于 1866 年提出。1951 年，Guillaume 等提出脑室压力测定和持续记录的方法。1960 年以后，Lundberg 等开始大量应用于临床。颅内压监测是利用颅内压测量仪对颅内压持续监测并记录的方法。与传统的腰穿测压法不同，颅内压监测是对颅内压的动态观察，能及时准确地反映每个瞬间颅内压的变化，并据此帮助诊断，及时判断病情，指导治疗及估计预后。超声多普勒是一项非侵入性监测技术，通过超声测量颅底动脉的血流速度来评估颅内压，当颅内压升高时，可以看到舒张期血流减慢，收缩期血流峰值变陡、搏动指数增加等，当颅内压达到舒张期血压时，舒张期血流消失。与有创颅内压监测技术相比，无创颅内压监测技术更容易被接受，但后者的准确性、连续性和稳定性远不及前者，现阶段国内外尚缺乏理想的无创颅内压监测技术。目前，置入颅内压监测仪对颅内压进行持续监测的有创监测手段在国内外临床实践中得到了广泛应用。

颅内压监测一直被视为现代神经重症监护病房对昏迷患者的基本监测手段。大量临床研究表明，ICP 的升高与死亡率的增加有关。而 ICP 如何影响预后在很大程度上取决于 ICP 升高治疗的有效性和治疗方法的副作用。

Stein 等回顾了相关文献，并用荟萃分析的方法比较了 120000 名以上接受 ICP 监测患者的预后情况，提示 ICP 监测及治疗与较好的转归相关。Whitmore 等的研究表明，与所谓的常规治疗相比，积极采用侵入性监测和治疗方法，包括 ICP 监测和颅骨去骨瓣减压术，可使所有年龄组都有良好的预后。同时有一些研究质疑 ICP 监测是否会影响预后。

有创颅内压监测是最常用的颅内压监测手段，有 2 种类型：植入式流体监测系统和微传感器，前者应用更广泛。基于脑室外引流的 ICP 监测被认为是“金标准”，它不仅在压力测量方面有较高的准确性，还可以通过引流脑脊液来达到降低颅内压的治疗目标。在脑室中植入外部引流管，脑室内的液体进入导管，当导管中的压力与脑室内的压力平衡时，压力可由传感器测量。另一种不常用的颅内压监测方法是蛛网膜下腔置管，尖端的探针通过颅骨钻孔穿透硬脑膜，进入蛛网膜下腔，进行监测。然而，这种方法不利于引流脑脊液，局部伤口感染的风险也相当大。ICP 监测也可以使用嵌入式微传感器，如应变传感器、气动传感器和光纤传感器。在使用应变传感器时，ICP 的变化会导致薄膜弯曲，从而导致用于计算 ICP 的电阻发生变化。气动传感器中探针的远端有一个气球，施加在气球上的压力等于周围组织的压力（即 ICP）。在使用光纤传感器时，ICP 的变化会移动传感器顶部的反射器，这改变了沿着光纤电缆反射回来的光的强度。大多数微传感器放置在脑实质中，也可以放置在脑室、蛛网膜下腔、硬膜下隙或硬膜外间隙。与植入式流体监测系统相比，微传感器具有较低的感染率和出血风险。然而，这些仪器价格昂贵，通常需要现场重新校准，这可能会影响使用。过去人们对颅内压数据的收集、处理和分析不够深入，颅内压监测的作用没有得到充分发挥，颅内压监测的临床应用性仍有提升的空间。

随着技术的不断进步，不断有新型的颅内压监测传感器问世，如多参数监测传感器放置在脑实质内，通过复合的监测探头，可以同时监测脑氧、脑温、颅内压及波形，与患者监护仪上的模块相接，连通数据，一台设备可以实时显示脑灌注压和颅内压等数据。

二、适应证和禁忌证

（一）适应证

当患者具有急性重型脑损伤伴有颅内压升高的临床症状，且影像学检查证实存在严重的颅内病变和明显的颅内压升高迹象时，可以考虑进行颅内压监测来评估病情并指导治疗。不同脑损伤的适应证分述如下。

（1）颅脑损伤：①生命可挽救的（GCS 评分为 3 ～ 8 分）；②头部 CT 影像学异常（颅内血肿、挫伤、肿胀、脑疝、环池受压）的患者；③ CT 正常的重型患者入院时有 2 个或 2 个以上的如下特征，应行颅内压监测，即年龄＞ 40 岁、收缩期血压＜ 90mmHg、单侧或双侧肢体运动障碍。

（2）脑出血：出血量较多（＞ 30mL），尤其是幕上脑出血破入脑室，可以进行颅内压监测下的引流。

（3）蛛网膜下腔出血（subarachnoid hemorrhage，SAH）：高分级动脉瘤性蛛网膜下腔出血患者（Hunt-Hess Ⅳ - Ⅴ级），尤其是合并有占位效应的脑内血肿、水肿、脑梗死、急性脑积水时；未行外科治疗的动脉瘤患者，如进行脑室外引流有诱发二次出血的风险。

（4）中枢神经系统感染：病情进行性加重，且 GCS 评分≤ 8 分，必要时可以进行颅内压监测。

（5）其他需要进行持续颅内压监测的神经重症患者。

（二）禁忌证

主要是相对禁忌证。

（1）穿刺点周围皮肤感染。

（2）正在接受抗凝治疗的患者。

（3）凝血功能异常，国际标准化比值（INR）＞ 1.5 以及血小板计数小于 100×10^9/L。

三、准备流程

根据监测部位不同，颅内压监测主要分为脑室内监测、脑实质内监测、硬膜下监测、硬膜外监测，通常以脑室内监测为“金标准”，以脑室内监测及脑实质内监测最为常用。

下面以最常使用的经典置放手术为例，进行说明。

（1）对患者病情进行全面充分的评估，符合有创颅内压监测的手术指征，排除禁忌证。

（2）患者准备：根据患者的实际情况、手术部位确定麻醉方式和手术体位。

（3）手术物品的准备（图 2-1-1）：颅内压监测传感器套件、手术刀、齿镊、持针器、弯钳、剪刀、乳突牵开器、吸引器、骨蜡、吸收性明胶海绵、缝合针、缝合线、骨钻、注射器、无菌生理盐水、无菌纱布、手套等。

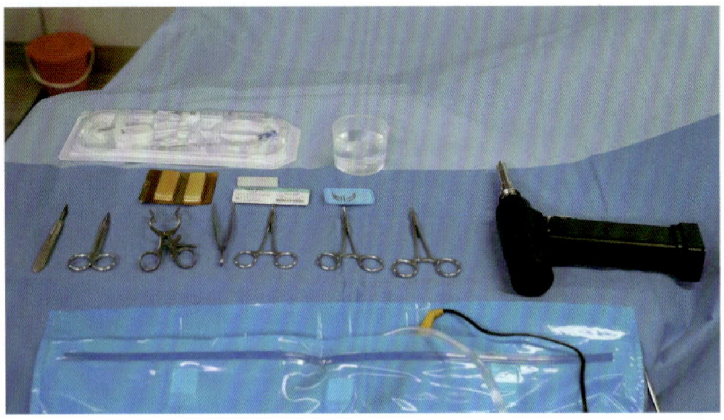

图 2-1-1 物品准备

四、操作步骤

视频 2-1-1

(一)脑室型颅内压监测传感器置入术(视频 2-1-1)

(1)备皮，术前定位，标记手术切口及穿刺方向(图 2-1-2)。如无特殊，一般选择非优势半球。患者取仰卧位，选择中线旁开 2cm、冠状缝前 2cm 为穿刺点，以穿刺点为中心，取纵行手术切口，长约 3cm。穿刺方向为朝向双侧外耳道连线的中点。

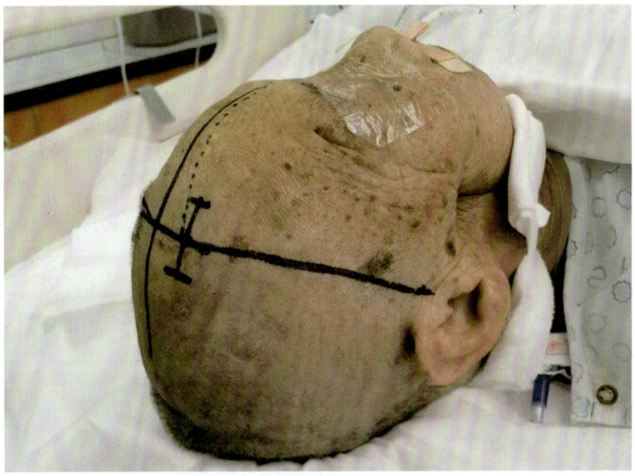

图 2-1-2 术前定位，标记手术切口及穿刺方向

(2)消毒，铺无菌巾。以手术切口为中心，消毒范围应超过切口外 15cm，由内至外消毒，至少 3 次。

(3)传感器调零。调零前预灌注(图 2-1-3)，打开引流管接口处的保护盖，向管腔内注入无菌生理盐水，见探头端有无菌生理盐水流出，确认管路通畅。由助手协助连接传感器导联线。将引流管探头端浸入生理盐水内，液面刚好没过探测器头端即可，避免过深，避免触碰杯壁(图 2-1-4)。开机，按下调零按键(图 2-1-5)。等待数秒，屏幕出现 0mmHg，调零完成(图 2-1-6)。用无菌手套包裹好传感器端口，备用。

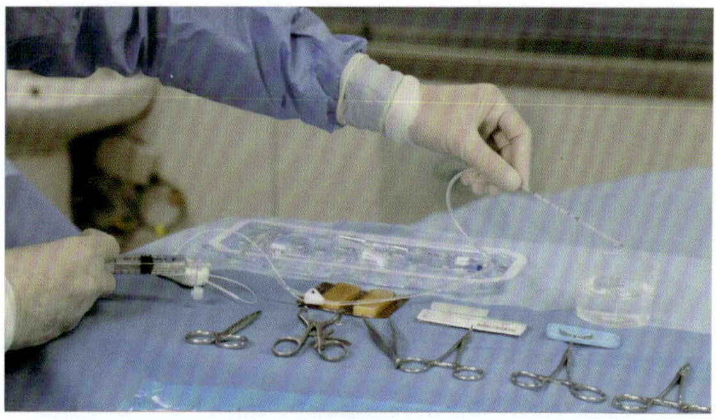

图 2-1-3　调零前预灌注，确认管路通畅

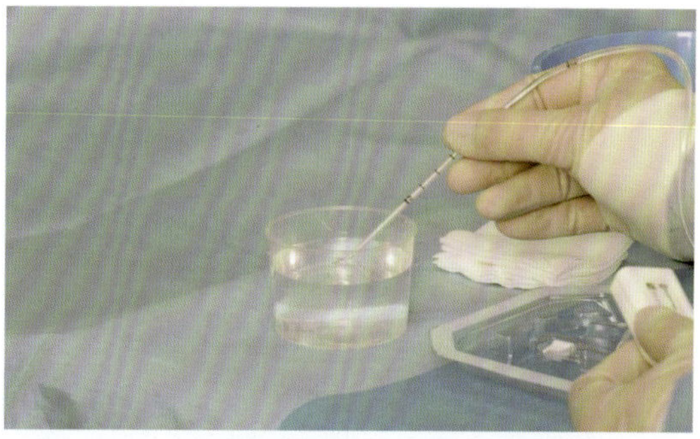

图 2-1-4　将引流管探头端浸入生理盐水内，液面没过探测器头端，避免触碰杯壁

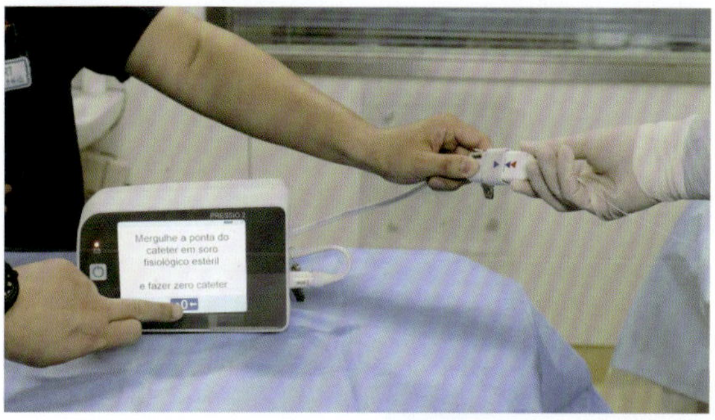

图 2-1-5　按下调零按键

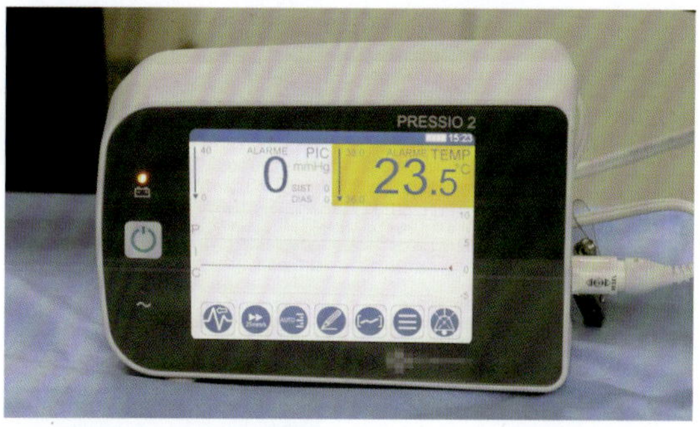

图 2-1-6　屏幕出现 0mmHg，调零完成

（4）局部麻醉。用 3% 利多卡因注射液局部麻醉。

（5）切皮。沿标记线切开头皮至颅骨，止血，使用乳突牵开器暴露颅骨。

（6）颅骨钻孔。在穿刺点处颅骨钻孔，暴露硬脑膜，术区用无菌生理盐水冲洗，清除骨屑，颅骨如有出血可用骨蜡止血。

（7）双极电凝电灼硬脑膜后十字切开一小口，不宜过大，刚好能通过引流管为宜。

（8）皮下潜行，脑室穿刺。隧道套管针从头皮向切口行皮下潜行，把引流管插入套管针内鞘，将引流管带出皮下隧道（图 2-1-7），从皮下套管针鞘内拔出引流管。按照既定方向进行脑室穿刺。引流管头端到达脑室后，引流管接口处可见脑脊液流出（图 2-1-8），关闭接口，沿着管路延长线方向轻轻拔出探针，固定引流管。应确保引流管到位后再拔出探针，避免反复插拔探针造成引流管破损。

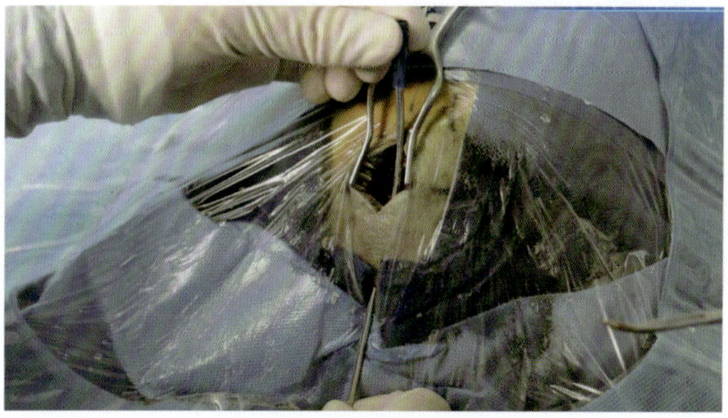

图 2-1-7　皮下潜行

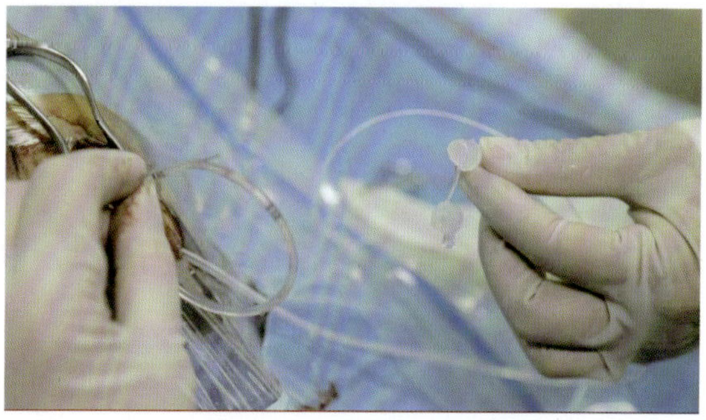

图 2-1-8　脑室穿刺成功后，引流管接口处可见脑脊液流出

（9）骨孔处可以用吸收性明胶海绵填塞（图 2-1-9），避免术后形成皮下积液，也可以用骨生长因子、

小型钛板等材料覆盖修补。

（10）分层缝合头皮。

（11）打开引流管接口，见脑脊液流出，再次确认引流管到位并连接外引流装置。

（12）传感器端口连接主机，测初压，观察颅内压波形。

（13）手术切口包扎固定（图 2-1-10）。

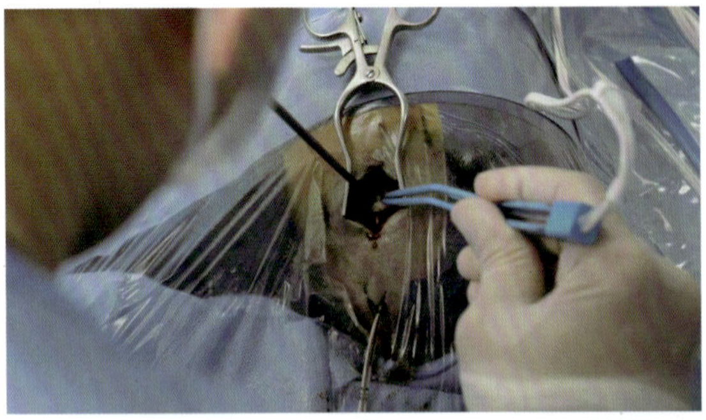

图 2-1-9　骨孔处用吸收性明胶海绵填塞

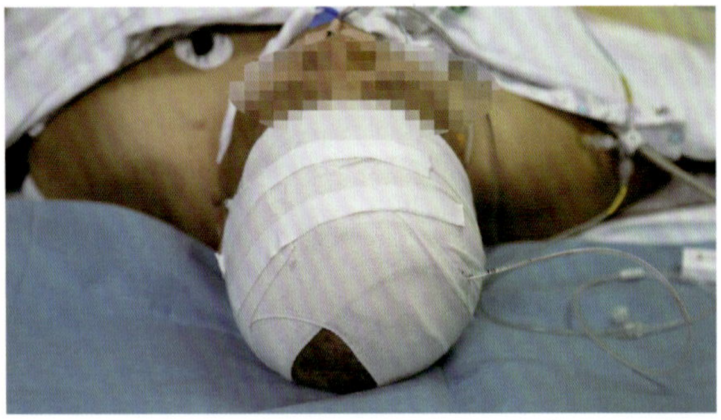

图 2-1-10　大范围的包扎固定，可降低术后感染等并发症的发生率

（14）监测并记录颅内压相关数据（图 2-1-11）。

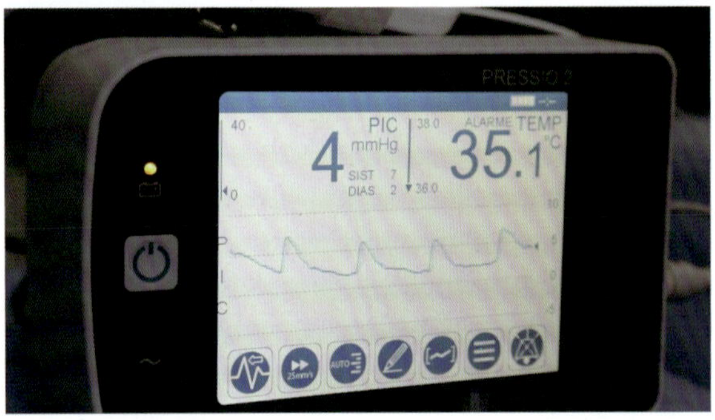

图 2-1-11　连接主机，记录数据

（二）脑实质型颅内压监测传感器置入术（视频 2-1-2）

视频 2-1-2

硬膜下和硬膜外可参考脑实质型流程。

（1）备皮，术前定位，标记手术切口及穿刺方向。患者取仰卧位，选择额部发际内为穿刺点（一般选择病变侧），以穿刺点为中心，取纵行手术切口，长约 3cm。

（2）消毒，铺无菌巾。以手术切口为中心，消毒范围应超过切口外 15cm，由内至外消毒，至少 3 次。

（3）传感器调零。由助手协助连接传感器导联线。将引流管探头端浸入生理盐水内，液面刚好没过探测器头端即可，避免过深，避免触碰杯壁。开机，按下调零按键。等待数秒，屏幕出现 0mmHg，调零完成。用无菌手套包裹好传感器端口，备用。

（4）局部麻醉。用 3% 利多卡因注射液局部麻醉。

（5）切皮。沿标记线切开头皮至颅骨，止血，使用乳突牵开器暴露颅骨。

（6）颅骨钻孔。在穿刺点处颅骨钻孔，暴露硬脑膜，术区用无菌生理盐水冲洗，清除骨屑，颅骨如有出血可用骨蜡止血。

（7）双极电凝电灼硬脑膜后十字切开一小口，不宜过大，刚好能通过传感器探头为宜。

（8）隧道套管针从头皮向切口行皮下潜行，把传感器探头插入套管针内鞘，将探头带出皮下隧道，从皮下套管针鞘内拔出探头，置入脑内 3 ～ 4cm，固定探头导线。

（9）骨孔处可以用吸收性明胶海绵填塞，避免术后形成皮下积液，也可以用骨生长因子、小型钛板等材料覆盖修补。

（10）缝合头皮。

（11）传感器端口连接主机，测初压，观察颅内压波形。

（12）手术切口包扎固定。

（13）监测并记录颅内压相关数据。

五、操作要点

准确定位是颅内压监测传感器成功放置的前提。如果颅内占位病变导致脑室移位，应根据颅脑成像结果进行方向调整。

常用脑室穿刺部位如下。

（1）前角穿刺（Kocher 点）：穿刺点在鼻根后 10 ～ 11cm，即中线旁 2.5cm、冠状缝前 1cm。最常选择非优势半球的额叶入路。当右侧脑室铸型、右侧穿刺部位污染或因其他原因不宜穿刺时，可改为左侧对称点入路，偶尔可双侧置管引流。自头皮计算，导管置入深度一般不超过 7cm。

（2）后角穿刺：患者取侧卧位，穿刺点在枕外隆凸上 5 ～ 6cm、中线旁 3cm。穿刺时对准同侧眉弓外端，深度为 7 ～ 10cm。

（3）侧脑室下角穿刺：穿刺点在耳郭最高点上方 1cm。

（4）三角部穿刺：穿刺点在外耳孔上方、后方各 4cm。垂直进针，深度为 4 ～ 5cm。

脑实质型颅内压监测传感器通常选择放置在病变侧的非功能区或非优势半球。由于脑实质型颅内压监测传感器探头的导线较细，不容易固定且易损坏，建议使用三点固定法，以避免导线意外脱落、弯曲角度过大或打折，造成数据记录失败（图 2-1-12）。

引流管或导线通过皮下潜行引出可以有效降低颅内感染的风险，延长放置时间，建议潜行长度不应小于 3 ～ 5cm。

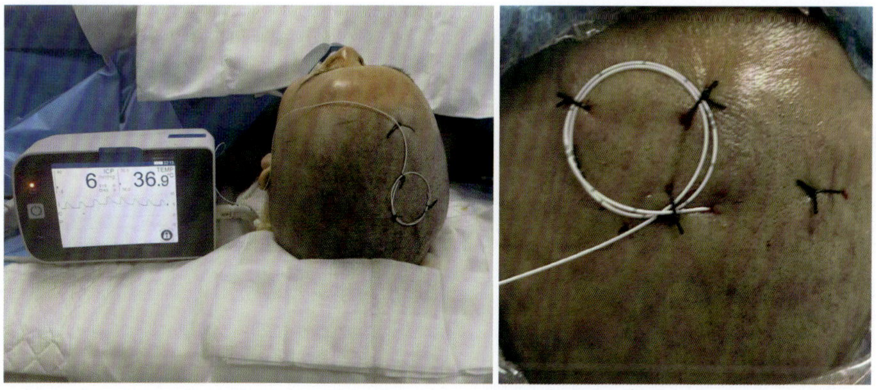

图 2-1-12　三点固定法可降低导线意外脱落等的概率

目前，许多颅内压监测传感器套件都带有钻头等配套设备，可以根据实际情况进行钻孔，减少切口长度，上文介绍的是传统的钻孔方法。不同品牌设备的调零方式不尽相同，甚至有的不需要调零，也应注意，避免因操作不当影响后续数据的准确性。

六、监护管理

1. 术后观察

应密切监测患者的意识水平、瞳孔变化等情况。当意识障碍加深或瞳孔异常变化时，应立即进行头部 CT 扫描，以确定颅内情况，观察是否发生了探头移位、堵塞（脑室型）、颅内新发出血等。对于疑似颅内感染者，可以每 1 ～ 2d 采集一次脑脊液样本，进行相关实验室检查和培养检查。如有必要，可在 1d 内进行多次检查。如使用了脑实质型颅内压监测传感器，可以腰椎穿刺，进行脑脊液检查。

2. 管路的管理

（1）安静时的管理：切口敷料要保持清洁、干燥，并加强引流管或导线周围皮肤的消毒。适度限制患者头部的活动范围，对躁动无法配合者应给予保护性约束和适当的镇静镇痛治疗。观察引流管或导线的长度，有无打折、受压及位置合适与否，管内液平面会不会随着呼吸和脉搏的变化而起伏。如果在引流初期管内液平面没有起伏或者 ICP 发生大的波动，排除其他因素后，大多考虑管腔堵塞，此时可以对引流管进行适当挤压，以确保引流通畅。对于有引流脑脊液需要的脑室型颅内压监测，应记录单位时间内脑脊液的引流量以及颜色和性状的改变。

（2）变动患者体位或移动患者时的管理：操作前先将引流管夹闭（脑室型），调整引流管或导线位置，使其有充分的调整空间和长度，以防体位变动或转运造成引流管或导线的脱出、引流液的逆流和引流量的异常波动。体位变动或转运过程中应时刻注意避免牵拉引流管或导线，并不间断监测患者的各项生命体征，准备好生命支持仪器和必要的抢救设备。体位变动或转运结束后应观察引流管或导线是否脱出。对于脑室型颅内压监测设备，必要时打开引流管，观察引流是否通畅，颅内压、引流量和引流速度有无变化，患者的意识水平、瞳孔和生命体征是否异常等。

（3）脑室型颅内压监测设备的引流量管理：引流瓶要挂在床头，引流管的最高点一般比侧脑室平面高 10 ～ 15cm（平卧位时，外眦和外耳道连线中点的水平面；侧卧位时，正中矢状面），特殊情况下引流管高度可以调整，如颅内动脉瘤性蛛网膜下腔出血合并脑积水的患者未做病因治疗前一般应在 20cm 以上。脑脊液每日引流量通常不超过 500mL（正常人分泌 400 ～ 500mL/d），大多在 200mL 左右，平均引流速度＜ 15 ～ 20mL/h。

3. 传感器的拔除

留置时间过长是颅内感染的危险因素，也会导致数据漂移。建议持续监测时间不应超过 5 ～ 7d。如果使用了脑室型颅内压监测设备并且有治疗效果，可以放置 7 ～ 10d，但不应超过 2 周。如果需要延长引流时间，可以移除导管，选择新的穿刺位置，重新手术。在使用脑室型颅内压监测设备时，可在计划拔管前 24h 进行夹闭试验，密切监测患者意识水平、瞳孔和呼吸节律的变化，及时复查头部 CT 以确保顺利拔管。

七、并发症的处理

1. 出血

放置探头的过程中和放置后均可能出现穿刺部位出血。与出血有关的原因包括：穿刺损伤、操作不当、抗血小板药物和抗凝药物的应用、国际标准化比值（INR）异常增高、血管异常（如穿刺处脑血管畸形等）、脑脊液过多或引流过快（脑室型）等。拔除传感器探头时也可能引起出血，原因可能包括：头皮出血沿着引流管或导线扩散、小血管在长时间压迫下突然减压而破裂出血、脉络丛破坏等。大多数出血并不严重，甚至有时候没有临床症状，在影像学检查时才被发现。但出血一旦无法控制就会造成严重甚至致命的后果。

应对引流管或导线进行规范的护理与观察，适时进行头部 CT 扫描以监测患者的病情变化。在行脑室外引流手术之前及术后引流期间，对患者的凝血功能和血小板应有动态的观察与评价，及时纠正凝血功能异常，手术前应保证 INR < 1.2，引流过程中应保证 INR < 1.4。但对于长期服用抗凝药物、抗血小板药物的患者，何时重新启动抗凝治疗、抗血小板治疗，目前尚无一致意见。

2. 感染

脑室型颅内压监测时颅内感染的发生率为 0 ～ 32%，脑实质型颅内压监测时发生感染的比例较低，继发性化脓性脑室炎和脑膜炎是最严重的并发症，也是造成患者死亡的主要原因之一。细菌入侵的主要途径是引流管内的引流液、引流管或导线等。严格的无菌操作、保持引流系统的密闭性、尽可能减少不必要的脑脊液检查和药物注射、在进行检查或药物注射前接口处用消毒液浸泡、避免引流管漏液及逆流、防止引流管外口接触引流瓶内液体及外出检查时夹闭引流管是防止颅内感染的重要手段。另外，预估颅内压监测探头留置时间较长或者出现引流欠通畅、脑室内积血等情况时，应该早期预防性应用广谱抗菌药物。至于具体抗生素的选择，应参考所在医院或科室的细菌流行病学资料，合理使用。

3. 探头脱出与引流管堵塞

颅内压监测探头脱出常与患者躁动和医护操作不当、镇静镇痛不规范有关，属于管理不良事件。脑室型引流管堵塞的原因：管径过小、血块或沉淀物堵塞以及引流管的位置变化。探头脱出和引流管堵塞可以通过以下措施加以防治：适当的镇静镇痛、引流管妥善固定和二次固定、医护操作严谨仔细、选用管径略大的引流管。并发脑室出血和怀疑血块堵塞时，可以反复挤压引流管。如果血块较大还可引流管内给溶栓药物。如怀疑探头位置有变化，特别是脑室型，需行头部 CT 扫描，明确后根据实际情况调整位置或拔除，必要时可更换位置，重新放置。

4. 脑实质损伤

穿刺方向不当通常会损伤尾状核、内囊或丘脑前部区域，而探头放置太深往往会损伤下丘脑。

5. 过度引流（脑室型）

过度引流可能导致低颅压、颅内积气、硬膜下积液、硬膜外血肿、硬膜下血肿、反常性脑疝等。对患者整体病情评估后，根据颅内压情况，应预设脑脊液引流量，并动态调整。对去大骨瓣并放置脑室型颅内压监测探头的患者，可选择加用弹力绷带，对颅骨缺损处进行适当束缚，防止低颅压的发生。

八、颅内压的解读

1.ICP 的阈值

颅内压持续超过 15mmHg 称为颅内压升高，根据颅内压水平的不同，分为 4 级。①正常：5 ～ 15mmHg。②轻度升高：15 ～ 20mmHg。③中度升高：20 ～ 40mmHg。④重度升高：大于 40mmHg。如果颅内压接近平均动脉压，实际上已无血液向脑内灌注，患者濒临脑死亡。目前，国际上多将 20mmHg 作为降压治疗的临界值。

ICP 的阈值可以指导治疗，但不应唯 ICP 至上，不同的疾病有各自的特点，指南建议应与临床表现及颅脑影像学表现相结合。美国《重型颅脑损伤诊疗指南(第四版)》推荐，颅脑损伤患者 ICP ＞ 22mmHg 时，建议给予阶梯化降压处理，原因是此阈值以上会增加死亡率。与旧版指南的 20mmHg 相比，有学者认为阈值为 22mmHg 时，ROC 曲线下面积相对较大，而对于不良预后的判断，2 个阈值的准确性均较高。Sykora 等研究指出，自发性脑出血患者 3 个月内死亡率和不良预后与平均 ICP ＞ 20mmHg 独立相关。蛛网膜下腔出血(SAH)患者意识障碍加深，颅内压不高，提示可能有脑血管痉挛。对于颅内压升高且需开颅手术的患者，颅内压监测可指导麻醉类型、患者体位及各种救治措施的选择。若 ICP 持续＞ 300mmH$_2$O，各种降颅压措施无效，则预后极差。Eide 等报道 1 例 65 岁动脉瘤性 SAH 女性患者，通过临床观察和神经生理检查(脑电图及视觉诱发反应)协助指导早期颅内压监测，使 ICP ＜ 200mmH$_2$O，临床预后良好。对于急性缺血性脑卒中患者，有学者指出通过有创 ICP 监测，如果患者初始 ICP ＞ 25mmHg，且放 1mL 的脑脊液之后，ICP 仍＞ 15mmHg，应直接行大骨瓣减压术；如果患者初始 ICP ＜ 25mmHg 或初始 ICP ≥ 25mmHg，经过放脑脊液 1mL 后，ICP ＜ 15mmHg，可在 ICP 监测的状态下给予阶梯性降压治疗，如果在阶梯性降压过程中，ICP ≥ 25mmHg，行大骨瓣减压术。

现阶段，多模态脑功能监测在神经重症监护中的应用越来越广泛。研究表明，即使 ICP 正常(＜ 20mmHg)也可能发生继发性脑损伤、脑缺氧和细胞功能障碍。因此不仅要考虑临界值，还需要考虑其他因素：① ICP 随时间变化的趋势；② ICP 波形分析；③脑顺应性；④ ICP 是否和其他的有害因素相关，如脑代谢、脑血流量或脑氧输送的变化等。

2.ICP 的波形

1 个正常颅内压波形由 3 ～ 4 个小波构成(图 2-1-13)：P1 波称为搏击波，由心室收缩产生；P2 波称为潮汐波，形成原因尚不明确；P3 波称为重搏波，由大血管回弹形成。近年来有关 ICP 波形的研究不断深入，临床应用也越来越多，被认为可以提示脑顺应性的早期损伤。

正常生理情况下，脑顺应性良好，脑血管阻力相对较低，P1 波振幅是最高的。当脑顺应性下降时，P2 波的波幅逐渐升高，这种变化通常在 ICP 升高之前出现。随着颅内缓冲机制失代偿，逐渐出现颅内压升高，ICP 波形态变化，P2 波振幅高于 P1 波，且 ICP 波形逐渐变为金字塔形，P1 波和 P2 波之间间隔变大。随着脑顺应性进一步下降，最终 P2 波与 P1 波融合，ICP 波形变得类似动脉波形，提示脑顺应性减弱或消失。因此，临床上对于 ICP 波形异常的患者，要更加警惕，及早干预治疗。

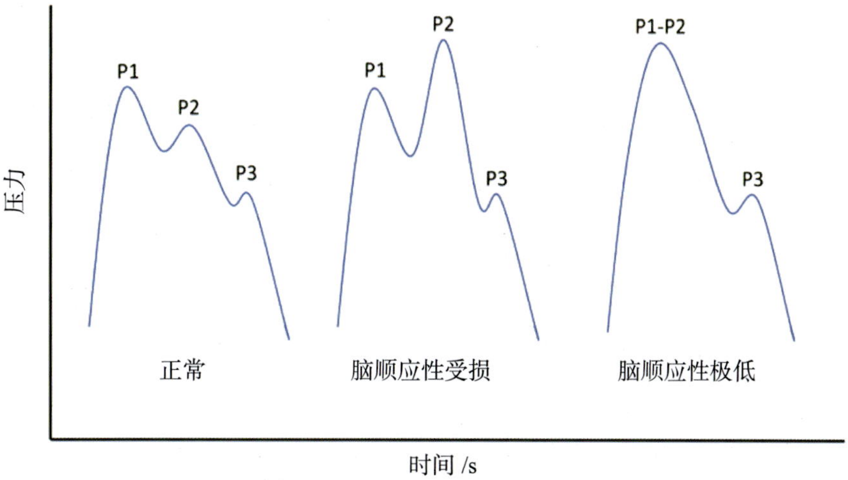

图 2-1-13　正常颅内压波形

注：正常时，P1 波高于 P2 波，P2 波高于 P3 波；脑顺应性受损时，P2 波逐渐超过 P1 波；脑顺应性极低时，P1 波与 P2 波融合。

Lundberg 波（图 2-1-14）是指在连续监测 ICP 波形时，出现的间歇性非持续性升高，可分为 A、B、C 三类，A 类和 B 类均属异常波形，C 类属于正常波形。Lundberg A 波的特点是 ICP 从基线快速升高到 50 ～ 80mmHg，通常持续 5 ～ 20min，也可能会持续数小时。Lundberg A 波被认为是在脑顺应性严重受损的情况下脑灌注减少引发脑血管舒张产生的，反映了脑顺应性严重衰竭，脑疝和死亡风险升高。Lundberg B 波的特点是在超过 5min 的时间里以每分钟 0.5 ～ 2 波的频率出现，ICP 从基线升高到 20 ～ 30mmHg，这可能是血管舒缩不稳定造成的，反映了脑顺应性受损。Lundberg C 波的特点是 ICP 升高至 25mmHg 和每分钟 4 ～ 8 次的压力振荡，是生理性的，可能与心搏和呼吸周期有关。

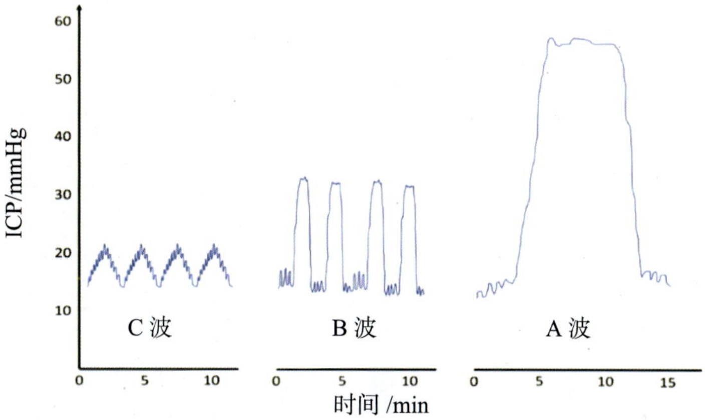

图 2-1-14　Lundberg 波

注：C 波可见于正常生理情况，可能与心搏和呼吸周期有关，ICP 可升高至 25mmHg；B 波可能是脑灌注受损造成的，提示脑顺应性受损，B 波以每分钟 0.5 ～ 2 波的频率出现，ICP 从基线升高到 20 ～ 30mmHg；A 波中 ICP 快速增加到 50 ～ 80mmHg，通常持续 5 ～ 20min，反映脑顺应性严重衰竭。

3. 颅内压相关参数

ICP 波振幅（waveform amplitude，MWA）、压力相关指数（pressure reactivity index，PRx）、压力波幅相关性指数（coefficient between ICP wave amplitude & the mean ICP，RAP）、血压 ICP 相关性指数（intracranial pressureand blood pressure of coefficient，IAAC）等颅内压相关参数可反映脑顺应性、颅内代偿空间及颅内血管状态等，同时可预测患者的预后状态及病情变化。将颅内压监测设备、床旁心电监护仪等与颅内压相关参数分析仪连接后，可动态显示这些参数（图 2-1-15 至图 2-1-21）。

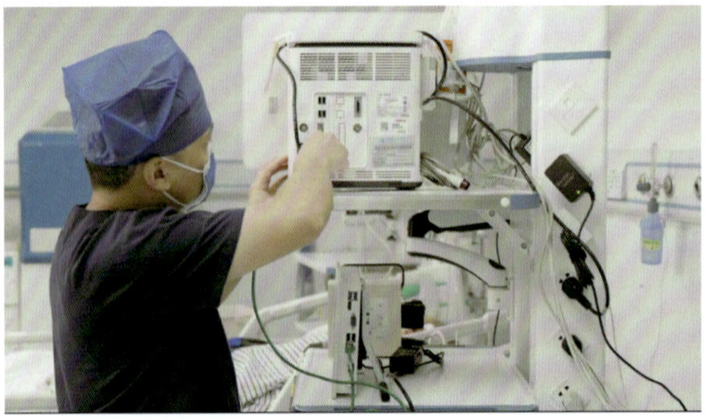

图 2-1-15　床旁监护仪（上）与颅内压相关参数分析仪（下）连接

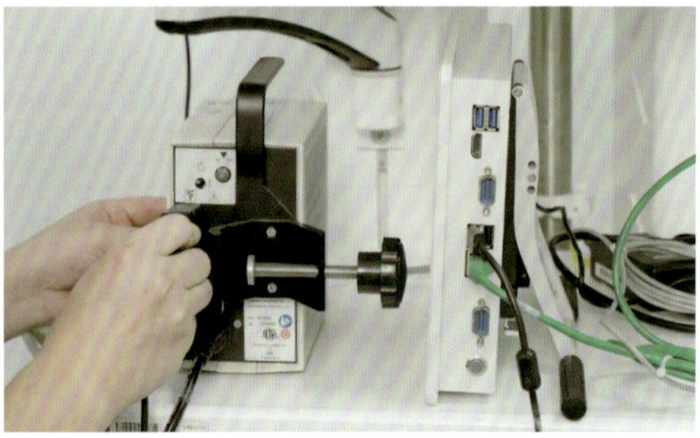

图 2-1-16　颅内压监测设备（左）与颅内压相关参数分析仪（右）连接

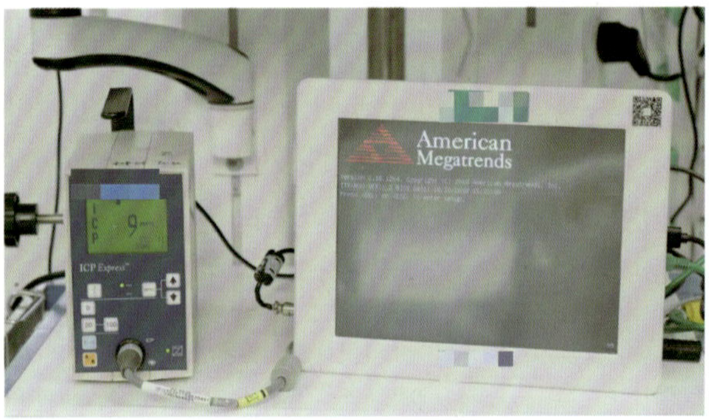

图 2-1-17　颅内压相关参数分析仪（右）开机监测

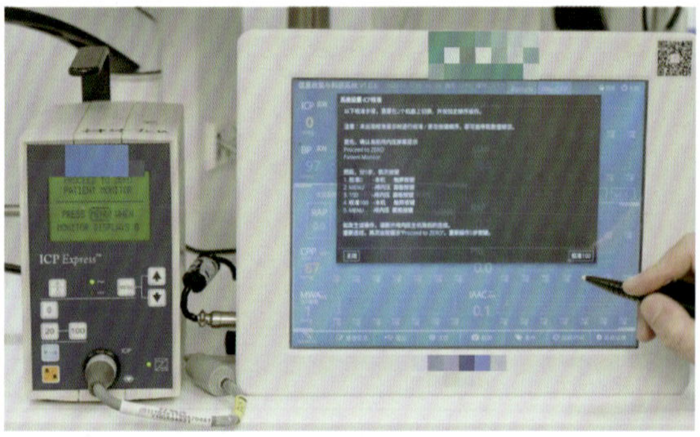

图 2-1-18　颅内压监测设备（左）与颅内压相关参数分析仪（右）进行调零校准

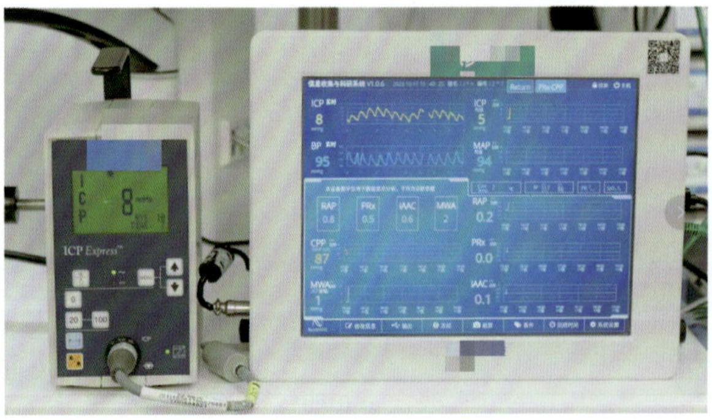

图 2-1-19　颅内压监测设备（左）与颅内压相关参数分析仪（右）监测中，可以实时显示颅内压相关参数

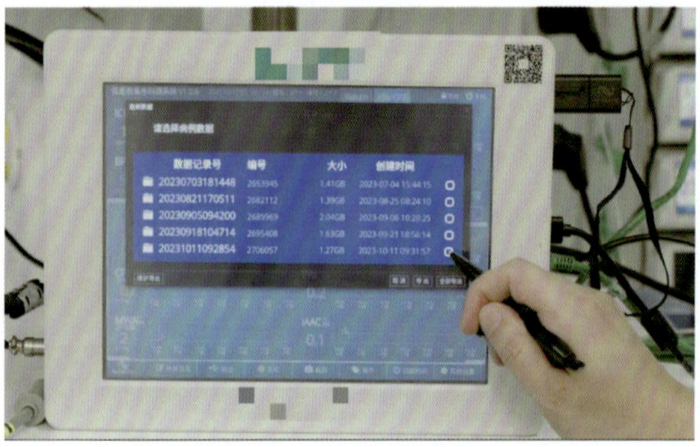

图 2-1-20　监测结束后数据导出

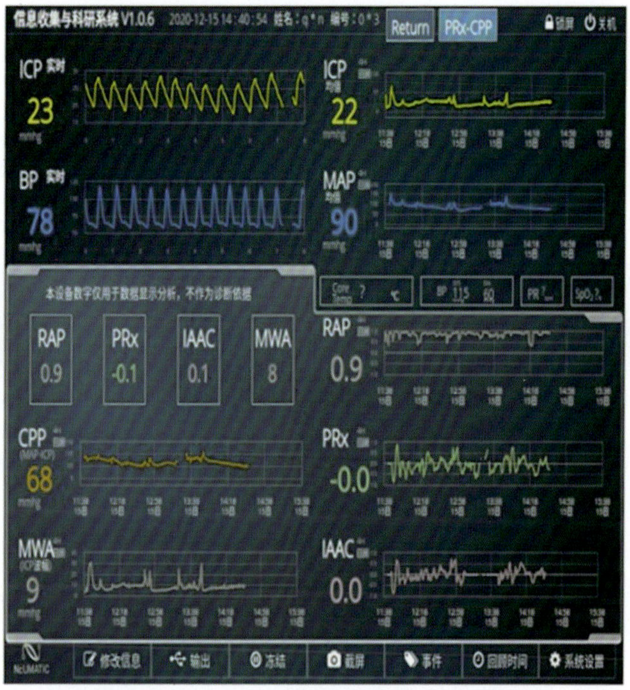

图 2-1-21 颅内压相关参数分析仪界面

ICP 波振幅（MWA）显示颅内压受到心脏搏动、脑血管舒缩及痉挛、脑血流量及脑血管阻力变化影响时的波动变化，反映脑顺应性。Czosnyka 与 Pickard 根据 ICP- 容积曲线把 MWA 的变化分为 3 部分。①开始阶段：ICP 较低时，脑顺应性良好，在代偿期，虽然 ICP 升高，但 MWA 仍然较小。②过渡阶段：ICP 随着颅内容积的增加而升高，脑顺应性下降，MWA 逐渐增大。③上升阶段：ICP 升高超过阈值，脑顺应性极低，颅内容积少量增加，MWA 增大。MWA 变化受心脏搏动、脑血管舒缩及痉挛、脑血流量及脑血管阻力影响，当振幅＞ 5.0mmHg 时，提示脑顺应性下降。

相关研究均证明 MWA 的临床意义。Eide 等在观察左侧后交通动脉瘤破裂致蛛网膜下腔出血的患者时，发现 ICP 波幅增大可能伴有脑组织缺血。Carrera 等认为正压性脑积水患者，ICP 波幅多依靠 ICP 的均值而定，而颅脑损伤患者的 ICP 波幅多受脑血流量的波幅影响，ICP 均值对 ICP 波幅变化影响不大。因此，依据 MWA 的监测数据指导治疗时，应根据不同的疾病进行解读。

压力相关指数（PRx）是单位时间内平均动脉压与平均颅内压的皮尔逊相关系数，与脑血管反应性相关，是反映脑血管自主调节能力的参数，范围在 -1 ～ 1。当 PRx 为负值时，提示脑血管自动调节功能良好；PRx 为正值时，提示 ICP 与动脉压的变化趋势相同，意味着脑血管床的自主反应性消失，提示自动调节功能紊乱。当 PRx 大于 0.2 时，提示脑血管自动调节功能丧失。目前有研究表明，PRx 与患者预后呈负相关，并将 0.25 及 0.05 作为阈值，超过阈值会影响患者的预后。

PRx 可滴定最佳灌注压。PRx 与脑灌注压（cerebral perfusion pressure，CPP）成“U”形曲线关系，曲线的最低点为患者的最佳灌注压（CPPopt）（图 2-1-22），根据 PRx- CPPopt 为 CPP 提供动态管理目标，越接近 CPPopt 的患者可能预后更好。Steiner 等研究显示，大多数患者可算出近似 CPPopt 的 CPP 平均值，越接近 CPPopt 的患者越可能获得较好的疗效，并建议利用最小的 PRx 确定的平均 CPP 来指导治疗，这一观点将成为未来治疗的导向。若无 CPPopt 时，可经验性维持 CPP 在 60 ～ 70mmHg。

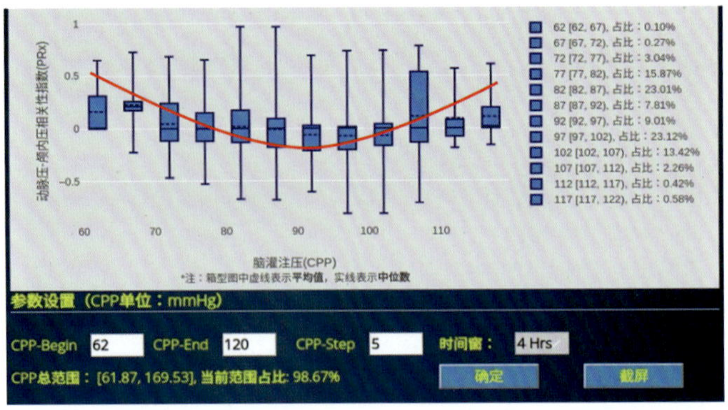

图 2-1-22 PRx 与 CPP 成“U”形曲线关系，曲线的最低点为患者的最佳灌注压（CPPopt）

压力波幅相关性指数（RAP）是脉冲波幅与 1 ～ 3 min 监测的平均颅内压之间的关系，RAP 值在 -1 ～ 1，反映压力 - 容积代偿空间、颅内压和脑血流量之间的关系。如颅内压 - 容积曲线平坦，脉冲波幅与颅内压的变化缺少同步性，表示有良好的代偿空间，此时 RAP 为 0，颅内压波幅较低。在曲线上升阶段，代偿空间开始减少，脉冲波幅直接随颅内压变化，RAP 趋于 1，提示 ICP 代偿能力差。颅内压波幅随着平均颅内压升高而增加，起初增加速度较慢，随着代偿空间的耗竭，波幅迅速增大，在曲线的终端，RAP 低于 -1 时，脑血管最终反应性受损，出现无颅内压波形。当 RAP ＞ 0.5 及颅内压＞ 20mmHg 时，提示颅脑损伤预后不良。

血压 ICP 相关性指数（IAAC）则是利用相关系数来反映 ICP 波幅与动脉压波幅的关系。目前相关研究较少，有研究证实它可以反映脑血流自动调节能力，并且与早期预后有关，预后不良患者的 IAAC 会显著升高。IAAC 为 0 ～ 1 时提示脑血流自动调节能力受损，IAAC 为 –1 ～ 0 时提示脑血流自动调节能力良好。

九、前沿进展

1. 颅内压影响因素

影响颅内压的因素是多种多样的，除了颅内病变引起颅内压变化外，体位也是影响颅内压的重要因素。有学者指出床头抬高角度对颅脑损伤患者的 ICP、MAP、CPP 有重要影响，它们随床头抬高角度的增加而下降。Wong 的研究结果也发现，颅脑损伤患者头部每抬高 10°，颅内压会降低 1mmHg。分析原因可能是抬高床头能使颅脑损伤患者的脑脊液向脊髓处流动，使脑部脑脊液的容量呈下降趋势，静脉引流得到改善，脑内静脉压也呈下降趋势，因此抬高床头能够有效降低颅内压。但研究表明，床头抬高降低颅内压的同时灌注压会随之下降，床头抬高 30° 时，既可以显著降低患者颅内压，又可以维持有效灌注压水平，使两者达到较好的平衡，能够有效规避低血压、脑缺血等不良反应。另外，测量部位的不同、有无脑脊液引流、循环情况、呼吸机参数、温度、镇痛镇静程度、医疗护理操作等都可能对颅内压的测量产生影响。

在生理条件下，大脑顺应性良好，会通过自身的代偿维持颅内压在正常范围内；病理情况下会出现失代偿。颅内压升高可导致脑缺血、缺氧，甚至脑疝。1927 年，Adson 和 Lillie 首次使用基于脑室流出量的流体压力测量系统进行 ICP 监测，这具有里程碑意义。此后，ICP 监测逐渐应用于临床实践，适应证不断扩大。目前主要分为两种：有创监测和无创监测。

2. 无创颅内压监测

目前，有创颅内压监测被广泛应用于临床。脑室型颅内压监测除了能提供准确的诊断信息外，还可以通过引流脑脊液达到治疗的目的。尽管置入 ICP 探头存在一定的风险，但对大多数危重患者来说，获益更多。但是在一些特殊情况下，如现场急救、患者或医疗机构条件不允许，也需要用非侵入性方法初步评估 ICP。虽然无创监测方法不如有创方法准确，但由于其无创、方便、低成本，正逐渐用于筛查颅内压升高的患者，减少了不必要的有创操作。

3. 颅内压与脑温监测

由于低温带来的脑保护作用并不需要以全身降温为基础，而全身性低温治疗带来的众多系统性并发症是影响患者获益的重要因素，因此选择性的脑降温方式成为当前研究的热点。

对于重症脑损伤伴中枢性高热的患者，在发热早期阶段即行低温治疗，控制高热，以减少神经细胞的耗氧量，减少组织内酸性代谢产物的产生，有助于维持血脑屏障的完整性和功能的稳定，降低患者脑水肿的程度，减轻脑组织的继发性损伤。脑温（brain temperature，BT）是反映低温治疗效果的重要指标，脑温过高则达不到治疗目的，脑温过低则易发生并发症。准确有效地监测重症脑损伤伴中枢性高热患者低温治疗中脑温的变化，将直接影响疾病的治疗与转归。

有研究表明，颅脑损伤患者平均脑温高于直肠温度 0.32 ～ 1.08℃，其差异程度受 ICP、脑灌注压的影响，脑损伤后脑温升高将增加脑组织耗氧量及代谢率，加重继发性脑损害，导致 ICP 升高，严格控制脑温能降低脑耗氧量和脑代谢率。脑温测量方法分为直接测温法和间接测温法。直接测温法即直接测定脑组织内（脑室内、白质、灰质、脑皮质等部位）的温度。间接测温法即测定机体核心温度来代表脑温，测温部位有鼓膜、颞肌、膀胱、直肠、食管、肺动脉或颈静脉等。

随着科技进步，ICP 多模态监测系统不断发展完善，将来有可能会研发出更智能的监测模式，为临床提供更客观、更全面的监测数据，从而为临床决策提供更精准的指导，改善患者预后。

参考文献

[1] CITERl0 G，ODDO M，TACCONE F S. Recommendations for the use of multimodal monitoring in the neurointensive care unit[J]. Curr Opin Crit Care，2015，21（2）：113-119.

[2] KORBAKIS G，VESPA P M. Multimodal neurologic monitoring[J]. Handb Clin Neurol，2017，140：91-105.

[3] MAKARENKO S，GRIESDALE D E，GOODERHAM P，et a1. Multimodal neuromonitoring for traumatic brain injury：a shift towards individualized therapy[J]. J Clin Neurosci，2016，26：8-13.

[4] JONES S，SCHWARTzBAUER G，JIA X. Brain monitoring in critically neurologically impaired patients[J]. Int J Mol Sci，2016，18（1）：43.

[5] KIRKMAN M A，SMITH M. Multimodality neuromonitoring[J]. Anesthesiol Clin，2016，34（3）：511-523.

[6] FERNANDO S M，TRAN A，CHENG W，et a1. Diagnosis of elevated intracranial pressure in

critically ill adults：systematic review and meta-analysis[J]. BMJ，2019，366：14225.
[7] DI IEVA A，SCHMITZ E M，CUSIMANO M D. Analysis of intracranial pressure：past，present，and future[J]. Neuroscientist，2013，19(6)：592-603.
[8] LILJA-CYRON A，KELSENJ，ANDRESEN M，et a1. Feasibility of telemetric intracranial pressure monitoring in the neuro intensive care unit[J]. J Neurotrauma，2018，35(14)：1578-1586.
[9] SONIG A，JUMAH F，RAJU B，et a1. The historical evolution of intracranial pressure monitoring[J]. World Neurosurg，2020，138：491-497.
[10] ZACCHETTI L，MAGNONI S，DI CORTE F，et a1. Accuracy of intracranial pressure monitoring：systematic review and meta-analysis[J]. Crit Care，2015，19(1)：420.
[11] MAZZEO A T，GUPTA D. Monitoring the injured brain[J]. J Neurosurg Sci，2018，62(5)：549-562.
[12] SPECK V，STAYKOV D，HUTTNER H B，et a1. Lumbar catheter for monitoring of intracranial pressure in patients with post-hemorrhagic communicating hydrocephalus[J]. Neurocrit Care，2011，14(21)：208-215.
[13] PATEL P，YAVAGAL D，KHANDELWAL P. Hyperacute management of ischemic strokes：JACC Focus Seminar[J]. J Am Coll Cardiol，2020，75(15)：1844-1856.
[14] CARNEY N，TOTTEN A M，O' REILLY C，et a1. Guidelines for the management of severe traumatic brain injury，fourth edition[J]. Neurosurgery，2017，80(1)：6-15.
[15] AIOLFI A，BENJAMIN E，KHOR D，et a1. Brain trauma foundation guidelines for intracranial pressure monitoring：compliance and effect on outcome[J]. World J Surg，2017，41(6)：1543-1549.
[16] GERBER L M，CHIU Y L，CARNEY N，et a1. Marked reduction in mortality in patients with severe traumatic brain injury[J]. J Neurosurg，2013，119(6)：1583-1590.
[17] JEON S B，PARK J C，KWON S U，et a1. Intracranial pressure soon after hemicraniectomy in malignant middle cerebral artery infarction[J]. J Intensive Care Med，2018，33(5)：310-316.
[18] FUNCHAL B F，ALVES M M，SURIANO I C，et a1. Intracranial pressure following decompressive hemicraniectomy for malignant cerebral infarction：clinical and treatment correlations[J]. Arq Neuropsiquiatr，2018，76(12)：812-815.
[19] CHESNUT R M，TEMKIN N，CARNEY N，et a1. A trial of intracranial-pressure monitoring in traumatic brain injury[J]. New Engl J Med，2012，367(26)：2471-2481.
[20] PANERAI R B，JARA J L，SAEED N P，et a1. Dynamic cerebral autoregulation following acute ischaemic stroke：comparison of transcranial doppler and magnetic resonance imaging techniques[J]. J Cereb Blood Flow Metab，2016，36(12)：2194-2202.
[21] SHARMA S，LUBRICA R J，SONG M，et a1. The role of transcranial doppler in cerebral vasospasm：a literature review[J]. Acta Neurochir Suppl，2020，127：201-205.
[22] MASTANTUONO J M，COMBESCURE C，ELIA N，et a1. Transcranial doppler in the diagnosis of cerebral vasospasm：an updated meta-analysis[J]. Crit Care Med，2018，46(10)：1665-1672.
[23] KNEIHSL M，NIEDERKORN K，DEUTSCHMANN H，et a1. Abnormal blood flow on transcranial

duplex sonography predicts poor outcome after stroke thrombectomy[J]. Stroke，2018，49(11)：2780-2782.

[24] POCA M A，BENEJAM B，SAHUQUILLO J，et a1. Monitoring intracranial pressure in patients with malignant middle cerebral artery infarction：is it useful?[J]. J Neurosurg，2010，112(3)：648-657.

[25] WARDLAW J M，BENVENISTE H，NEDERGAARD M，et a1. Perivascular spaces in the brain：anatomy，physiology and pathology[J]. Nat Rev Neurol，2020，16(3)：137-153.

[26] SEKHON M S，AINSLIE P N，MENON D K，et a1. Brain hypoxia secondary to diffusion limitation in hypoxic ischemic brain injury postcardiac arrest[J]. Crit Care Med，2020，48(3)：378-384.

[27] GUVEN M，AKILLI N B，KOYLU R，et a1. A new marker identification of high risk stroke patients：jugular saturation[J]. Am J Emerg Med，2020，38(1)：7-11.

[28] HEMPHILL J C，ANDREWS P，DE GEORGIA M. Multimodal monitoring and neurocritical care bioinformatics[J]. Nat Rev Neurol，2011，7(8)：451-460.

[29] CZOSNYKA M，PICKARD J D. Monitoring and interpretation of intracranial pressure[J]. J Neurol Neurosurg Psychiatry，2019，75(6)：813-821

[30] EIDE PK，BENTSEN G，STANISIC M，et al. Association between intracranial pulse pressure levels and brain energy metabolism in a patient with an aneurysmal subarachnoid haemorrhage[J]. Acta Anaesthesiol Scand，2021，51(9)：1273-1276.

[31] CARRERA E，KIM DJ，CASTELLANI G，et al. What shapes pulse amplitude of intracranial pressure?[J]. J Neurotrauma，2020，27(2)：317-324.

[32] LAWSON L，BRIDGES E J，BALLOU I，et al. Accuracy and precision of noninvasive temperature measurement in adult intensive care patients[J]. Am J Crit Care，2019，16(5)：485-496.

[33] FISCHER M，LACKNER P，BEER R，et al .Keep the brain cool-endo-vascular cooling in patients with severe traumatic brain injury：a case series study[J]. Neurosurgery，2020，68(4)：867-873.

[34] NONOSE Y，SATO Y，KABAYAMA H，et al. Accuracy of recorded body temperature of critically ill patients related to measurement site：a prospective observational study[J]. Anaesth Intensive Care，2021，40(5)：820-824.

[35] SYKORA S，STEINMACHER S，STEINER T，et al. Association of intracranial pressure with outcome in comatose patients with intracerebral hemorrhage[J]. Journal of the Neurological Sciences，2014，342(12)：141-145

[36] EIDE P K，SORTEBERG W，MELING T，et a1. From intracranial pressure to intracranial pressure wave-guided intensive care management of a patient with an aneurysmal subarachnoid haemorrhage[J]. Acta Anacsthesiol Scand，2007，51(4)：501-504.

[37] 王炬，冯光. 有创颅内压监测在大面积脑梗死治疗中的作用 [J]. 中国实用神经疾病杂志，2020，23(1)：70-74.

[38] WANG F W. Prevention of secondary brain injury[J]. Crit Care Nurse，2000，20(5)：18-27.

（张　明）

第二节　腰椎穿刺及腰大池置管引流术

一、腰椎穿刺术技术规范与操作流程

腰椎穿刺术是神经科临床实践中不可或缺的诊断方法，具有操作简单、安全有效等优势，因此对神经系统疾病的诊疗具有显著价值。然而，若适应证选择不当，可能加重患者原有病情，甚至对生命安全构成威胁。因此，为了确保腰椎穿刺术安全有效地实施，医生必须深入理解其禁忌证、相关解剖学知识，并熟练掌握减少并发症风险的方法。尽管腰椎穿刺术的风险极低，但潜在的并发症一旦发生，其严重性不容忽视，甚至可能威胁患者生命。因此，对腰椎穿刺术的适应证、禁忌证及正确操作方法的全面了解，对于降低潜在风险至关重要。

（一）解剖及生理知识

大部分脑脊液（CSF）由脑室系统中侧脑室的脉络丛形成，脑脊液流经各脑室，通过第四脑室正中孔（Magendie 孔）和外侧孔（Luschka 孔）流出脑室系统进入蛛网膜下腔，包绕在脑和脊髓表面。最后被上矢状窦内的蛛网膜颗粒重吸收。人体的脑脊液总量约为 150mL，形成速度为 20 ～ 25mL/h。每天再生和重吸收的脑脊液是脑脊液总量的 3 ～ 4 倍。脑脊液总量的 20% 分布在脑室系统内，剩余的脑脊液分布在颅内和脊髓的蛛网膜下腔及蛛网膜池。大量脑脊液积聚在腰部，因此在腰椎区穿刺能有效获取脑脊液。

成人脊髓末端的脊髓圆锥终止于 L1 ～ L2 水平。脊髓圆锥平面以下的脊神经根在充满脑脊液的硬膜囊内走行，从对应的神经孔出脊柱。在此平面下腰骶神经称为马尾，L4 椎体与髂前上棘在同一平面。由于脊髓终末端位于腰椎上部，因此从腰椎下部进入硬膜囊时，一般不存在脊髓损伤的风险。但是在女性或者肥胖人群中，可能对应较高的椎体平面，要根据实际情况确认穿刺部位。图 2-2-1 为腰椎椎体解剖结构。图 2-2-2 为腰椎穿刺部位解剖结构。

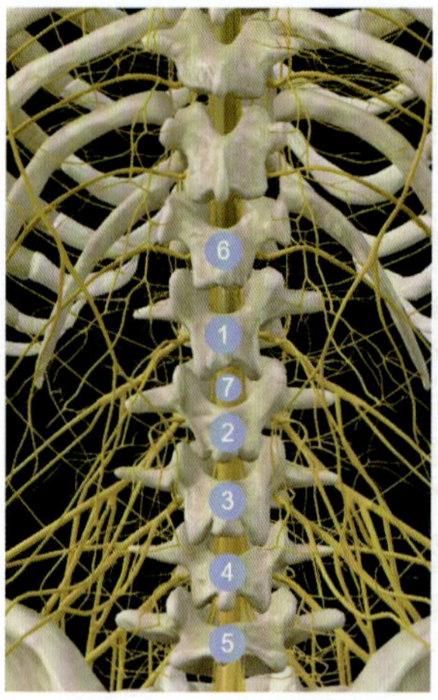

图 2-2-1　腰椎椎体解剖结构

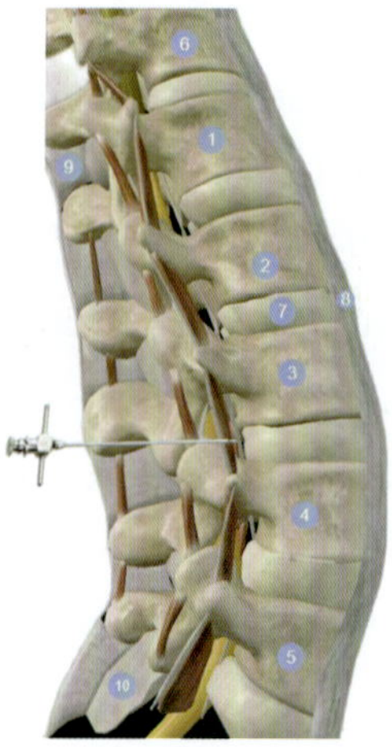

图 2-2-2　腰椎穿刺部位解剖结构

从后向前的解剖层次依次为：皮肤、皮下脂肪、棘上韧带、棘间韧带、黄韧带、硬脊膜、蛛网膜、蛛网膜下腔。正常情况下，脑脊液清亮，压力为 10 ～ 20cmH_2O。

（二）适应证

（1）无明显颅内压升高的颅内占位性病变。通过腰椎穿刺测量颅内压和进行脑脊液常规检查、生化检查、细胞学检查、病原学检查等，鉴别细菌性脑膜炎、病毒性脑膜炎、弓形虫病、恶性肿瘤、多发性硬化等。

（2）鉴别脑震荡、脑挫裂伤、颅内血肿、出血性脑血管病与缺血性脑血管病等。

（3）中枢神经系统感染性疾病、脱髓鞘疾病和脊髓变性疾病的诊断和鉴别诊断。

（4）颅脑手术后检查颅内压及进行脑脊液检查。

（5）对于脊髓病变，行腰椎穿刺，了解脑脊液动力学情况，明确有无梗阻及梗阻程度。

（6）椎管内注射药物，如抗生素、化疗药、镇痛药、脊髓造影或脑池造影所需要的对比剂、核素造影剂等。

（7）交通性脑积水分流术前，可预判手术效果。

（三）禁忌证

（1）凡有脑疝征象（如双侧瞳孔不等大、去皮质强直、呼吸抑制等）或因硬膜外占位性病变而即将形成脑疝者，属绝对禁忌证。

（2）在临床评估中，患者被初步诊断为颅内占位性病变，并观察到视盘水肿体征，进一步通过头部X线或高分辨率的CT扫描，结果显示颅内压显著升高。

（3）穿刺部位有皮肤和软组织感染者，腰椎穿刺可能造成椎管甚至颅内感染。

（4）开放性颅脑损伤或有感染的脑脊液漏，腰椎穿刺时放液可造成颅内逆行感染。

（5）全身严重感染（败血症）、凝血功能异常、休克、濒于休克或躁动不安而不能配合者。

（6）上颈段脊髓占位性病变，特别是脊髓功能完全消失时，腰椎穿刺后易出现病情恶化，甚至呼吸停止。

（7）完全性椎管阻塞、非交通性脑积水、腰椎穿刺部位畸形或骨质破坏是相对禁忌证。

已知或怀疑颅内动脉瘤者是否可进行腰椎穿刺，存在争议。

（四）术前准备及操作流程（视频 2-2-1）

视频 2-2-1

（1）常规消毒换药包1套、碘伏、无菌棉球、胶布、利多卡因、无菌治疗巾、5mL注射器、无菌手套、无菌腰椎穿刺包（图2-2-3）（内有腰椎穿刺针、测压管、洞巾、纱布、棉球、试管）。

（2）准备齐全所需物品，并将其携带至患者床边。为确保患者隐私，使用屏风进行遮挡。

（3）指导患者侧卧于硬板床上，去除枕头，确保背部与床沿平齐。在患者背部铺设橡皮巾和治疗巾，然后指导患者头部向胸前弯曲，双手抱膝，使双膝向腹部弯曲，并尽量向后拱起腰背部，以增加椎间隙的宽度，便于穿刺。在整个穿刺过程中，需协助患者保持固定姿势，避免移动。

（4）一般选取 L3 ～ L4 腰椎间隙为穿刺部位，两侧髂嵴连线的脊棘线为第3腰椎间隙（图2-2-4）。

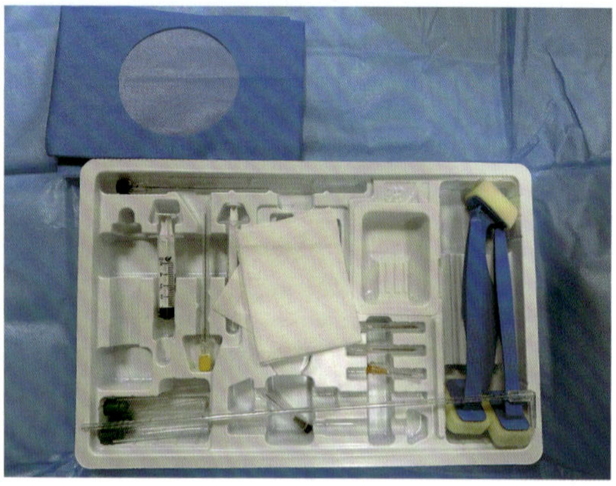

图 2-2-3　无菌腰椎穿刺包

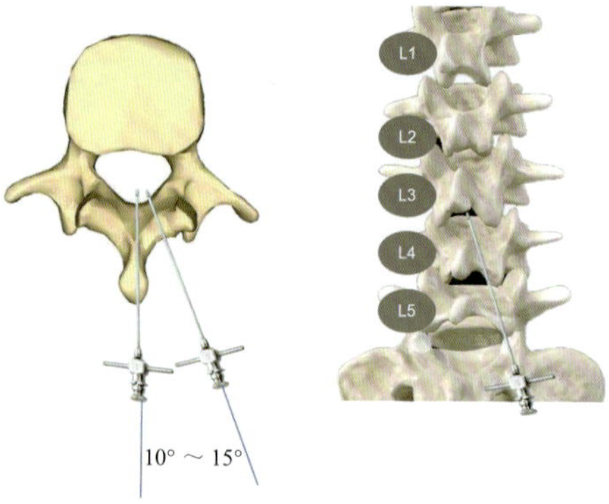

图 2-2-4　腰椎穿刺进针定位及角度

（5）对穿刺部位进行严格消毒（图 2-2-5），以确保无菌操作。操作过程中，术者需佩戴无菌手套，并铺设洞巾。随后，使用 2% 利多卡因进行局部浸润麻醉（图 2-2-6）。

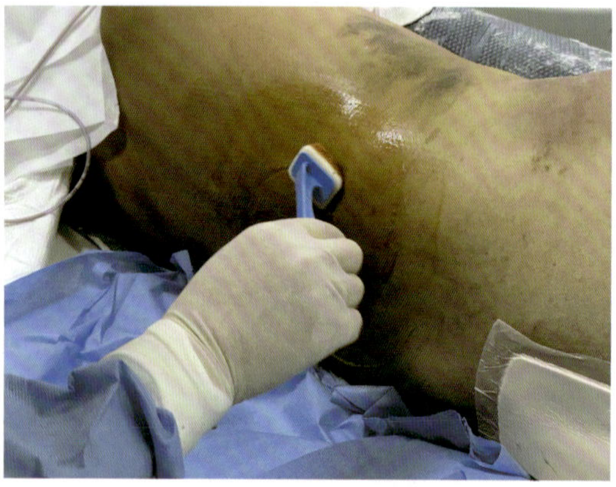

图 2-2-5　消毒

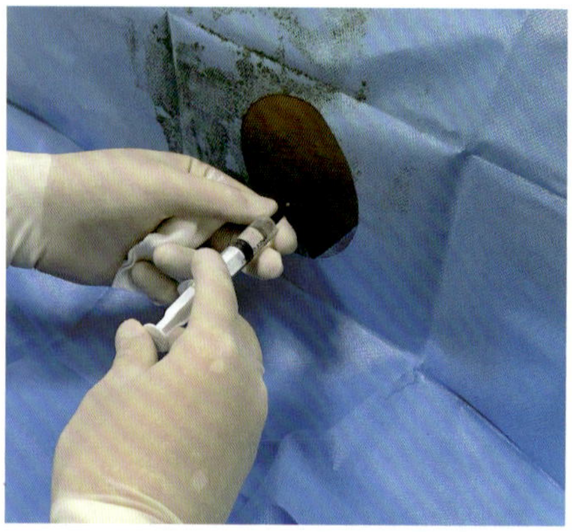

图 2-2-6　局部浸润麻醉

（6）进行腰椎穿刺时，术者持已安装针芯的腰椎穿刺针，沿着预先确定的腰椎间隙进行垂直进针操作（图 2-2-7）。成人患者针头推进 4 ～ 6cm 深度、儿童推进 2 ～ 3cm 深度或术者感到阻力突然消失时，说明针头成功进入脊膜腔。此时，小心拔出针芯，随后脑脊液将自动流出。医生指导患者保持全身放松，进行平稳呼吸，并稍微伸展双下肢和头部。随后，连接压力管与穿刺针，可观察到液面缓慢上升。液面随着呼吸波动时的读数为脑脊液压力值（图 2-2-8）。若发现脑脊液压力显著升高，应不完全拔出针芯，让脑脊液缓慢滴出，防止压力骤降而增加脑疝风险。

（7）穿刺过程中，应密切观察患者生命体征的改变，如意识、瞳孔、脉搏和呼吸等。若患者病情突然发生改变，应立即停止操作并报告医生，同时协助抢救。

（8）可通过动力试验（亦称压颈试验）评估蛛网膜下腔是否存在阻塞。测定初压后，压迫患者一侧颈静脉 10s，根据测定的脑脊液压力变化情况，判断蛛网膜下腔是否存在阻塞及阻塞程度。压颈操作后，若脑脊液压力迅速上升至原始水平的 1 倍，并在解除压迫后的 20s 内迅速恢复至原始水平，表明蛛网膜下腔通畅；若脑脊液压力未上升，提示蛛网膜下腔可能存在完全阻塞情况；若脑脊液压力在压颈后呈现缓慢上升趋势，并且在解除压迫后缓慢下降或保持不变，表明蛛网膜下腔不完全阻塞。

（9）收集脑脊液 3 ～ 5mL 于无菌试管中，以备送检（图 2-2-9）。如需做细菌培养或鞘内注射等操作，应严格按照操作规范进行。

（10）穿刺完成后，将针芯拔出并套入穿刺针。对穿刺针孔用碘伏进行消毒处理，覆盖无菌纱布，并用胶布固定（图 2-2-10）。提醒患者 1 周内避免穿刺处浸湿。

（11）穿刺完成后，清理床单和用物，记录所收集的脑脊液总量、颜色、性质等信息，并将采集的标本立即送往化验室进行检测。

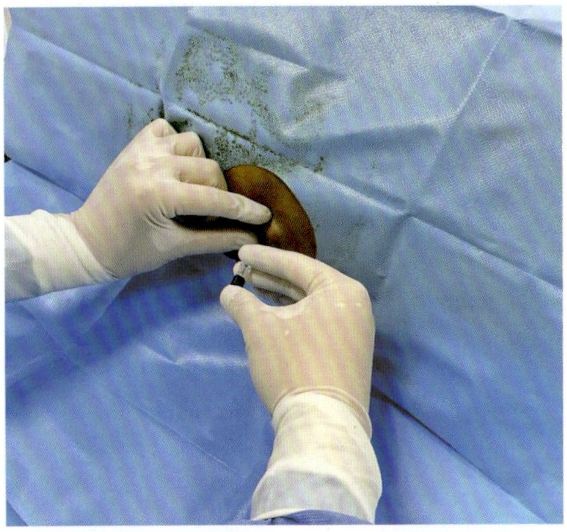

图 2-2-7　腰椎穿刺针逐层进入

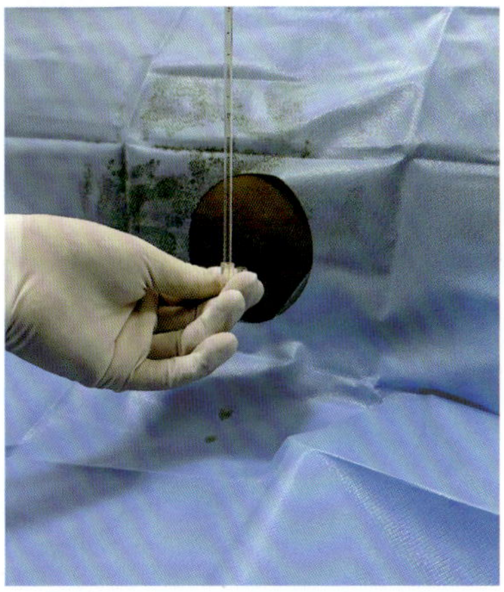

图 2-2-8　测脑脊液压力

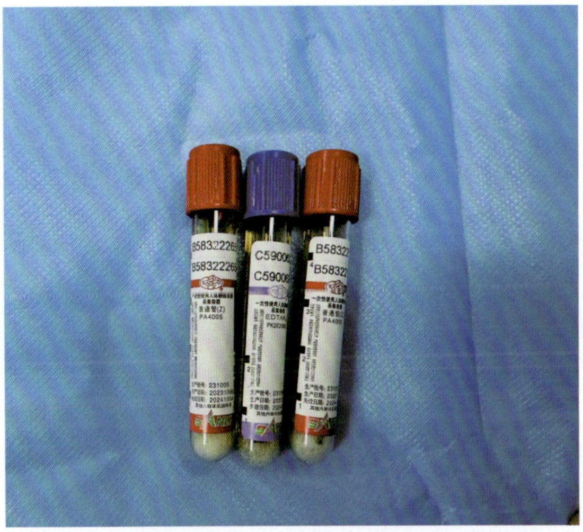

图 2-2-9　脑脊液留取

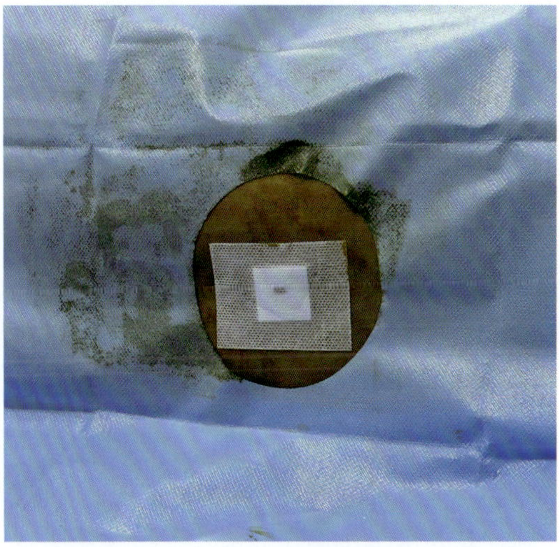

图 2-2-10　穿刺点消毒与胶布固定

（五）注意事项

（1）穿刺后，患者应保持去枕平卧状态 4 ～ 6h。颅内压较高的患者，应延长平卧时间，建议平卧 12 ～ 24h。在此期间，需持续观察患者动态，注意是否出现穿刺后不良反应，如头痛、恶心、腰痛等。

（2）穿刺后预防患者出现低压性头痛，主要包括穿刺针型号较大、患者平躺时间不足、过早起床或脑脊液外漏等原因。患者通常表现为站立时头痛加剧，平卧后缓解。此症状通常 1 ～ 3d 消失，长者可达 7 ～ 10d。一旦发生低压性头痛，嘱咐患者尽量平卧，缩短下床活动时间，增加盐水的摄入或通过静脉途径给予 500 ～ 1000mL 的生理盐水以缓解症状。

（3）对于颅内压升高患者，不建议进行腰椎穿刺，因为腰椎穿刺可能导致脑脊液动力学突然改变，引发颅腔与脊髓腔压力失衡，进而增加脑疝的形成风险。

（4）禁止对化脓感染部位进行穿刺，防止蛛网膜下腔感染。

（5）进行鞘内药物注射时，应放出等量脑脊液以保持压力平衡。药物应采用生理盐水稀释，并以极缓慢的速度注射。

（6）腰椎穿刺过程中，若患者突然出现脑疝征象，如瞳孔大小不等、意识模糊或呼吸功能异常等，应立即中断脑脊液抽取操作。为恢复椎管内压力平衡，应缓慢向椎管内注入 10 ～ 12mL 生理盐水。同时，为了迅速降低颅内压，还应静脉注射 20% 的甘露醇 250mL，以确保患者的生命安全并减轻进一步的神经损伤。

（7）对于躁动不安或无法配合的患者，进行腰椎穿刺前，应先给予适量镇静剂或进行基础麻醉，以确保操作顺利进行。同时，整个过程需要专业的医护人员协助，以确保患者安全。对于肥胖或皮下组织较厚的患者，为了更准确地定位穿刺点，应确保患者脊柱充分伸展。此外，可在患者两侧胸壁下方放置软垫，以提供支撑。同时，在患者腋下垫一个小软垫，有助于保持身体稳定，使穿刺过程更为顺畅。

（六）技术要点

（1）正确的体位是顺利穿刺的重要保证。患者取侧卧位，尽可能屈髋屈膝，使椎间隙打开，同时背部穿刺平面一定要与床面垂直。消毒、铺上无菌巾后就很难判断背部位置了，很多患者会在操作过程中从背部与床面垂直变成趴向床面。

（2）皮肤表面定位应该在体位摆放完成后进行，因为在平卧和屈髋屈膝状态下皮肤相对于椎间隙的位置是移动的。在体位摆放好后寻找椎间隙，用指甲在皮肤上掐一个“十”字形，然后消毒铺巾。

（3）良好的局部麻醉可以有效减轻患者痛苦，消除抵抗，同时能放松局部肌肉，便于进针。此外，麻醉穿刺的过程中可以初步探明椎间隙的走行，便于后续穿刺。

（4）穿刺的方向：严格垂直于背部平面进针是保证穿刺针进入蛛网膜下腔的关键，很多人理解为平行床面进针，这是一个误区，很多患者并不是标准的体位，多数情况下会稍稍趴向床面，因此垂直背部进针才是最正确的方式。向头侧穿刺，针尾上翘可以解决多数穿刺失败的问题。屈髋屈膝的状态下椎间隙并不是严格垂直于背部平面的，头侧和尾侧在水平面上并不重合，因此向头侧穿刺可以有效避免穿刺针扎在下一个椎体的前缘。由于患者多趴向床面，因此针尾上翘可以保证垂直进针。

（5）突破感并不是判断穿刺成功的主要标志。很多患者穿刺过程中的突破感并不明显，尤其是穿刺针较细时更不可察觉。正确的做法是在穿刺针进入 4 ～ 6cm 时拔出针芯，观察有无脑脊液流出，如无脑脊液则放回针芯，再缓慢进针一点，如此反复，直至脑脊液流出。

（6）穿刺失败后如何应对？当发现穿刺针进入 4 ～ 6cm 后不见脑脊液流出，再次往前进针却进不动时，往往是因为穿刺针扎在了椎体前缘，这时可以考虑稍后退穿刺针，观察有无脑脊液流出。如果仍然没有，则将针芯放回穿刺针内，将针尖退至皮下，用左手牵拉皮肤移动穿刺点至相对于椎间隙的位置，右手调整穿刺针角度，重新进针。切记：在退针及进针过程中一定要将针芯放回穿刺针内，因为穿刺针强度不够，在强大的外力作用下很容易断裂。

（7）生长发育过程中，脊柱生长快于脊髓生长，造成脊髓圆锥逐渐上移。超过 90% 的成人脊髓末端位于 L1 ～ L2，儿童脊髓高度低于成人，腰穿位置应相应地改变。

（8）对于颅内压高者，如不放脑脊液，少数患者会因穿刺点处脑脊液的持续性外漏而病情加重，应予以重视。

（七）超声引导下腰椎穿刺

传统的腰椎穿刺需要触诊某些解剖标志，在有难以触及解剖标志和有腰椎解剖学改变的患者中进行腰椎穿刺是具有挑战性的。如果腰椎穿刺不成功，下一步应是在超声引导下腰椎穿刺。

超声引导下腰椎穿刺已应用多年，术前超声成像用于定位椎间隙，获得解剖信息，准确估计进针的深度和方向，而超声实时引导技术（超声可视化下穿刺）可以更准确地观察针的位置和轨迹，减少腰椎穿刺尝试的次数，多次尝试会导致并发症，如血肿、脊髓神经损伤和感染。

选择正常腰椎穿刺体位，体位摆放后用超声选择穿刺点并做好标记，之后进行消毒、铺巾等操作。

超声引导下穿刺图像见图 2-2-11～图 2-2-13。

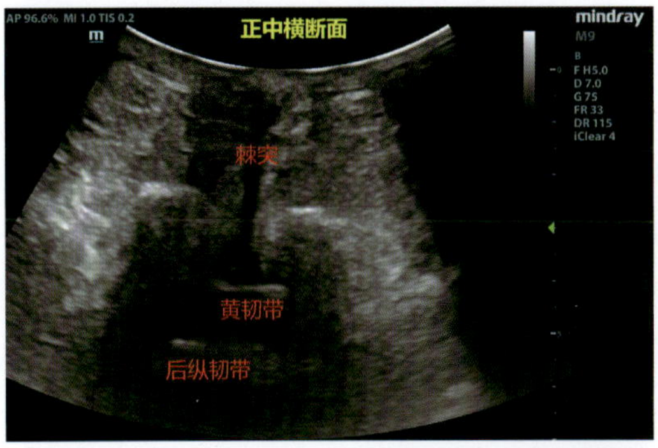

图 2-2-11　超声引导腰椎穿刺正中横断面

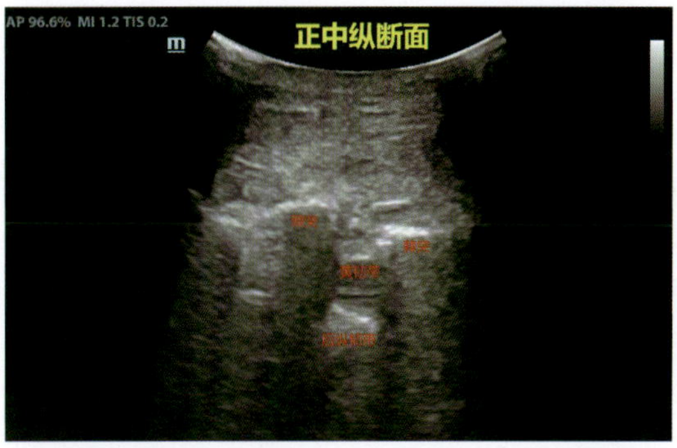

图 2-2-12　超声引导腰椎穿刺正中纵断面

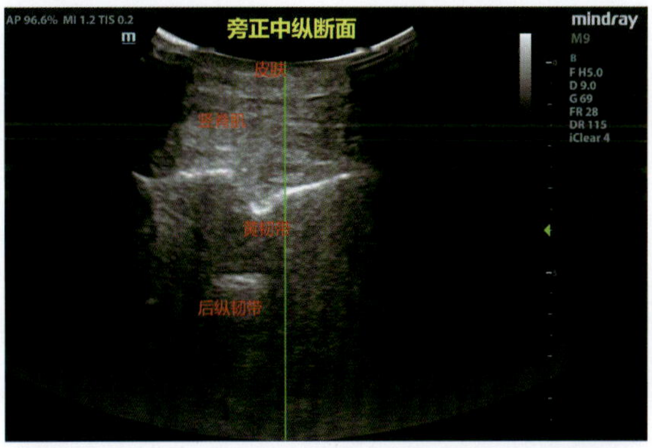

图 2-2-13　超声引导腰椎穿刺旁正中纵断面

（八）新型腰椎穿刺针

新型腰椎穿刺针是一体化安全设计（图 2-2-14，图 2-2-15），完全杜绝了刺伤术者从而导致感染，优势如下。

（1）颅内压测量过程中脑脊液流出速度可控可调（测压通道可按需开放并可快速关闭）。

（2）留取脑脊液样本过程中可按需控速，定量留样（取样通道常关闭，可按需开启）。

（3）具有安全防护设计。

（4）全封闭式操作，避免术后感染。

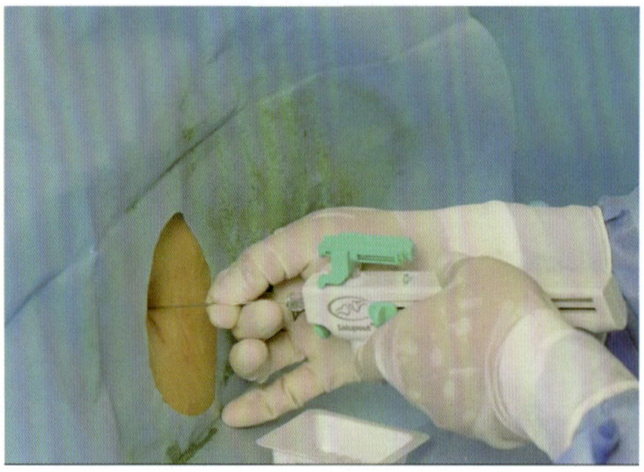

图 2-2-14　新型腰椎穿刺针穿刺定位

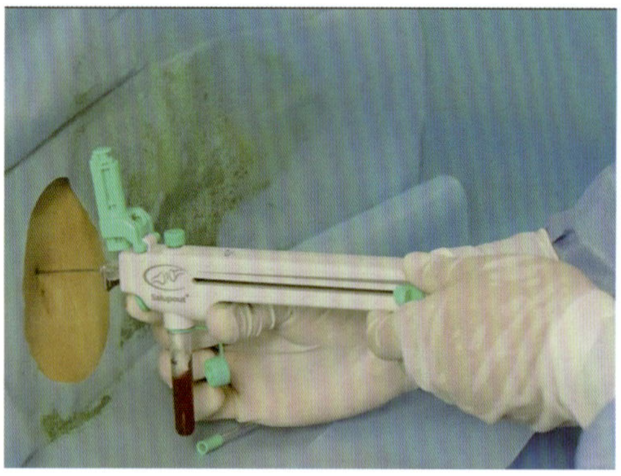

图 2-2-15　新型腰椎穿刺针收集脑脊液

二、腰大池置管引流术的规范与操作流程

腰大池置管引流术是用引流管引流腰大池内积血或被污染的脑脊液，从而降低颅内压，缓解患者的头痛等临床表现，还可以刺激分泌脑脊液，防止被污染的脑脊液进一步感染其他部位，使病情恶化。主要优点为微创、密闭、稳压、引流充分。目前临床上主要用于：①收集脑脊液进行相关检查；②降低颅内压；③引流血性或感染性脑脊液，鞘内注药；④辅助术中快速降低颅内压，有助于术野显露；⑤减少脑脊液漏，促进漏口愈合。

（一）解剖及生理知识

对成人而言，标志脊髓末端的脊髓圆锥通常位于 L1 ～ L2 椎体水平，而蛛网膜下腔则在 S2 椎体水平。腰大池是位于脊髓圆锥与硬脑膜末端（S2 水平）之间膨大的蛛网膜下腔。腰大池内容纳腰骶神经根、终丝和脑脊液。

（二）适应证

（1）开颅术。用于需要牵拉较多脑组织的手术，促进脑组织松弛，以期减少术后脑水肿。一般在术前放置引流管并夹闭。在手术过程中，如果需要松弛脑组织，可以打开引流管以排出适量脑脊液。

（2）内镜下颅底手术。该手术常伴有硬脑膜缺损，因此术后有较高的脑脊液漏发生率，腰大池引流管可以放置在术前，也可以在术后，以降低颅内压，利于颅底缺损愈合和防止术后脑脊液漏。术后，腰大池引流管通常会持续保留数日，每小时或每隔 1h 引流适量脑脊液，直到硬脑膜闭合满意、没有脑脊液漏为止。

（3）脑脊液漏。对于自发性或创伤性脑脊液漏患者，可以在拟行脑脊液漏修补术之前放置腰大池引流管。术前放置腰大池引流管的一个好处是能够鞘内注射荧光素（有利于术中确定脑脊液漏的漏口）。

（4）正常压力脑积水。放置前对患者进行物理治疗评估。放置后每天放适量的脑脊液，同时对患者进行物理治疗评估，观察在放脑脊液后，患者的步态、平衡和行走速度是否有所改善。

（5）其他。如交通性脑积水患者（需要多次采集脑脊液或反复引流）以及脊髓手术后出现脑脊液漏的患者。

（三）禁忌证

1. 绝对禁忌证

脑疝，可能会引起神经血管结构整体受压并导致死亡。

2. 相对禁忌证

（1）颅内压严重升高者。

（2）腰椎穿刺部位畸形或骨质破坏造成腰椎穿刺、置管困难者。

（3）全身严重感染（如严重脓毒症）、休克、濒临休克以及生命体征不稳者。

（4）上颈段脊髓占位性病变，特别是脊髓功能完全丧失者。

（5）脑脊液循环通路不完全梗阻、梗阻性脑积水。

（6）躁动不安或精神行为异常而不能配合诊疗者。

（7）有出血性疾病或正在接受抗血小板治疗、抗凝治疗的患者。

（四）操作流程（视频 2-2-2）

视频 2-2-2

（1）准备物品（图 2-2-16）：无菌消毒包、局部麻醉药、无菌手术衣、手套、口罩、腰大池引流包、14 号穿刺针、带有导丝的引流导管、脑脊液收集系统等。

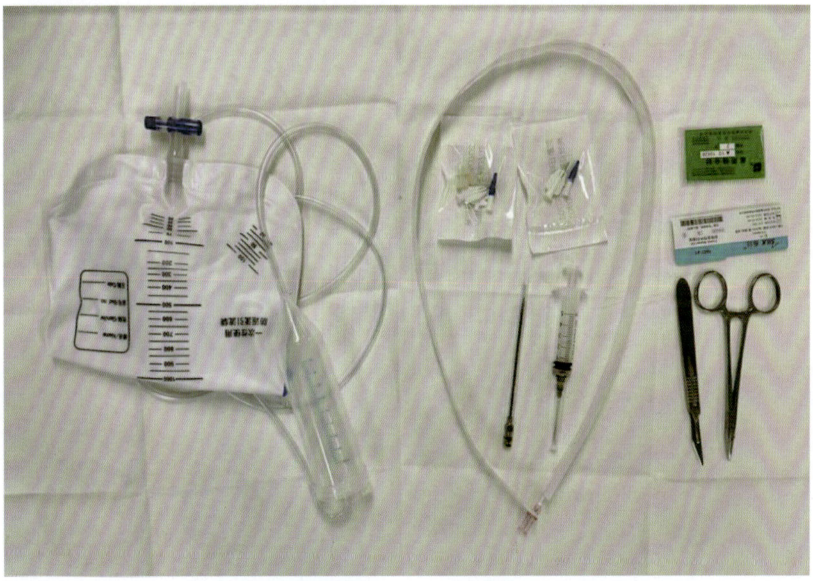

图 2-2-16　准备物品

（2）调整体位：患者应侧卧于硬板床上，保持背部与床板垂直，膝部向头部弯曲，使脊柱尽量后弓，以增宽椎间隙，便于进针。

（3）穿刺定位：选择 L3 ～ L4、L4 ～ L5 椎间隙穿刺。

（4）消毒铺巾：局部消毒 2 次（图 2-2-17），铺设无菌巾。

（5）穿刺（图 2-2-18）：穿刺前用 5% 利多卡因局部浸润麻醉，再常规腰椎穿刺。若压力高于 200mmH_2O，可先适当缓慢放少量脑脊液。

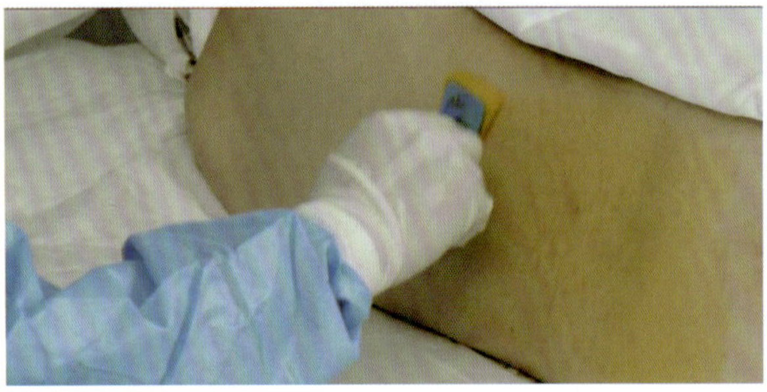

图 2-2-17 局部消毒

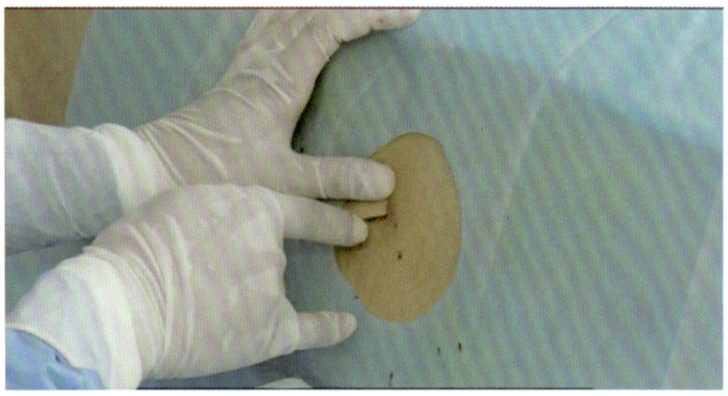

图 2-2-18 穿刺

（6）置管（图 2-2-19）：使用特制的穿刺针穿刺腰大池，斜面向上有利于导向，经穿刺针向头侧蛛网膜下腔置入软管 8 ～ 10cm，待脑脊液流出通畅，拔出穿刺针，连接尾帽，锁定尾帽并封闭。

（7）软管固定（图 2-2-20）：自皮肤出口处用贴膜或缝针固定。再将软管沿脊柱方向向头部上行，直至肩胛骨水平，用胶布固定。

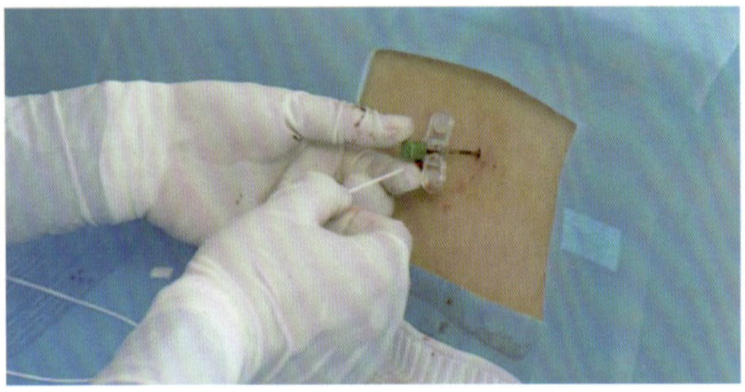

图 2-2-19 穿刺后引流置管

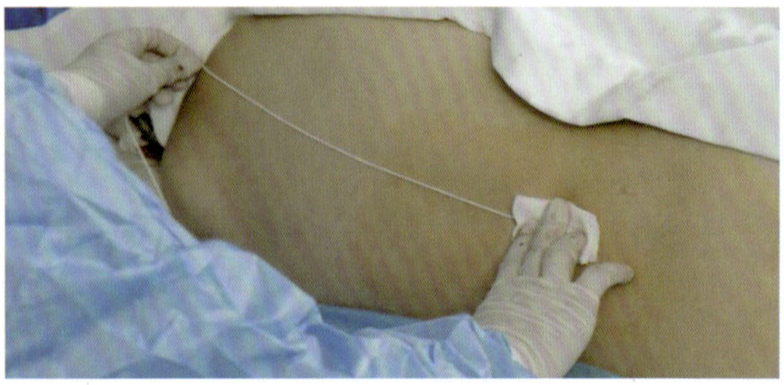

图 2-2-20 软管固定

（8）连接三通管（图 2-2-21）：在软管末端连接三通管，连接处用消毒纱布包裹，并用胶布封缠，以保证连接处的无菌状态。

（9）连接集液袋（图 2-2-22）：三通管末端接集液袋，保持头部抬高 20°，集液袋高度以入口处高于外耳道平面 10 ～ 20cm 为宜，或根据每日引流量调整高度。每日引流量控制在 200 ～ 300mL。

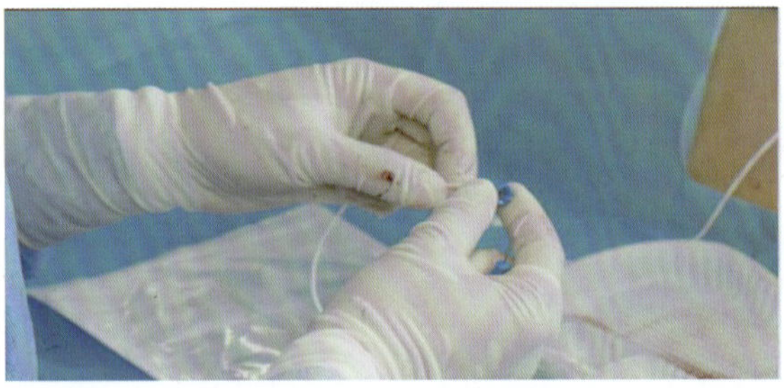

图 2-2-21 连接三通管

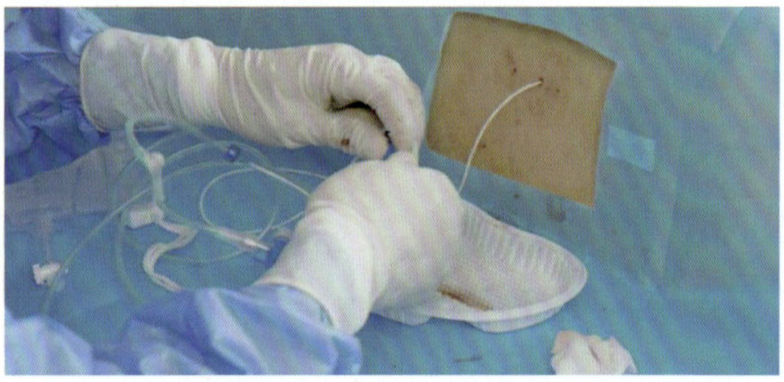

图 2-2-22 连接集液袋

（五）术后注意事项

（1）控制引流量及速度，避免引流过量，防止继发枕骨大孔疝、颅内出血、低颅压及气颅等，引流量应控制在 10 ～ 15mL/h，即每日引流 250 ～ 350mL 为宜。

（2）防止颅内感染。应严格无菌操作，置管后用无菌膜隔离以减少颅内感染的机会，严格控制置管时间，定期行脑脊液检查，达到治疗目的后应及时拔管。一般置管时间为 3 ～ 7d，最多不超过 14d，否则应改行脑室分流术或其他治疗。

（3）注意患者体位和集液袋高度。患者应绝对卧床，可左右翻身。变换体位时，暂时夹闭引流管，变换后集液袋高度要随之调整，以避免脑脊液引流急剧增多，引起脑组织移位。积极消除引起颅内压急剧变化的因素，如避免咳嗽、保持大小便通畅等。

（4）积极监测血生化指标，避免电解质紊乱。每天观察脑脊液的量和颜色，看有无沉淀。密切观察患者生命体征及有无头痛、呕吐、肢体活动障碍、颈部抵抗感等。常规使用能通过血脑屏障的抗生素，以防止颅内感染，如已明确颅内感染，可经三通管注入抗生素。

（5）避免堵管。可每天冲管 1 次。当引流不畅时，找出原因，并加以处理，必要时更换导管。皮肤出口处保持干燥，每 1 ～ 2d 换药 1 次。

（6）有神经根刺激症状时，可酌情对症处理，一般在拔管后症状可自行消失。

（7）拔管。如果放管≤ 72h，可以拔管后压迫 5min，用无菌纱布覆盖；如果放管＞ 72h，一般要求无菌状态下拔管并对引流管引起的窦道缝合 1 ～ 2 针。

（8）每次巡视时，仔细检查引流管有无弯曲、受压、折叠等现象。

（六）技术要点

（1）置管及取脑脊液等操作过程中必须遵循无菌原则，注意引流管置入后不能旋转穿刺针，以防止针尖斜面破坏甚至割断引流管。

（2）置管前测颅内压，若压力大于 300mmH$_2$O，不宜置管，若压力 200 ～ 300mmH$_2$O，缓慢放少量脑脊液或立即给予脱水治疗，降低颅内压。

（3）穿刺针较粗，置管过程中易导致脑脊液流出过多、过快，诱发脑疝。置管过程要快，严格控制脑脊液流出量。14 号穿刺针进针时斜面朝上。经穿刺针置入引流管，确认脑脊液从引流管流出后拔出穿刺针。

（4）对蛛网膜下腔出血或重度颅内感染者置管时采用深静脉导管，这是因为血性脑脊液或含有高蛋白的脑脊液易阻塞硬膜外导管，而深静脉导管管径较粗，可避免阻塞导管。

（5）脑室系统与脊髓蛛网膜下腔相通。为确保置管的安全性，对疑有颅内高压者，置管应在快速静脉滴注 20% 甘露醇 250 mL 后半小时进行，且在缓慢拔出针芯时，如见压力仍很高，应即刻置入针芯，停止置管。

（6）咳嗽、吸痰、排便等情况时，临时夹闭引流管，避免过度引流导致低颅压。躁动患者不适宜置管，若有必要，需镇静治疗。

（7）持续的腰大池置管引流会导致负向吸引，将空气通过鼻腔吸入，引起急剧加重的颅内积气。

（8）引流期间可应用抗生素预防感染。大部分患者引流 5 ～ 7d 后易出现引流不畅，考虑侧孔堵塞，冲管后可改善，可以减少脱水剂用量，若压力正常，停用脱水药。

（9）导管拔除前需暂时夹闭引流管，如有头痛、呕吐等不适，及时对症处理，拔除后，去枕平卧 6h，以免加重头痛等不适。导管拔除当天伤口避免蘸水，避免引起感染。

（七）常见并发症及处理

1. 出血

置管可导致穿刺道出血。出血原因包括：血管异常（如穿刺部位脑血管畸形）、引流管管径太大、抗血小板药物和抗凝药物的使用、国际标准化比值（INR）异常升高、脑脊液过度引流等。拔管也会造成出血，原因包括：小血管长期受压后突然减压而破裂、头皮出血沿引流管路径蔓延、脉络丛损伤等。虽然出血多数情况下不严重，常没有临床症状，但是一旦出血不能控制，可能导致致命后果。建议除了规范护理、观察引流管情况、及时行头部 CT 监测患者病情变化外，在穿刺置管前及引流过程中动态评估患者凝血功能及血小板情况，及时纠正出凝血功能异常（置管时保证 INR ＜ 1.2，引流过程中保证 INR ＜ 1.4）。

2. 感染

继发性化脓性脑室炎和脑膜炎是脑脊液外引流最严重的并发症，也是导致患者死亡的主要原因之一。细菌侵入主要通过引流管内脑脊液。严格无菌操作、避免引流管漏液和逆流、防止引流管外口与引流瓶中的液体接触以及外出检查时夹闭引流管等，都是预防感染的重要环节。预计带管时间较长或出现引流欠通畅、脑室内积血等情况，应早期预防性应用广谱抗菌药物。

3. 脱管与堵管

脱管是管理不良事件，多与患者躁动、医护的不当操作有关。堵管原因包括：管径太小，血块或沉淀物阻塞和引流管位置改变等。可采取如下措施预防及处理脱管与堵管：固定引流管，选择管径稍大的引流管，合并脑室出血、可疑血块阻塞时可反复挤压引流管，若血块较大可经引流管给予溶栓药物。若怀疑引流管位置改变，需行头部 CT 扫描，明确后立即拔除，必要时另选穿刺点置管。

4. 过度引流

可引起硬膜下血肿、硬膜外血肿、硬膜下积液、动脉瘤再破裂、低颅压、反常性脑疝、颅内积气等。建议评估颅内压后设定引流量。

5. 低颅压头痛

可能因为脑脊液引流过快或引流过多，亦可因为穿刺部位脑脊液漏。建议除常规控制脑脊液引流量和流速外，若确定脑脊液漏，应及时拔管或另选椎间隙重新置管。不推荐应用镇痛药预防或治疗。不推荐通过长时间平卧或补液改善低颅压头痛。

6. 脊髓损伤

穿刺针可能刺伤神经根，导致感觉异常、无力或疼痛。如果患者有这些症状，可以尝试另选椎间隙。这些症状通常是暂时的，因为神经根的损伤通常不是永久的。通过正确利用体表标志来确定安全的穿刺点，可以防止脊髓损伤。

7. 导管遗留

操作不当导致穿刺针针头切断导管，可能发生在导管的任何部位。因此导管还在穿刺针内时，最好不要拔出导管，在拔出导丝之前应先取下穿刺针。

参考文献

[1] YOO Y，LEE C S，KIM J，et al. Botulinum toxin type A for lumbar sympathetic ganglion block in complex regional pain syndrome：a randomized trial[J]. Anesthesiology，2022，136（2）：314-325.

[2] OZTURK E C，SENCAN S，GUNDUZ O H. Lumbar sympathetic block for intractable lower-limb

postherpetic neuralgia：report of two cases[J]. Pain Pract，2020，21(3)：353- 356.

[3] MCCORMICK Z L，HENDRIX A，DAYANIM D，et al. Lumbar sympathetic plexus block as a treatment for postamputation pain：methodology for a randomized controlled trial[J]. Pain Med，2018，19(12)：2496-2503.

[4] OGAWA S，UENO H，MARUYAMA A，et al. Extensive lumbar sympathetic ganglion block combined with epidural block for primary erythromelalgia：a case report[J]. A A Pract，2020，14(12)：e01325.

[5] AN J W，KOH J C，SUN J M，et al. Clinical identification of the vertebral level at which the lumbar sympathetic ganglia aggregate[J]. Korean J Pain，2016，29(2)：103-109.

[6] 刘立 . 腰交感神经阻滞治疗腰源性腹痛 [J]. 临床麻醉学杂志，2000，16(10)：527.

[7] XU Y，JIANG Q，XU X，et al. The tourniquet ischemia test effectively predicts the efficacy of lumbar sympathetic block in patients with lower extremity complex regional pain syndrome type 1[J]. J Pain Res，2022，15：1659-1667.

[8] ZHU X Y，KOHAN LR，MORRIS J D，et al. Sympathetic blocks for complex regional pain syndrome：a survey of pain physicians[J]. Reg Anesth Pain Med，2019，44(7)：736-741.

[9] 黄乔东，卢振和，陈金生，等 . X 线透视法在腰交感神经节阻滞穿刺中的应用 [J]. 临床麻醉学杂志，2005，21(11)：748-749.

[10] KANAO-KANDA M，KANDA H，IIDA T，et al. Clinical application of laser speckle flowgraphy to assess changes in blood flow to the foot after a lumbar sympathetic ganglion block：a case report[J]. J Pain Res，2021，14：1451-1456.

[11] SPIEGEL M A，HINGULA L，CHEN G H，et al. The use of L2 and L3 lumbar sympathetic blockade for cancer-related pain，an experience and recommendation in the oncologic population[J]. Pain Med，2020，21(1)：176-184.

[12] JOO Y，KIM E K，SONG H G，et al. Effectiveness of virtual reality immersion on procedure-related pain and anxiety in outpatient pain clinic：an exploratory randomized controlled trial[J]. Korean J Pain，2021，34(3)：304-314.

[13] DEV S，YOO Y，LEE H J，et al. Does Temperature Increase by sympathetic neurolysis improve pain in complex regional pain syndrome? A retrospective cohort study[J]. World Neurosurg，2018，109：e783-e791.

[14] JOO E Y，KONG Y G，LEE J，et al. Change in pulse transit time in the lower extremity after lumbar sympathetic ganglion block：an early indicator of successful block[J]. J Int Med Res，2017，45(1)：203-210.

[15] LIU M，NI H，TAO J，et al. Lumbar sympathetic nerve modulation using absolute ethanol for the treatment of primary lower-extremity hyperhidrosis：a dose-effect pilot study[J]. Med Sci Monit，2021，27：e928209.

[16] TAO J C，HUANG B，WANG T T，et al. Observation on the efficacy of CT-guided lumbar sympathetic chemical destructive block in the treatment of cold sensation of limbs[J]. Zhong Hua Yi Xue Za Zhi，2020，100(33)：2586-2590.

[17] SUN H，HE M，PANG J，et al. Continuous lumbar sympathetic blockade enhances the effect of

lumbar sympatholysis on refractory diabetic neuropathy：a randomized controlled trial[J]. Diabetes Ther，2020，11（11）：2647-2655.

[18] GOBBI F，FUSCO P，DI CARLO S，et al. The use of lumbar plexus block with Shamrock technique and continuous sciatic nerve block for thigh amputation in high risk patients[J]. Minerva Anestesiol，2020，86（9）：996-997.

[19] 包萌萌，王云，马丹旭，等 ."三叶草" 超声影像引导腰交感神经节阻滞的临床效果 [J]. 中华麻醉学杂志，2016，36（9）：1130-1133.

[20] ZHANG L，QIU Y，ZHAO W X，et al. Ultrasound-guided lumbar sympathetic ganglion block：a visual teaching method[J]. Asian J Surg，2022，45（11）：2382-2383.

[21] PUNJ J，MARADA S. Ultrasound lumbar sympathetic block：out of plane approach with insulated stimulation needle-case series of three patients[J]. Indian J Anaesth，2020，64（2）：148-150.

[22] MARADA S，PUNJ J，DHAR A，et al. To assess technical feasibility of ultrasound lumbar sympathetic block with electrical stimulation needle in out of plane needle orientation：a prospective interventional study[J]. Pain Med，2021，23（5）：873-877.

[23] BORETSKY K，HERNANDEZ M A，EASTBURN E，et al. Ultrasound-guided lumbar plexus block in children and adolescents using a transverse lumbar paravertebral sonogram：initial experience[J]. Paediatr Anaesth，2018，28（3）：291-295.

[24] KIM D Y，CHO Y H，KIM S，et al. Feasibility of prompt lumbar drainage in patients with aneurysmal subarachnoid hemorrhage[J].World Neurosurgery，2023，175：e1032-e1040.

[25] FENG S J，LV X H，DAI X M. Systematic review and meta-analysis of the efficacy and safety of cerebrospinal fluid drainage and lumbar puncture in the treatment of cerebrospinal fluid leakage after craniocerebral injury[J]. Annals of Palliative Medicine，2023，12（1）：121-132.

[26] LEE C Y，JANG K M，WUI S H，et al. The benefits and feasibility of external lumbar cerebrospinal fluid drainage for cerebral vasospasm in patients with aneurysmal subarachnoid hemorrhage：meta-analysis and trial sequential analysis[J]. World Neurosurgery，2022，167：e549-e560.

[27] HULOU M M，ESSIBAYI M A，BENET A，et al. Lumbar drainage after aneurysmal subarachnoid hemorrhage：a systematic review and meta-analysis[J]. World Neurosurgery，2022，166：261-267.

[28] GINALIS E E，FERNÁNDEZ L L，ÁVILA J P，et al. A review of external lumbar drainage for the management of intracranial hypertension in traumatic brain injury[J]. Neurochirurgie，2022，68（2）：206-211.

[29] FANG Y J，SHAO Y J，LU J N，et al. The effectiveness of lumbar cerebrospinal fluid drainage in aneurysmal subarachnoid hemorrhage with different bleeding amounts[J]. Neurosurgical Review，2020，43（2）：739-747.

[30] DUAN F，WANG G F，MA X H，et al. A controlled study of continuous lumbar drainage of fluid and lumbar puncture drainage for aneurysmal SAH after intracranial aneurysm clipping[J]. Journal of Healthcare Engineering，2021，2021：2827493.

（王　炬）

第三节　胸腔闭式引流术

一、概述

胸膜腔是脏胸膜与壁胸膜之间的封闭腔隙，腔内呈负压，有助于肺组织膨胀、维持肺的通气和换气功能、增加上下腔静脉的回心血量。

胸腔闭式引流术是指在胸膜腔内插入引流管，引流管置于密闭式水封瓶中，将胸膜腔内的气体或液体引流到体外，重建胸膜腔负压，是治疗气胸、血气胸、胸腔积液、脓胸的常见引流方法。

在重症监护病房（ICU）接受治疗的患者常出现胸腔积液、气胸等，这类疾病的发生机制较为复杂，会导致患者出现肺容量下降或者明显的肺不张，甚至影响正常的心功能，从而增加死亡率，因此需要及时治疗。

二、适应证和禁忌证

（一）适应证

（1）自发性气胸，肺压缩大于30%，需要行胸腔闭式引流术。

（2）外伤性血气胸，量较大时需要行胸腔闭式引流术，目的是观察出血量，出血量每小时大于200mL且连续3h以上为开胸探查的指征。

（3）中到大量的胸腔积液，需要行胸腔闭式引流术（图2-3-1）。

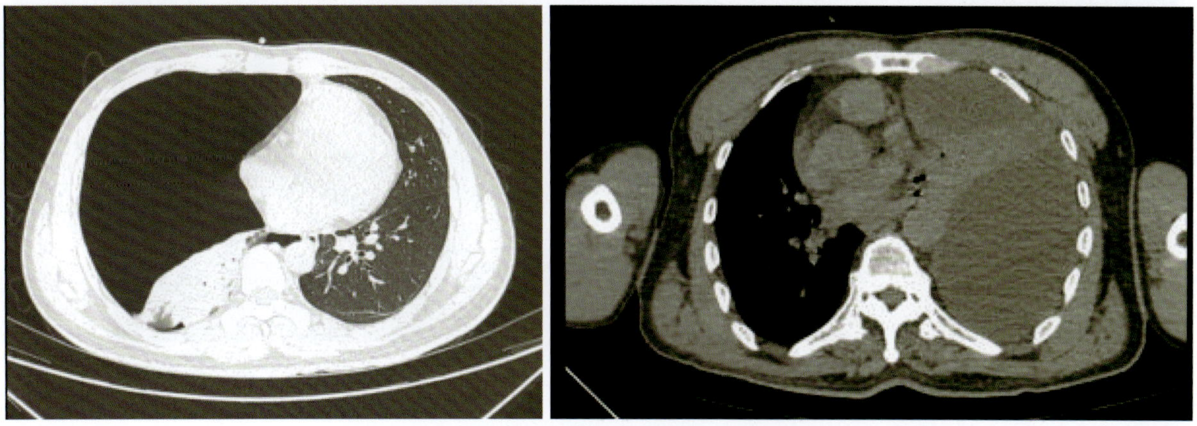

图2-3-1　胸部CT气胸、胸腔积液

（二）禁忌证

（1）严重出血倾向。

（2）心肺等重要脏器严重疾病，且不能纠正者。

（3）咳嗽较重或完全不能配合穿刺。

（4）不能排除囊性占位性病变或扩张的空腔脏器。

（5）病情危重、体质消瘦、恶病质、不能耐受穿刺者。

三、胸腔闭式引流术的操作步骤（视频 2-3-1）

视频 2-3-1

（1）患者取仰卧位，手臂外展 90°（图 2-3-2）。

（2）穿刺部位的选择：根据临床诊断确定插管位置，气胸引流一般在前胸壁锁骨中线第 2 肋间隙，血胸、胸腔积液则在腋中线与腋后线间第 6 或者第 7 肋间隙（图 2-3-3），或者在超声引导下选择积液最深处，穿刺针应在肋骨上缘进针，避免损伤神经、血管。

（3）物品准备（图 2-3-4）：中心静脉穿刺包、利多卡因、引流袋、碘伏。

（4）常规皮肤消毒，术者戴无菌手套，铺无菌巾，局部麻醉。

（5）用带注射器的穿刺针沿选定肋骨的上缘进针，保持负压进针，回抽出液体或者气体后，固定针头，移除注射器，将导丝的 J 形弯头端沿穿刺针送入胸腔，导丝穿入深度为 15 ～ 20cm，拔除穿刺针，用扩张器扩皮，置入引流管，拔除导丝，连接引流瓶或者引流袋（图 2-3-5）。

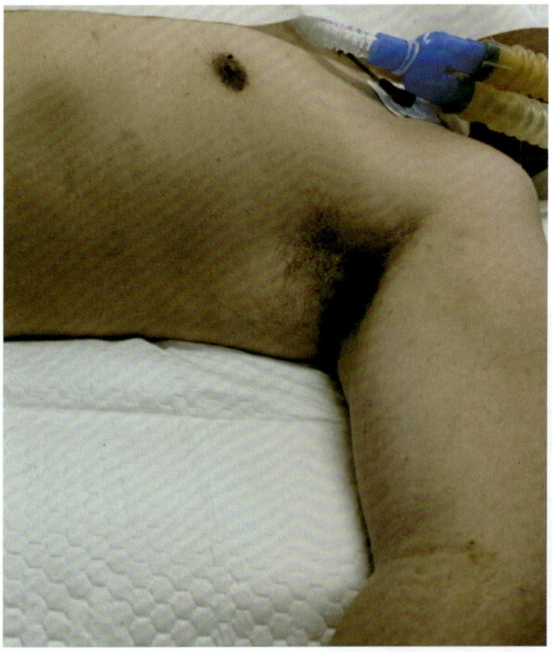

图 2-3-2　仰卧位，手臂外展 90°

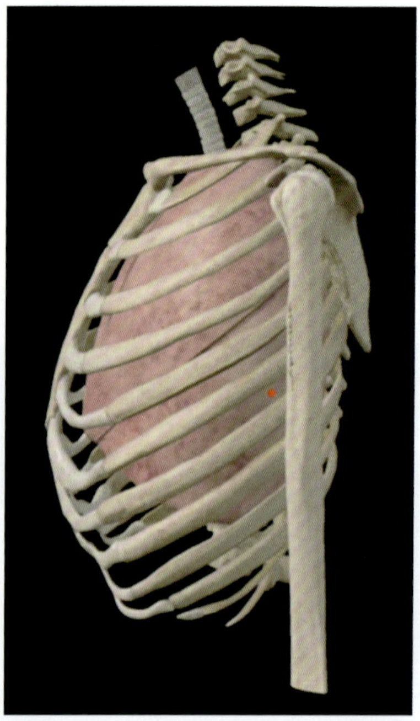

图 2-3-3　腋中线与腋后线间第 6 或者第 7 肋间隙

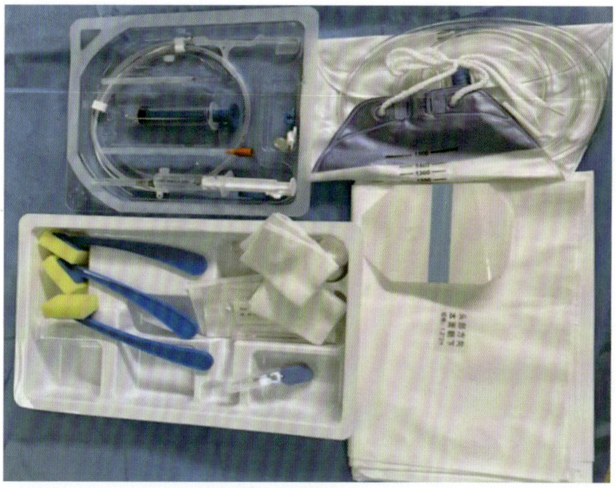

图 2-3-4　物品准备

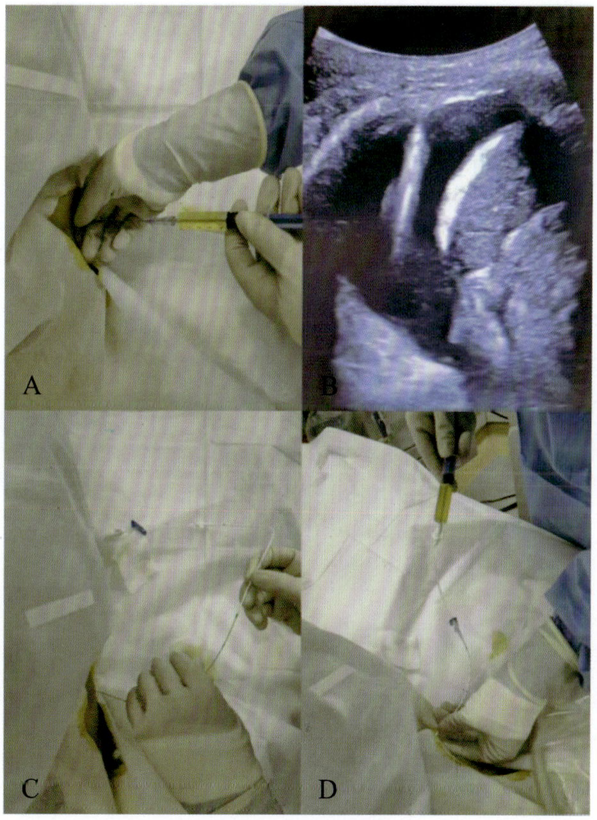

2-3-5　穿刺操作

注：A—用带注射器的穿刺针沿选定肋骨的上缘进针，回抽液体，固定针头；B—超声明确导丝是否在位；C—置入引流管；D—明确引流管是否通畅。

四、胸腔闭式引流术技术要点

（1）患者体位：坐位、半卧位、平卧位等。

（2）术中可能的疼痛前需告知患者或者适当镇静，以免患者因疼痛而大幅度变动体位造成误伤或引流管置入失败。

（3）穿刺针沿肋骨上缘进针。

（4）第一次抽液量或引流量应不超过 800mL，具体可视临床情况及病情需要调整。

五、并发症及处理

并发症及处理见表 2-3-1。

表 2-3-1　并发症及处理

并发症及可能原因	处理
出血：①穿刺损伤血管；②肿瘤出血	①穿刺部位加压包扎；②应用止血药（口服给药 / 静脉给药）；③超声引导下局部注射止血药；④血红蛋白持续下降时需栓塞治疗或外科处理
感染：①引流管放置时间过长；②其他部位感染累及	①引流管放置时间应≤ 2 周，＞ 2 周应更换引流管；②检查血常规，观察白细胞计数，应用抗生素治疗；③引流液培养，指导抗感染用药
疼痛：穿刺或置管局部刺激	①多可自行缓解；②持续剧烈疼痛时，需进一步检查
胸膜反应：多为迷走神经受刺激引起。置管过程中出现头晕、面色苍白、出汗、心悸、胸部压迫感、昏厥等，血压、心率波动	停止穿刺，予以吸氧、心电监护，密切观察，症状缓解后更换穿刺点再穿刺，必要时药物处理
心律失常：引流管刺激心包、迷走反射所致	①拔除引流管；②心电监护，必要时药物处理
气胸：穿刺损伤肺组织	①少量气胸不需要处理，可自行吸收；②必要时行胸腔闭式引流术

六、胸腔引流管拔除

当引流管没有气泡溢出或者引流量小于 100mL/d 时，可以拔除引流管。拔管时，先去除敷料和缝线，然后将凡士林纱布和纱布块放在引流管处，患者深吸气时迅速拔出引流管，将敷料盖在切口处，用胶带固定。常规复查胸部 X 线或者 CT，了解胸部情况。

七、前沿进展

现代科技日新月异的发展促进了医学超声成像技术的迅速进步。相较于传统的"盲穿法"，超声引导下穿刺具有以下优势：①准确、安全。可以使穿刺针精确地穿入直径 1cm 病变内，避免了一系列并发症。②方便、快捷。现代便携式超声仪器可以随时在患者床旁使用，避免了转运重症患者带来的巨大风险。对于危急患者，医生亲自操作设备避免了等待医技科室人员所导致的时间延误，为成功抢救患者争取了宝贵时间。③实时、动态。超声监测可以及时发现穿刺引流过程中可能出现的并发症，如局部血肿、气胸等，结合彩色多普勒超声技术可以准确定位穿刺针或导管尖端位置，及时发现导管异位。抽吸结束后，可以评估残留积液量及治疗效果。④经济。超声检查相对低廉，易于普及。⑤无放射性。目前认为，短时间的超声波照射不会对患者产生不利的影响，也不会给操作者带来放射性危害，尤其适用于妊娠妇女或婴幼儿。

引流管也在不断地发展，相较于传统的硅胶管，猪尾导管具有不易折叠、扭曲、滑脱，引流孔不易堵塞，置管时切口小、患者痛苦少、耐受好，肺组织损伤风险低等优点，因此在胸腔穿刺引流中广泛使用。

参考文献

[1] 方素 . 胸腔闭式引流术的护理 [J]. 中国民族民间医药，2010，20：163-164.

[2] YI J H，LIU H B，ZHANG M，et al. Management of traumatic hemothorax by closed thoracic drainage using a central venous catheter[J]. J Zhejiang Univ Sci B，2012，13（1）：43-48.

[3] 刘军浩 . 改良中心静脉导管行胸腔闭式引流治疗自发性气胸 18 例 [J]. 浙江中西医结合杂志，2010，20（5）：288-289.

[4] 楼肖阳，张宗绵 . ICU 重症胸腔积液患者中心静脉导管的应用效果 [J]. 生物医学工程学进展，2016，37（4）：242-244.

[5] 王鸣道 . 中心静脉导管在 ICU 重症胸腔积液患者中的应用价值 [J]. 当代医学，2017，23（12）：4-6.

[6] 尹董文，左继岩，张松，等 . ICU 液气胸患者应用中心静脉导管行闭式引流的疗效评价 [J]. 医学理论与实践，2016，29（5）：567-568.

[7] 罗网，杨锦锋 . 中心静脉导管置管引流治疗危重患者胸腔积液的效果及安全性观察 [J]. 中国现代药物应用，2017，11（10）：44-46.

[8] 苏乃伟，覃家锦，冯旭 . 两种胸腔闭式引流术治疗自发性气胸的临床研究 [J]. 实用心脑肺血管病杂志，2012，20（3）：532-533.

[9] SONG LING，ZHANG YUELING，JIA QIONG. Central venous catheter based closed thoracic drainage in the treatment of tuberculous pleuritis[J].Pakistan Journal of Medical Sciences，2019，35（4）：1024-1029.

[10] WANG WEI，ZHU DONG NING，SHAO SHAN SHAN，et al. Closed thoracic drainage in elderly patients with chronic obstructive pulmonary disease complicated with spontaneous pneumothorax：a retrospective study[J].World Journal of Clinical Cases，2023，11（27）：6415-6423.

[11] ÇARDAKÖZÜ TÜLAY，ÇNAR ÖZGE，ELIÇORA AYKUT，et al. Modified closed chest drainage system for safe anaesthesia in patients with COVID-19 Suspicion[J].Turkish journal of anaesthesiology and reanimation，2021;49（1）：74-77.

（任志强）

第四节　经外周静脉置入中心静脉导管技术

一、概述

经外周静脉穿刺中心静脉置管（peripherally inserted central catheter，PICC）是经外周静脉（贵要静脉、肘正中静脉、头静脉等，新生儿还可选择下肢大隐静脉、头部颞静脉、耳后静脉等）穿刺置管，将导管通过腋静脉、锁骨下静脉、无名静脉置入上腔静脉中下 1/3 和右心房交界处，进行输液营养及治疗的深静脉置管技术。

中心静脉治疗最早起源于 20 世纪。早在 1929 年，德国医生 Forssmann 在自己身上将一根 65cm 长的导管由肘部静脉插入右心房，这奠定了诸多医学研究的基础。1967 年，肠道外营养之父 Stanley Dudrick 经由锁骨下上腔静脉输入高浓度的葡萄糖和蛋白质，促进了中心静脉治疗的蓬勃发展。PICC 最早应用于 20 世纪 70 年代，美国率先把 PICC 应用于恶性肿瘤患儿。1992 年，德国医生 Forssmann 在 X 线辅助定位下成功完成了第一例导管术，后 PICC 迅速发展为一种有效的置管技术。1997 年在华盛顿医学中心一个重症科护士完成了最早的超声引导下 PICC。1997 年，PICC 传入中国。与经锁骨下静脉置入中心静脉导管技术相比，PICC 具有导管相关感染的发生率低、危及生命的并发症发生率低、操作简便、留置时间较长等优点。近年来，PICC 在我国肿瘤化疗、刺激性药物输注、静脉营养治疗、长期静脉输液中得到了广泛的应用，目前全国每年应用 50 余万条 PICC 导管。

二、适应证和禁忌证

PICC 的目的是保护外周静脉，预防化学性静脉炎和药物渗漏性损伤，为患者提供中长期的静脉输液治疗（7d ～ 1 年）。

（一）适应证

（1）须长期静脉输液的患者。

（2）刺激输入外周静脉的药物，输入毒性药物、高渗药液，如化疗药物、强酸性药物、强碱性药物等。

（3）外周静脉血管条件差或缺乏外周静脉通路，难以维持静脉输液者。

（4）长期行间歇静脉治疗者。

（5）危重患者或早产儿。

（6）需要全胃肠外营养者。

（二）禁忌证

1. 绝对禁忌证

（1）上腔静脉综合征（上腔静脉完全阻塞）。

（2）确诊或疑似导管相关性感染、菌血症或脓毒血症。

（3）感染性心内膜炎。

（4）确诊或疑似对器材的材质过敏。

2. 相对禁忌证

（1）严重的出凝血功能异常。

（2）乳腺癌患侧肢体。

（3）置管部位拟行放疗。

（4）血栓栓塞史。

（5）安装起搏器。

（6）置管部位或全身皮肤感染。

（7）血液透析。

视频 2-4-1

三、操作步骤及要点（视频 2-4-1）

（一）穿刺前准备

（1）操作人员准备：置管人员必须为经过培训、具备 PICC 置管资质的专业人员。医生开具医嘱，患者签署知情同意书。

（2）患者准备：评估患者病情及血管情况，评估患者的合作程度与心理反应、有无禁忌证。

（3）用物准备（图 2-4-1）：治疗车、一次性无菌注射器（20mL 及 2mL 各 1 个）、导管包、贴膜（10cm × 12cm）、无菌穿刺包、氯己定或其他消毒液、生理盐水、污物盒。

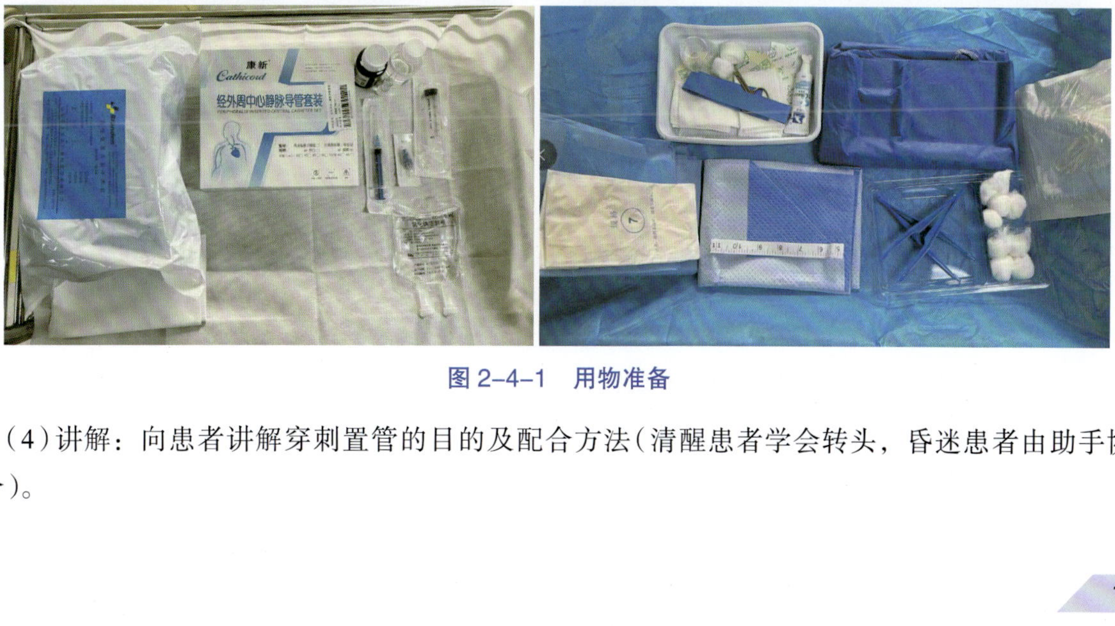

图 2-4-1　用物准备

（4）讲解：向患者讲解穿刺置管的目的及配合方法（清醒患者学会转头，昏迷患者由助手协助配合）。

（5）确定穿刺点：选择粗、直、弹性好的肘部大静脉，首选贵要静脉，次选肘正中静脉，头静脉为末选。

（6）准确测量长度（图 2-4-2）：上臂外展，与躯干呈 90°，自预穿刺点至右胸锁关节，再下行至第三肋间为预定长度，导管尖端位于上腔静脉中下 1/3 和右心房交界处。肘横纹上 10cm 处测量上臂臂围。

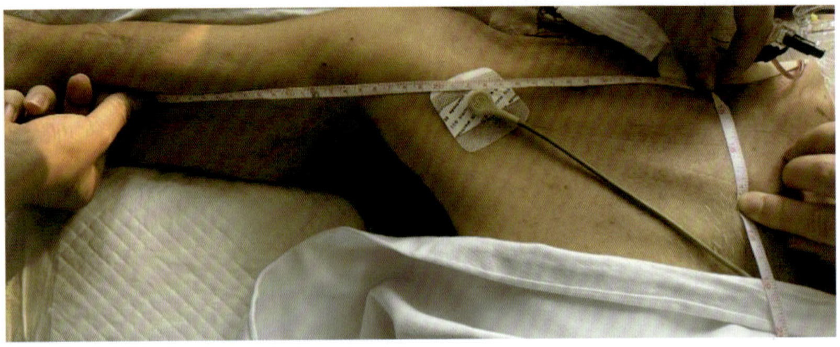

图 2-4-2　预定长度测量

（7）建立无菌区：消毒铺巾，消毒范围为穿刺点上下各 10cm，两侧至臂缘。

（8）穿无菌手术衣，更换无菌手套，冲洗手套滑石粉（无粉手套除外）。

（9）预冲导管：用生理盐水冲洗导管内外、连接器、肝素帽、穿刺针，确认导管完好、通畅。

（10）铺洞巾，暴露预定穿刺点。

（11）超声探头处均匀涂抹适量耦合剂，应用无菌保护罩。

（二）穿刺置管

（1）去掉针套，操作者看超声仪屏幕进行穿刺，直至超声仪屏幕上血管内可见高密度白色亮点（图 2-4-3、图 2-4-4），穿刺过程中可捏住针尾，不可施加暴力。

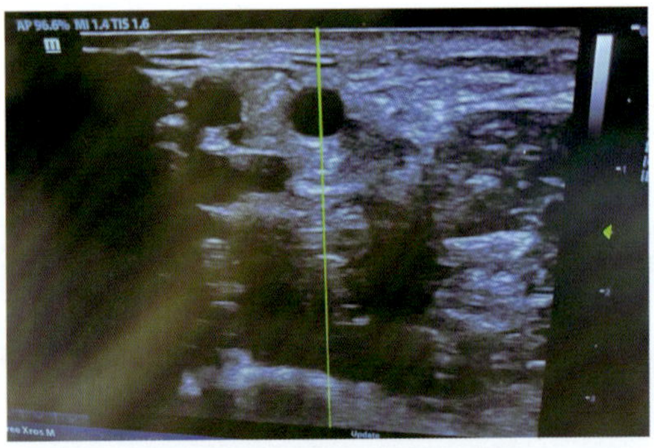

图 2-4-3　纵切面血管成像

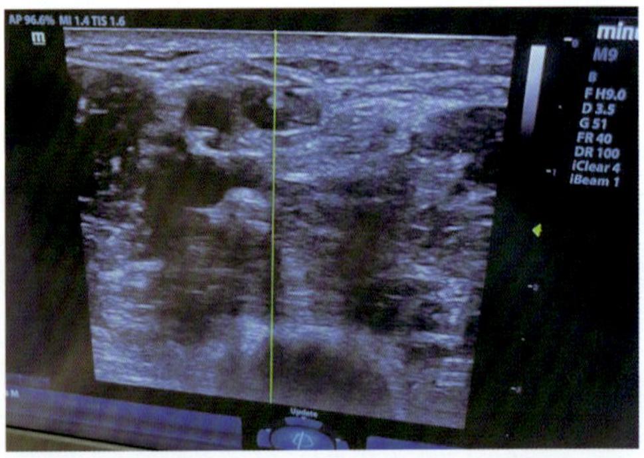

图 2-4-4　针尖刺入血管内成像

（2）穿刺静脉，观察回血，血从针尾缓慢滴出，即为穿刺针已进入血管。

（3）穿刺成功后，固定穿刺针，保持不动，小心移开探头。左手固定好穿刺针，导丝送进去后调整角度，继续推送导丝，松止血带，导丝体外保留 10 ～ 15cm，如遇阻力不可强力推送。如导丝送入不成功，导丝与穿刺针必须一起拔出，避免穿刺针将导丝割断导致导丝断裂于体内。

（4）撤出钢针，松开止血带，轻压穿刺点止血。

（5）局部麻醉后使用扩皮刀扩大穿刺点。扩皮刀片沿导丝上方，刀背背向导丝，与导丝成平行的角度切开皮肤（切皮厚度取决于组织厚度，注意不能切割到导丝），以扩大穿刺部位。

（6）将可撕裂鞘管沿导丝尾部穿入并沿导丝方向插入血管内，按压上方血管并退出导丝及鞘芯。

（7）将导管沿可撕裂鞘管缓慢匀速送入（当导管头部到达患者肩部时，助手将患者头部贴近穿刺侧肩部并转向插管穿刺点处，以防止误插至颈内静脉），每次送入不超过 2cm，直至预定长度。

（8）在穿刺点的远端轻压静脉以保持导管的定位，从导管尾部撤出可撕裂鞘管，妥善弃置，保留体外导管 8 ～ 10cm 以连接套管，用无菌剪刀小心剪断导管，检查切面，确认没有松散结构及斜面。

（9）将减压套筒安装到导管上，将导管套至连接器的金属柄上，推进到底，注意不要使导管起褶，沿直线将连接器的倒钩和减压套筒的沟槽连接在一起，将二者固定，不可扭动，在连接器两端锁定前再次检查导管是否在金属柄上推到底（图 2-4-5）。

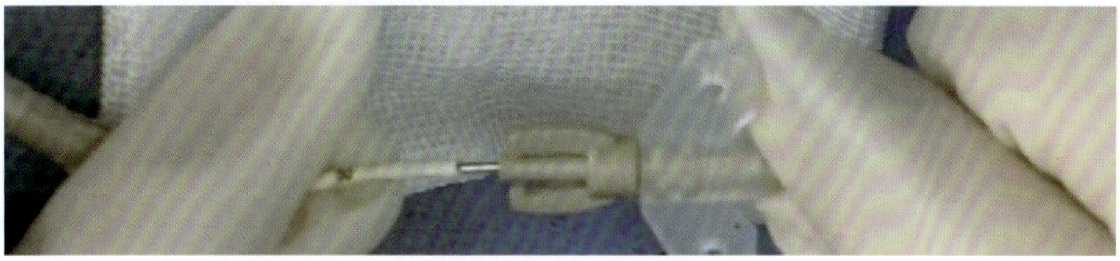

图 2-4-5　导管连接

连接注射器，抽吸回血（缓慢轻柔地将注射器活塞拉回 1 ～ 2mL，等待片刻即可见回血，切忌过分用力），用 20mL 生理盐水脉冲式冲洗导管并正压封管。

（三）导管固定

在穿刺点置无菌纱布或棉球，用透明无菌敷贴粘贴，透明无菌敷贴盖住连接器的翼形部分一半左右，再用胶布交叉固定连接器。对渗血者用弹力绷带加压包扎（注意动态观察穿刺点渗血情况及肢体末梢循环情况）。

（四）确认定位

在 X 线下确认导管尖端位于上腔静脉中下 1/3 和右心房交界处（图 2-4-6），将此信息记录在患者病历中。

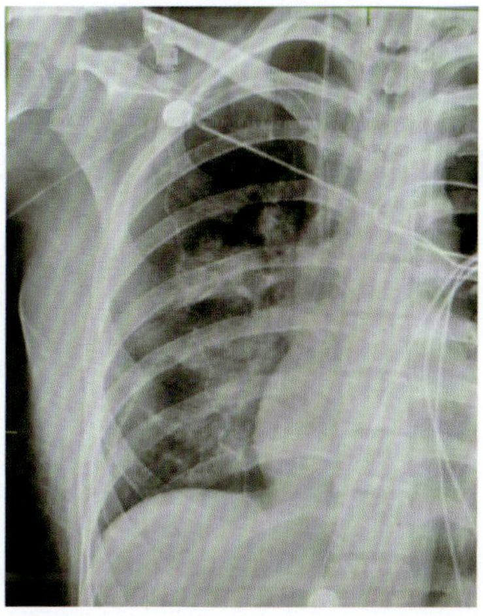

图 2-4-6　X 线下确定导管尖端位置

四、导管使用及维护

（一）A-C-L“金标准”

（1）导管功能评估（Assess）（图 2-4-7）：在每次输液之前，应冲洗导管并回抽出血。

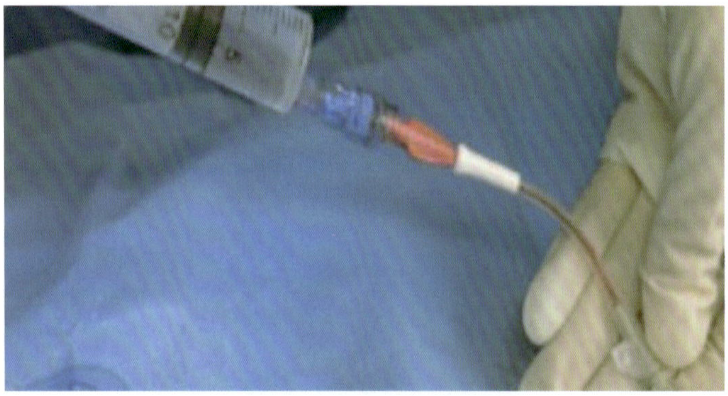

图 2-4-7 回抽出血

（2）冲管（Clear）（图 2-4-8）：在每次输液之后，应冲洗导管，以清除导管中输入的药物，以减少不相容药物相互接触的风险。

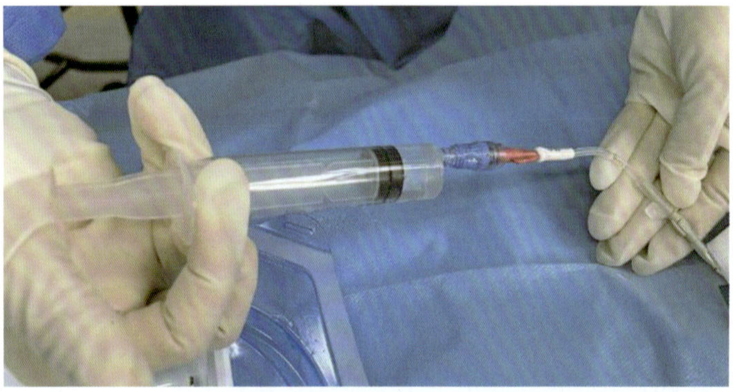

图 2-4-8 脉冲式冲管

（3）封管（Lock）（图 2-4-9）：输液结束冲管后应进行封管，可以降低内腔堵塞和导管相关性血流感染的风险。

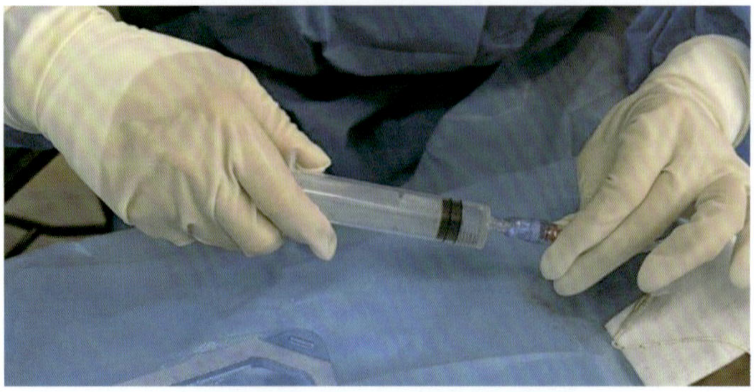

图 2-4-9 正压封管

（二）正压脉冲式冲管

采用正压脉冲式冲管方法，即用掌根大鱼际推一下停一下，使等渗盐水在导管内形成小旋涡，与直推式冲管方法相比，有利于把附着在导管和血管壁的残留药液或血液冲洗干净。

（三）注意事项

（1）禁止使用小于 10mL 的注射器冲管、给药。

（2）脉冲式正压封管，防止血液反流入导管。

（3）不能用于高压注射泵推注造影剂（耐高压导管除外）。

（4）去除贴膜时应以 0° 或 180° 自下而上移除，切忌将导管带出体外。

（5）酒精消毒时，切勿触及导管及穿刺点，以免引起导管老化或化学性静脉炎。

（6）使导管体外部分呈弯曲状，以降低导管张力，避免导管移动，降低感染风险。

（7）体外导管须完全覆盖于透明无菌敷料下，以免引起感染。

（8）严格执行无菌操作，手不可触及贴膜覆盖区域。

（9）禁止将胶布直接贴于导管上。

（10）给药前后宜用不含防腐剂的 0.9% 盐水脉冲式冲洗封管，若药物与盐水不相容，使用 5% 葡萄糖溶液冲管后再用不含防腐剂的 0.9% 盐水，如遇阻力不应强行冲管。

（11）输注血液或血制品、脂肪乳等高黏滞性药物后应用 10 ～ 20mL 或更大量生理盐水脉冲式冲管。

五、并发症及处理

临床上 PICC 常见的并发症有：穿刺点渗血及渗液、过敏性皮炎、导管破裂或断裂、导管堵塞、静脉炎、穿刺侧肢体肿胀等。

1. 穿刺点渗血及渗液

（1）置管后绷带加压包扎，防止穿刺点渗血及渗液。

（2）穿刺点渗血时，及时处理，换药并加压观察，常规置管后 24h 内更换为透明无菌敷料。如果活动过度或其他原因渗血，指导患者四指并拢按压穿刺点局部 10 ～ 15min，更换透明无菌敷料后用绷带加压包扎。局部使用吸收性明胶海绵敷料或藻酸盐敷料以减少出血，必要时拔除导管。

（3）对于纤维蛋白鞘形成者，遵医嘱使用尿激酶溶解纤维蛋白鞘。对于低蛋白血症的患者，适量补充人血清蛋白。对于导管破裂者，如体外导管破裂，剪除破裂部分；体内导管破裂，可拔出适宜长度，剪除破裂部分，重新在 X 线下定位导管尖端。对淋巴管受损者目前无特效方法，加强换药及加压，预防感染，严重者拔管。对肿瘤、老年患者遵医嘱改善患者全身情况，根据病情发展，予以保留或拔管。

2. 变应性皮炎

（1）确定变应原，去除病因并避免再次接触。

（2）针对变应原给予妥善处理。①局部治疗：外涂抗过敏药物，覆盖无菌纱布。有渗液时可用 0.02% 呋喃西林、3% 硼酸或生理盐水湿敷，可以持续湿敷或每次湿敷 30 ～ 60min，每日 2 ～ 3 次，晚间可用氧化锌软膏。②全身治疗：抗过敏药物治疗，主要有抗组胺类药物、糖皮质激素类药物。

3. 导管破裂或断裂

（1）立即在留置导管侧上臂的最高部位用压脉带或止血带结扎血管。

（2）限制患者活动：取头高足低位，如患者突然出现剧烈胸痛、呼吸困难、咳嗽、咯血、发绀、心动过速、面色苍白等休克症状，应考虑肺栓塞，及时处理。

（3）立即拍摄胸部 X 线片，确认导管断端位置。

（4）导管栓塞治疗措施：静脉切开取出栓子；在导管室用抓捕器取出栓子；开胸手术取出栓子。

（5）若为体外导管断裂，可重新修剪导管，并再次进行 X 线下导管尖端定位；导管于穿刺点处断裂，应立即夹住导管残端，避免肢体活动导致导管残端进入血液。

4. 导管堵塞

（1）血凝性堵塞的处理：回抽法；尿激酶或肝素钠溶栓法；全身溶栓或静脉切开取栓术。

（2）非血凝性堵塞的处理：①油脂类引起的阻塞，输注导管内容积 70% 的乙醇，1 ～ 2h 效果显著，可重复使用（此方法应慎用）；②药物沉淀引起的阻塞，输注与导管等容积的碳酸氢钠溶液，20min 后回抽，不成功可重复使用；③矿物质沉淀引起的阻塞，输注与导管等容积的盐酸。

5. 静脉炎

（1）细菌性静脉炎：取血液行细菌培养，若有脓液应取脓液行细菌培养，若症状持续应拔除导管。

（2）机械性静脉炎：抬高患肢，局部湿热敷；超短波理疗；中药治疗；局部外涂喜疗妥软膏；使用水胶体敷料。

（3）血栓性静脉炎：卧床休息 1 ～ 2 周；应用抗凝剂，必要时使用尿激酶溶栓。

6. 穿刺侧肢体肿胀

血栓形成的穿刺侧肢体疼痛、明显肿胀、皮温及颜色异常的处理措施：抗凝治疗，必要时拔除导管。对于非血栓性肢体肿胀，可抬高穿刺侧肢体，嘱患者适当活动肢体或进行被动运动。

六、PICC 在神经重症患者中的应用

因超声引导下 PICC 具有操作简单、穿刺成功率高、带管时间长等优点，现已被广泛应用于临床。神经重症患者由于治疗需要，需按时段输注 20% 甘露醇、脂肪乳、浓钠等高渗、刺激性药物，常导致局部疼痛、静脉炎、静脉硬化、穿刺困难等情况，因此，外周静脉输液不能满足临床重症患者的需求，且神经重症病房收治的多为病情危重、易反复、复杂多变的患者，部分患者往往处于昏迷不醒或躁动不安的状态，需要多次且长时间的快速输液治疗，对这类重症患者来说，选择可长时间保留且能维持输液畅通的静脉通道，不仅可以挽救其生命，改善预后，还能有效保证临床治疗与护理效果。

研究发现，给予神经重症患者 PICC 护理，可有效降低并发症发生率，提高临床疗效，改善预后，所以在神经重症患者中行 PICC 是临床应用日趋广泛的一种治疗方式，且在治疗过程中，减轻了反复静脉穿刺给患者带来的痛苦。

七、前沿进展

在行 PICC 操作时，良好的穿刺技术以及准确的定位尤为重要。PICC 在保护化疗患者血管方面具有卓越的功效，为重症患者长时间的治疗提供了有效的静脉通路，目前在临床使用广泛。

我国于 20 世纪 90 年代引进 PICC。2009 年开始开展超声引导下改良赛丁格技术，选择肘窝以上的静脉，此位置的血管相对比较深、较粗且直，同时因手臂的屈伸活动没有直接作用于导管，减少了导管移位的风险，从而降低了并发症的发生率。

在穿刺过程中，临床扩皮方法多采用锐性扩皮法中的纵向扩皮法。近年研究提出了钝性扩皮法中的插管鞘内鞘扩皮法，此方法钝性分离皮肤，不人为造成大的切口，可有效减少置管过程中出血及置管后皮下淤血情况。其扩皮范围、深度较锐性扩皮相对固定，对穿刺点局部皮肤损伤较少，能更快地促进切口愈合，降低置管后并发症发生率，因此有较好的应用前景。

准确的定位能保证 PICC 的有效使用，很多指南认为 X 线是定位中心静脉导管的“金标准”，但 X 线定位是近似法，存在误差变异度。在不同人体中，导管尖端对应第 6 ～ 9 胸椎，变异度较大，一般 X 线片中后肋清晰、前肋不明显且随呼吸运动会上下移动。所以 X 线定位存在定位缺陷、显像缺陷的风险。近年来，心电图技术逐渐用于监测中心静脉导管尖端位置，并且越来越多的研究认为腔内心电图法安全、准确，是一种有效的定位方法。但是尚需要更多大样本、多中心、多病种的随机对照研究，探索 P 波的出现和振幅的影响因素。

腔内心电图定位法受患者因素及样本量因素影响未广泛使用，但鉴于其无辐射、准确率高等特点，随着设备和技术的不断更新，未来将在临床普遍应用。

参考文献

[1] 杜琳琳 . 经外周静脉穿刺中心静脉置管在重症患者护理中的应用效果 [J]. 养生保健指南，2021，25：161.

[2] 张海艳 . 经外周静脉穿刺中心静脉置管在重症患者护理中的应用效果 [J]. 智慧健康，2020，6（22）：185-186，188.

[3] 程康宁，任波，应可 . 超声引导在危重症患者经外周静脉穿刺中心静脉置管中的应用效果 [J]. 中国乡村医药，2020，27（4）：13-14.

[4] 王微 . 全面护理在神经外科经外周静脉穿刺中心静脉置管患者中的应用价值 [J]. 中国药物经济学，2016，11（1）：168-169.

[5] 赵林，董恒，杜春秀 . PICC 在神经外科危重患者中的应用 [J]. 中外健康文摘，2011，47（8）：17-18.

[6] 周云书，王静 . PICC 术后发生并发症 17 例原因分析及护理 [J]. 齐鲁护理杂志，2011，17（23）：104-105.

[7] 方云 . 血液肿瘤患者采用改良塞丁格技术留置 PICC 的可行性研究 [J]. 护理学杂志，2013，28（11）：18-19.

[8] 郑小凤，吴雪梅，龚正荣．应用改良塞丁格技术行 PICC 置管的 2 种不同切皮方法临床效果比较观察 [J]. 临床合理用药杂志，2013，6（4）：31-32.

[9] 牛丽姝，徐晓梅，黄建英．B 超引导下改良 Seldinger 法在肿瘤患者 PICC 穿刺中的应用 [J]. 当代护士，2015，2：134 -136.

[10] 王秀，王秀云．PICC 置管后局部渗血的原因分析及对策 [J]. 当代护士，2012，2：158-159.

[11] 王筱英，吴敏．两种不同扩皮方法对 PICC 置管后穿刺点渗血的探讨 [J]. 全科护理，2013，11（12）：3418-3419.

[12] LEUNG T K，LEE C M，TAI C J，et al. A retrospective study on the long-term placement of peripherally inserted central catheters and the importance of nursing care and education[J]. Cancer Nursing，2011，34（1）：25-30.

[13] 戴立芬．PICC 穿刺点渗血相关因素分析及护理进展 [J]. 当代护士（中旬刊），2014，5：10-12.

[14] JULIEN P，ALPHONSE T，EMMANUEL C. Peripherally inserted central catheter placement in cancer patients with profound thrombocytopaenia：a prospective analysis[J]. Eur Radiol，2013，23（7）：2042-2048.

[15] 钱薇，吴金凤，言克莉．经 B 超引导下结合微插管鞘技术行 PICC 置管术两种扩皮方法的比较 [J]. 护理学报，2012，19（7B）：60-62.

[16] 张媛媛，郭丽娟，张全英．改良塞丁格技术与传统 PICC 置管在化疗患者中应用比较 [J]. 护理学报，2010，17（9A）：1-4.

[17] 田庆，严云丽，左杰．血管超声引导下运用 MST 技术行 PICC 置管效果观察 [J]. 齐鲁护理杂志，2010，16（26）：56-57.

[18] 张云，张纯．改良赛丁格行 PICC 置管术中扩皮方法的研究进展 [J]. 当代护士（下旬刊），2020，27（2）：9-11.

[19] FLECTCHER S，BODENHAM A. Safe placement of central venous catheter：where should the tip of the catheter lie[J]. British Joumal of Anaesthesia，2000，85（2）：188-191.

[20] ELSHARKAWY H，LEWIS B S，STEIGER E，et a1. Post placement positional atrial fibrillation and peripherally inserted central catheters[J]. Minerva Anestesiol，2009，75（7/8）：471-474.

[21] 李万娇，庄豪．腔内心电图应用于 PICC 尖端定位的研究进展 [J]. 现代医院，2017，17（4）：608-612，616.

（王真真）

第五节　动脉穿刺及有创动脉血压监测技术

一、概述

动脉穿刺是一种通过刺破皮肤和血管壁，在主要动脉中插入导管的操作。它是一项侵入性操作，可以获取患者的动脉血样或连接监测设备以实时监测患者的动脉血压和其他相关生理参数。有创动脉血压监测是通过动脉穿刺获取实时、连续的血压数据的监测技术。该技术是指将一根导管置入动脉血管，导管的外端直接与压力传感器相连，由于流体具有压力传递作用，因此血管内的压力将通过导管内的液体传递到外部的压力传感器上，从而可获得血管内实时压力变化的动态波形，通过特定的计算方法，可获得测量部位血管的收缩压、舒张压和平均动脉压等多个血压参数。

动脉穿刺及有创动脉血压监测技术的主要目的是获取准确、实时的血压数据，帮助医生评估患者的循环功能和指导治疗。与非侵入性血压监测方法相比，有创动脉血压监测能够直接测量动脉血压，提供更精确、实时的数据，这对于评估患者的循环状态、血管阻力和心脏泵血功能至关重要，有助于医生了解患者的病情变化，并根据需要调整药物剂量和治疗方案。此外，该技术可用于深入研究一些疾病的病理机制、进展情况以及评估手术后心脏功能恢复情况等。总之，动脉穿刺及有创动脉血压监测技术为医生提供了重要的生理参数，帮助他们更好地了解患者的循环状态，指导治疗，监测治疗效果，并促进研究进展。

二、适应证和禁忌证

（一）适应证

（1）血流动力学不稳定的患者，如各类休克、严重创伤和多脏器功能衰竭的患者。

（2）进行重大手术，如大出血手术、体外循环心内直视手术，需要进行术中和术后监护的患者。

（3）应用血管活性药物的患者。

（4）无法无创测量血压的患者。

（5）需反复抽取动脉血样的患者。

（6）需要通过动脉压力波形指导诊断的患者。

（7）控制性降压和低温麻醉的患者。

（二）禁忌证

（1）Allen 试验阳性者禁止在同侧桡动脉穿刺。

（2）穿刺部位存在感染、外伤者。

（3）有雷诺现象和脉管炎的患者。

（4）凝血功能异常的患者。

（5）手术操作涉及同一部位的患者。

（6）动脉瘤或血管畸形的患者。

三、穿刺部位及血管的选择

在选择穿刺部位和血管时，需要考虑可及性、血管直径和质量、局部血管状况以及患者特殊情况。常选择表浅、易触及、穿刺方便、体表侧支循环丰富、远离静脉和神经的动脉。通常选用桡动脉、肱动脉、股动脉、足背动脉，婴幼儿可选择头皮动脉，出生 48h 内的新生儿可选用脐动脉。成人首选桡动脉，因桡动脉易定位，侧支循环丰富，便于穿刺和管理，但在穿刺前必须做 Allen 试验。股动脉的优点是搏动清晰，易穿刺，但是不便于管理，易感染，保留时间短。尺动脉穿刺的优点是易定位，方便保留，但是穿刺成功率不及桡动脉及肱动脉。足背动脉的穿刺优点是极少栓塞，方便保留，但是易造成足趾缺血。此外，肱动脉穿刺的并发症少，数值可靠，但是出血概率大。在临床操作中，需要评估不同穿刺部位的优缺点，选择最佳穿刺部位和血管。

四、动脉穿刺及有创动脉血压监测导管置入的操作流程

（一）动脉穿刺操作流程（视频 2-5-1）

视频 2-5-1

1. 目的

采动脉血样进行血气分析。

2. 评估

1）采血方案

2）评估患者

（1）基本情况：包括体温、是否氧疗、给氧浓度、病情及意识等。

（2）穿刺部位：穿刺部位及皮肤状况。

（3）穿刺血管：动脉的搏动情况、充盈度。

（4）患者心理：评估心理状态和合作程度。向患者解释穿刺目的及注意事项，消除患者紧张情绪。

3）穿刺工具

3. 实施

1）操作前准备

（1）护士准备：着装整洁，修剪指甲，规范洗手，戴口罩、帽子。采用 2 种以上方式核对患者的基本信息，查对医嘱，查看病史及相关化验报告（是否存在凝血功能障碍）。评估患者病情、意识、配合

程度、心理状态，询问有无消毒液过敏史、是否需要氧疗、是否需要机械通气。评估穿刺部位皮肤状况，评估穿刺动脉搏动是否良好，记录体温及给氧浓度。需对清醒患者进行动脉采血目的、操作过程及配合要点的宣教。

（2）用物准备。①基本用物：无菌治疗盘、碘伏、无菌手套、棉签、体温计、采血条码、速干手消毒液、砂轮、治疗车、医疗垃圾袋、生活垃圾袋、锐器盒等。②穿刺用物：动脉采血器等。③药物准备：2%盐酸利多卡因1支，核对药物的有效期，检查药物有无混浊、沉淀或絮状物，药瓶有无裂痕等。

（3）患者准备：排便，皮肤清洁，摆好体位。保持平卧位，穿刺侧上臂或下肢外展。

（4）环境准备：空气洁净，环境整洁，光线及温度适宜。

2）动脉采血主要操作流程

（1）采血前：核对医嘱及患者基本信息，洗手，戴无菌手套。以穿刺点为中心，用碘伏消毒皮肤，自然待干。

（2）采血中：取出动脉采血器，将采血器芯杆向前推至零刻度线，再抽回至所需刻度（使抗凝剂均匀分布在采血器内壁）。操作者位于穿刺侧，在消毒范围内触摸预穿刺动脉搏动最明显处，固定于两指之间。

（3）穿刺方法。①斜刺：逆动脉血流方向穿刺，在搏动最明显处进针。对表浅动脉如桡动脉、足背动脉常采用斜刺。②直刺：用食指、中指在搏动最明显处两纵侧固定动脉，采血器在中间垂直进针，见回血后固定针头，取血样（1～2mL）后拔针。对股动脉宜采用直刺。

（4）血样处理：左手用无菌干棉签按压穿刺点，右手迅速拔针，抽出的血样应立即隔绝空气。在手中转动3～5次，颠倒混匀5次，手搓5s，以保证抗凝剂完全作用，防止凝血。按压穿刺点5～10min（力度以摸不到动脉搏动为宜）。核对患者信息，检验单上注明采血时间、是否氧疗、给氧浓度、体温。核对后及时送检分析（如超过15min未分析，须在4℃下冷藏保存）。

3）动脉采血注意事项

（1）体位。①桡动脉采血：患者可以取坐位或平卧位，腕部应伸直并稍微外展，掌心朝上，手放松并自然过伸。②肱动脉采血：患者可以取坐位或平卧位，上肢应伸直并稍微外展，掌心朝上，可以在肘关节下垫一小枕以增加患者的舒适度。穿刺点位于肱二头肌内侧沟，针头应沿着肱动脉搏动最明显处斜刺。③股动脉采血：需要保护患者隐私。患者取仰卧位，脱去外裤，充分暴露腹股沟区域，穿刺侧大腿应稍微外展外旋，小腿屈曲90°，呈蛙式姿势。

（2）动脉选择：选择体表易暴露的部位，容易触摸和定位，周围没有重要组织，方便加压力。首选桡动脉。

4. 拔针

（1）拔针指征：完成动脉血样采集后即可拔针。

（2）拔针方法：迅速拔针，并立即在穿刺点上用棉签、棉球或纱布加压。

（3）拔针后的注意事项：①注意观察穿刺部位，确认无出血后方可离开；②按压穿刺点5～10min，向患者及家属解释按压的目的和意义，预防穿刺点出血和皮下血肿的形成；③对于存在凝血障碍或接受抗凝治疗、溶栓治疗的患者，拔针后应延长按压时间，通常按压超过10min。

5. 健康教育及注意事项

（1）健康教育：向患者及家属解释采集动脉血的目的，获得他们的配合；了解患者是否有传染性疾病，采取标准预防措施。

（2）注意事项：①评估患者是否存在凝血障碍，是否接受抗凝治疗、溶栓治疗，以及是否存在大出血或血肿的风险；②选择穿刺部位时要准确，避免伤及血管和神经；③最好使用真空动脉采血器来采集血样；④采集血样时必须确保隔绝空气；⑤采集血样后及时送检。

（二）有创动脉血压监测导管置入的操作流程

1. 目的

实现持续动态监测动脉压力的变化过程；通过观察波形变化评估心脏的收缩功能；在应用血管活性药物时，可以直接观察药物的疗效；避免反复穿刺，减少患者的痛苦和出血的发生。

2. 评估

1）桡动脉置管时应进行 Allen 试验，评估侧支循环情况

2）评估患者

（1）基本情况：病情、意识、血压等。

（2）穿刺部位：穿刺部位及皮肤状况。

（3）穿刺血管：动脉的搏动情况、充盈度。

（4）患者心理：评估心理状态和合作程度。向患者解释穿刺目的及注意事项，消除患者的紧张情绪。

3）穿刺工具：根据血管粗细选择穿刺针及动脉导管

3. 实施

1）操作前准备

（1）护士准备：着装整洁，修剪指甲，规范洗手，戴口罩、帽子。

（2）用物准备。①基本用物：无菌治疗盘、消毒液、无菌手套、棉签、速干手消毒液、砂轮、治疗车、医疗垃圾袋、生活垃圾袋、锐器盒等。②穿刺用物：消毒器械包、动脉穿刺包、急救设备、动脉测压装置等。③药物准备：2% 盐酸利多卡因 1 支，核对药物的有效期，检查药物有无混浊、沉淀或絮状物，药瓶有无裂痕等。

（3）患者准备：①皮肤清洁，根据穿刺部位，摆好体位，以患者舒适为宜。②桡动脉穿刺置管前需做 Allen 试验。它是一种常用的、简单有效的临床检查方法，用于评估桡动脉和尺动脉的血液供应情况，用于判断桡动脉穿刺或动脉导管插入等侵入性操作的安全性。

Allen 试验的步骤（视频 2-5-2）如下：①首先将患者的手臂抬高至心脏水平以上，操作者用双手同时按压桡动脉和尺动脉；②要求患者做数次捏拳和松开的动作，持续 30s，使手掌变得苍白（图 2-5-1）；③放下手臂，继续按压桡动脉，松开对尺动脉的按压；④观察手部皮肤变红的时间（图 2-5-2）。如果皮肤在 0 ～ 6s 恢复红色，表示血液循环良好；如果在 7 ～ 14s 变红，表示可能存在尺动脉侧支循环不良的情况；如果 ≥ 15s，即为阴性，表示不宜选择该侧的桡动脉穿刺置管。通过 Allen 试验可以评估手部侧支循环的情

视频 2-5-2

况，以指导选择穿刺置管侧。

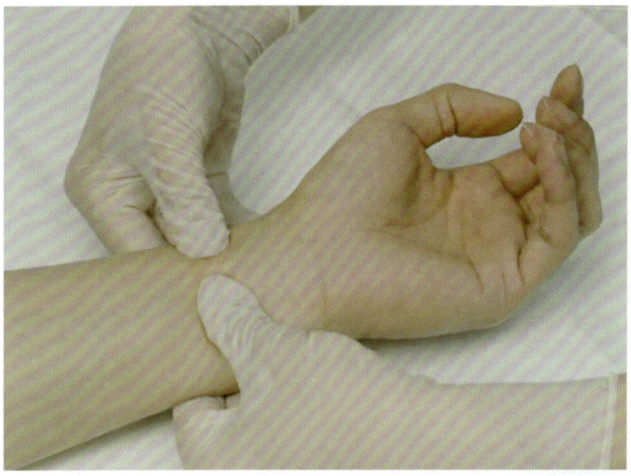
图 2-5-1　按压桡动脉和尺动脉至手掌变得苍白

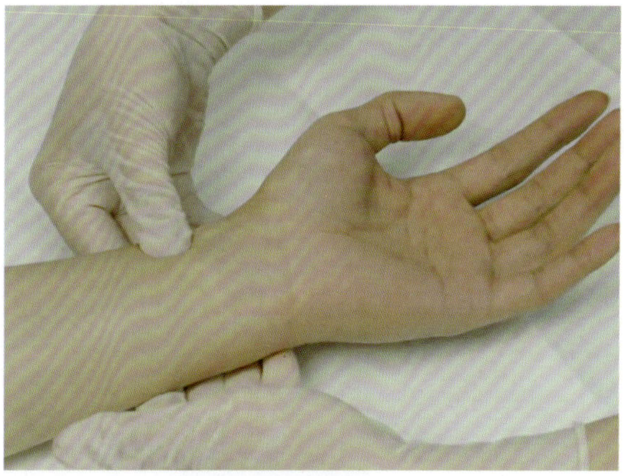
图 2-5-2　松开对尺动脉的按压，观察皮肤变红时间

对于昏迷或合作欠佳的患者，可以使用血氧饱和度法来评估手掌侧支循环情况：①将血氧饱和度监测探头放在患者待测手的拇指上，记录基础血氧饱和度（SpO_2）波形图；②操作者用双手按压腕部横纹处的桡动脉和尺动脉，直到 SpO_2 读数消失（图 2-5-3）；③松开对尺动脉的按压，继续保持对桡动脉的按压，观察血氧饱和度的恢复情况（图 2-5-4）。如果 SpO_2 下降 2% 以内或基本保持不变，说明代偿能力良好，可以进行桡动脉穿刺。通过这种方法可以在不依赖患者配合的情况下评估手掌侧支循环情况，指导后续的操作。

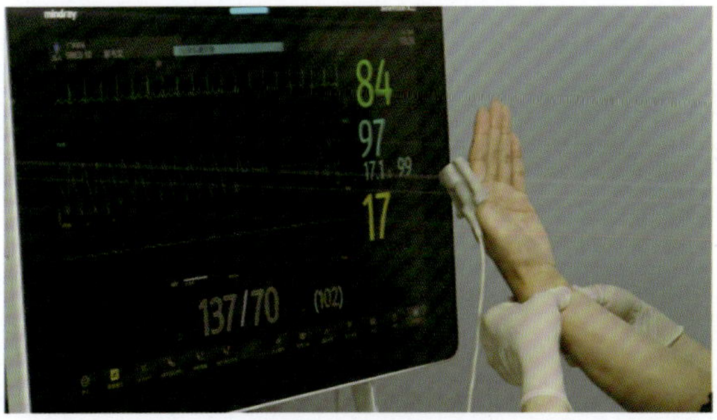

图 2-5-3　按压桡动脉和尺动脉，直到 SpO_2 读数消失

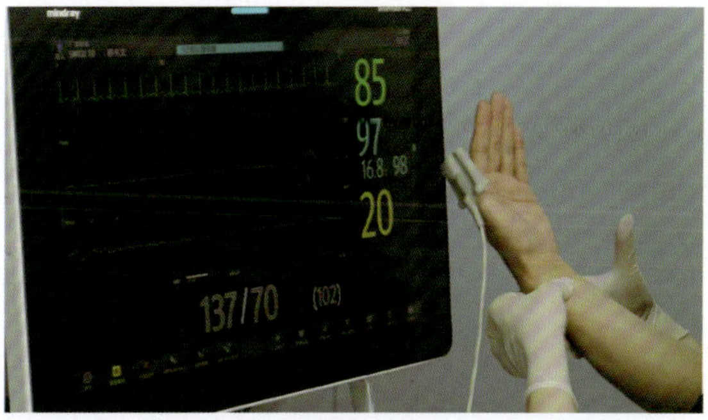

图 2-5-4　松开对尺动脉的按压，观察血氧饱和度

（4）环境准备：空气洁净、环境整洁、光线及温度适宜。

2）有创动脉血压监测导管置入操作流程（以桡动脉为例）

患者通常取仰卧位，左上肢外展置于托手架上，操作者位于穿刺侧。患者手臂平伸外展 20°～30°，手掌朝上，手指指向操作者。将纱布卷放置于患者腕部下方，使腕关节抬高 5～8cm，并保持腕关节处于轻度过伸状态。在穿刺时，操作者左手的食指、中指、无名指应自穿刺部位由远心端至近心端依次轻放于患者桡动脉搏动最强处。这三指指示患者桡动脉的走行，而食指所在部位即为穿刺点。一般来说，穿刺点在桡骨茎突近端 0.5cm，即第二腕横纹处。三指所指路线即为进针方向。

穿刺方法如下。①直接穿刺法（图 2-5-5）：确定穿刺点和走行后，在局部麻醉或全身麻醉诱导后，用 20G 留置针进行桡动脉穿刺。穿刺时，针尖朝向与血流相反的方向，而针体与皮肤的夹角因患者体形而异，一般为 30°～45°。缓慢穿刺，观察到针芯有回血时，轻压穿刺针，再向前推进 2～3mm。

如果仍然回血，可以稍微退回针芯。如果持续回血，可以推进外套管，然后撤出针芯。此时，外套管尾部呈现搏动性的血液喷射，表示穿刺插管成功。②穿透法：步骤与直接穿刺法相同，包括进针点、进针方向和夹角。在观察到回血迹象后，将穿刺针缓慢向前推进 1 ～ 2mm（如果撤出针芯时没有回血即可停止），随后撤出穿刺针。随后，缓慢后退套管，当出现血液喷射时停止后退。立即将套管向前推进，确保插入时无阻力且持续有血液喷射，表明穿刺成功。

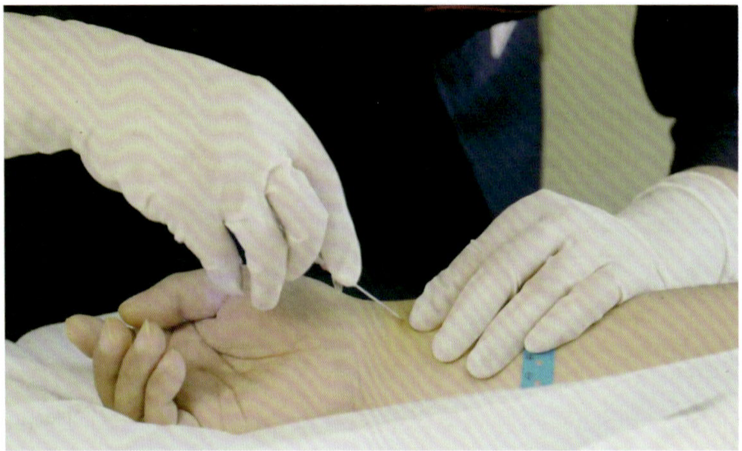

图 2-5-5　直接穿刺法

3）B 超引导下桡动脉穿刺置管术

超声技术在床旁的应用提高了桡动脉穿刺置管的准确性，减少了患者的焦虑和不适，同时减少了操作相关的并发症。相对于盲法穿刺置管，超声引导下桡动脉穿刺置管的尝试次数减少，节省了时间且提高了成功率。为了评估血管，超声探头的频率维持在 5 ～ 13MHz。超声探头的消毒过程包括一人使用蘸有消毒液的无菌纱布擦拭超声探头，另一人使用内侧底部涂有无菌凝胶的透明袋包裹探头。透明袋中的空气被挤出，以防止影响成像。

在确定穿刺点和局部麻醉后，以 45° ～ 60° 插入穿刺针。在针尖推进的过程中，探头的倾斜保证了针尖的可见性。穿刺针插入血管后，通过观察血液回流来确认针尖的位置正确。然后，调整穿刺针至水平位置，确保其位于血管内。接下来，将套管继续向前推进，撤出穿刺针内细针，并将压力传感器与穿刺针套管连接。

超声探头旋转 90°，纵向定位桡动脉，并以 15° ～ 30° 进针。在屏幕中央可见动脉，并确定长轴及血管最大径处。推进针尖直至进入管腔，见到回血。继续向前推进套管，撤出留置针内细针，并将压力传感器与留置针套管连接。超声引导下桡动脉穿刺置管术具有较高的操作准确性，降低了并发症的风险。

4. 拔管

1）拔管指征

①患者病情稳定，不需要持续进行有创动脉血压监测或频繁采集动脉血样；②有严重的导管相关性血流感染。

2）拔管方法

准备无菌棉球或纱布，消毒后贴紧穿刺点，迅速拔除导管，立即将棉球或纱布压在穿刺点上，然后使用绷带环形包扎。

3）拔管注意事项

（1）按压穿刺点 10min，对于凝血功能障碍的患者，应延长至 20min，并在必要时抬高穿刺侧肢体。向患者及家属解释按压的目的和重要性，预防穿刺部位出血。

（2）在按压后，使用无菌敷料和绷带环形加压包扎穿刺部位 30min。30min 后松开敷料，观察无出血及血肿后取下敷料。

5. 影响动脉压测量准确性的因素

（1）穿刺针位置不当或堵塞：动脉波形的收缩压显著下降，平均压变化较小，波形呈现平坦特征。若管腔完全堵塞，波形将完全消失。

（2）动脉压力波的频率通常为 1 ～ 30Hz，大多数波的频率在 10Hz 以下。机械信号转换成电信号取决于压力传感器和转换系统的材料、组成。由于共振效应，当压力测定系统的固有频率在动脉压力波的频率范围内时，会导致测得的压力升高。压力测定系统内填充的液体对压力波有消减作用，其指标用 ζ（阻尼系数）表示。ζ 的最佳值为 0.4 ～ 0.6。为提高测定准确性，建议采用坚硬的管壁、最小体积的填充液体、尽可能少的三通连接以及尽可能短的动脉延长管。

（3）传感器和仪器故障：在出现故障时，首先应结合其他指标综合判断传感器和仪器的工作状态，并调整传感器的平面，快速重新调零。

（4）导管内气泡：在监测系统中加入 0.1mL 的小气泡会引起动脉血压增加，而 0.5mL 的大气泡可能导致低血压的虚假表现。

（5）传感器位置：在有创动脉血压监测时，传感器应平第 4 肋间腋中线水平，即心脏水平。传感器位置过高或过低均可能引起压力误差。研究表明，当传感器低于心脏水平时，收缩压和舒张压均会升高，当心脏跳动频率一定时，血压升高与高度差成正比；当传感器高于心脏水平时，收缩压和舒张压均会下降。

6. 健康教育及注意事项

（1）健康教育：在进行动脉穿刺之前，向患者及家属详细解释有创动脉血压监测导管置入的目的、可能的并发症以及预防措施，获得他们的理解和同意。必要时，签署知情同意书。向患者及家属说明避免过度活动导致置管移位或脱出的重要性。强调保持穿刺部位清洁干燥，以预防感染、血栓和血肿等并发症的发生。了解患者是否有传染性疾病，并采取标准预防措施。

（2）注意事项：确保动脉穿刺部位干燥。严禁动脉测压管内存在空气，定期检查管道内是否有气泡。保持动脉测压管的各个接头连接紧密，防止脱落或渗漏。确保测压管道畅通，妥善固定套管、延长管及测压侧肢体，防止导管受压或扭曲。使用加压袋将肝素持续输入动脉内或定期冲洗，保持管道通畅，避免血液凝固。如患者出现高热、寒战等症状，应及时寻找感染源。尽早拔除导管，必要时取穿刺部位或导管尖端血液进行细菌培养，以辅助诊断，合理使用抗生素。穿刺后如出现血管痉挛、血栓或血肿等并发症，应及时拔除导管，必要时取出血凝块。注意定期观察穿刺侧肢体的血运情况，避免肢体坏死的发生。

五、动脉压力波形的解读和分析

动脉压力波形是在心脏收缩和舒张过程中血液流动引起血压变化的图形，能提供比血压数值更丰富的信息。动脉压力波形的解读和分析是评估心血管功能和循环状态的重要步骤，可以获得关于心脏泵血功能、血管弹性和血流动力学状态的信息。

1. 评估动脉压力波形的质量

评估动脉压力波形的质量是确保血压监测可靠的重要步骤。通过观察波形的稳定性、幅度、清晰度、形态和一致性，可以初步评估波形的质量。适当的振幅、清晰的波峰和波谷、典型的形态以及连续一致的波形都是良好质量的指标。若发现波形质量差，可能需要调整设备位置、检查动脉穿刺点或更换设备。

方波试验是一种评估动脉压力监测系统性能的常用方法。通过输入标准化的方波信号到监测系统中，观察输出的动脉压力波形，可以评估系统的响应时间、灵敏度、线性度和漂移等性能指标。这些评估结果有助于确保动脉压力监测系统提供准确、可靠的血压数据，从而支持医生做出准确的诊断和治疗决策。

2. 分析动脉压力波形

动脉压力波形的分析是对动脉压力信号进行解读和评估的过程，可以获取有关心血管系统功能和疾病状态的信息。以下是动脉压力波形分析的主要内容。

（1）上升支和下降支：观察动脉压力波形的上升支和下降支的斜率和形态。正常的动脉压力波形应该具有清晰的上升支和下降支，表示心脏收缩和舒张的过程。

（2）峰值压力：测量动脉压力波形的峰值压力，即收缩压，反映心脏收缩时血液对血管壁施加的最大压力。峰值压力与血管阻力、心脏泵血能力等有关。

（3）基线压力：测量动脉压力波形的基线压力，即舒张压，反映心脏舒张时血液对血管壁的压力。基线压力的水平可以提供关于血管弹性和外周阻力的信息。

（4）上升时间和下降时间：测量动脉压力波形的上升时间和下降时间，即波形从起始值到达峰值的时间和从峰值回到基线的时间。这些时间参数可用于评估心脏收缩和舒张的速度。

（5）脉压：计算动脉压力波形的脉压，即收缩压与舒张压之间的差值。脉压的大小与血管弹性、心排血量以及心脏和血管的状况有关。

（6）波形形态变异性：观察动脉压力波形的形态变化和波峰、波谷的深度。不同的形态特征可能与心脏瓣膜病变、动脉硬化、心衰等疾病有关。

动脉压力波形的分析可以为临床医生提供诊断和治疗决策的参考，帮助评估心血管系统的功能状态，监测疾病进展和疗效。然而，需要注意的是，动脉压力波形的分析应该综合考虑临床情况和其他检查结果。单独观察波形的特征并不能提供完整的诊断信息，应与患者的症状、体征和其他辅助检查结果相结合。因此，准确的动脉压力波形分析需要由经验丰富的医生进行，并在临床实践中综合应用，以更好地指导诊断和治疗决策。

常见的异常动脉压力波形如下。①圆钝波：波幅中度降低，上升和下降缓慢，波峰圆钝，重搏切迹不明显，见于心肌收缩力下降或血容量不足。②不规则波：波幅大小不等，期前收缩波的压力低平，见于心律失常患者。③高尖波：波幅高耸，上升支陡，重搏切迹不明显，舒张压低，脉压大，见于高血压及主动脉瓣关闭不全。主动脉瓣狭窄者下降缓慢及坡度较大，舒张压偏高。④低平波：上升和下降缓慢，波幅低平，为严重低血压，见于各种休克。

3. 通过波形估测心排血量

通过有创动脉压力波形估测心排血量是一种精确可靠的方法，目前越来越多的研究利用波形来估测心排血量。该方法基于动脉压力波形的形态和特征，通过分析波形面积和心率来计算心排血量。有创动脉压力波形提供了实时、动态的心血管功能监测，帮助评估心脏泵血功能，指导液体管理和药物治疗的决策。它具有高度的准确性和灵敏性，能够监测心排血量的变化和波动，并提供关键的临床指导。然而，通过有创动脉压力波形估测心排血量需要专业人员的指导和技术支持，确保插管和测量的准确性，并及时解读和分析波形数据。此外，注意对导管和传感器的维护，以确保监测结果准确。综上所述，有创动脉压力波形估测心排血量有助于优化患者的治疗和管理。

六、动脉穿刺及有创动脉血压监测的管理

1. 防止动脉内血栓形成

在动脉穿刺和有创动脉血压监测过程中，需要采取一系列预防措施以减少血栓形成的风险。除以肝素持续冲洗测压管道外，需要关注以下几点：①每次抽取动脉血样后，应立即用肝素快速冲洗，以防止血液在管道内凝结；②如果发现管道内有血块，应及时将其抽出，切勿将血块推入，以避免发生动脉栓塞；③动脉置管的时间长短与血栓形成有关，因此在患者循环功能稳定后，应尽早拔除导管；④为防止管道漏液，需要确保测压管的各个接头连接紧密，如果压力袋内的肝素出现漏液，应及时更换，同时要保证各个三通接头性能良好，以确保肝素滴入。

2. 保持测压管道通畅

应妥善固定套管、延长管和测压侧肢体，防止导管受到压力或扭曲；确保三通开关保持在正确的方向；在导管中不能存在气泡和血块，最好持续冲洗，如果条件不允许，至少每 2h 进行一次冲洗。

3. 严格执行无菌技术操作

（1）每 24h 应对穿刺部位消毒并更换敷料，同时使用无菌透明贴膜覆盖，以防污染。如果发现局部有污染，应及时处理。

（2）在进行动脉血样抽取时，务必对导管接头处消毒，以确保不发生污染。

（3）测压管道应始终保持无菌状态，防止污染。

4. 防止空气栓塞发生

在进行调零和取血样等操作时，必须严格防止气体进入桡动脉，以避免空气栓塞的发生。

5. 防止穿刺针及测压管脱落

为防止穿刺针及测压管脱落，必须确保它们固定牢固。特别是在患者躁动的情况下，要严密监测，防止其自行拔出。

6. 动脉导管留置时间

一般情况下，动脉导管的留置时间应尽可能短，并且需要定期评估是否继续留置。在临床实践中，需要根据患者的具体情况决定动脉导管的留置时限。常见的因素包括患者病情稳定性、凝血功能、局部穿刺部位的情况以及是否存在感染风险等。如果患者病情稳定并且没有明显的并发症，通常可以在数天内拔除导管。然而，对于需要长期监测的患者，可能需要延长导管留置时间。在导管留置期间，应密切监测患者的循环状态、感染征象以及相关并发症的发生情况。

7. 拔管的注意事项

在对患者和家属进行充分的解释和说明后，医护人员协助患者取舒适的卧位。左手按压穿刺口，右手迅速拔管，并对管道的完整性进行检查。如果发现管道断裂，立即制动置管侧肢体，及时处理。拔管后，用无菌纱布按压 5min 以上，之后加压固定，预防空气栓子的形成。

七、动脉穿刺及有创动脉血压监测的并发症处理

1. 远端肢体缺血

引起远端肢体缺血的主要原因是血栓形成，血管痉挛和过紧的局部包扎等也可能导致该情况发生。血栓形成与血管壁损伤、使用过硬或过粗的导管以及长时间置管等有关。为预防远端肢体缺血，需要采取以下措施。

（1）在穿刺过程中动作轻柔、准确，避免反复穿刺导致血管壁损伤，必要时可采用超声引导下动脉穿刺置管术。

（2）选择合适的穿刺针，避免使用过粗的针头，并避免重复使用。

（3）密切观察置管肢体远端手指的颜色和温度变化，一旦发现皮肤苍白、发凉或疼痛等缺血征象，应立即拔管。

（4）在固定置管侧肢体时，避免使用环形包扎等过紧的包扎方式。

2. 局部出血和血肿

局部出血和血肿是穿刺的常见并发症。为有效控制出血，特别是接受抗凝治疗的患者，在穿刺失败或拔管后应采取以下措施：①进行有效的持续压迫止血，至少压迫 5min，并使用宽胶布加压覆盖；②必要时，可使用绷带局部加压包扎，保持至少 30min 后解除。这些措施有助于止血，并减少出血引起的局部血肿。在操作过程中，医务人员应细心观察局部出血情况，并根据患者的具体情况及时调整止血措施，以保证患者的安全和舒适。

3. 感染

感染是动脉置管后的一种严重并发症，可能导致局部感染，甚至血液感染，因此需要积极采取预防措施。确保使用的器械和物品经过灭菌处理，置管操作必须在严格的无菌条件下进行，在置管过程中要加强无菌管理，避免污染和交叉感染。加强临床监测，每天至少监测患者体温 4 次，并进行血液检查。如果患者出现高热、寒战等感染症状，应及时寻找感染源。必要时，可进行细菌培养以辅助诊断，并合理使用抗生素。一旦出现感染迹象，应立即拔管，避免感染进一步扩散。通过采取这些预防

措施，可以有效降低动脉置管相关感染的发生风险，保护患者的健康。

八、前沿进展

动脉穿刺及有创动脉血压监测技术在神经重症领域应用前景广阔，能够提供准确和实时的血压数据，有助于评估患者的循环状态和心脏功能。

结合其他监测技术，如心电图和脑电图，可以更好地判断心脏和脑部的灌注情况，及时发现异常变化并采取相应的治疗措施。

此外，动脉穿刺和有创动脉血压监测技术的应用前景随着技术改进和创新将进一步扩展。如随着微创技术的发展，可选择的穿刺点位增多，使得穿刺更加安全和可靠，降低了并发症的发生风险。同时，无线传感器和远程监测技术的应用有望实现监测的便捷化和实时性，提高患者的舒适度和监护效果。

可穿戴声学设备作为高度跟踪系统的一部分，它的引入使得有创动脉血压监测更加实时和连续。通过连续监测患者的生理状况，医护人员可以及时发现血压的变化。并且，高度跟踪系统能够提供更为精准的数据，从而有效减少了由位置变化、身体姿势改变等因素引起的监测误差。

综上所述，动脉穿刺和有创动脉血压监测技术在神经重症领域应用前景非常广阔。结合其他监测技术，可以提供全面的监测信息，帮助医护人员更好地评估患者病情并制订有效的治疗策略。随着技术的不断改进和创新，它将在神经重症监护中发挥更大的作用，为患者的康复和治疗提供更好的支持。

参考文献

[1] KAISSI J E，LAOUTID J. Hand ischemia after radial artery cannulation.[J]. Revista espanola de anestesiologia y reanimacion，2022，69(9)：611-612.

[2] 苏晴宇，吴登助，章琳，等．改良式动脉留置针装置在动脉血压监测中的应用 [J]. 中国乡村医药，2022，29(11)：49-50.

[3] 李均凤，韩樱，沈锋，等．ICU 护士外周动脉导管循证知识及实践的调查研究 [J]. 护士进修杂志，2022，37(7)：663-667.

[4] 杜庆菊．有创动脉监测在危重患者手术麻醉中的应用观察 [J]. 中国社区医师，2022，38(4)：98-100.

[5] 郭薇，路遥，吴碧玉．新生儿桡动脉与肱动脉穿刺采血法比较的系统评价 [J]. 当代护士（中旬刊），2022，29(2)：4-8.

[6] 李广玉，王晓晖，曲斌，等．儿童动脉血标本采集并发症发生现状及影响因素分析 [J]. 中华现代护理杂志，2021，27(29)：3967-3971.

[7] CLARKE N S，JAGANNATHAN G，LAWTON J S. Long-term consequences of transradial catheterization on the radial artery[J]. Journal of cardiac surgery，2021，36(12)：4796-4798.

[8] 宋丽萍，马丽丽，侯晶华，等．有创动脉压监测在成人重症监护室中的应用及护理进展 [J]. 国际医

药卫生导报，2021，27(15)：2406-2409.
[9] 蒋涛，何媛媛 . 两种足背动脉穿刺置管法成功率的比较分析 [J]. 吉林医学，2021，42(6)：1506-1507.
[10] SHUNSUKE S，TAKASHI A，YASUHISA O. Margin of safety for needle puncture of a radial artery[J]. Journal of Anesthesia，2021，35(3)：1-5.
[11] 栗乐乐，周彦伯，张伟 . 动脉穿刺致桡动脉 - 头静脉动静脉瘘一例 [J]. 临床麻醉学杂志，2021，37(1)：109.
[12] HAMEDH M I，AL S A. Correlation between central venous pressure and peripheral venous pressure in medical intensive care unit patients[J]. Libyan Journal of Medical Sciences，2021，5(1)：21-24.
[13] 杨于嚣 . 基于动脉血气分析采血技术护理进展研究 [J]. 黑龙江中医药，2020，49(6)：365-366.
[14] 曾凡颖，康路花，曾杰 . 婴幼儿不同部位动脉采血的对比研究 [J]. 赣南医学院学报，2020，40(11)：1150-1152.
[15] 李发俊，李爱仙，朱文亚，等 . 有创动脉血压监测对心肺复苏术有效性的质量评价 [J]. 现代医学与健康研究电子杂志，2022，6(20)：132-135.
[16] 王巧林 . 急诊 ICU 休克患者应用有创动脉压监测的护理探究 [J]. 智慧健康，2022，8(23)：232-235.
[17] HERNANDEZ G，MESSINA A，KATTAN E. Invasive arterial pressure monitoring：much more than mean arterial pressure[J]. Intensive care medicine，2022，48(10)：1495-1497.
[18] STANDIFIRD C，WASSERMANN M，LAURIA M J. Initiation of invasive arterial pressure monitoring by critical care transport crews[J]. Air medical journal，2022，41(2)：248-251.
[19] 胡英杰，徐婷婷，吴彩羚，等 . 危重症患儿有创动脉压监测的护理研究新进展 [J]. 当代护士(中旬刊)，2021，28(9)：18-21.
[20] TEO Y H，NAIDU G，TAY EDGAR. Invasive monitoring and dosing strategy to mitigate risks of general anaesthesia in a patient with connective tissue disease and pulmonary arterial hypertension[J]. Journal of the Association of Physicians，2020，114(3)：206-208.
[21] 刘科贝，任玮 . 呼气末二氧化碳分压和连续有创动脉压监测在儿科急诊危重症救治中的应用价值研究 [J]. 陕西医学杂志，2019，48(10)：1285-1288.
[22] 戴慧雯，刘纯霞，陈晓卿，等 . 预见性护理在有创动脉压监测中的应用 [J]. 护理实践与研究，2019，16(12)：100-101.
[23] 梁荣弟 . 有创动脉压监测对危重症患者病情观察的优势 [J]. 中国医药科学，2019，9(2)：211-213.
[24] 孙建华，刘大为，王小亭，等 . 超声引导下桡动脉置管的应用进展 [J]. 中国实用护理杂志，2016，32(25)：1997-2000.

（张春霞）

第六节　鼻肠管留置技术

一、概述

鼻肠管留置技术是指将鼻肠管置入胃内，通过不同的方法将其前端置入十二指肠或空肠上段，适用于格拉斯哥评分低、机械通气或亚低温治疗、胃或十二指肠运动障碍以及重症胰腺炎的危重症患者。通过鼻肠管注入流食、液体和药物，为患者提供肠内营养和药物治疗，满足患者的营养和治疗需求，促进康复。

经鼻肠管喂养是一种安全有效的肠内营养方式，是有胃排空障碍或不适合胃内喂养者的首选途径。经鼻肠管喂养与经鼻胃管喂养相比，有助于促进肠道运动，维护肠道完整性，减少菌群移位，减少胃潴留，同时可提高患者对肠内营养的耐受性，有利于营养目标的实现，降低误吸风险。

二、适应证和禁忌证

（一）适应证

（1）胃或十二指肠动力障碍，如胃瘫、食管瘘、胃瘘。

（2）存在误吸高风险，如昏迷、长期卧床。

（3）经胃喂养不耐受。

（4）重症胰腺炎。

（5）肠道功能基本正常，但存在胃排空障碍。

（二）禁忌证

1. 绝对禁忌证

（1）小肠吸收不良。

（2）小肠运动障碍。

（3）远端肠梗阻、肠瘘、肠穿孔。

（4）未明确诊断的颅底骨折、头面部骨折、脑脊液鼻漏。

2. 相对禁忌证

（1）盲插情况下，异位风险高者，如有鼻喉 / 口腔肿瘤或相关疾病、气管食管漏。

（2）盲插情况下，黏膜损伤及出血风险高者，如有食管胃底静脉曲张、食管梗阻、消化道出血、近期行食管/十二指肠等部位手术等。

（3）盲插情况下，置管极难成功者，如有胃瘫、幽门狭窄等。

三、鼻肠管置管方法

（一）徒手盲插鼻肠管（视频 2-6-1）

徒手盲插鼻肠管是指不借助其他仪器设备，单纯凭手法将鼻肠管间接或直接送入十二指肠或空肠上段，该方法侵袭性小，易于在临床实施。

视频 2-6-1

1. 置管前安全性评估

（1）置管前，检查并清理呼吸道，评估患者的气道通畅性，气囊不需要放气，听诊患者肠鸣音情况，评估患者胃潴留的量以及配合程度。

（2）严重创伤性脑损伤患者的置管时间不应超过 30min，在导管插入过程中如呼吸、循环不稳定，应立即停止导管插入。

2. 操作前准备

（1）物品准备（图 2-6-1）：螺旋形鼻肠管 1 根、听诊器、鼻贴、手电筒、囊压表、pH 试纸、无菌治疗巾、治疗盘、棉签、500mL 0.9% 氯化钠溶液、50mL 注射器 1 个、20mL 注射器 1 个、无菌手套等。

（2）在放置导管之前，提前将引导钢丝放入导管中（图 2-6-2），固定引导钢丝末端的连接手柄和鼻肠管的连接端。将鼻肠管置于 0.9% 氯化钠溶液中充分浸泡以润滑，抽出 20mL 0.9% 生理盐水注入导管，检查管道是否通畅。

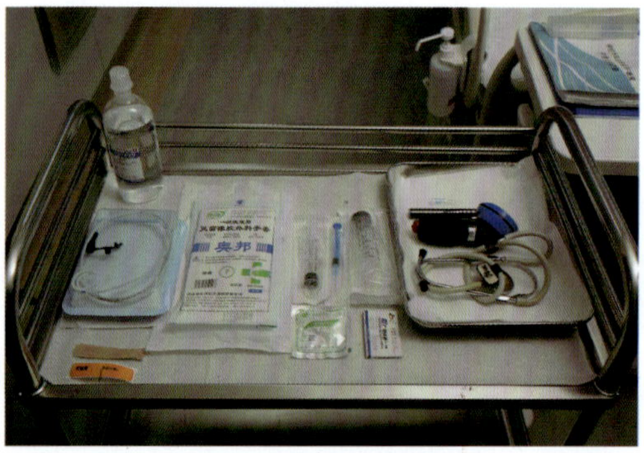

图 2-6-1　物品准备

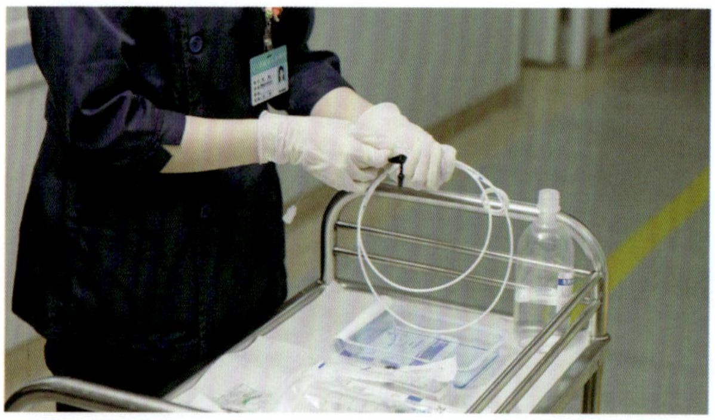

图 2-6-2　将引导钢丝放入导管

（3）置管前患者需禁食 6 ～ 8h。

（4）胃肠动力较弱的患者在置管前 10min 可遵医嘱应用促进胃动力的药物，如肌内注射甲氧氯普胺 10mg，具体的药物和剂量取决于患者的胃动力情况。

（5）根据患者情况选择合适的体位，昏迷患者取仰卧位，清醒患者取半坐卧位，床头抬高 30° ～ 45°。

（6）长度测量（图 2-6-3）。①做第一个标记（约至胃腔）：测定前额发际至胸骨剑突的距离。②做第二个标记（约至十二指肠空肠部）：第一个标记外 50cm 处。

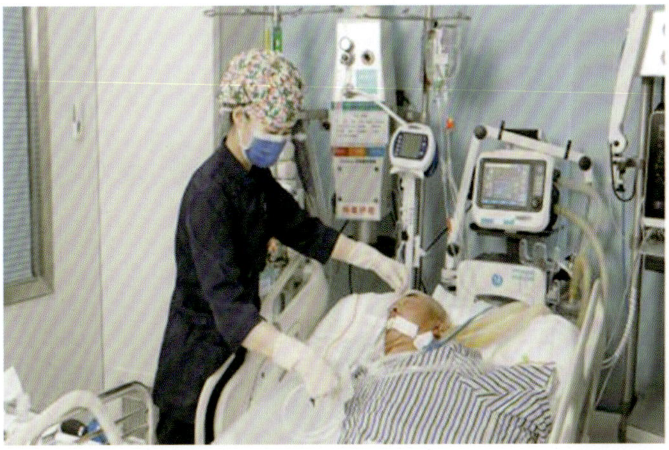

图 2-6-3　长度测量

（7）将无菌巾放在患者的胸前，检查患者鼻腔是否通畅，选择一侧鼻腔，用棉签擦拭干净。

3. 置管过程

（1）鼻肠管进入食管：沿着鼻壁慢慢插入导管，当导管进入咽喉部约 15cm 时，让患者在插入导管的同时做吞咽动作；对于昏迷患者，助手抬起患者的头部，将下颌靠近胸骨柄，立即将鼻肠管旋转 180°，慢慢插入。

（2）在确认导管进入食管后，轻柔地旋转和推动导管继续插入，直到第一个标记（图 2-6-4）。使用注射器快速注入 20mL 空气后，在左上腹听到气过水声。抽吸的液体 pH 值< 4 也证实进入胃腔。对于常规方法无法明确判断的（如回抽无胃液或仅见少量白色分泌物者）和易误入气道的高风险患者（如年龄> 75 岁、吞咽障碍、脑卒中意识障碍、气管插管或气管切开等）须加选以下任一种：胸部 X 线（“金标准”）、超声或内镜。

（3）鼻肠管进入幽门（图 2-6-5）：确认鼻肠管进入胃内后取右侧卧位 30° ～ 45°，按照 10mL/kg 计算，向管道内注入气体，总量需小于 500mL。以捻转推进法自然送管，置入 75cm 左右时，听诊判断导管尖端走向。在此介绍捻转推进法：将鼻肠管顺时针旋转 45°，每次随着患者呼吸推进 2 ～ 4cm，推进过程中注意观察鼻肠管随呼吸回弹情况，如遇阻力不要强行置管，需排除阻力原因，等待阻力下降或消失时再缓慢置管，插管至第二个标记处。

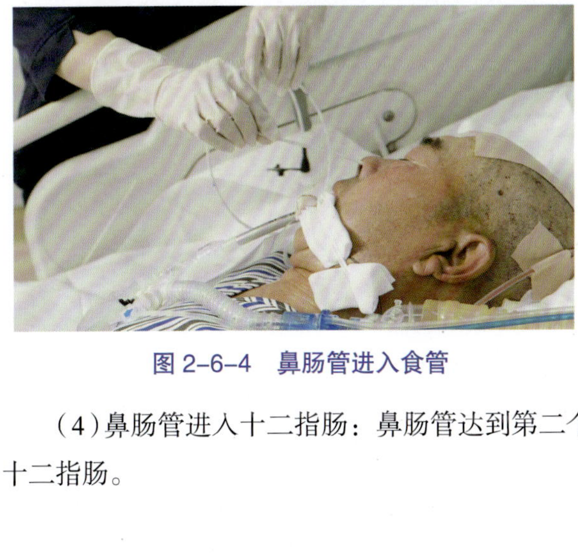

图 2-6-4　鼻肠管进入食管

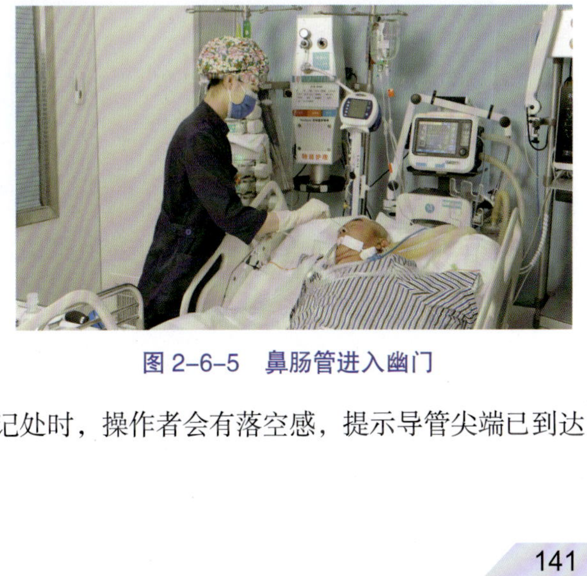

图 2-6-5　鼻肠管进入幽门

（4）鼻肠管进入十二指肠：鼻肠管达到第二个标记处时，操作者会有落空感，提示导管尖端已到达十二指肠。

4. 初步判断

（1）真空试验法：注入空气顺畅，回抽负压；注入适量的水，回抽量少于 1/3，提示过幽门（注意导管尖端贴壁影响）。

（2）pH 试纸法（图 2-6-6）：回抽液体颜色为金黄色。pH 值＞ 7 在肠腔，pH 值＜ 5 提示在胃内（注意药物影响）。

（3）听诊法（图 2-6-7）：听诊气过水声最强点的变化，左上腹（在胃内）—右腹（在十二指肠内）—左下腹（在空肠区）。

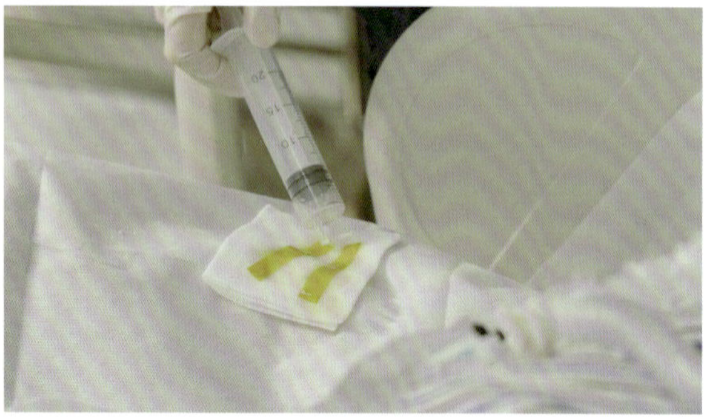

图 2-6-6　pH 试纸法

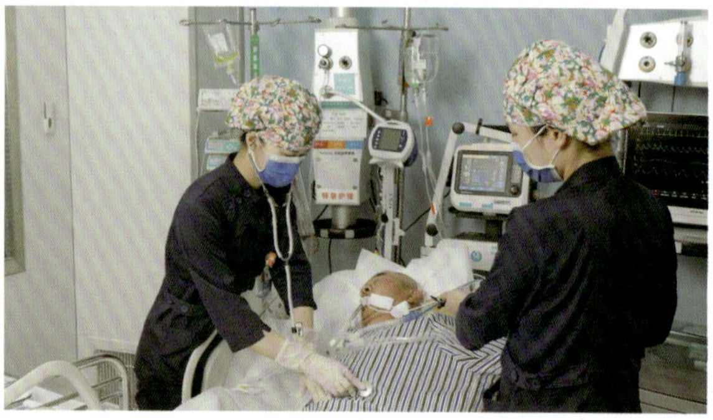

图 2-6-7　听诊法

（4）初步判断置管成功后，注入 20mL 生理盐水，缓慢抽出导丝，观察导丝上是否有折痕，密封并固定尾端。最后，进行腹部 X 线检查（“金标准”）以确认导管位置（图 2-6-8）。

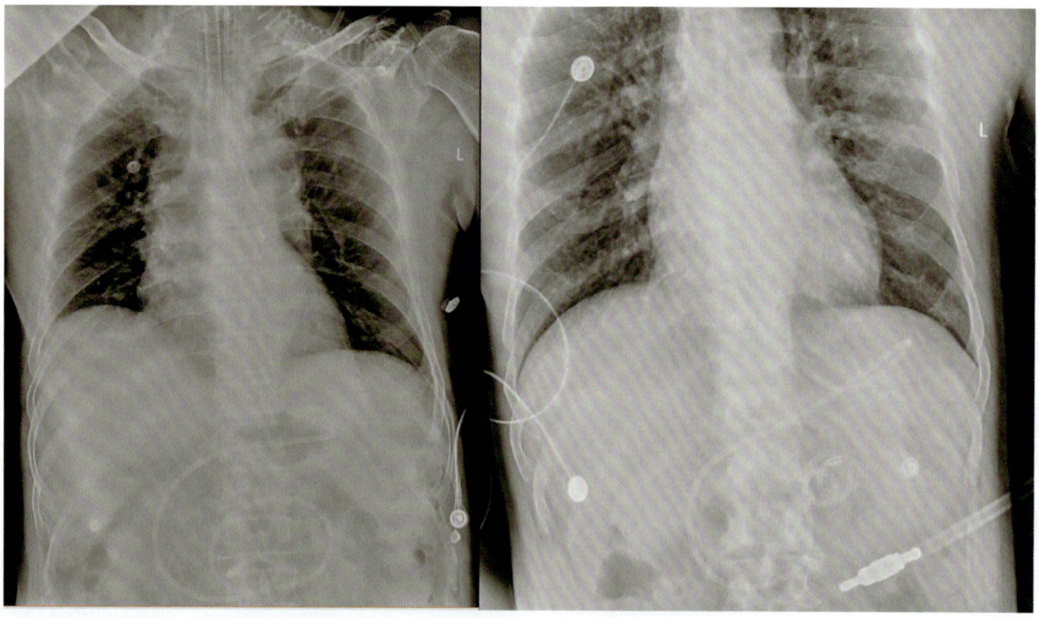

图 2-6-8　腹部 X 线检查确认导管位置

5. 管道固定

可用高举平台法、人字形固定法和蝶形固定法妥善固定导管（图 2-6-9）。粘贴鼻肠管标识，写明置管人、置入深度和置管日期。

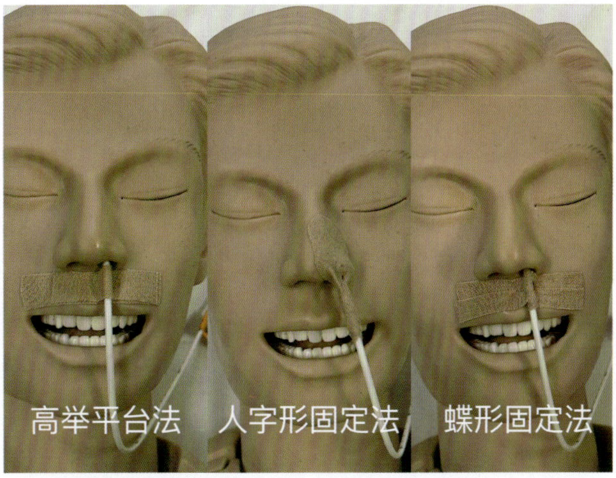

图 2-6- 9　鼻肠管固定方法

6. 注意事项

（1）对昏迷患者置管时，应将患者头部向后仰，当鼻肠管插入约 15cm（会厌部）时，左手托起头部，使下颌靠近胸骨柄，加大咽部通道的弧度，使导管沿后壁滑行，插至所需长度。

（2）置管前需听诊患者肠鸣音情况，如肠蠕动慢，可遵医嘱肌内注射甲氧氯普胺或行甘油灌肠或按摩患者腹部以促进肠蠕动。

（3）置管前暂时夹闭或抬高脑室 / 腰大池引流管，置管后及时开放或归位。

（4）置管时严密观察患者的生命体征、意识、瞳孔等有无改变，注意动作轻柔，避免引起颅内压升高。避免反复插管损伤鼻黏膜。

（5）对于烦躁、不配合的患者，可遵医嘱用药。

（6）注意患者有无呛咳、恶心、呕吐。

（7）疼痛：对意识清楚患者采用数字评分量表评估，对危重症患者使用 CPOT 评估法。

（8）警惕盲插置管并发症，特别是深昏迷、深度镇静、无呛咳反射者。

（9）不可强行暴力盲插，必要时，暂停置管。

（二）攀附胃管盲插鼻肠管法

神经重症患者人工气道的建立导致食管与气管解剖腔隙的微小变化，在盲插螺旋形鼻肠管的过程中，咽喉部通过困难，需要反复尝试，会增加导管进入气管的风险。鼻肠管顺利置入胃内成为盲插鼻肠管成功的关键，就此难点出发，在临床实践中摸索出攀附胃管盲插鼻肠管法。

攀附胃管盲插鼻肠管是将鼻肠管尖端插入胃管侧孔内，使螺旋形鼻肠管攀附于胃管上，增加管路的硬度，使胃管带鼻肠管置入胃内，再分离二者，鼻肠管随胃蠕动进入肠管，直至进入空肠。

具体操作方法：取一根胃管，将鼻肠管尖端插入胃管侧孔内（最好是第二个侧孔，插入勿过紧，避免后期分离不开；勿过松，避免置管过程中分离），充分润滑导管前端，既可以减少胃管与鼻肠管之间的摩擦力而方便送管，也可以减少置入过程中对鼻、咽、喉、食管黏膜的损伤。右手戴无菌手套，将胃管引插的鼻肠管经一侧鼻腔（胃管在上，鼻肠管在下），轻柔缓慢地向前推送至胃内，观察患者有无呛咳及面色改变，确定胃管及鼻肠管在胃内后分离二者（保持鼻肠管不动，继续向前推进胃管，或者后退鼻肠管，向前推进胃管），分离后将胃管推至剑突以上，固定胃管。再次确认鼻肠管在胃内，使患者取右侧卧位，轻柔缓慢地边润滑边向前推送鼻肠管，随患者吸气，每次推进 1 ～ 2cm，缓慢进管超过 75cm，再将鼻肠管缓慢螺旋送达第二个标记处，如遇阻力可后退再插入（图 2-6-10）。

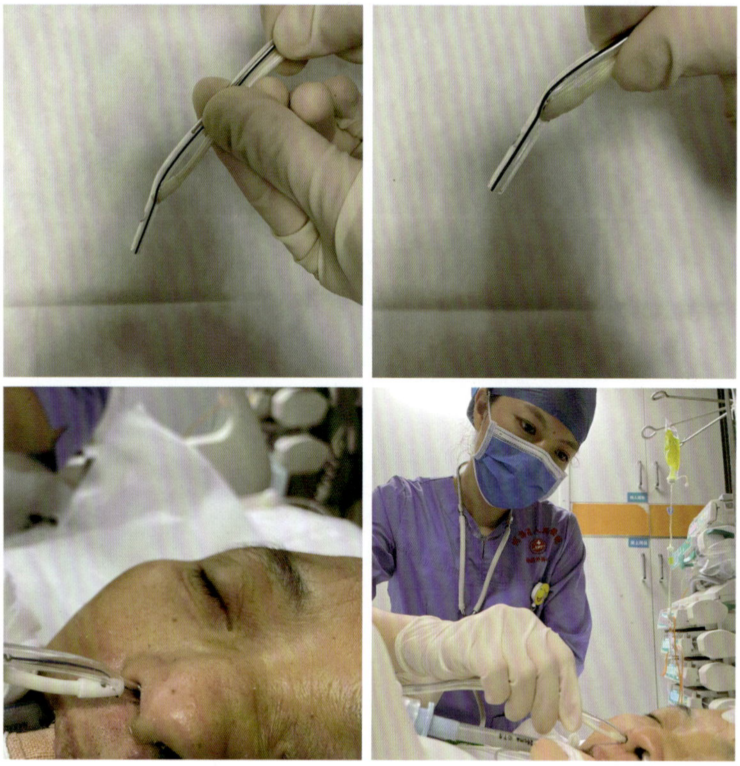

图 2-6-10　攀附胃管盲插鼻肠管

（三）超声引导下鼻肠管置入法

1. 鼻肠管进入食管

当鼻肠管插入 20 ～ 25cm 时，协助患者取平卧位，左颈气管左下角可见导管显影，食管内显像“=”高回声线，即“双轨征”。注入少量空气，以食管内显示高亮的气体征为标准，表明鼻肠管进入食管。

2. 鼻肠管进入胃内

（1）当导管到达第一个标记时，在胃里可以看到平行、透明、高回声的“=”形，即“双轨征”，表明鼻肠管在胃内。

（2）在超声探查到胃中“双轨征”时快速注入 20mL 温水，可见明显的“云雾征”；通过鼻肠管快速注入 20mL 空气，有气过水声表明导管末端位于胃中。

3. 鼻肠管通过幽门

（1）当鼻肠管插入 70 ～ 75cm 时，可以在胆囊附近看到倒“8”影像。

（2）同盲插法继续置管，根据“云雾征”确定鼻肠管的走向，并实时动态调整置管方向和深度。当幽门区出现“双轨征”时，表明鼻肠管已成功通过幽门。

4. 鼻肠管进入十二指肠

(1)十二指肠区出现“双轨征”。

(2)注水后，胃内“云雾征”会延迟出现并逐渐消失，表明鼻肠管进入十二指肠。

(四)可视化鼻肠管置入法(视频 2-6-2)

视频 2-6-2

1. 可视化鼻肠管置管系统

可视化鼻肠管置管系统见图 2-6-11。

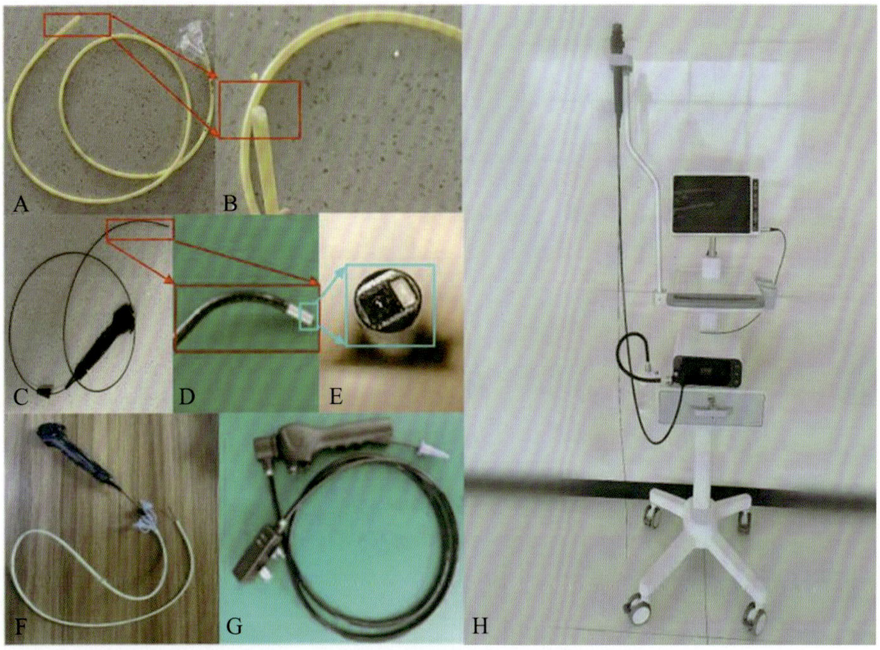

图 2-6-11　可视化鼻肠管置管系统

注：A—可视化鼻肠管；B—喂食管的子弹头形状；C—可操作的手柄、导丝和与导丝另一端连接的内窥镜；D—导丝和内窥镜的末端；E—内窥镜的尖端结构；F—由可操作手柄、导引钢丝、内窥镜和鼻空肠进食管组成的组件；G—电源线和操作手柄；H—用于在内窥镜下放置进食管的器械。

2. 用物准备

可视仪器、内窥镜管芯、鼻肠管、手套、生理盐水、纱布、注射器、治疗巾、液状石蜡棉球、鼻贴及标识(图 2-6-12)。

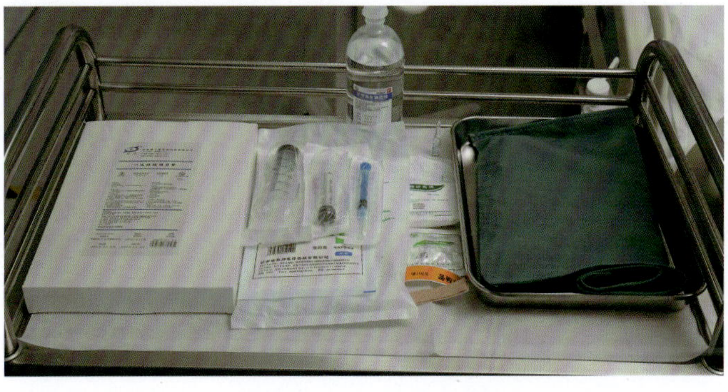

图 2-6-12　用物准备

3. 可视化鼻肠管置入操作流程

可视化鼻肠管置入操作流程见图 2-6-13。

置管前评估	重点评估以下内容 1. 患者的病情、年龄、意识状态及合作程度 2. 口腔黏膜、鼻腔黏膜及置管周围皮肤情况；吞咽功能；凝血功能 3. 有无禁忌证，有无鼻咽部、食管、胃部疾病或手术史，有无食管胃底静脉曲张、颅底骨折史
操作前准备	患者准备：置管前禁食 6h、胃肠减压 2h、操作前 15 ~ 30min 静脉推注或肌内注射甲氧氯普胺 10mg，取左 / 右侧卧位，床头抬高 30° ~ 45° 用物准备：可视仪、内窥镜管芯、肠管、手套、生理盐水、纱布、注射器、治疗巾、液体石蜡棉球、鼻贴及标识 置管前：评估并清洁鼻腔（有人工气道者检查气囊压力）
连接管道、调试管芯	浸泡并检查管道是否通畅，连接电源，戴手套，将润滑后的内窥镜管芯插入管道内，管芯距离头端 2 ~ 3cm，避免损伤黏膜；将管芯末端连接柄与鼻肠管连接头固定
置管至胃内	1. 操作者位于患者左侧，测量长度，润滑肠管，选择一侧鼻腔缓慢插入，在 25 ~ 30cm 处观察屏幕，确定进入食管后，缓慢插至胃内 2. 辨别黏膜结构，确认置入胃内。胃大弯黏膜呈鱼鳞状，深度为 50 ~ 60cm 3. 置管期间严密观察患者病情变化，如出现呛咳、呼吸困难、发绀等情况应立即拔出，休息后重新置入，如遇到阻力明显增加，不可盲目进管
置管至十二指肠	1. 缓慢推进管道，每次 1 ~ 2cm，调节管芯，确保屏幕视野清晰，观察管道滑动情况，如视野模糊可吹气或用少量的水冲洗管路 2. 置管经过胃窦（黏膜呈网纹状，深度为 60 ~ 65cm）；置管约 70cm 时可达幽门附近 3. 置管至幽门附近标志：①见幽门结构；②少量胆汁分泌；③有小气泡溢出；④类似小肠绒毛结构；⑤胃液反流现象；⑥胃壁间歇性有规律收缩扩张
确认位置，固定粘贴标识	1. 通过幽门有落空感（胃内结构随着管道移动逐渐向类似小肠绒毛结构转变），可见小肠绒毛，打水后绒毛浮动明显 2. 回退管芯，固定管道，粘贴标识
效果评价	1. 操作熟练，动作缓慢轻柔，无相关并发症发生如误入气道、损伤气道等 2. 准确记录置管深度并维护导管

图 2-6-13 可视化鼻肠管置入操作流程

四、鼻肠管的维护与拔管

（1）喂养前后、注药前后及导管夹闭时间超过 24h 时，均应冲管。

（2）持续喂养时，宜每 4h 脉冲式冲管 1 次。

（3）宜使用 20 ~ 30mL 生理盐水、灭菌注射用水或温开水脉冲式冲管。

（4）应在喂养结束冲管后盖保护帽。

（5）拔管前，用 20 ~ 30mL 温开水冲管，再注入空气 10mL，关闭导管末端。

(6)戴手套，嘱患者屏住呼吸，拔除导管。

(7)检查导管是否完整。

(8)清洁鼻腔，检查鼻腔黏膜的完整性。

五、常见并发症及处理

(一)置管过程的常见并发症

1. 出血

出血见于鼻腔、食管、胃、十二指肠、空肠。

预防及处理措施：①全面评估患者，进行解释说明，取得患者配合。对凝血功能障碍、鼻腔畸形、黏膜充血及门静脉高压症等患者高度重视。②插管时动作要轻柔，并按要求对导管前端充分润滑。如果患者出现呛咳、恶心或呕吐，应暂停插管。不要强行插入。③置管时密切观察患者的反应，如果患者消化道有大量出血，应立即处理。

2. 误入气道

引发气胸、感染等。

常见原因：①患者不配合；②技术不熟练。

预防及处理措施：①加强沟通，耐心解释插管目的及配合注意事项，消除患者的紧张情绪。②出现呛咳、呼吸困难、发绀，立即停止插管，休息片刻后重新插入。③掌握熟练的技术。对于清醒患者，当导管通过咽部时，嘱患者做吞咽动作；对于昏迷患者，取去枕平卧位，头向后仰，导管插入 15cm 后，将患者头托起，使下颌靠近胸骨柄，缓慢插入预定长度，插管后一定要确认导管是否在胃内。

3. 心脑血管意外

常见原因：①咽部由喉上神经支配，对刺激较敏感。当插入鼻肠管时，导管的机械刺激会作用于患者咽部后壁，导致迷走神经张力增加，反射性导致呼吸道痉挛，使患者通气功能障碍，从而导致缺氧。②导管刺激咽喉部，患者呛咳，机体氧耗增多。

预防及处理措施：①全面评估，对危重、心肺功能不全、高龄、高血压及脑血管意外等患者应重点评估，加强沟通，向患者及家属详细解释插管的目的及可能出现的意外情况，征得同意后，签署知情同意书。②对高危患者，操作前备好抢救药品和用物，以便紧急处理。③插管动作轻柔，减轻患者不适感。④插管过程中，严密观察病情变化，若出现呼吸困难、憋喘、发绀、心率加快等症状立即停止插管，出现心跳呼吸停止时，行心肺复苏。

4. 消化道穿孔

常见原因：肠道壁可能因梗阻或缺血而质脆，易损伤，此时若操作不当极易导致穿孔。

预防及处理措施：①为减少置管导致的消化道穿孔，应由经验丰富的医务人员完成，置管时动作要尽量轻柔缓慢，不可强硬推进。②置管前后可行腹部立位 X 线检查，以排除置管中可能出现的消化道穿孔。③一旦发现穿孔，需紧急手术治疗。

（二）置管后常见并发症

1. 皮肤、黏膜损伤

处理对策：①应每日观察鼻黏膜及鼻部皮肤情况；②更换胶布时，宜用温水湿润胶布，待松动后再去除；③出现皮肤、黏膜损伤时，宜用生理盐水清洁，遵医嘱给予外用药物。

2. 堵管

处理对策：①宜使用肠内营养配方制剂进行喂养；②注入固态药物时，应充分研磨、溶解后再注入；③发生导管堵塞时，可使用三通连接导管，2 个端口分别连接 10mL 空注射器和有 10mL 生理盐水的注射器，通过旋转三通阀门反复向外抽吸，遵医嘱使用药物疏通。禁止直接插入导丝疏通导管，疏通管路失败时，应拔除导管。

3. 移位或脱出

处理对策：①宜每 24 ～ 48h 更换胶布及其固定位置，如有潮湿、松动，应及时更换；②怀疑导管移位时，应暂停喂养，通过 X 线片确认导管尖端位置；③确认导管移位后，应及时调整或更换导管；④发现导管脱出，应做好重新置管的准备。

六、前沿进展

鼻肠管在肠内营养治疗中效果较好，使危重患者达到预定营养目标，并发症少，改善患者预后。神经重症患者常伴有意识障碍、吞咽障碍、咳嗽反射减弱或消失、脑肠轴调节异常、长期卧床等，更易出现胃肠蠕动减慢、胃排空障碍、胃动力不足、胃潴留、营养不良等现象。严重创伤性脑损伤后的危重患者仍处于高分解、高代谢的应激状态，身体所需能量消耗增加。神经重症患者容易出现营养不耐受等问题，严重影响预后。因此，神经重症患者的营养支持对减少肺部感染、增强免疫功能、延缓疾病的进展、促进患者康复具有重要意义。研究发现肠内营养方式与肠外营养方式相比，肠内营养更符合患者机体的生理需求，它不仅保持了肠黏膜的完整性和分泌功能，而且有助于维持肠道微生物、机械作用和免疫屏障功能，降低相关感染的发生率。对神经重症患者给予经鼻肠管肠内营养治疗可降低患者胃潴留、上消化道出血以及肺部感染等的发生率。鼻肠管是建立肠内营养治疗通路的重要手段，常用于有高误吸风险、胃肠动力学紊乱、吞咽困难和重型颅脑损伤的患者。经鼻肠管给予肠内营养具有无创、简便、经济、并发症少等优势，在临床上应用比较广泛。

目前，置管方式主要为徒手盲插留法，而借助仪器设备（如内窥镜、超声仪）的方法被认为会延误患者肠内营养开始时机，也会增加患者的转运风险。随着技术的发展，内窥镜下可视鼻肠管置入技术、超声引导下鼻肠管置入技术在神经重症监护室得到推广。另有电磁导航床旁鼻肠管置管技术，由护理人员在床旁完成并实时进行导管尖端定位，能避免置管的盲目性和不确定性，提高置管成功率，减少置管用时，提升导管尖端到达空肠的比例，降低置管并发症发生率，可以更早期、安全地为患者实施肠内营养。

参考文献

[1] 王宝玲，刘娜，叶润泽 . 基于循证构建鼻肠管护理方案在神经外科重症患者中的应用 [J]. 齐鲁护理杂志，2023，29（10）：102-105.

[2] INGER P，BLASER A R，BERGER M M，et al. ESPEN guideline on clinical nutrition in the intensive care unit[J]. Clinical Nutrition，2019，38（1）：48-79.

[3] 金珊珊，王蕊，陆健 . 危重症患者肠内营养喂养不耐受临床评估研究进展 [J]. 医学综述，2022，28（6）：1127-1132.

[4] 喻婷，韩慧，王聪，等 . 卒中患者肠内营养临床护理实践与管理的现况调查 [J]. 护理学杂志，2023，38（9）：103-107.

[5] BOSCH S，ELLEN W，KHO Y，et al. Erythromycin to promote bedside placement of a self-propelled nasojejunal feeding tube in non-critically ill patients having pancreatitis：a randomized，double-blind，placebo-controlled study[J]. Nutrition in Clinical Practice，2011，26（2）：181-185.

[6] 刘倩，余婷婷，王霞 . 间歇推进法盲插螺旋鼻肠管技术在神经外科重症患者中的应用 [J]. 临床护理杂志，2021，20（6）：73-76.

[7] WEI Y P，JIN Z，ZHU Y，et al. Electromagnetic-guided versus endoscopic placement of post-pyloric feeding tubes：a systematic review and meta-analysis of randomised controlled trials[J]. Journal of Intensive Care，2020，8（1）：92.

[8] LIU Z，GUO J，REN W，et al. Evaluation of ultrasound-guided Freka-Trelumina enteral nutrition tube placement in the treatment of acute pancreatitis[J]. BMC Gastroenterology，2020，20（1）：21.

[9] 彭伟，怀佳萍，王生超，等 . 床旁超声引导下改良胃内注气法留置鼻空肠管在 ICU 脑外伤机械通气患者中的应用 [J]. 中国现代医生，2022，60（6）：104-107.

[10] 张丽，马媛，王刚，等 . 温热水刺激下被动等待技术在超声引导下鼻肠管置管困难患者中的应用 [J]. 上海护理，2023，23（6）：47-50.

[11] 曹岚，岳丽青，周阳，等 . 重症护理超声技术在 ICU 患者管理中的应用 [J]. 中国护理管理，2020，20（S1）：6-7.

[12] 孙博睿，张春，申存毅，等 . 实时超声辅助联合间断注水注气法在危重病人鼻空肠管留置中的应用 [J]. 肠外与肠内营养，2020，27（4）：199-204.

[13] 陈军，汪志明 . 鼻肠管放置技术在临床营养支持中的规范化应用 [J]. 肠外与肠内营养，2020，27（4）：193-195.

[14] 王超，林辉，高祀龙，等 . 分时段注水超声引导下鼻肠管置入在危重型新冠肺炎患者中的应用 [J]. 齐鲁护理杂志，2020，26（8）：72-74.

[15] BROEKAERT I J，FALCONER J，BRONSKY J，et al. The use of jejunal tube feeding in children：a position paper by the gastroenterology and nutrition committees of the European Society for Paediatric Gastroenterology，Hepatology，and Nutrition 2019[J]. Journal of Pediatric Gastroenterology & Nutrition，2019，69（2）：239-258.

[16] 金歌，黄海燕，郭晓岚，等 . 基于循证的成人床旁超声护理专家共识 [J]. 中华危重病急救医学，2020，32(9)：1029-1039.

[17] 吴微华，张美齐，彭成忠，等 . 重症病人鼻肠管超声定位关键部位和切面的确定及定位效能分析 [J]. 肠外与肠内营养，2020，27(1)：21-27.

[18] 曾维莲，钟楚扬，方华茹 . 平卧位联合听诊定位法置入鼻肠管在重症患者中的应用效果分析 [J]. 岭南急诊医学杂志，2023，28(5)：492-494.

[19] ZHANG D，SUN J，LIU J，et al. Placement of a jejunal feeding tube via an ultrasound-guided antral progressive water injection method[J]. Chin Med J，2018，131(14)：1680-1685.

[20] LI Y，YE Y，MEI Y，et al. Semi-automated ultrasound guidance applied to nasogastrojejunal tube replacement for enteral nutrition in critically ill adults[J]. Bio Medical Engineering，2018，17(1)：1-9.

[21] 张媛，韩梦丹，赵倩，等 . 鼻肠管堵塞预防执行单的设计及应用研究 [J]. 中华护理杂志，2021，56(10)：1453-1459.

[22] NARISORN L. Nutrition management in acute pancreatitis：clinical practice consideration[J]. World Journal of Clinical Cases，2020，8(9)：1561-1573.

[23] 韩梦丹，张媛，侯萃，等 . 成人肠内营养患者鼻肠管堵管预防与处理最佳证据总结 [J]. 军事护理，2023，40(4)：88-92.

（徐利洁）

第七节　脉搏指示连续心排血量监测技术

一、概述

脉搏指示连续心排血量（pulse indicator continuous cardiac output，PiCCO）是一种脉搏轮廓连续心排血量与经肺温度稀释心排血量联合应用技术。PiCCO 在热稀释测量的同时，分析动脉脉搏轮廓并计算主动脉顺应性。根据校正动脉脉搏轮廓公式，计算每搏量（stroke volume，SV）、心排血量（cardiac output，CO）和每搏量变异（stroke volume variation，SVV），以达到多数据联合应用监测血流动力学变化的目的。PiCCO 是一种非常简便、安全、快速，且能明确血流动力学变化的监测方法。

二、脉搏指示连续心排血量监测的发展历史

自 20 世纪 70 年代以来，使用 Swan-Ganz 漂浮导管进行血流动力学监测一直是“金标准”，但有创技术要求高，并发症相对较多，需接受训练的技术人员来实施。因此人们一直在寻找操作更加简单且科学可靠的监测方法。1983 年，Wesselng 首次提出 PiCCO 这一概念。PiCCO 是目前用于监测血流动力学变化的热门技术，在危重症医学领域应用广泛。PiCCO 测量参数较多，可相对全面地反映血流动力学参数与心脏舒缩功能的变化，包括：持续心排血量（continuous cardiac output，CCO）、全心舒张末期容积（global end-diastolic volume，GEDV）、血管外肺水（extravascular lung water，EVLW）、胸内血容量（intrathoracic blood volume，ITBV）、每搏量变异（SVV），脉压变异（pulse pressure variation，PPV）、全心射血分数（global ejection fraction，GEF）、外周血管阻力（peripheral vascular resistance，PVR）、心功能指数（cardiac function index，CFI）、肺血管通透性指数（pulmonary vascular permeability index，PVPI）。尤其是 ITBV 及 EVLW 这两个指标，能够更准确及时地反映体内液体量的变化。无创血流动力学监测技术也取得一定进展，常规包括无创监测心率（heart rate，HR）、呼吸频率（respiratory rate，RR）、无创血压（noninvasive blood pressure，NIBP）、脉搏血氧饱和度（pulse oxygen saturation，SpO_2）等指标。它们能较准确地反映人体血流动力学变化，对人体不造成新的创伤，较便宜，易为患者接受。但由于技术上的限制，无创监测值与真实值相比存在较大的误差，反映即时变化的灵敏度较差，监测指标有限，且无法实现对特殊血流动力学的监测。

PiCCO 利用经肺热稀释技术和脉搏波形轮廓分析技术，进行血流动力学监测和容量管理，使大多数患者不再需要放置肺动脉导管。该监测仪采用热稀释方法测量单次的 CO，并通过分析动脉压力波形曲线下面积来获得连续心排血量（CCO）。同时可计算 ITBV 和 EVLW。ITBV 已被许多学者证明是一个

可重复、敏感以及比肺动脉阻塞压（pulmonary artery obstruction pressure，PAOP）、右心室舒张末期压力（right ventricular end-diastolic pressure，RVEDP）、中心静脉压（central venous pressure，CVP）更能准确反映心脏前负荷的指标。

三、适应证和禁忌证

（一）适应证

需要进行容量状态、心功能、血管张力、血管外肺水等血流动力学监测的重症患者。

（二）禁忌证

穿刺部位存在严重的外周血管疾病、解剖结构改变、局部皮肤软组织感染及严重凝血功能障碍等。

视频 2-7-1

四、具体操作流程（视频 2-7-1）

（一）置管部位选择

置管部位首选股动脉，导管尖端大致位于髂总动脉，受外界环境影响小，能更精准地反映温度变化。也可选用腋动脉、肱动脉，不建议常规使用。

（二）置管操作

操作流程：解释说明、知情同意→物品准备（图 2-7-1）→超声评估（可选择）→体位摆放→备皮→消毒→铺无菌洞巾→局部麻醉→导管置入→连接换能器冲洗管路→确认波形→导管固定（图 2-7-2）。

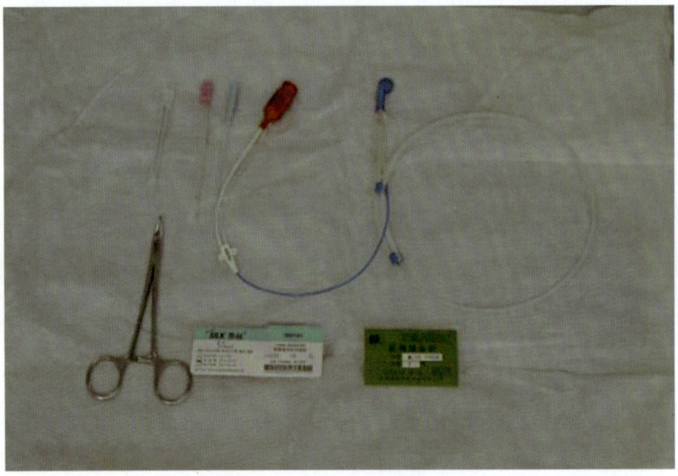

图 2-7-1　物品准备

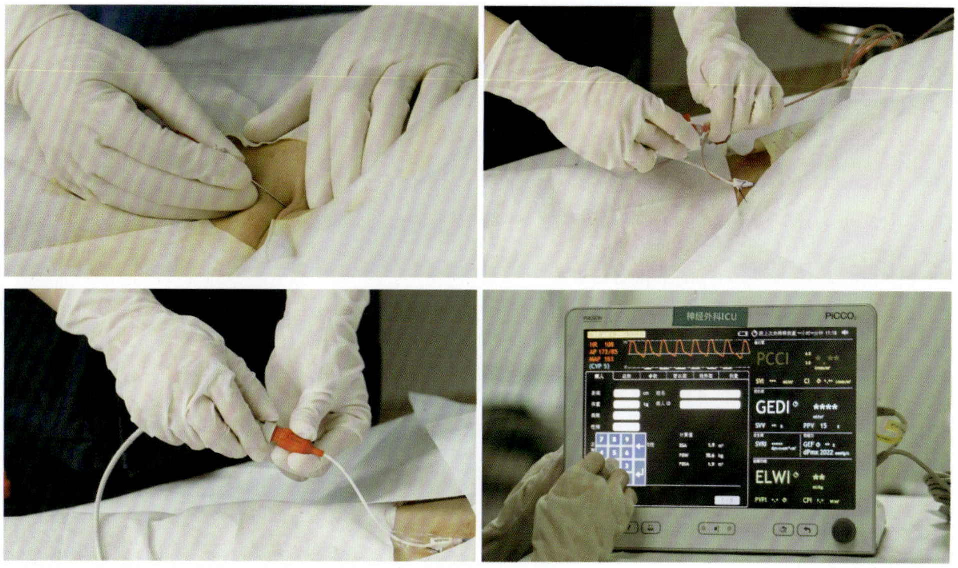

图 2-7-2 操作

注：组图为穿刺→导管置入→连接换能器冲洗管路→确认波形。

（三）具体操作流程

（1）评估动静脉通路通畅情况。检查信号稳定性及中心静脉压、动脉压波形，进行方波试验。

（2）将动静脉通路上的换能器置于右心房水平（腋中线第 4 肋间），进行调零（图 2-7-3）。

（3）测量中心静脉压，如果不连续测量，手动输入中心静脉压。并输入患者实际身高、体重（图 2-7-4）。

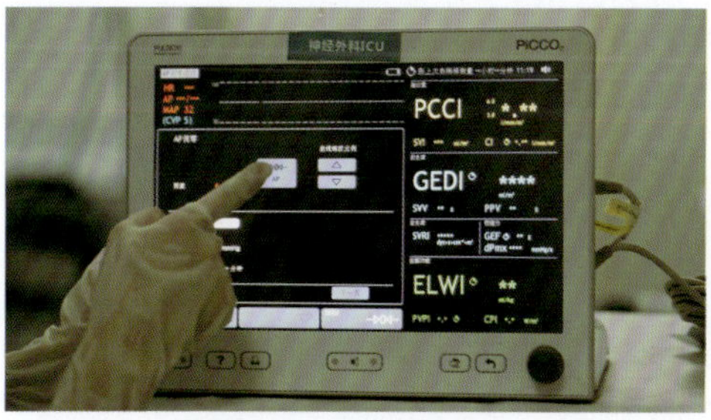

图 2-7-3 调零

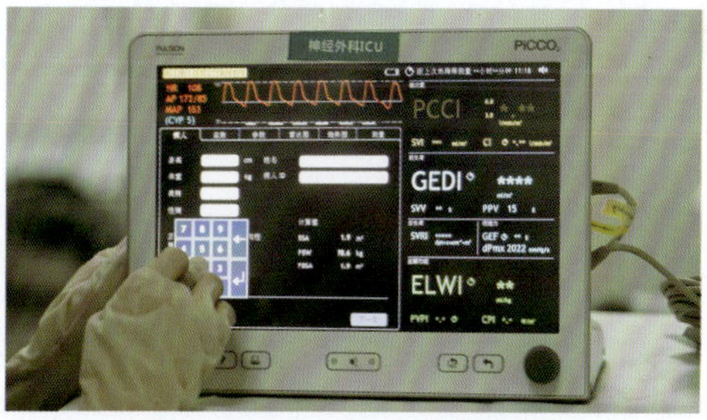

图 2-7-4 输入基本信息

（4）暂停经中心静脉导管输注大量液体（输注速度＞ 300mL/h）至少 30s。待患者血液温度的基线稳定后经中心静脉导管主腔快速（5s 内）稳定注射温度指示剂。10min 内至少重复 3 次，取平均值（图 2-7-5）。

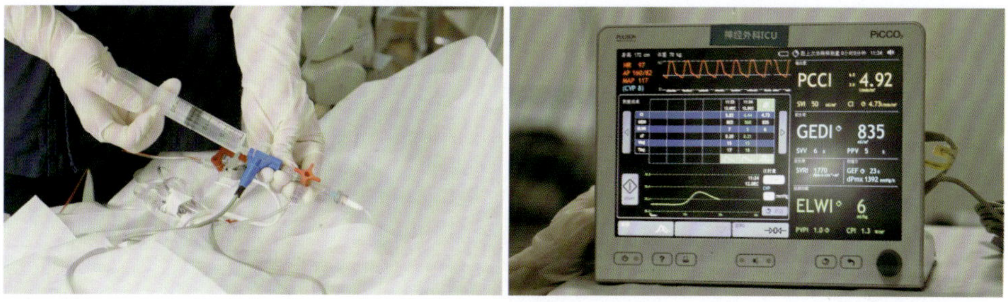

图 2-7-5 重复 3 次定标

（5）记录相关参数。

（四）注意事项

1. 严格无菌操作

防止感染和堵塞；每天更换连接导管和敷料，观察穿刺点有无红肿、渗出、硬结，保持该部位清洁干燥；操作前后洗手，诊疗用品严格消毒。

2. 保持管道通畅

保持管道内无空气，换药时先夹闭，保证持续压力套装的压力维持在 300mmHg，使血液不反流至管道内，持续肝素冲洗；严禁脂肪、蛋白、血液从导管输入，管道内不残留血液；对已堵塞的管道，立即更换管道；患者取平卧位，置管侧肢体避免弯曲。

3. 导管妥善固定

置管侧肢体适当制动，防止导管脱落；观察肢体皮肤温度、动脉搏动、肢体活动度情况，防止血栓形成。

4. 预防感染

PiCCO 置管时间一般不超过 10d，出现寒战、高热等表现立即拔除导管，并取导管血及外周血进行培养，拔除导管前停用肝素 2h 以上。拔管后在穿刺点按压 15 ～ 30min，并加压包扎，对凝血功能差或穿刺点有渗血的患者可用 1 ～ 1.5 kg 沙袋压穿刺点 6 ～ 8h。

五、脉搏指示连续心排血量监测解读分析

（一）PiCCO 参数

PiCCO 参数正常值见表 2-7-1。

表 2-7-1　PiCCO 参数正常值

参数	正常值	单位
心指数（CI）	3.0 ～ 5.0	L/（min · m^2）
胸内血容量指数（ITBVL）	850 ～ 1000	mL/m^2
血管外肺水指数（ELWI）	3.0 ～ 7.0	mL/kg
心功能指数（CFI）	4.5 ～ 6.5	L/min
心率（HR）	60 ～ 90	次 /min
中心静脉压（CVP）	2 ～ 10	mmHg
有创平均动脉压（MAP）	70 ～ 90	mmHg
系统血管阻力指数（SVRI）	1200 ～ 2000	dyn · sec · cm^{-5} · m^2
每搏量指数（SVI）	40 ～ 60	mL/m^2
每搏量变异（SVV）	≤ 10	%

（二）PiCCO 监测指标

心肌收缩力指标：GEF 和 CFI 主要反映左心室和右心室的收缩力，可以用来判断左心室和右心室的功能障碍，是由 SV、CI 与 GEDV 通过公式计算衍生出来的。GEF 和 CFI 不但反映心肌收缩力，还受左心室和右心室后负荷的影响。值得注意的是，研究表明 GEF 及 CFI 可准确显示左心室收缩力，但对单纯性右心室功能不全患者，无法准确显示左心室收缩力。

全心舒张末期容积是指所有心房和心室舒张末期容积之和，等于整个心脏的充盈容积。胸内血容量是指胸部心肺血管腔内的血容量，包括全心舒张末期容积和肺血容量，是反映心脏前负荷的指标。当全心舒张末期容积指数（GEDVI）、胸内肺血容量指数（ITBVI）小于正常低值时表示前负荷不足，大于正常高值时为前负荷过重。与 CVP 等指标不同，GEDVI 和 ITBVI 作为容量参数直接反映心脏容量状态，消除了胸腔内压力和心肌顺应性等的干扰，从而可以更准确地反映心脏容量的真实情况，优于肺动脉阻塞压（PAOP）、右室舒张末期压力（RVEDP）和 CVP 等指标。

（三）容量管理相关指标

包括 IBTV、CEDV、SVV、PVV。临床上常用的反映心脏前负荷的指标是 CVP 和肺动脉楔压（PCWP）等压力指标。这些压力指标易受瓣膜反流、心脏及血管顺应性、胸腔内压力等因素的影响，影响对容量负荷判断的准确性。ITBV 与 GEDV 是通过胸腔和心腔内的总血容量反映心脏的前负荷，既避免了以往采取压力代替容积的不足，也消除了胸腔内部压力与心肌顺应性对压力参数值的影响，从而可真实、准确地显示心脏总容量负荷情况。SVV 和 PPV 是容量管理的动态参数，多用于机械通气的患者。SVV 和 PPV 可以准确、有效地反映前负荷状态，并可用来预测心血管系统对液体负荷的反应，优于心脏前负荷的静态参数。

（四）肺水监测指标

包括 EVLW 及 PVPI。EVLW 指的是分布于肺血管外的液体，该液体为血管滤出进入组织间隙的量，由肺毛细血管内静水压、肺间质静水压、肺毛细血管内胶体渗透压和肺间质胶体渗透压决定。当肺部毛细血管组织液滤出过多或排出受阻时 EVLW 增加，从而引发肺水肿。超过正常 2 倍的 EVLW 就会影响气体弥散和肺功能，出现肺水肿的症状与体征。关于急性呼吸窘迫综合征（acute respiratory distress syndrome，ARDS），已有研究证实了肺内含水量（EVLW）的读数与 ARDS 的严重程度、使用机械通气的时长以及病患的生存率之间存在关联。在判定肺部液体积聚的情况上，它远远优于胸部 X 线片检查。PVPI 可反映肺血管通透性程度，一定程度上可解释肺水肿的成因。当肺血管通透性增加已经引起肺水肿时，唯有 EVLW 能定量通透性损伤程度。临床上肺血管通透性指数是指血管外肺水同胸内血容量之比（EVLW/IBTV），正常比值是 0.25，严重损伤时比值可高达 1.5。

（五）心脏流量 / 后负荷指标

心脏流量 / 后负荷指标包括 CO、SV、HR、AP、SVR。动脉的脉搏轮廓分析是指通过波形获得每搏连续参数并校正后，可根据公式计算出每次心脏搏动的 SV、CO、SVR。

（六）功能性血流动力学监测指标

PPV、SVV 是目前最常用的功能性血流动力学监测指标，分别代表了一个设定的单位测量时间脉压（pulse pressure，PP）和每搏量（SV）的变异程度。机械通气过程中胸腔内压力发生周期性变化，左心室 SV 随之发生周期性变化，SV 变化的幅度取决于机械通气的潮气量和左心室舒张末期容积。在设定的时间段内，动脉阻力、顺应性等因素的变化不足以影响 PP，PP 的变化仅与 SV 的变化有关，故每次心搏时动脉 PP 的变异能直接反映左心室 SV 的变化。SVV、PPV 越大，表明机体有效血容量不足，给予容量治疗后 CO 会增加。因而 SVV 和 PPV 能够预测心脏对容量负荷的反应能力。

六、脉搏指示连续心排血量监测的优势

PiCCO 测量参数较多，且更直观，无须解释，可相对全面地反映血流动力学与心脏舒缩功能的变化。

（1）创伤小，只需放置中心静脉导管和动脉导管，无须肺动脉导管，可用于儿童。

（2）初始设置时间短，可在几分钟内开始使用。

（3）动态、连续测量，测量心排血量、后负荷和容量反应性。

（4）无须胸部 X 线来确认导管位置。

（5）比连续肺动脉导管价格便宜，且导管可以放置 10d，减少重症监护时间及花费。

（6）参数更明确，易于判断和理解。

（7）可以床旁定量测量肺水肿。

七、脉搏指示连续心排血量监测的局限性

（1）右心进入的温度标记液被引入后，左心内的温度变化被测量时，三尖瓣和二尖瓣发生反流可能会干扰心输出量（CO）和全心末舒张体积（GEDV）的准确读数。

（2）心房肥大或主动脉膨出时，心室和主动脉的形态学变化可能会影响总心内血容量（ITBV）和全心末舒张体积（GEDV）的精确评估。

八、脉搏指示连续心排血量监测在神经重症中的应用

在医疗实践中，仅通过插入一根专用的动脉导管及一根中心静脉导管，就能借助 PiCCO 监测系统来持续测量动脉血压和心输出量。该系统运用热稀释技术，通过向静脉导管内注入冷盐水溶液，并在动脉导管处配备温度传感器，记录温度变化图谱，进而计算出每次心脏输出的血量。为了得到更为准确的 PiCCO 读数，一般要测量 3 次心输出量并取其平均值进行校正。该法因操作简便、创伤小以及通过少量导管即能在病床旁快速、精准地持续监测血流动力学的变化而受到青睐，并且能测得心输出量、胸腔内血容量以及胸腔积液等重要参数，这对于评估肺水肿程度和心脏负荷状况提供了有价值的信息，

从而在紧急和重症患者的血流动力学监管与处理上推动了医疗服务质量的提升，应用范围日益广泛。

（一）心脏疾病中的应用

对患有心血管系统疾病的人群，特别是急性心力衰竭的患者而言，先进的血流动力监测技术对指导治疗非常关键。理想中的心输出量监测设备应该具备可靠性、持续性、非侵入性、操作独立性及高性价比，并能够迅速响应。此外，综合追踪心室灌注压便于判定血容量减少或过剩的情况。采用 PiCCO 监控系统能跟进多个生命体征，如心率、平均血压、每次泵出血液的量、连续心脏泵血量、胸部血量及外周血管的阻力等重要指数。这套系统在心瓣膜置换手术中，对血流动力学状态实施了监督。急性下壁心肌梗死患者通常出现的症状不同于其他区域心梗患者，常有心跳放缓和血压降低等血流动力学不稳定的表现。临床上，医生会根据心率、动静脉血压、排尿量、酸碱平衡、血氧饱和度等指数评估心梗患者的血流动力状况，尽管这些数据仅能概括呈现患者的血流动力情况。PiCCO 系统作为微创的监测途径，尽管动脉和静脉置管可能带来一定风险，但它能够连续不断地记录心室的持续输出情况，还提供了如全心舒张末期容积和肺泡水肿等特殊血流动力学指数，因此有助于在临床上准确掌握液体的管理，并对急性下壁心梗的医疗治疗计划提供重要指导，有效地补充了 Swan-Ganz 导管和心脏超声等技术的不足。

（二）围手术期应用

在围手术期的治疗实践中，得益于医学技术的飞速发展，越来越多的重症患者得以施行外科治疗。这批患者往往存在不同程度的器官功能紊乱，因此在手术过程中确保血液流动稳定显得尤为重要，这也是麻醉学科专家特别关注的问题。在评估患者围手术期的生理状态、指导麻醉操作及液体管理、预测患者潜在的术后结果时，监测血液的流变学成为一个核心要素。PiCCO 技术可以全方位展现血流动力学参数及心室功能的变化，并能够监测肺部的生理改变。估量 ITBV 是评估心脏充盈状况的有效办法，它能够反映体内的循环血量，从而克服单纯依靠 CVP 或 PAWP 这些压力指标来判定心脏前负荷的不足。Michard F 等科研人员通过研究确认，相比 CVP 和 PAWP，ITBV 可以更准确地反映心脏的前负荷状态。而 EVLW 包括细胞内外液及肺泡内液的总和，细胞外液或肺泡内液若增加得过快或过多，就可能引发肺水肿症状。而 SVV 则能准确预测机体对液体负荷的反应，在围手术期的液体治疗决策中，其效能远超传统的静态血流动力学指标如心率、血压、CVP 等。研究人员发现，PiCCO 技术在对婴儿进行先心病修复手术的过程中监控血液循环状况，能迅速而精确地揭示循环系统的变化，为医生迅速诊断提供了确凿的数据支持，有效提升了手术效果，降低了术后并发症和死亡率的风险。同样的，学者们也在肝脏移植手术中对 GEDV、ITBV 以及 SV 的相关性进行了研究，发现它们之间存在正向关联，PiCCO 系统能够准确显示肝移植患者在生理和病理上的变化规律。该系统通过测量 ITBV 可以较准确地显示心脏的前负荷情况，并通过 EVLW 监测评估肺部血管的通透性，从而降低术后出现肺水肿的概率，缩短恢复时间。在非体外循环的冠脉搭桥手术中，PiCCO 也能为决定适当的液体治疗方案提供精确的参考，还能协助及时恰当地使用血管舒张药物和增强心肌收缩力的药物。而且，EVLWI 的变化能较血气分析的改变更早预示患者可能出现的肺水肿情况，有助于医生早期介入处理。PiCCO 还适用于监测老年病患围手术期的血流动力学变化，指导进行适宜的液体治疗。

（三）在 ICU 中的应用

在重症监护室中，感染性休克是急危重症患者死亡的主要原因，而 PiCCO 监测技术起到了重要作用。全身性的感染所引发的机体多器官功能障碍，标志着感染性休克这一医学上复杂的症状群出现，其深层原因是生理上的血液循环量下降以及组织出现缺血缺氧。由此，迅速有效地进行补液治疗以及应用血管活性药物是救治此类病患的关键。利用 PiCCO 技术对全心内血容量（ITBV）和静脉末梢血容量（GEDV）进行监测，可以评估患者的心脏负荷情况，并且监控患者体内肺部的水肿程度（EVLW），这些指标不仅能够对感染性休克患者未来的治愈情况做出预测，还能够为医治方案提供指导。研究人员 Sakka 等揭示了 EVLW 与病患死亡率之间存在紧密联系，拥有较低 EVLW 的病患生存率远超于 EVLW 较高的个体。Martin 等的研究也表明，EVLW 水平与氧合指数、机械呼吸时间和住院死亡率密切相关。因此，快速大量的补液治疗可能会恶化肺部水肿，延长机械呼吸所需时间，提高病患死亡风险。另外，借助 PiCCO 可以追踪心肌的收缩力变化，早期诊断心脏功能衰竭，为心脏功能提供及时调整，保持血液流动稳定，减少肺部水肿的发生。重症监护病房中，急性呼吸窘迫综合征（ARDS）属于常见病症，其核心病理变化为肺毛细血管的内皮质透性显著增强。这种透性的增强导致较多液体渗入肺间质，致使肺泡内的渗出液体体积（EVLW）上升，从而引发严重的呼吸循环比例失衡，并使得患者发生难以缓解的低氧血症。因此，在 ARDS 的治疗过程中，减轻 EVLW、有效防治肺水肿为治疗的关键。

参考文献

[1] PUTKO KATARZYNA，ERBER JOHANNA，WAGNER FRANZISKA，et al. Accuracy of hemodynamic parameters derived by GE E-PiCCO in comparison with PiCCO® in patients admitted to the intensive care unit[J].Scientific reports，2023，13（1）：6861.

[2] YAO YONGYUAN，SU MENG，GUAN YANYAN，et al. Clinical application of transabdominal ultrasound combined with PICCO in septic shock fluid resuscitation and its predictive value for survival outcome[J].Ultrasound in Medicine and Biology，2021，47（11）：3196-3201.

[3] NI XUN，LIU XIAO-JUAN，DING TING-TING. The application of PiCCO-guided fluid resuscitation in patients with traumatic shock[J].American Surgeon，2023，89（11）：4431-4437.

[4] LUO YUXIN，ZHAN SIDONG，ZHU LIJUAN，et al. The role of pulse indicator continuous cardiac output（PiCCO）and critical care ultrasound in volume status assessment during fluid resuscitation for and prognosis of septic shock patients[J].Pakistan Journal of MedicalSciences，2023，39（1）：214-218.

[5] PAN GUOJUN，FAN XIULI，BIAN JIE，et al. Application and significance of PiCCO monitoring technique combined with troponin I detection in fluid resuscitation of elderly patients with septic myocardial dysfunction[J].American journal of translational research，2021，13（6）：6846-6854.

[6] ASLAN NAGEHAN，YILDIZDAS DINCER，HOROZ OZDEN OZGUR，et al. Comparison of cardiac output and cardiac index values measured by critical care echocardiography with the values measured by pulse index continuous cardiac output（PiCCO）in the pediatric intensive care unit：a

preliminary study[J].Italian journal of pediatrics，2020，46(1)：47.

[7] LU XUAN，ZHAI HUAIXIANG，DONG YUE，et al. Therapeutic effect and prognosis of PiCCO in the treatment of myocardial injury complicated with septic shock[J].Computational and Mathematical Methods in Medicine，2022，2022：2910849.

（任志强）

第八节　膀胱温度监测技术

一、概述

膀胱温度监测技术在神经重症领域应用广泛。在神经重症患者的监护和管理中，维持最佳脑温对于最大限度地减少继发性脑损伤和优化患者治疗效果至关重要。膀胱温度监测技术是估计核心体温可靠且微创的方法。与表面温度测量不同，膀胱温度反映核心体温并提供连续且精确的数据。通过将膀胱温度监测与其他神经生理监测方式相结合，临床医生可以全面了解患者的神经生理状态，有助于早期发现与温度相关的并发症并进行针对性的治疗干预。通过提供实时、准确的核心体温，膀胱温度监测技术在加强温度管理和优化神经外科重症监护方面具有重要作用，甚至改善患者治疗效果。

一次性测温尿管（图 2-8-1）可在导尿期间同时监测尿道和膀胱温度，有防水功能，可防止液体回流。在该一次性测温尿管的温度传感室内，有一个负温度系数热敏电阻（negative temperature coefficient thermistor，NTC）和连接线。NTC 位于多功能内腔管的前端，通过连接线与连接器端子连接。来自 NTC 的温度和阻抗信号通过连接线和连接器端子传输到屏幕（图 2-8-2）。NTC 芯片被绝缘树脂层包裹，降低传感头热容量，提高灵敏度。将它插入尿道进行温度测量时，导管外壁上带有充气气球的标记尖端可以充气并定位在所需位置。一次性测温尿管不仅方便、测量时间短，而且温度监测更准确、灵敏。所使用的 NTC 芯片在 25.0 ～ 45.0℃范围内的温度误差≤ ±0.10℃，在此范围外的温度误差≤ ±0.20℃。

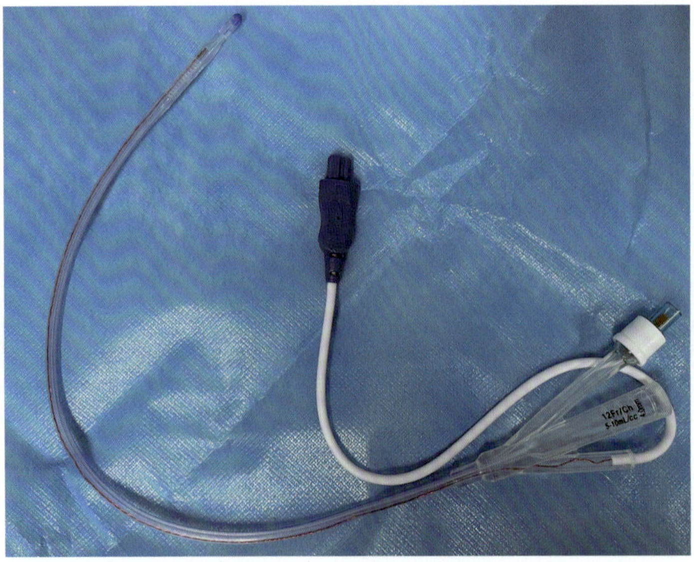

图 2-8-1　一次性测温尿管

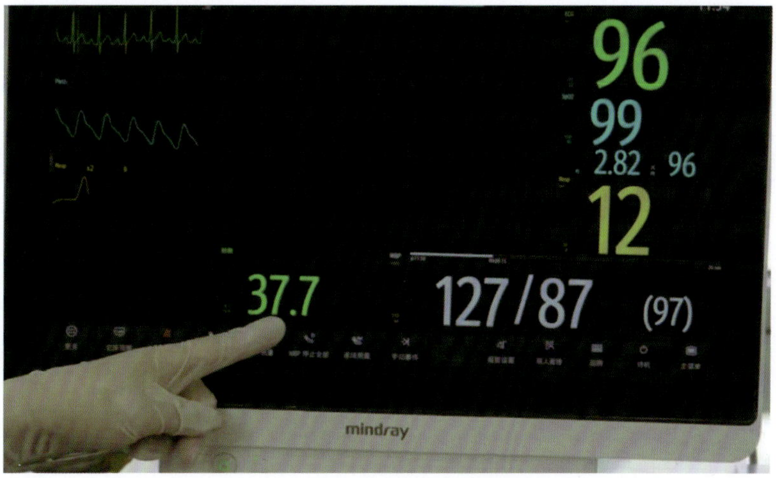

图 2-8-2　膀胱温度监测

二、适应证和禁忌证

（一）适应证

（1）重症和体质虚弱不能排空膀胱的患者。

（2）认知功能障碍的患者。

（3）在使用抗胆碱药物或其他方法后，膀胱内压仍然不能有效降低的患者。

（4）浸润性膀胱癌患者。

（5）上尿路受损或膀胱输尿管反流患者。

（6）无法配合其他膀胱管理方法的患者。

（7）应用间歇导尿术过程中出现尿路感染且暂时无法控制的患者。

（8）选择性造影、动脉插管化疗的患者。

（9）需要密切动态监测体温的患者。

（二）禁忌证

（1）怀疑尿道损伤，特别是有骨盆创伤、尿道口及会阴部出血、阴囊血肿等情况时。

（2）膀胱容量小，经过治疗仍有强烈的不规律收缩。

视频 2-8-1

三、操作步骤及要点（视频 2-8-1）

（一）操作步骤

膀胱温度监测技术的操作步骤及要点见图 2-8-3。

操作流程	要点说明
（一）核对 患者床号、姓名、医嘱	确保患者身份无误
（二）评估 患者的病情、意识障碍的程度、合作程度及耐受性、膀胱充盈度及会阴部皮肤黏膜情况，男性患者有无前列腺疾病等	了解患者病史。有无引起尿路梗阻的情况
（三）告知 告知患者及家属实施导尿的目的、方法及注意事项，取得患者配合	根据患者自理能力，嘱其或协助其清理外阴
（四）准备 1. 人员准备：按规定着装，洗手、戴口罩 2. 环境准备：环境整洁、安静，必要时用屏风遮挡 3. 物品准备：治疗车、一次性导尿包 1 个、一次性防水治疗巾、便盆、浴巾、快速手消毒剂	1. 着装符合要求，洗手、戴口罩 2. 物品准备齐全，在有效期内，放置合理，保护患者隐私措施到位
（五）实施 1. 携物品至床边，核对床号、姓名，关闭门窗，拉屏风，保暖和保护隐私 2. 协助患者脱去对侧裤腿盖在近侧腿上，并盖上浴巾，用棉被盖好对侧腿 3. 协助患者取屈膝仰卧位，双腿略外展，暴露外阴 4. 将一次性治疗巾垫于臀下，弯盘置于会阴处 5. 打开一次性导尿包外层，取出一次性治疗盘，放于两腿间 6. 戴手套，夹取消毒棉球初步消毒会阴区，污棉球放于弯盘内 7. 将污棉球丢入黄色垃圾桶，弯盘置于治疗车下层，脱手套 8. 将一次性导尿包置于患者两腿之间，按无菌操作要求打开导尿包，戴无菌手套，铺洞巾 9. 检查导尿管前端气囊有无漏气，连接一次性引流袋，旋紧开关，用液体石蜡棉球润滑导尿管前端，女性润滑 4 ～ 6cm，男性润滑 16 ～ 20cm 10. 取消毒棉球，消毒尿道口，镊子和污棉球放于床尾 11. 将无菌弯盘置于洞巾口旁，嘱患者张口呼吸，用镊子夹持导尿管对准尿道口轻轻插入 12. 见尿流出后再插入 7 ～ 10cm，用注射器接气囊并注入 10 ～ 15mL 无菌溶液，轻轻拉导尿管以证实导尿管固定稳妥 13. 将尿袋悬挂于床边，打开尿管夹。撤去洞巾，擦净外阴，脱去手套 14. 将导尿管远端固定在患者大腿上，以防导尿管脱出，在导尿管上贴标签，注明日期时间 15. 协助患者穿好裤子，取舒适体位 16. 处理用物，洗手	女性第一次消毒顺序为：阴阜、对侧和近侧大阴唇、对侧大小阴唇之间、近侧大小阴唇之间，分开小阴唇，消毒对侧和近侧小阴唇、尿道口至肛门 第二次消毒顺序为：一手分开并固定小阴唇，一手夹取棉球分别消毒尿道口、对侧小阴唇、近侧小阴唇、尿道口 男性第一次消毒顺序为：先擦洗阴茎背面，顺序为中、左、右，各用 1 个棉球擦洗；左手持纱布提起阴茎并后推包皮暴露冠状沟，夹取棉球自尿道口至龟头螺旋向上到冠状沟，重复 3 次；将阴茎提起，用棉球自龟头向下消毒至阴囊处，顺序为中、左、右；将纱布垫于阴茎与阴囊之间 第二次消毒顺序为：左手持纱布提起阴茎并后推包皮暴露冠状沟，夹取棉球自尿道口至龟头螺旋向上到冠状沟，重复 3 次 男性患者插管时要将阴茎提起，与腹壁呈 60°，插入 20 ～ 22cm，见尿后再插入 7 ～ 10cm。尿潴留患者一次导出尿量不超过 1000mL，以防出现虚脱和血尿，若尿量过多，放出 700mL 左右时夹闭尿管，半小时后再打开放尿
（六）观察与记录 1. 观察插管过程中有无插管困难及患者不适感 2. 观察导出尿液的颜色、性状、量并做好记录 3. 若发生插管困难或不适，及时处理	将测温探头与监护仪连接，观察并记录患者膀胱温度

图 2-8-3　一次性测温尿管置入与膀胱温度监测流程图

（二）注意事项

（1）严格执行查对制度及无菌操作技术原则。

（2）操作过程中注意保护患者的隐私。

（3）为女性患者插导尿管时，如误入阴道，应更换导尿管，然后重新插管。

（4）双腔气囊导尿管固定时要注意膨胀的气囊不能卡在尿道内口，以免气囊压迫膀胱壁，造成黏膜损伤。

（5）男性患者包皮和冠状沟易藏污垢，导尿前应彻底清洗，导尿管插入前建议润滑。插导尿管时，如遇阻力，特别是导尿管经尿道内口、膜部、尿道外口的狭窄部、耻骨联合下方和前下方处的弯曲部时，嘱患者缓慢深呼吸，慢慢插入导尿管。必要时请专科医生插管。

（6）导尿过程中，若导尿管触及尿道口以外区域，应更换导尿管。

（7）测温传感线固定时要留出足够的长度，防止因翻身牵拉，使导尿管脱出。

四、膀胱温度监测的监护管理

膀胱温度监测技术作为一项在神经重症监护室中应用的先进生理监测手段，便于临床团队监测患者的体温状态。在实施该技术的过程中，患者评估为至关重要的一环，通过全面了解患者的病史、临床症状和生命体征，可明确是否需要膀胱温度监测。对于神经重症患者，如脑损伤或脑卒中患者，膀胱温度监测尤为重要，因为这些患者对体温变化较敏感。

在膀胱温度监测技术的实施中，监护团队需要熟悉监测设备的正确使用方法，包括设备的放置、维护和校准。对医护团队的专业培训不仅有助于提高监测的准确性，还能够减少使用过程中可能出现的错误和意外。为了确保患者的安全，感染控制是一个不可忽视的方面。严格按照感染控制标准，确保每次使用前后进行适当的清洁和消毒，以降低感染风险。

在监护过程中，持续监测是实施膀胱温度监测技术的核心。监测到的数据需要被系统地记录和分析，以便及时发现异常变化并采取必要的干预措施。教育患者及家属至关重要。通过教育，患者及家属可以更好地理解监测的必要性、方法以及监测结果的临床意义。这不仅有助于提高患者的配合度，还能够在一定程度上消除患者和家属的焦虑。

定期评估和更新是保证膀胱温度监测技术在神经重症监护室中持续发挥作用的关键。及时吸纳最新的研究成果和技术进展，不断优化监护管理方案，将有助于提高患者的治疗效果和康复质量。膀胱温度监测技术的应用，将为神经重症患者的个体化治疗提供更为精准和全面的支持。

五、并发症管理

1. 尿道黏膜损伤

表现为尿道内疼痛，局部压痛明显，尿道外口溢血，部分患者可出现排尿困难甚至发生尿潴留，尿道黏膜损伤严重者可伴有会阴血肿、尿液外渗。

预防及处理：①置管前了解患者有无尿道狭窄、前列腺增生或其他尿道病变，需要进行健康教育和鼓励，让患者积极配合，告知患者注意事项，提高留置导尿管成功率。②选用粗细合适、质地柔软的导尿管，插管前润滑导尿管，尤其是气囊部位，以减少插管时的摩擦力。③操作时手法轻柔，切忌强行插管。

2. 尿路感染

表现为尿频、尿痛、尿急等尿路刺激症状，感染严重时有寒战、发热、尿道口脓性分泌物。

预防及处理：①严格执行无菌技术操作。②引流装置应低于膀胱的位置，防止尿液反流，减少尿路感染的机会。③缩短导尿时间，若一次插入困难，不可反复试插，以免加重局部损伤和导致感染，同时做好尿道口护理，保持尿道口的相对无菌。④一旦发生尿路感染，必须尽可能拔除导尿管，并根据病情使用合适的抗菌药物进行治疗。

3. 虚脱

表现为突然出现头晕、恶心、面色苍白、全身出冷汗，有的伴有肌肉松弛、周身无力，严重者伴有意识不清。

预防及处理：①对膀胱高度膨胀且极度虚弱的患者，放尿要缓慢，一次放尿不能超过 1000mL。②发现患者虚脱，立即取平卧位或头低脚高位，以保护重要脏器的血液供应，同时用手指掐压人中、内关、合谷、足三里等穴位，使患者尽快苏醒。③经上述处理无效者，迅速建立静脉通道，立即抢救。

4. 尿潴留

表现为有尿意但无法排出，尿潴留严重时，膀胱明显充盈胀大，下腹胀痛难忍。

预防及处理：①避免长期留置导尿管，对确需长期留置导尿管者应定时夹闭，以训练膀胱的功能，认真观察尿量，定时检查膀胱区有无肿胀，及早发现尿潴留。②及时治疗泌尿系感染，对尿路刺激症状明显者，可给予碳酸氢钠口服以碱化尿液。③经上述处理，尿潴留无法解除者，须导尿或重新留置导尿管。

5. 拔管困难

常规方法不能顺利拔管。拔导尿管前，气囊内气体或液体不易抽出。拔管时，患者感觉尿道疼痛。

预防及处理：①选用优质导尿管，置管前认真检查气囊的注、排气情况。在病情许可的情况下鼓励患者多饮水（每日 1500 ～ 2500mL），增加排尿量，减少尿垢形成。②对于气囊腔堵塞者，可在膀胱充盈的情况下用导尿管内置导丝刺破气囊，拔除导尿管。③对于精神极度紧张的患者，可遵医嘱给予镇静剂，使患者尽量放松。

6. 引流不畅

表现为留置导尿管后无尿液流出或引流量减少。

预防及处理：①留置导尿管期间在患者病情许可的情况下，鼓励患者多饮水（每日 1500 ～ 2500mL）、多活动。②防止导尿管反折、折断，不要过度牵拉导尿管，防止导尿管变形。③对于膀胱痉挛者，遵医嘱给予解痉药物。④对于导尿管堵塞者，可用导尿管内置导丝疏通，如仍不通畅，则需更换导尿管。

7. 测温传感器故障

表现为监护仪显示患者膀胱温度不稳定，误差较大。

预防及处理：①在操作过程中，动作轻柔，避免损坏传感器。②将测温传感线预留足够长度，避免在操作中或患者活动中过度牵拉，导致传感器损坏。③在将测温探头连接监护仪时，按说明书操作，接口处不要频繁断开。

六、膀胱温度监测技术在神经外科重症中的应用

对于神经外科重症患者，膀胱温度监测技术是一项重要手段，可以提供精准、实时的生命体征信息，有助于优化患者的神经系统管理。通过监测膀胱温度，我们能够更全面地了解患者的生理状况，采取更有效的干预和治疗策略。这项技术在脑温度管理、早期发现感染迹象、脑灌注评估、神经保护策略优化和个性化患者管理等方面发挥着至关重要的作用。

1. 脑温度管理

对于脑损伤患者，关注体温变化是非常重要的，因为体温的升高或下降可能会对神经系统产生负面影响。大脑是重要的器官之一，对温度的敏感性较高。过高或过低的脑温可能导致神经损伤，而膀胱温度监测能够帮助医护人员更早地发现脑温的异常变化，从而及时采取措施，预防潜在的并发症，减少对神经系统的不良影响。

2. 早期发现感染迹象

神经外科重症患者由于手术切口、导管等原因容易感染，而感染是造成神经系统并发症的一个重要因素。膀胱温度监测技术能够帮助医护人员早期发现患者感染，提高感染的早期诊断率，有助于及时采取抗感染措施，减少并发症的发生。

3. 脑灌注评估

膀胱温度监测不仅提供了核心体温信息，还能与其他监测手段结合，帮助评估患者的整体脑灌注状况。膀胱温度的变化可反映全身血流动力学和脑血流量的变化，持续监测膀胱温度有助于医护人员调控脑灌注，减少缺血缺氧的风险。脑灌注状况与神经功能密切相关，特别是在神经外科手术中。监测膀胱温度可以为神经外科手术提供更好的个体化管理策略。

4. 神经保护策略优化

神经组织对温度的敏感性极高，维持最佳脑部温度是神经保护的关键。膀胱温度监测有助于及时调整温度管理方案，优化神经保护策略，最大限度地降低继发性脑损伤的风险并改善患者的治疗效果。

5. 个性化患者管理

膀胱温度监测可实现神经重症监护中的个性化患者管理。每个患者可能有独特的温度要求和对干预措施的反应。膀胱温度监测使临床医生能够针对患者量身定制温度管理策略，优化治疗结果并最大限度地减少并发症。

膀胱温度监测在神经重症目标温度管理中扮演着至关重要的角色。这一监测方法被广泛用于调控患者体温，以减少神经系统损伤，尤其在脑损伤、心搏骤停等神经危重症情况下。膀胱温度监测作为一种较为准确的核心温度测量方法，对周围组织的影响相对较小，为目标温度的实现提供了可信赖的数据基础。膀胱温度监测响应速度快，能够及时地捕捉体温的变化。这对于需要在目标温度调整过程中快速调整的情况非常重要，可以防止过度或不足的温度控制。与其他监测方式相比，如口腔或腋下

测温，膀胱温度监测对患者造成的不适和并发症较少，提高了治疗的可接受性。

七、前沿进展

膀胱温度监测技术为患者带来益处，将膀胱温度监测技术与其他先进技术相结合，具有广阔的应用前景。未来发展方向之一为膀胱温度监测装置的微型化，可通过研发小型传感器实现，从而使其能够更轻松、更舒适地置入膀胱内。此微型化技术有望提高患者的舒适度和活动性，同时维持对膀胱温度的准确监测。另一有前景的方向是将膀胱温度监测技术与神经重症监护病房中已有的监测系统整合。这种整合将实现对患者参数的实时监控和无缝数据集成，为医疗保健提供全面的视图，促进更明智的决策制定。

数据分析和人工智能的进步有望改变膀胱温度监测领域。智能算法的开发能够自动化分析温度数据并发现异常。这种自动化分析提供了早期预警信号，使得能够及时干预和主动管理患者。远程监控和远程医疗也是未来发展的关键领域。随着远程医疗技术的进步，远程监测膀胱温度并提供虚拟咨询成为可能。这对于偏远地区的患者或需要长期监测的患者有益，因为它提供了专门的护理并减少了频繁就医的需求。

提高膀胱温度监测的准确性和可靠性是另一个重要的研究方向，包括开发更为精确的传感器、校准技术和信号处理算法。这将有助于最大限度地减少测量误差，确保温度读数准确，从而为临床决策提供支持。

感染控制仍是膀胱温度监测技术发展中需考虑的事项。材料科学的进步以及抗菌涂层的应用将有助于降低医院获得性感染的风险。此外，一次性监测设备的开发有助于最大限度地减少交叉感染，提高患者的安全性。

综上所述，膀胱温度监测技术在神经重症领域前景广阔。未来，小型化、与监测系统集成、数据分析、远程监测、准确性和感染控制等方面的进步将有助于患者护理、改善结果并优化神经重症监护环境中患者的管理。

参考文献

[1] 刘容丽，龚兰娟，邓小超，等．测温导尿管在心脏重症患者体温监测的应用效果及对护理依从性的影响研究 [J]. 中国医学创新，2020，17(15)：102-105.

[2] 尤伟，范小羽，聂臣聪，等．三种体温测量方法在急危重症患者中的应用效果评价 [J]. 上海护理，2021，21(2)：39-41.

[3] 魏红云，高钰琳，童佩，等．危重症患者膀胱温与直肠温、耳温的比较研究 [J]. 解放军护理杂志，2020，37(4)：80-82.

[4] 董梦晴．危重病人精准体温监测的研究进展 [J]. 实用临床护理学电子杂志，2019，4(47)：182-183.

[5] 陈晓艳，曹玲，张晓梅，等．膀胱温监测在重型颅脑损伤病人亚低温治疗中的应用及护理 [J]. 全科

护理，2020，18(22)：2852-2854.

[6] 曾彦超，易凤琼，张光新，等. 两种核心体温监测方法在体外循环变温过程中的应用[J] 海南医学，2018，29(2)：164-166.

[7] 周玉文，王静，吴胜兰，等. 感染性休克患者膀胱温、直肠温与血液温度的相关性的研究[J]. 中国卫生标准管理，2016，7(21)：179-180.

[8] SOLOMON JOSHUA. A rare complication of urinary catheter insertion：proximal ureteric rupture and sepsis[J]. Urology Case Reports，2022，45：102185.

[9] LING R，GILES M，SEARLES A. Budget impact analysis of a multifaceted nurse-led intervention to reduce indwelling urinary catheter use in New South Wales Hospitals[J]. BMC Health Services Research，2022，22(1)：1000.

[10] JORDAN DEBORAH ANNE. The role of the district nurse in managing blocked urinary catheters[J]. British Journal of Community Nursing，2022，27(7)：350-356.

[11] 卢瑞玲，罗淑敏. 综合护理干预在神经外科留置尿管患者中的应用[J]. 临床医学工程，2022，29(10)：1435-1436.

[12] 胡莉蓉，王睿月. 基于单元的综合性患者安全项目在降低导管相关性尿路感染中的应用研究[J]. 现代医药卫生，2022，38(19)：3373-3375.

[13] 吴倩. 改良尿管拔除法在神经外科留置尿管患者中的效果研究[J]. 中国现代药物应用，2022，16(18)：62-64.

[14] 李敏慧，孙莉，荀平. 信息化管理减少院内相关感染及护理对策[J]. 中国地方病防治，2022，37(4)：342-343.

[15] 廖利萍，陈鹏，王科，等. 颅脑损伤留置尿管患者导尿管相关尿路感染的风险预测列线图模型构建与验证[J]. 中华医院感染学杂志，2022，32(12)：1798-1802.

[16] 朱静文，杨丽，黄德斌. ICU病人导尿管相关性尿路感染危险因素分析及防控措施[J]. 护理研究，2022，36(12)：2155-2159.

[17] LING R，GILES M，SEARLES. Administration of indwelling urinary catheters in four Australian hospitals：cost-effectiveness analysis of a multifaceted nurse-led intervention[J]. BMC Health Services Research，2021，21(1)：897.

[18] 刘凯，郑雨芝. PDCA在降低留置尿管围置管期导管相关性尿路感染中的应用[J]. 河北北方学院学报(自然科学版)，2022，38(4)：57-58，62.

[19] 杜雪萍，陈婵玲，陈燕珣，等. 降低老年住院患者留置尿管相关尿路感染发生率的集束化护理实践[J]. 护理学报，2021，28(18)：12-16.

（张春霞）

第三章　神经重症多模态监测技术

第一节　液压耦合颅内压监测技术

一、概述

颅内压（ICP）监测是神经重症患者治疗中不可缺少的项目，已广泛应用于颅脑损伤、蛛网膜下腔出血、颅内肿瘤、颅内出血、脑梗死、脑积水、中枢神经系统感染等患者的临床治疗。目前，ICP 监测和 ICP 指导下的治疗仍然是神经危重症患者治疗的基石。ICP 监测可连续反映患者颅内压的变化，在对颅内病情和脑肿胀严重程度的判断及治疗选择、预后评估等方面都有重要的指导意义。目前，准确性较高、临床上应用比较广泛的 3 种侵入性 ICP 监测技术分别为：①脑室内导管连接外部传感器；②导管尖端放置应变器的装置；③导管尖端光纤技术。

液压耦合颅内压监测技术是指将脑室外引流（external ventricular drain，EVD）导管的另一端连接液体耦合的压力传感器，使传感器与脑室外引流管连接，导管内的脑脊液与传感器接触，从而测压，传感器将压力信号转换成电信号，再通过外设仪器显示 ICP 数值和波形。使用 EVD 监测 ICP 被认为是“金标准”，因为它不仅准确，还可以通过引流脑脊液来调控 ICP，是神经外科医生兼顾 ICP 监测和脑脊液管理的重要方法。

随着科技的进步，各种侵入性和非侵入性的 ICP 监测方法不断被开发出来。非侵入性的 ICP 监测方法，如经颅多普勒、视神经鞘直径、组织共振分析、眼压测量、脑电图、近红外光谱、瞳孔测量、前囟压力等具有很好的应用前景，在有创技术不可行（患者有严重凝血功能障碍等）的情况下，可用于筛查颅内压升高的患者。颅内压监测作为多模式神经监测的一部分，是神经重症医生降低神经危重症患者发病率和死亡率的利器。与此同时，颅内压监测联合基于生物信号的人工智能（artificial intelligence，AI）处理渐趋成熟，多学科交叉的进步将促进颅内压监测与管理工作的质量提升。

二、适应证和禁忌证

（一）适应证

（1）符合下述条件的严重创伤性脑损伤患者。

GCS 评分为 3 ～ 8 分，头颅 CT 提示异常（有血肿、挫裂伤、脑肿胀、脑疝或基底池受压等）。

GCS 评分为 3 ～ 8 分，头颅 CT 无明显异常，至少符合以下标准中的 2 项：①年龄＞ 40 岁；②收缩压＜ 90mmHg；③单侧或双侧肢体运动障碍；④高度怀疑颅内病情有进展性变化。

GCS 评分为 9 ～ 12 分，综合评估有 ICP 升高的可能，必要时行颅内压监测。

（2）有明显意识障碍的蛛网膜下腔出血、自发性脑出血以及出血破入脑室系统需脑室外引流者，根据具体情况决定是否实施 ICP 监测。

（3）进展性急性脑积水。

（4）脑肿瘤患者的围手术期，可根据术前、术中及术后的需要行 ICP 监测。

（5）中枢神经系统感染需行脑脊液管理和颅内压监测的患者。

（二）禁忌证

（1）合并其他严重疾病，如严重心、肝、肾等重要器官的损害。

（2）凝血功能异常、国际标准化比值（INR）＞ 1.5 以及血小板计数＜ 100×10^9/L。

（3）正在接受抗凝治疗。

（4）患者已行脑室型颅内压监护探头植入术。

三、液压耦合颅内压监测设备和耗材

（1）一次性使用脑室外引流装置（图 3-1-1）：密闭引流系统、主三通、连接导管、滴液腔及集液袋。连接导管为硬质耐压导管，可以减少传导过程中压力衰减。滴液腔上方的排气孔为疏水滤纸材质，引流系统在粘上蛋白性脑脊液时仍能正常通气，消除了滤纸浸湿后压力显著上升的可能性。

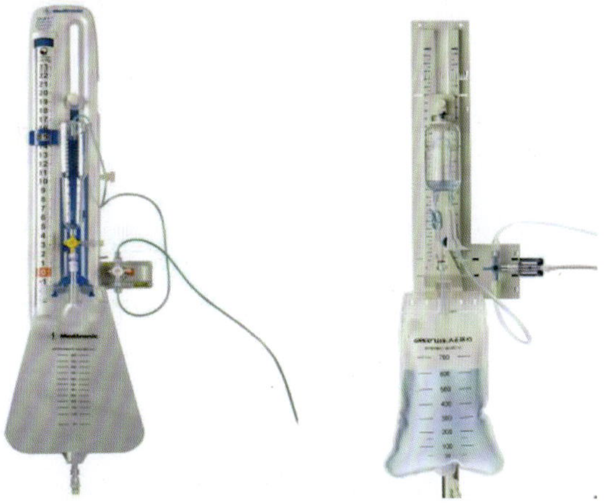

图 3-1-1　一次性使用脑室外引流装置

（2）压力传感器为一次性损耗品，仅使用压力传感器换能器（图 3-1-2）的部件，禁止将带有压力袋的压力传感器系统与 EVD 一起组装或使用。

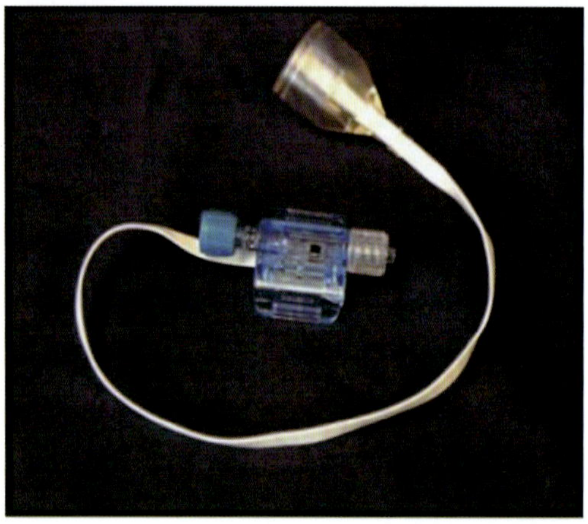

图 3-1-2　换能器（液压耦合监测使用部分）

（3）带有创动脉压（IBP）监测模块（图 3-1-3）的多功能心电监护仪（图 3-1-4）。

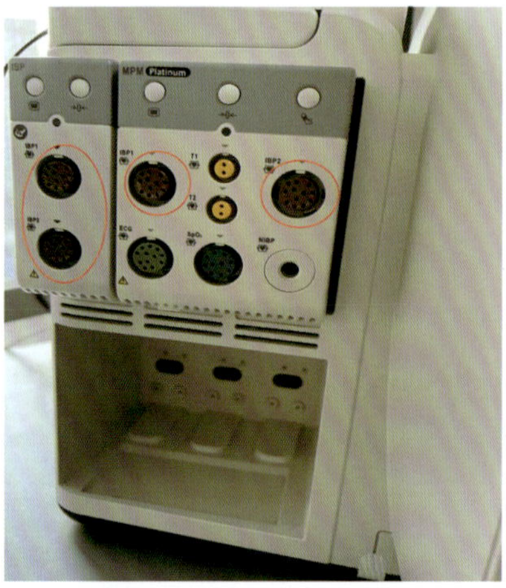

图 3-1-3　IBP 监测模块

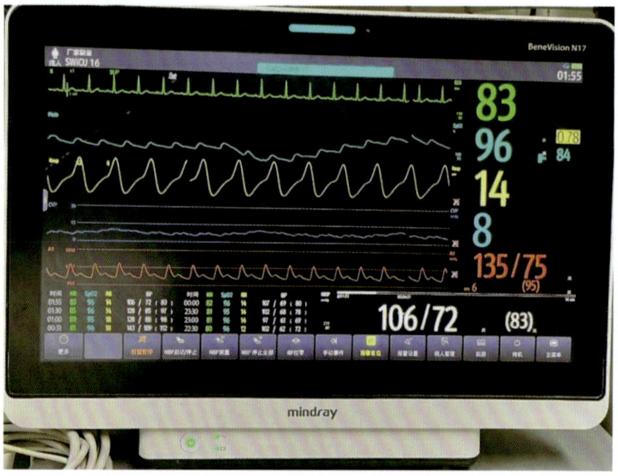

图 3-1-4　多功能心电监护仪

（4）连接传感器和监护仪的电缆线可重复使用，需与压力传感器和监护仪的接口相匹配。

（5）脑室外引流装置固定架（带有刻度标尺）、激光水平仪（可重复使用）。

四、操作步骤及要点（视频 3-1-1）

液压耦合颅内压监测的先决条件是有 EVD 系统，将脑脊液从侧脑室引流至体外的密闭引流系统。该系统由神经外科医生在手术室、急诊室或重症监护室的床旁置入脑室引流管后启动。

视频 3-1-1

（一）操作前准备

（1）物品准备（图 3-1-5）：无菌手套、无菌治疗巾、脑室外引流系统、20mL 注射器、无菌生理盐水、压力传感器、激光水平仪、红色标识（EVD 禁止静脉输液）、肝素帽等。

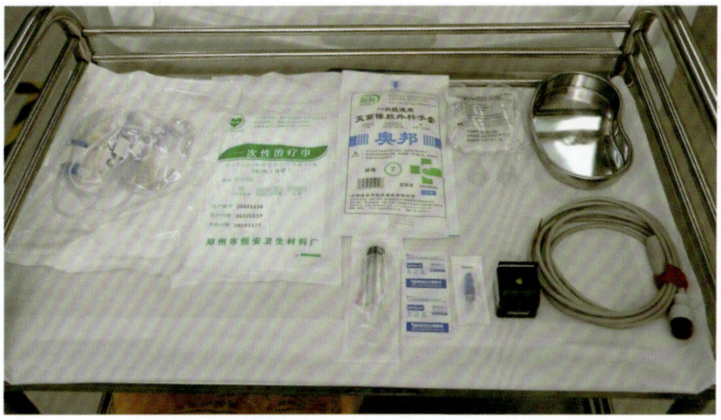

图 3-1-5 物品准备

（2）操作者洗手，戴帽子、口罩，戴无菌手套。

（二）实施步骤

1. 固定并连接导管

（1）固定脑室外引流系统于床旁，将脑室外引流系统三通固定在刻度尺支架上。

（2）将系统主三通的尾帽取下，使用酒精棉片用力擦拭系统的主三通 2 遍，待干 1min。将压力传感器的换能器连接到系统主三通上，连接过程中应注意无菌操作。

2. 导管及压力传感器预灌注

（1）如患者脑脊液未引流至 EVD 系统主三通处，需冲刷患者端导管进行排气。用注射器抽取 20mL 无菌生理盐水，预灌注一侧的延长管，确保通路完全充注，气泡全被去除。将三通阀旋转 180°，再灌注另一侧的延长管。把延长管和脑室端导管相连，注意不要进气体。

（2）预灌注压力传感器（图 3-1-6）：无菌操作，取下传感器的尾帽。旋转主三通阀，使阀门对患者脑室端关闭。打开滴液腔，把无菌生理盐水经传感器的导管推入，灌注压力传感器和滴液腔之间的导管，确保管路中完全充满无菌生理盐水，并且确保气泡被全部去除。将系统主三通阀的“OFF”端转回到传感器位置。在传感器的尾端装上新的无菌肝素帽（图 3-1-7），确保系统的三通阀连接无菌非通气帽。

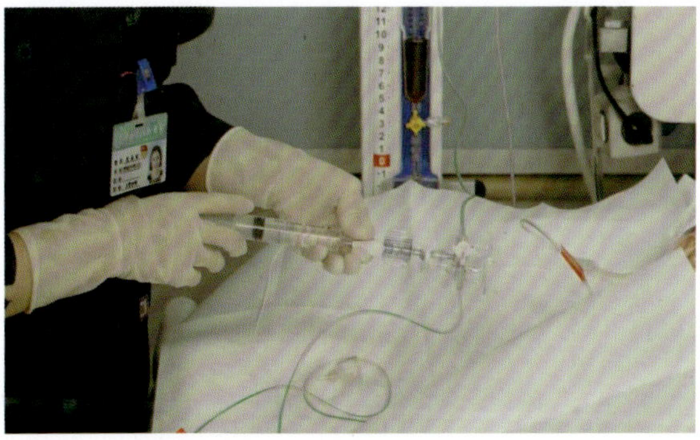

图 3-1-6 预灌注压力传感器

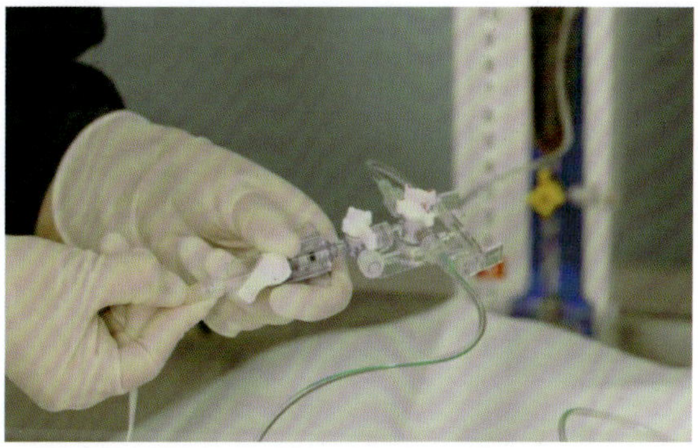

图 3-1-7 压力传感器连接非通气肝素帽

（3）将 EVD 系统的主三通和压力传感器固定在引流装置的卡槽内（图 3-1-8）。

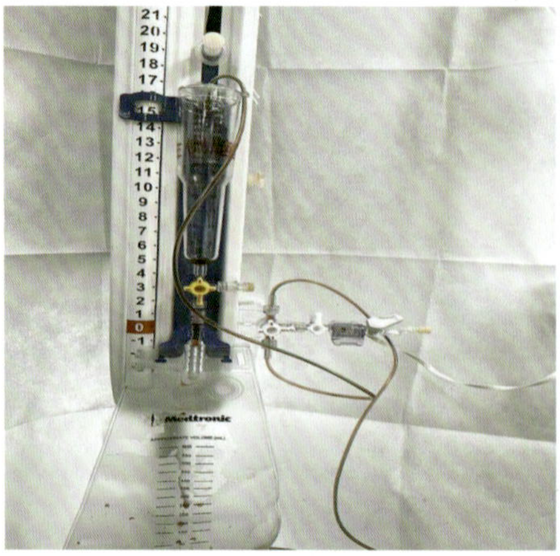

图 3-1-8　固定主三通和压力传感器

（4）在患者脑室端的三通阀周围贴上红色标识。

3. 解剖点（零点）定位

将激光水平仪安装到固定引流系统的支架上，按下激光水平仪上的红色按钮（20 ～ 30s 后自动关闭）。使用激光水平仪顶部的黄色气泡校准，确保激光处于水平位置（即与地面平行）。将激光转向患者头部，升高或降低引流系统，使压力标尺上的“零”位置（激光水平）与 Monro 孔的解剖位置（耳朵顶部到眼睛外眦的假想线上距离眼睛外眦 2cm 的解剖参考点）齐平（图 3-1-9），即与患者齐平（图 3-1-10）。

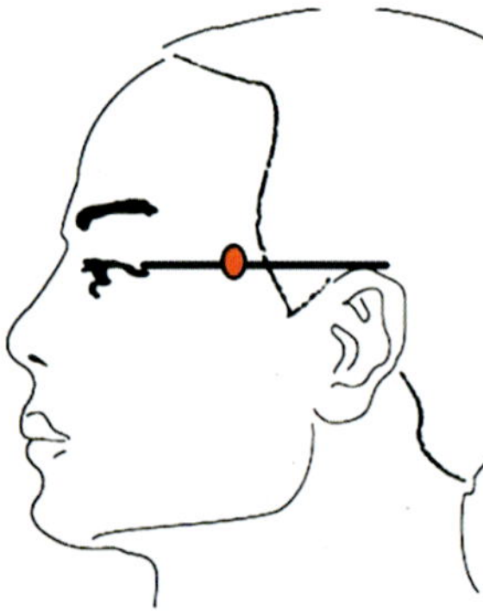

图 3-1-9　Monro 孔的解剖位置（零点）

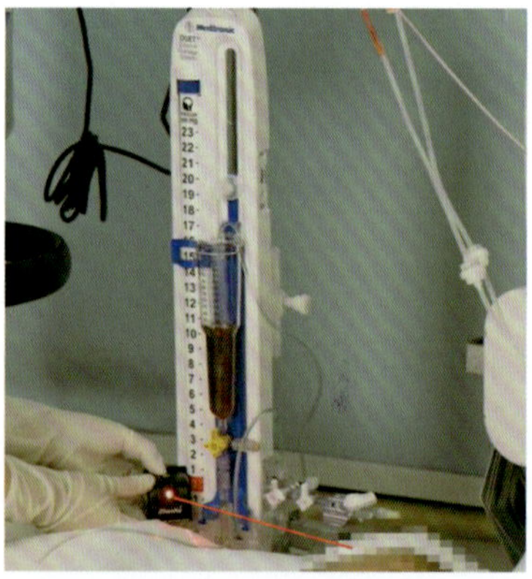

图 3-1-10　零点定位

4. 设立压力阈值

根据医嘱，升高或降低滴液腔，达到所需压力值。滴液腔支架上白色塑料“翼”在刻度尺上指向的压力值须与医嘱的压力值一致。系统设置完成后，主系统三通阀可以打开，让脑脊液流入滴液腔。

5. 连接床旁监护仪

（1）将电缆线一端与压力传感器连接，另一端与监护仪上的 IBP 电缆接口连接（图 3-1-11）。

（2）监护仪设置：进入监护仪上的主菜单，通过界面设置，将屏幕某个板块调为显示任意 ICP，屏幕中就会出现 ICP 板块及其波形。将其标名改为 ICP，进行 ICP 参数设置（图 3-1-12），根据 ICP 值设置上标尺，一般为 30 ～ 40mmHg，将高压警报设置为“20mmHg”。

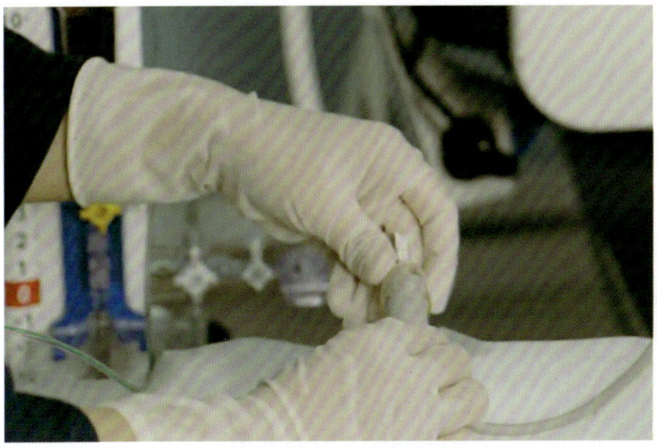

图 3-1-11　连接电缆线

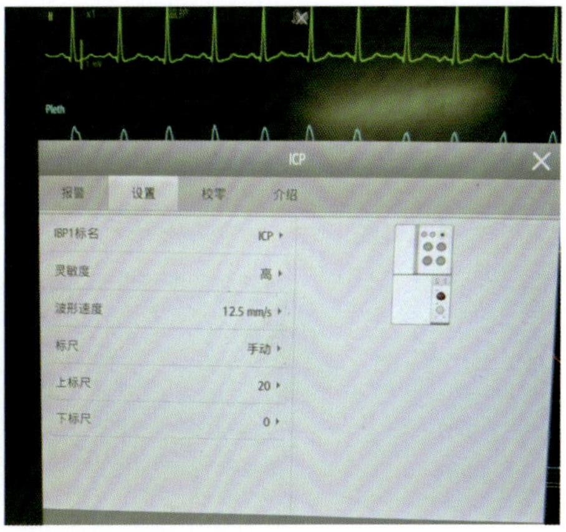

图 3-1-12　ICP 参数设置

6. 压力传感器调零

（1）旋转主三通阀，使阀门对脑室端关闭，对集液腔端打开。

（2）向下移动滴液腔，使压力设置为“0”（图 3-1-13）。压力传感器大气压调零前必须将刻度尺“0”点、滴液腔平面与患者头部解剖零点在同一水平面上。

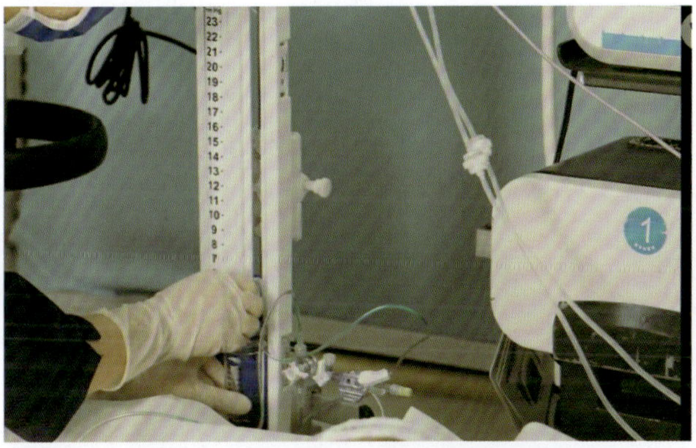

图 3-1-13　向下移动滴液腔至零点

在监护仪上按“校零”键校零（图 3-1-14），使传感器调整为大气压力，监护仪屏幕显示校零成功，ICP 值为“0”（图 3-1-15）。

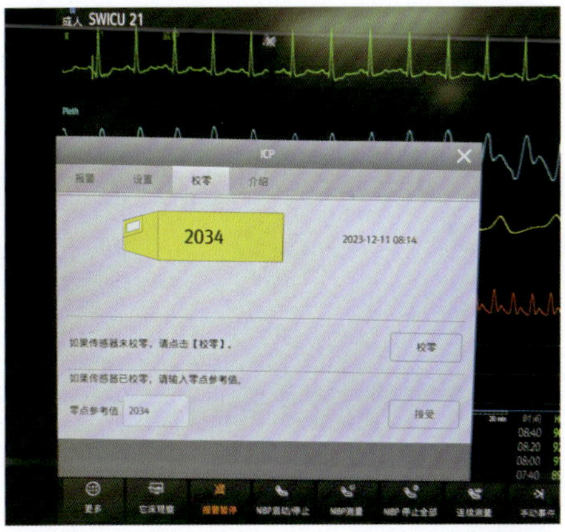

图 3-1-14　在监护仪上按“校零”键校零

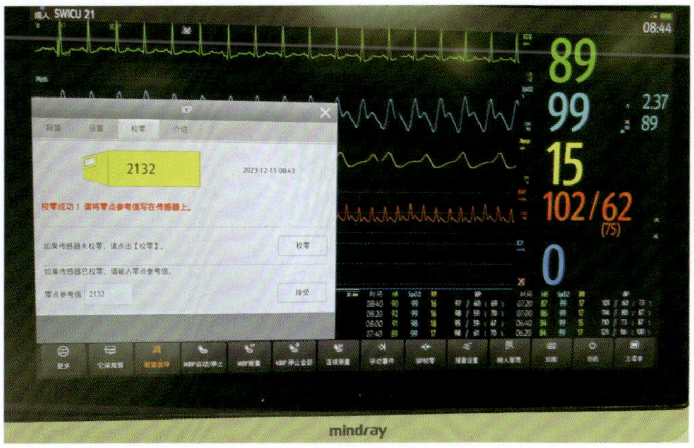

图 3-1-15　校零成功，ICP 值为“0”

7.ICP 监测

将系统主三通“OFF”端指向滴液腔，以便传感器与患者脑室端相通，等待 1 ～ 2min，监护仪上 ICP 数值和波形趋于稳定后，在记录单上记录 ICP 数值(图 3-1-16)。每 12h 获取颅内压波形 1 次，并附在护理评估记录上。

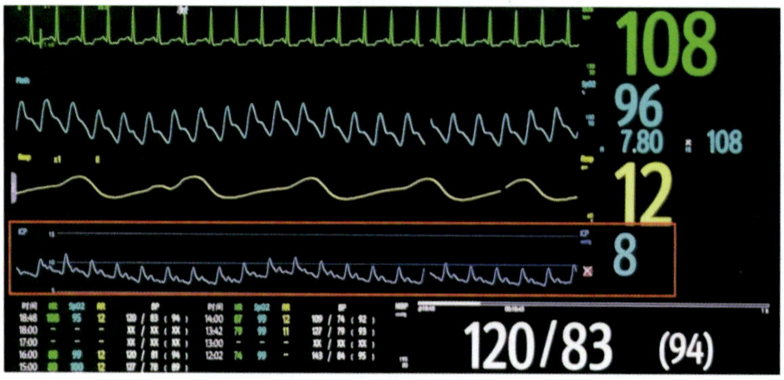

图 3-1-16　读取 ICP 数值和波形

8. 恢复压力阈值，开始引流(图 3-1-17)

向上移动集液腔，返回到设定的压力值。旋转主三通阀，调至 9 点方向，使其对传感器关闭，开始引流。

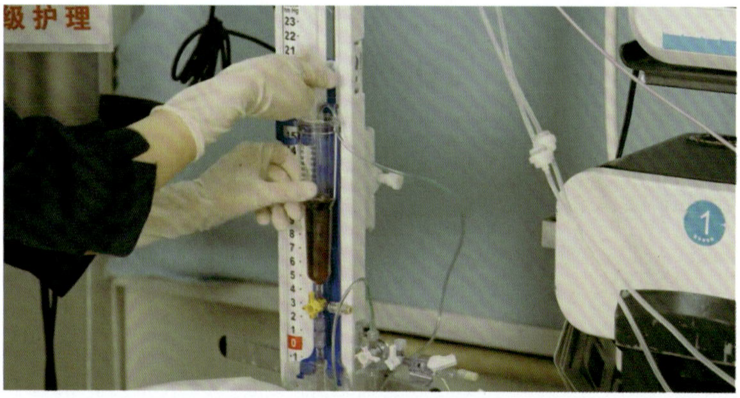

图 3-1-17　恢复压力阈值

(三)注意事项

(1)患者体位改变时和每隔 4 ～ 6h，需重新调零。

(2)外出检查或将 EVD 系统放平时，先将滴液腔内的引流液排入集液袋内，以免滴液腔顶端用于排气的疏水滤纸被浸湿(空气无法通过排气孔)，脑室内压力不受滴液腔高度的影响，脑脊液无法引流出来。

(3)禁止将含有或不含肝素的加压冲洗液与 EVD 导管连接。

(4)在进行 ICP 监测和读数之前，至少需要关闭引流管 5 ～ 15min。

(5)观察到 ICP 升高和异常波形时需立即向医生报告。

(6)定期检查(如每隔 2 ～ 4h)EVD 系统是否通畅、在位，确保 ICP 数值准确，检查滴液腔和集液袋之间的旋塞阀对滴液腔是“关闭”的。集液腔的脑脊液应定期排入引流袋，避免集液腔过满影响引流。

（7）每小时观察并记录引流液的颜色、量和性状。

五、液压耦合监测技术的故障排除

1. 监测系统失效

（1）故障表现：波形消失；引流开放时无脑脊液流出。

（2）故障原因：①导管三通未打开或导管被脑组织块、凝血块堵塞；② EVD 导管尖端脱出至脑室外。

（3）处理：①证实所有的三通均已打开，暂时降低滴液腔高度，观察是否有脑脊液流出。②向 EVD 导管脑室端推注 1.5mL 无菌生理盐水，若冲洗后引流仍未恢复，可能是导管被脑组织块或凝血块堵塞。③若 CT 证实患者脑室塌陷导致无引流液流出，暂不必处理。若冲洗后导管仍被脑组织块或凝血块堵塞，且需要继续应用 EVD 系统，则需更换 EVD 导管和监测系统。

2.ICP 监测波形异常

（1）可能的原因：①导管堵塞；② EVD 导管尖端脱出至脑室外；③引流系统内有气泡。

（2）处理：如果颅内压波形平坦，首先排查管路是否不畅（如堵塞或扭结等）或患者脑室塌陷。患者接受去骨瓣减压术后，颅内压波形可能会减弱，此时要降低引流阈值以保证引流系统正常工作。ICP 波形振幅的降低也有可能由于脑血管收缩，可能原因为血管痉挛或低碳酸血症。高碳酸血症或严重缺氧可导致颅内压波形振幅增加。应将波形相对基线的变化报告给神经外科医生。

（3）引流系统内有气泡的解决方法：①调整滴液腔高度使脑脊液流出，排出空气，注意不要使脑脊液流出过多。②压力传感器有气泡，用无菌生理盐水于引流腔内冲洗压力传感器，禁止向脑室端冲洗。

六、并发症处理

常见并发症包括 EVD 相关感染、出血、脑脊液漏和导管堵塞。

1. EVD 相关感染

有创颅内压监测系统直接将颅内与颅外连通，增加了逆行感染的风险，此外严重的创伤及开颅术后机体应激使自身抗感染能力下降，颅内感染风险进一步上升。临床表现为发热、白细胞增多、脑脊液淋巴细胞计数升高以及脑脊液细菌培养阳性等。造成 EVD 相关感染的技术因素包括导管留置时间和经导管冲洗。

预防及处理：连接传感器、换药、脑脊液采样等 EVD 相关操作过程中严格遵守无菌技术操作原则；改进手术置管的种类，采用较长的皮下隧道置管可降低感染风险，使用抗生素浸渍的导管可显著降低感染率；严格限制脑室引流管留置时间（7d 以内）；减少颅内给药及留取脑脊液的频率。

2. 出血

原因可能是导管置入过程中损伤血管，导致出血。如损伤血管较大或患者自身的凝血功能差，可导致出血量大，严重者可能出现意识障碍、脑疝。

预防及处理：穿刺点出血较少时，及时更换敷料并严密观察，不需要特殊处理。持续出血、血肿增大时，须行开颅血肿清除术。

3. 脑脊液漏

原因可能是置管时间过长，穿刺置管处形成窦道。

预防及处理：每日评估导管留置的必要性，观察局部渗血的量和性状，渗液较多时及时更换敷料。

4. 导管堵塞

原因可能是测压管打折、脑室引流管尖端位置改变或被脑室液沉积物（如血凝块）堵塞，表现为脑脊液引流障碍、ICP 波形异常和 ICP“假高压”。

预防及处理：定期检查（如每隔 2 ～ 4h），系统性评估管道是否通畅、在位以及确保 ICP 数值的准确性，发现 ICP 和神经系统的任何变化都需对引流系统进行检查确认。集液腔的脑脊液应定期排入引流袋，避免集液腔过满影响引流。脑室液沉积物（如凝血块）堵塞会造成测量不准确，可轻轻挤压引流管，或用无菌生理盐水冲洗管路。

七、前沿进展

颅内压监测是神经重症监护的重要内容，通过对颅内压的综合管控和阶梯治疗，达到稳定颅压、保证灌注的目的，对重症脑损伤患者的临床预后起着积极作用。ICP 监测形式主要分为有创监测和无创监测两种。有创 ICP 监测是通过开颅手术或颅骨钻孔安置监测探头于颅内从而监测颅内压的方法，根据颅内的位置和压力转导的方法，每种类型的装置都有优缺点。现代 ICP 监测装置可以根据压力转导方法分为压力计、应变计或基于光纤技术的监测器。目前的颅内压监测装置可放置在脑室内、实质内、蛛网膜下腔、硬膜下或硬膜外。脑室内和脑实质内导管尖端微传感器是最常用的。

脑实质型颅内压监测是将一条细纤维光缆经颅骨进入脑实质，相比脑室内置管监测，脑实质内监测对置入监测器位置的要求相对宽松，放置难度较低，颅内感染和颅内出血等并发症发生率低，且操作简单，尤其对于开颅手术的患者，直接将探头放置于脑组织中即可；并且当引流系统关闭时，脑实质内监测更加稳定准确，不需要机械减震也能准确地复制脑脊液脉冲波形。脑实质内监测的局限性包括：①无法重新调零，有发生漂移的可能；②容易出现技术故障如导管断裂、脱出等；③跨硬膜颅内压分布敏感性较低，这种情况在占位性病变中尤为显著；④与核磁共振不能兼容；⑤耗材及设备价格昂贵；⑥无法引流脑脊液和控制颅内压，缺乏治疗作用，仅作为单纯的监测工具。

EVD 操作可在急诊室床旁、重症监护室床旁或手术室进行。将脑室引流管插入侧脑室，通过充满脑脊液的导管连接外部压力传感器测量脑室内液体压力（代表 ICP）。压力传感器可在不影响 EVD 的情况下重新校准，并可连接到标准的重症监护室监测系统，显示 ICP 测量值及其他生理数据（如脉搏、血压或中心静脉压）。在蛛网膜下腔出血或脑室内出血患者中，并发脑积水可引起 ICP 升高。由于 EVD

兼具压力监测和引流脑脊液以降低 ICP 的功能，它是最合适的 ICP 监测手段。该技术的主要优点：ICP 监测相对准确；可重新校准和调零；可通过引流脑脊液降低颅内压；压力传感器成本较低；仅需要 IBP 监测模块的监护仪和导联线即可实现。脑室引流管接液压耦合装置不仅使脑脊液管理精细化，而且使颅内压监测精准化，实现治疗和监测的有效结合，且操作简单、成本较低，解决了仪器设备不足的难题，有利于在各级医疗机构推广使用，普及颅内压监测在神经重症患者中的应用。

颅内压监测的精度及灵敏性不断提高，它在临床上的应用范围越来越广，结合神经多模态监测技术为患者提供精准治疗及个体化治疗。在颅内压轻度或中度升高的早期，患者生命体征、意识、瞳孔尚无明显变化，而颅内压监测已经可以显示颅内压升高情况。在此期间及时处理病情，进行影像学检查明确病情变化，往往能取得事半功倍的效果。根据颅内压波形及监测结果，我们可以评估现有治疗方案（包括渗透治疗、镇静、过度通气、亚低温治疗等）的有效性并进行相应的调整，保证足够的脑灌注压。根据颅内压力 - 容积关系曲线，当颅内压升高超过临界点时，释放少量脑脊液即可使颅内压明显下降。对于临床出现颅高压的脑损伤患者来说，脑脊液外引流是降低颅内压最有效的方法。脑室内颅内压监测可通过外引流瓶位置调整、控制滴速等操作控制引流，达到有序降低颅内压、减轻脑水肿等目的，同时发生中枢系统感染时还能够进行颅内给药及留取脑脊液进行化验。颅内压的波形、升高程度以及持续时间均会影响颅脑创伤患者的预后。ICP 正常的患者预后最好，可控制的颅高压患者预后次之，难以控制的颅高压患者预后最差。

随着医学技术及信息技术的发展、医护人员对神经重症疾病认识的加深以及患者对治疗效果和预后期望值的提高，颅内压监测已成为一种可用于预测结果和指导神经损伤患者治疗的方式。在准确性、可靠性和治疗选择方面，脑室内导管系统仍然是“金标准”，液压耦合技术与神经多模态监测的结合是将来神经外科应用的方向，具有更广泛的应用价值。

参考文献

[1] VIEIRA T W，SAKAMOTO VTM，ARAUJO B R，et al. External ventricular drains：development and evaluation of a nursing clinical practice guideline[J]. Nurs Rep，2022，12（4）：933-944.

[2] LELE A V，HOEFNAGEL A L，SCHLOEMERKEMPER N，et al. Representing SNACC task force for developing guidelines for perioperative management of external ventricular and lumbar drains. Perioperative management of adult patients with external ventricular and lumbar drains：guidelines from the Society for Neuroscience in Anesthesiology and Critical Care[J]. J Neurosurg Anesthesiol，2017，29（3）：191-210.

[3] TUNKEL A R，HASBUN R，BHIMRAJ A，et al. 2017 Infectious Diseases Society of America's clinical practice guidelines for healthcare-associated ventriculitis and meningitis[J]. Clin Infect Dis，2017，64（6）：e34-e65.

[4] EBEL F，LICHTER E，MARIANI L，et al. Rapid versus gradual weaning of external ventricular drain：a systematic literature review and meta-analysis[J]. Neurocrit Care，2023，39（1）：250-259.

[5] PALASZ J，D'ANTONA L，FARRELL S，et al. External ventricular drain management in

subarachnoid haemorrhage：a systematic review and meta-analysis[J]. Neurosurg Rev，2022，45（1）：365-373.

[6] WAQAR M，CHARI A，ISLIM A I，et al. Chlorhexidine dressings could reduce external ventricular drain infections：results from a systematic review and meta-analysis[J]. J Hosp Infect，2021，117：37-43.

[7] DAWOD G，HENKEL N，KARIM N，et al. Does the setting of external ventricular drain placement affect morbidity? a systematic literature review comparing intensive care unit versus operating room procedures[J]. World Neurosurg，2020，140：131-141.

[8] SHEPPARD J P，ONG V，LAGMAN C，et al. Systemic antimicrobial prophylaxis and antimicrobial-coated external ventricular drain catheters for preventing ventriculostomy-related infections：a meta-analysis of 5242 cases[J]. Neurosurgery，2020，86（1）：19-29.

[9] SIEG E P，SCHLAUDERAFF A C，PAYNE RA，et al. Impact of an external ventricular drain placement and handling protocol on infection rates：a meta-analysis and single institution experience[J]. World Neurosurg，2018，115：e53-e58.

[10] 中华医学会创伤学分会颅脑创伤专业委员会 . 颅脑创伤患者脑脊液管理中国专家共识 [J]. 中华神经外科杂志，2019，35（8）：760-764.

[11] 中华医学会神经外科学分会，中国神经外科重症管理协作组 . 神经外科脑脊液外引流中国专家共识（2018 版）[J]. 中华医学杂志，2018，98（21）：1646-1649.

[12] 中国医师协会神经外科医师分会神经重症专家委员会，北京医学会神经外科学分会神经外科危重症学组 . 神经外科中枢神经系统感染诊治中国专家共识（2021 版）[J]. 中华神经外科杂志，2021，37（1）：2-15.

[13] FRIED H I，NATHAN B R，ROWE A S，et al. The insertion and management of external ventricular drains：an evidence-based consensus statement：a statement for healthcare professionals from the neurocritical care society[J]. Neurocrit Care，2016，24（1）：61-81.

（范晶丽）

第二节　脑血流监测技术

一、概述

维持患者合理的脑血流，是保证皮质神经元以及脑干生命中枢功能完整的前提。正常人脑重量大约为 1500g，仅占体重的 2%～3%，而脑血流量（cerebral blood flow，CBF）每分钟为 750～1000mL，占心排血量的 15%～20%。CBF 分布不均，灰质血流量较白质高，灰质中以大脑皮质的血流量高。CBF 主要取决于脑灌注压（cerebral perfusion pressure，CPP）和脑血管阻力（cerebral vessel resistance，CVR）。当平均动脉压在 50～150mmHg 变化时，自身的自动调节机制（主要通过调节脑血管阻力）可维持脑血流相对稳定，超出此范围，CBF 将随脑灌注压的变化而变化。

脑血流的影响因素众多，脑活动（如精神活动或肌肉活动）增加、血二氧化碳分压的变化、严重低氧、麻醉剂或血管收缩剂或扩张剂的使用等都可以引起脑血流的改变。生理情况下，脑内阻力血管随血压波动反射性地收缩或舒张可以保证 CBF 相对恒定，从而满足大脑代谢需求，这一过程称为脑血流自动调节，是维持 CBF 稳定的重要机制。如何评估患者的脑血流并纠正失衡，从而维持合理的脑血流是保护神经重症患者脑功能的关键。

二、脑血流的监测方法

床旁脑血流监测可追溯到 1945 年，Kety 和 Schmidt 两位医生首次介绍了以 N_2O 作为惰性示踪剂，应用 Fick 原理测定全脑血流量。到了 20 世纪 60 年代，又出现了 ^{133}Xe 脑血流测定方法，采用相同的原理。^{133}Xe 具有较高的脂溶性，吸入或注射后迅速穿透血脑屏障，且代谢率极低，基本以原型经肺排出。^{133}Xe 测定法是研究中最常采用的脑血流测定方法，其他新型测定方法多以其作为比照。但是临床应用存在较多局限性，包括：①这种方法测定的主要是大脑中动脉供应的皮质和皮质下血流；②仪器庞大，操作复杂；③患者暴露于离子辐射；④不可持续监测。

随着现代影像及生物医学工程的发展，监测脑血流的手段越来越多，具体选择与实施需根据自己所具有的实际条件、临床目的以及患者的情况综合判断（表 3-2-1）。其中正电子发射断层扫描（positron emission tomography，PET）是评价脑血流的“金标准”。而对于危重症患者而言，经颅多普勒超声（transcranial doppler，TCD）和经颅彩色多普勒血流显像（transcranial color coded doppler，TCCD）应用最为广泛。

表 3-2-1 常见的脑血流的监测方法

方法	原理	优点	缺点
正电子发射断层扫描（PET）	采用能发射正电子的短半衰期放射性核素作为放射源，经过一系列的图像处理，得出此区域的血流量	高分辨率，高准确性，非侵入性，危险性小	设备复杂，费用昂贵，需放射性核素
氙清除法和氙 CT 扫描	通过头部闪烁探测器测定脑细胞中的显影剂，停止吸入后随时间被清除，计算其清除率	较为敏感，是具有空间分辨率的新型影像学技术	因技术上的难度，临床应用困难
颈部彩色多普勒血流成像（CDFI）	显示残余管腔和狭窄面积，并引导角度校正的多普勒测量流速	在生理状态下直接测量狭窄部位的血流加速度	有操作者依赖性（角度、经验），流速受心排出量、对侧是否狭窄、流量下降等因素的影响
经颅多普勒超声（TCD）	将脉冲多普勒技术与低发射频率相结合，直接获得颅底血管多普勒信号，进行颅内动脉血流速度的测定	提供了新型、无创、连续性的脑血流速度监测技术	测量结果易受颅骨密度、声窗大小、待测部位、探头方向、取样密度、操作者熟练程度及血流信号强弱的影响，对于中、小血管的检查较困难
经颅彩色多普勒血流显像（TCCD）	在 TCD 成像基础上，加入二维灰阶成像及彩色多普勒血流成像	无须注射造影剂、无射线辐射、无创、无痛苦，费用低，方便快捷	当颅骨厚或骨缝闭合，声窗受限时，颅内血管会显示困难
数字减影血管造影（DSA）	将注入对比剂前后拍摄的两帧 X 线图像经数字化输入图像计算机，通过减影、增强和再成像过程把血管造影影像上的骨与软组织影像消除来获得清晰的纯血管影像	可明确颈总动脉、颈内外动脉和椎动脉系统有无血管狭窄，有无出血或闭塞、占位情况	有严重出血倾向、对比剂和麻醉剂过敏、严重心肝肾功能衰竭、穿刺部位感染及高热者均不宜行此检查
多层螺旋 CT 血管造影（CTA）	经静脉注射对比剂，通过工作站对图像进行各种处理、重建以获得 3D 血管图像	尤其适用于颈动脉狭窄和颅内动脉瘤的患者	患者需要行碘过敏试验，或静脉使用水溶性的非离子型对比剂，但需警惕过敏及肾毒性的风险
磁共振血管造影（MRA）	基于饱和效应、流入增强效应、流动去相位效应	无须注射含碘对比剂，无过敏之忧，无放射线损害，无穿刺痛苦和损伤，检查快	成像参数的选定、移动伪影、最大密度投影重建方式本身的局限性、血管走行方向的影响等，可能影响图像的质量
功能磁共振成像（fMRI）	神经元活动区毛细血管床和静脉血中作为顺磁性物质的去氧血红蛋白含量少于非活动区	可以进行脑局部代谢及微循环血流动力学的研究，分辨率高	进行扩散和灌注成像的机器费用高
单光子发射断层显影（SPECT）	注入或吸入能够放射单纯 γ 光子的放射性核素或药物，由计算机连续地采集信息进行图像处理和重建	具有非侵入性、费用相对较低的优点	空间分辨率低，需放射性同位素

目前适合 ICU 床旁监测脑血流的手段主要有 2 种：TCD 和 TCCD。它们具有安全、无创、价廉、

便携、方便床旁检查等特点，可实时提供血流动力学信息及血流灌注情况，尤其是可提供脑血管反应性和脑血管自动调节功能的重要信息，辅助临床医生准确评估脑血流动力学，指导治疗和协助预后判断。脑血流的评估必须以大循环（肺循环、体循环）血流评估作为前提，根据肺部超声、心脏超声，分析患者的容量、左心功能、右心功能，从而判断患者是否需要接受容量治疗、强心治疗、血管活性药物治疗与机械辅助治疗。

三、经颅多普勒超声（TCD）脑血流监测

该技术是用超声多普勒效应来检测颅底主要动脉的血流动力学及血流生理参数的无创检查方法，具有高效、便于使用、可动态监测等优点。

（一）TCD 脑血流监测基本原理

TCD 技术依赖于多普勒效应，将脉冲多普勒技术和低频发射频率相结合，从而使超声波能够穿透颅骨较薄的部位进入颅内，根据多普勒位移原理检测红细胞移动速度，直接获得颅底动脉血流速度，无创动态连续检测脑血流动力学。

（二）TCD 脑血流监测操作前的准备

1. 探头频率选择

颅内动脉监测用 1.6 ～ 2.0MHz 的脉冲波多普勒探头，颅外段颈动脉监测用 4.0 ～ 8.0MHz 的连续波多普勒探头。若选择 1.6MHz 或 2.0MHz 的脉冲波多普勒探头检查颅外段颈动脉，应降低探头发射功率和检测深度，通常功率为 5% ～ 10%，最初检测深度为 20 ～ 25mm。

2. 选择检测部位

声窗是指允许超声波穿透的足够薄的颅骨区域（图 3-2-1）。通常情况下常用的 3 个声窗：颞窗、眼窗和枕窗。（表 3-2-2）

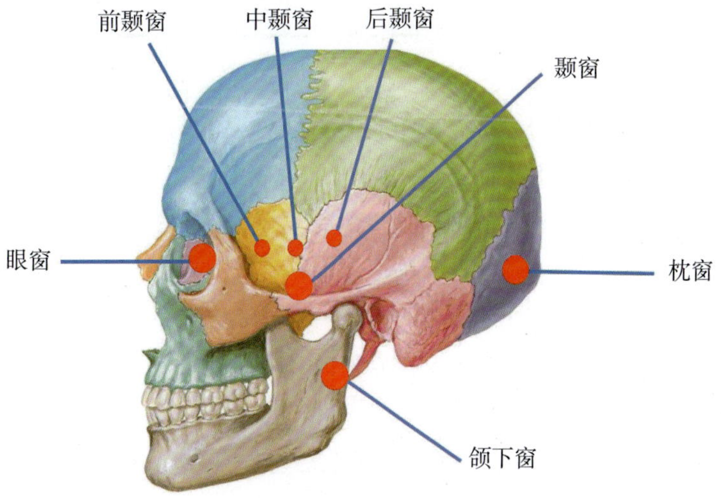

图 3-2-1 经颅多普勒脑血流监测声窗

（1）颞窗：颞弓上方，从眼眶外侧至耳翼之间的区域，分前、中、后三个声窗，是最常用的。前颞窗位于颧骨前突的后面，靠颧骨顶部；后颞窗位于耳翼前面，紧贴耳根部；中颞窗位于前颞窗与后颞窗之间。通常未成年人经前颞窗检测效果更好，而成年人（特别是老年人）由于耳屏前缘骨质最薄，声束穿透性最好，后颞窗检出率更高，多普勒探头角度也容易调整。经颞窗检测时，患者取仰卧位，通过双侧颞窗可分别检测大脑中动脉（middle cerebral artery，MCA）、大脑前动脉（即交通前段 A 段，anterior cerebral artery，ACA）、大脑后动脉（posterior cerebral artery，PCA）和颈内动脉末段（internal cerebral artery terminal，ICAT），并可通过压迫颈总动脉判断前交通动脉（anterior communicating artery，AcoA）和后交通动脉（posterior communicating artery，PcoA）的发育情况。

（2）眼窗：位于眼球的正上方，检查时要求受检者闭眼且眼球朝下转动，探头置于闭合的眼睑上，轻压眼球，探头朝正下方或略向内侧偏斜，声波发射功率降至 5% ～ 10%，最多不超过 20%，否则易造成眼球损害，另外检测时间不宜太长。通过眼窗可以检测眼动脉（ophthalmic artery，OA）、颈内动脉虹吸部（siphon carotid artery，SCA），在颞窗闭合而血流探测失败或信号不好时，可以经眼窗探测对侧的 ACA 和 MCA，颈内动脉虹吸部包括海绵窦段（C4 段）、膝段（C3 段）和床突上段（C2）。

（3）枕窗：操作时，神经重症患者取侧卧位，头前倾，将下颌抵向胸前，保持头颈部的前屈位置，探头置于枕骨粗隆下方 1 ～ 1.5cm、发际上 1cm 左右（枕骨大孔中央或旁枕骨大孔）。通过枕窗检测双侧椎动脉（vertebral artery，VA）、小脑后下动脉（posterior inferior cerebel artery，PICA）和基底动脉（basilar artery，BA）。

表 3-2-2　TCD 监测声窗部位及监测血管

监测声窗	部位	血管
颞窗	颞弓上方，从眼眶外侧至耳翼之间的区域	大脑前动脉、前交通动脉、大脑中动脉、颈内动脉终末段、后交通动脉、大脑后动脉
眼窗	眼球上方	颈内动脉虹吸段和眼动段
枕窗	头前倾，枕骨大孔中央或旁枕骨大孔	椎动脉颅内段和基底动脉

（三）TCD 脑血流监测的操作步骤（视频 3-2-1）

视频 3-2-1

（1）通电前准备：①打印机与主机、监视器连接。②打印机内放置打印纸。③检查各部分的电源开关是否处于关闭位。

（2）打开 TCD 设备：先开主机开关，2 ～ 3min 后开启监视器及打印机开关。点击软件系统，开启 TCD 常规检查界面（图 3-2-2）。

（3）录入患者的基本信息：患者菜单中选择新检查菜单。系统打开新检查窗口，可以输入患者相关信息。

（4）执行检查和改变监测参数：选择【设置】菜单下的【DOP 设置】项（图 3-2-3），打开指数 & 参数设置窗口。勾选参数前的复选框，点击【确认】并退出设置窗口。

（5）查看多深度中的 DOP 谱图（图 3-2-4）：点击【界面布局】在弹出的菜单中勾选【多深度】单项。在左侧多深度 DOP 窗口中选择需要查看的 DOP 谱图。将某一深度更新到通道内焦点 DOP 窗口中。

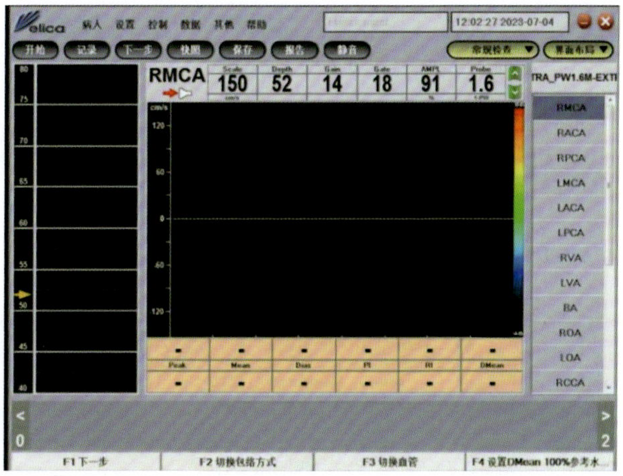

图 3-2-2　TCD 常规检查界面

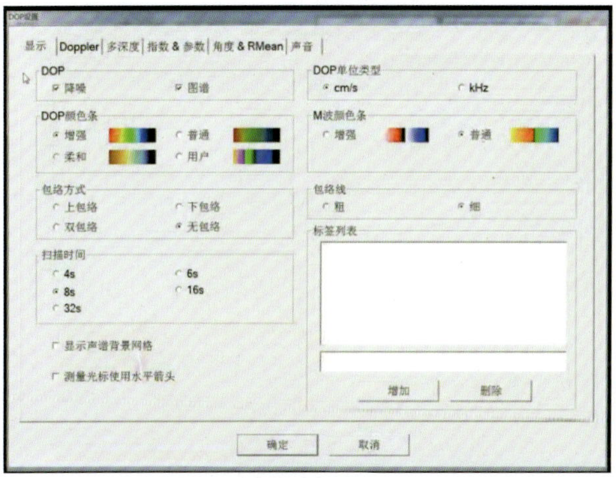

图 3-2-3　设置菜单下的 DOP 设置

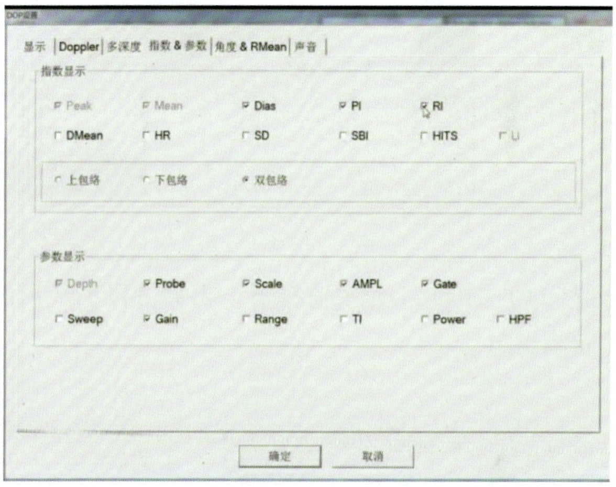

图 3-2-4　查看多深度中的 DOP 谱图

（6）查看 M-Mode 中选定深度的 DOP 谱图：点击【界面布局】，在弹出的菜单中勾选【M】波窗口，选择需要查看的深度。

（7）探头选择：颅内动脉检测采用 1.6MHz 或 2.0MHz 探头。颅外段颈部动脉检测用 4.0MHz 探头。

（8）操作者双手操作，一手持探头，一手操作键盘。操作者在患者头顶上方的位置，检查右侧血管时右手持探头，检查左侧时左手持探头（图 3-2-5）。

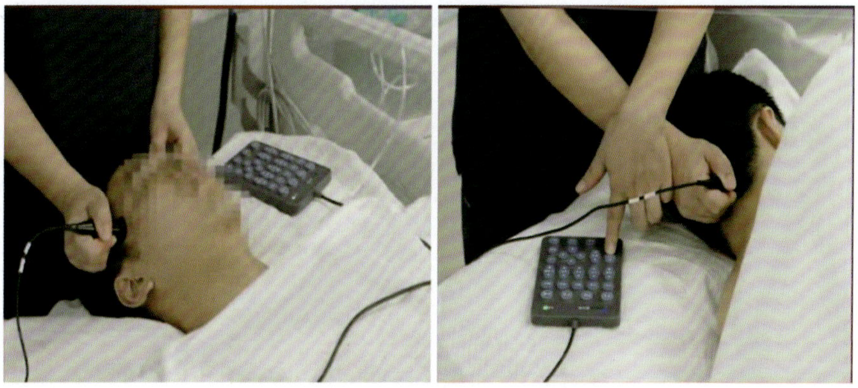

图 3-2-5　床旁 TCD 检测

（9）检测颅内血管：通过颞窗、枕窗和眼窗分别检测双侧大脑半球动脉、椎基底动脉、眼动脉和颈内动脉虹吸部各段血流信号。不同血管需采用不同声窗、不同取样深度，根据需要调整探头以清晰显示所检测血管。

（10）打印报告：从患者菜单中，选择资料管理，打开资料管理系统。选定患者某项检查后，点击【加载检查】，执行检查数据回放操作。选择要上传图片所对应的勾选框，点击【上传图片】，图片上传到指定的服务器。完成报告的编辑排版，报告生成，打印（图 3-2-6）。

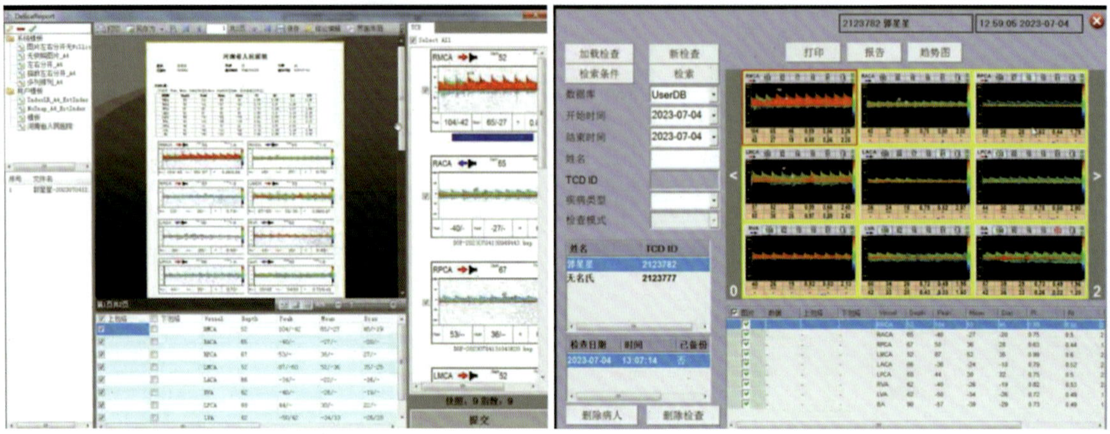

图 3-2-6　打印报告

（11）关机：①先关监视器，再关主机，最后关打印机。②将各插头拔下，切断电源。③用机器罩将机器盖好。

（四）TCD 脑血流监测参数解读

TCD 脑血流监测是一项快速、无创而且相对 CT、数字减影血管造影和 MRI 更为便宜的方法。主要的监测参数如下。

1. 取样深度

取样深度是指探头从皮肤到探测点的距离，颅内动脉的解剖结构决定了不同血管有不同取样深度。颅内大血管的取样深度是固定的，一些大血管不可能在超出其正常深度范围检测到（表 3-2-3 ）。

表 3-2-3　TCD 检测颅内动脉取样深度、血流方向及速度的正常范围

动脉	取样深度 /mm	血流方向	速度 /cm·s^{-1}
MCA MI 段	45 ～ 65	朝向探头	80 ～ 100
ACA AI 段	60 ～ 70	背离探头	60 ～ 80
ICA 虹吸部	55 ～ 65	双向	60 ～ 80
OA	40 ～ 55	朝向探头	20 ～ 30
PCA	60 ～ 70	朝向探头、背离探头或双向	50 ～ 70
BA	80 ～ 110	背离探头	50 ～ 70
VA	55 ～ 80	背离探头	50 ～ 70

注：MCA，大脑中动脉；ACA，大脑前动脉；ICA，颈内动脉；OA，眼动脉；PCA，大脑后动脉；BA，基底动脉；VA，椎动脉。

2. 血流速度

通常血流速度的单位为 cm/s（图 3-2-7），包括收缩期峰流速（peak systolic velocity，Vs）、平均血流速度（mean velocity，Vm）、舒张末期流速（end of diastolic velocity，Vd）。血流速度是很重要的观测指标，应熟记各个颅内大血管正常的血流速度。

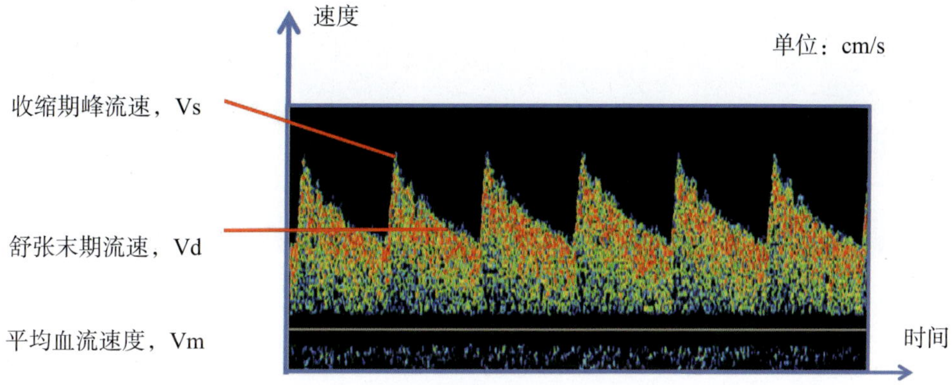

图 3-2-7　TCD 常用检测指标及正常脑血流频谱

3. 血流方向

血流方向是判断颅内动脉血流动力学正常与否的重要技术指标之一（图 3-2-8）。通常根据红细胞运动方向与探头之间的关系确定，朝向探头为正向，血流频谱位于基线上方；背离探头为负向，血流频谱位于基线下方。当多普勒取样容积位于血管的分支处或血管走行弯曲时，可以检测到双向血流频谱。

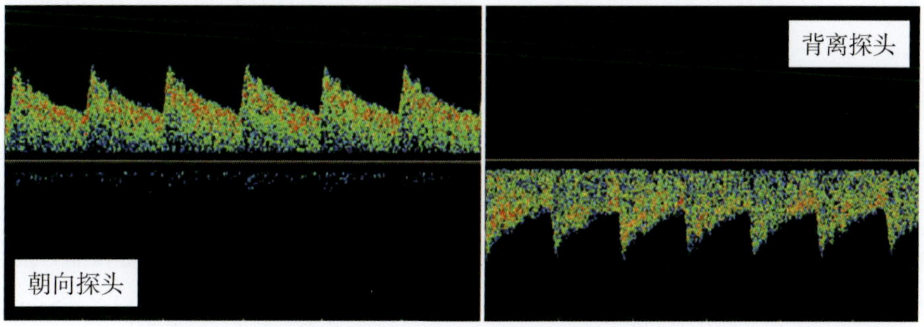

图 3-2-8　TCD 监测血流方向

4. 血流频谱形态

TCD 测量的血流信号以音频和频谱两种方式表示。血流频谱形态反映血液在血管内流动的状态。正常情况下，血液在血管内流动呈规律的层流状态，处于血管中央的红细胞流动最快，周边逐渐减慢。正常 TCD 频谱周边为明亮的色彩（如红色或粉黄色），显示流速高的细胞运动状态，中间接近基线水平为相对低流速状态，为蓝色。多普勒频谱显示多普勒信号的振幅、频率和时间，横轴为时间，纵轴为频移数值（代表血流速度），频谱的灰度反映信号的强弱。频移数值包括收缩期峰流速、舒张末期流速、平均血流速度。

正常颅内动脉血流频谱形态与外周血管相比呈相对低阻力型频谱，即收缩期血流速度较舒张末期血流速度大致为 2∶1，收缩期血流上升支陡直，舒张期下降支平缓；在收缩期形成的波峰上通常由于心动周期的动脉反应性收缩搏动出现两个波峰，即 S1 峰和 S2 峰，通常 S1 峰流速大于 S2 峰。在舒张早期，由于动脉压力较高，可以出现一个波峰，即 D 峰，D 峰较 S 峰相对圆钝低平（图 3-2-9）。血流频谱从收缩开始到达最高峰所经过的时间称为收缩峰时。

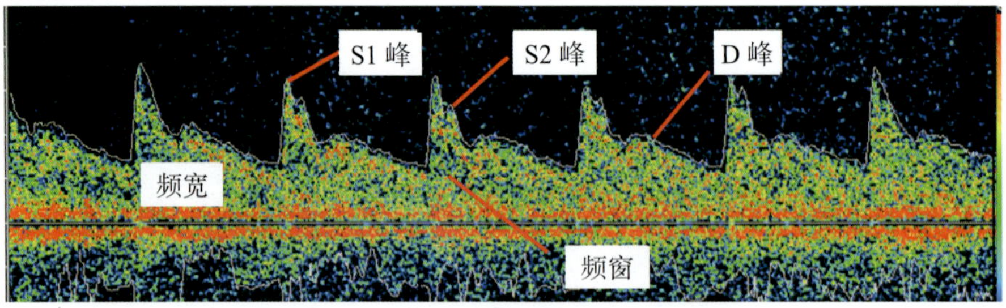

图 3-2-9　TCD 监测血流频谱形态

TCD 可同时记录收缩期和舒张期波形，收缩期波形以上升支产生为特征，而舒张期波形表现为下降支。波形可以提供非常有用的信息。对于脑血流来说，正常的收缩期上升支是一条快速上升至波峰的曲线。如果一条血管的上升支缓慢且圆钝，说明出现近段梗阻或局部狭窄；如果多部位出现，可能为心功能不全导致的全身低流量。

5. 搏动指数

搏动指数（pulsatility index，PI）和阻力指数（resistance index，RI）是评价颅内动脉弹性、血管阻力及脑血流灌注状态的指标。其中，PI 更为准确，正常颅内动脉的 PI 值为 0.65 ～ 1.10（图 3-2-10）。RI 反映的是血液流动时远端阻力情况，RI 值小，说明远端阻力低，反之说明远端阻力高。PI 同样反映血流阻力大小，和 RI 不同的是，它反映的是整个心动周期的血流阻力情况，而 RI 仅能反映某一点的血流阻力情况。

多普勒超声对于评估血管绝对搏动有较多限制，搏动血流速度的波幅依赖于声波成像的角度。Gosling 和 King 等提出了角度非依赖指数，即 Gosling 搏动指数（PI），定义为收缩期峰值和舒张期谷值血流速度之差除以平均流速。一些早期研究将 PI 与远端阻力联系起来，PI 升高则提示阻力升高，反之亦然。但 PI 不是一项评估下游血管阻力的单纯指标，PI 受到 CPP 绝对值、动脉血压搏动性、远端阻力、脑动脉血管床顺应性和心率等因素影响。当颅内自调节性储备下降时，CPP 下降，导致 PI 值升高，而当 CPP 稳定时，PI 可以反映远端阻力变化。

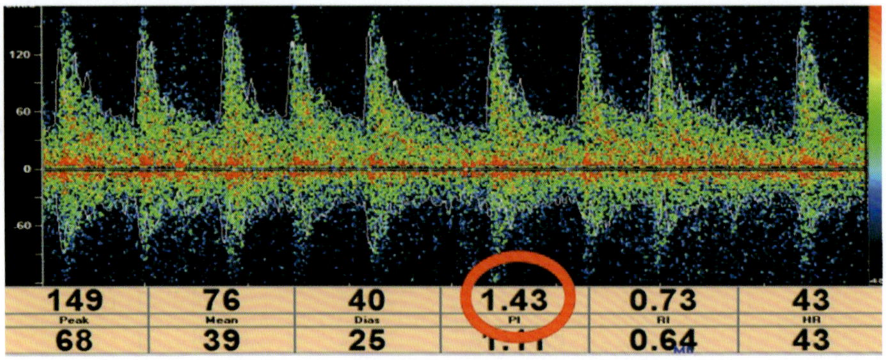

图 3-2-10　颅内压升高导致 PI 值升高

6. 湍流

正常血管中为层流，走行平滑且平行于血管内壁和外壁，血管轴心处流速最快、血细胞浓度最高，越靠近管壁流速越慢。当处于高流量状态或血管狭窄时，会形成湍流。TCD 能够发现湍流，记录特征：出现在基线附近的杂乱无章的高亮信号，而且可听到类似“音乐杂音”（图 3-2-11）。在 MCA 中，有 55% ～ 75% 的概率能看到中度狭窄血管的 TCD 湍流信号。

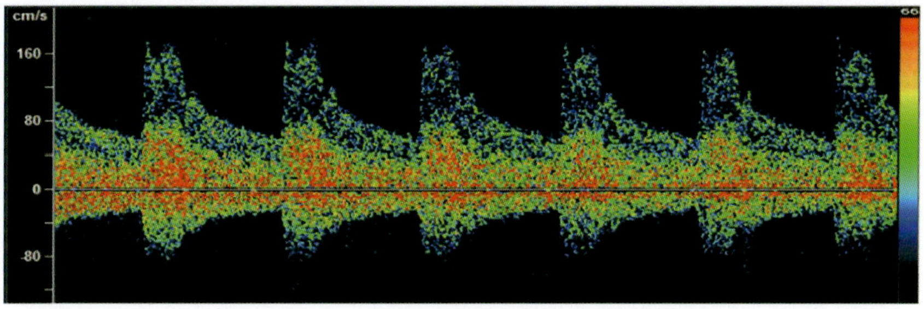

图 3-2-11　狭窄处紊乱血流的 TCD 频谱

（五）经 TCD 脑血流监测鉴别颅内动脉

1. 大脑中动脉（MCA）

通常经颞窗检测，取样深度为 45 ～ 65mm，在此深度范围内检测到朝向探头、正向频谱的血流即 MCA。检测到 MCA 后压迫同侧颈动脉，血流速度明显减慢，解除压迫后血流速度恢复正常或超过压迫之前的血流速度。在颞窗条件不良时，可选择经对侧眼窗，取样深度 70mm 以上进行检查，收缩期背离探头的血流即 MCA。

2. 大脑前动脉（ACA）

在检测出 MCA 后，适当增加取样深度至 60 ～ 70mm，并将探头向前上方倾斜，声束朝向额前部，会出现与 MCA 方向相反的血流信号，背离探头，即为 ACA。当进一步增加取样深度至 70 ～ 85mm 时，可以检测到对侧 ACA 的正向血流频谱。当颞窗透声不良时，可经眼窗检测，探头置于眼眶外侧缘，声束向内上方倾斜。与正中矢状面的夹角为 15° ～ 30°，取样深度为 60 ～ 70mm。通过夹角及取样深度的适当调整，可检测到对侧的 ICA 分叉特征及 MCA 起始段血流信号（取样深度为 80 ～ 90mm）。可通过颈动脉压迫试验鉴别所检测动脉的准确性。

3. 大脑后动脉（PCA）

患者取仰卧位，经颞窗检测，取样深度为 55 ～ 70mm，将探头向后枕部、下颌方向调整，如 MCA 或 ACA 血流信号消失，随后出现相对低流速、声频低于同侧半球其他脑动脉的正向血流频谱，即为 PCA 的交通前段（P1 段）。探头进一步向后外侧调整，可检测到负向的血流频谱，为 PCA 的交通后段（P2 段）。当 PCA 血供来自 BA，PcoA 发育正常时，压迫同侧颈动脉，可使 P1 段血流速度增快。若 PCA 血供来自 ICA，无 P1 段血流信号，仅获得负向的 P2 段血流频谱，压迫同侧颈动脉，可使 P2 段血流速度减慢。

4. 椎动脉（VA）和基底动脉（BA）

患者取坐位或侧卧位均可，神经重症患者通常选择侧卧位，经枕窗检测，取样深度为 55 ～ 80mm，通过调整检测角度，分别获得左右侧呈负向血流频谱的 VA 血流信号及正向的 PICA 血流频谱。当检出一侧 VA 后，探头保持位置不变或略向中央移动及倾斜，以不间断的 VA 血流信号为基准，逐渐增加取样深度，在 80 ～ 110mm 处可以获得负向、相对 VA 升高的 BA 血流信号。

（六）TCD 脑血流监测注意事项

1. 应用局限性

受操作者技术的影响，如今尚缺乏对正常和异常频谱形态的统一判定标准和命名，尚未建立各参数统一的正常值。此外，由于老年人（尤其是女性）颅骨增厚、动脉迂曲、动脉移位等，10% ～ 20% 患者没有良好的声窗，操作的失败率为 2.7% ～ 5%。不过，随着经验的逐步积累以及技术的发展，TCD 的应用会更加广泛。

2. 检测动脉血流信号的连续性是观察血流动力学正常与否的重要因素

在检测过程中取样深度应该是逐渐增加的，并尽可能避免由于取样深度的改变而丢失血流信号，如果血流信号丢失造成检测困难，应将取样深度重新减回到起始取样深度，再行检测。

3. 声束方向是检测准确的关键

要尽可能寻找流速较高、频窗清楚、频谱形态良好及声频信号清晰的血流信号。遇到信号较差、包络线不清楚而有可能影响流速测量时，应采用人工手动测量模式，以尽可能获得准确的血流速度。

4. 用颈动脉压迫试验分析检测结果是否准确

颈动脉压迫试验也称短暂充血反应试验，指在尽量靠近颈部的位置压迫颈总动脉（注意：压迫试验有效的标准是颈总动脉血流速度至少下降 30% ～ 50%），3s 后再解除压迫。

注意压迫颈动脉的位置，应在锁骨上窝水平颈总动脉的近段，不要在甲状软骨水平，以免压迫颈动脉球部，引起不良反应。通过颈动脉压迫试验可以鉴别所检查的动脉和颅内动脉侧支的功能状态，还可以判定脑血管的自动调节能力。一些手术的患者术前需要做颈动脉压迫试验，用以了解侧支循环情况和训练脑血管侧支开放（图 3-2-12）。

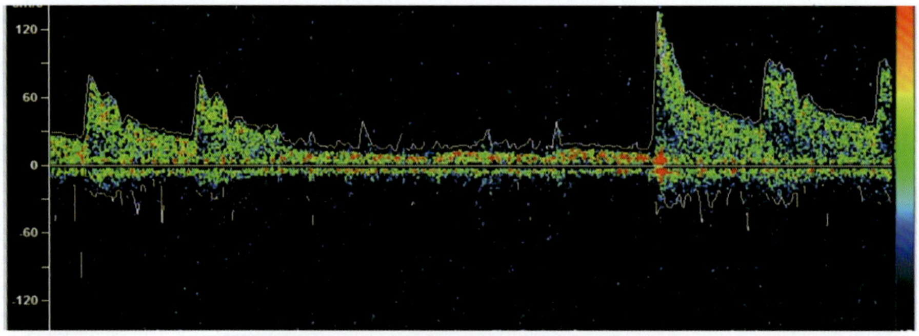

图 3-2-12　颈动脉压迫试验

在行颈动脉压迫试验时，应注意压迫颈动脉的位置，尽量接近颈总动脉的近端，避免压迫颈动脉球部，避免压迫和刺激气管，压颈的动作应轻柔而有效，避免因压迫位置不当或动作粗暴引起患者的不良反应。

5. 经眼窗检测血管时应减小功率

经眼窗检测血管时超声波的发射功率应控制在 5% ～ 10%，一般不超过 20%，耦合剂要充分涂在探头和检测部位上。注意用力不要过大，时间不要过长，以免探头对患者眼球加压过大引起不适及不良反应，尽可能避免对患者眼球造成损害。

6. 如没有探测到血流信号，需重复检测

在血流信号显示较为清楚的前提下，探头输出功率和增益不要设置得过高，以延长探头和仪器的使用寿命。如果血流信号弱，可增加取样容积，降低屏幕扫描速度，加大增益，获得增强的信号并人工测量。

7. 颞窗关闭的方法

①由眼窗探查眼动脉、颈内动脉虹吸段；②使用加强剂；③由对侧探（需做颈动脉压迫试验）80mm 以上深度；④由眼窗测对侧大脑前动脉，正向血流 15° ～ 45°，55 ～ 70mm，测同侧颈内动脉虹吸段，50 ～ 70mm，向内下方向检测。

（七）TCD 脑血流监测在神经重症中的应用

1.TCD 评估颅内压

TCD 可作为颅内顺应性下降或潜在脑灌注不足患者的一项无创监测手段。随着 TCD 技术的进步和经颅彩色双显像技术的使用，其诊断能力还能得到提升。血流频谱的动态改变与颅内压有很好的相关性。正常血流频谱类似三角形，上升支陡而直，下降支斜而平，S1 峰＞ S2 峰。当颅内压开始升高且脑血管自动调节功能正常时，S2 峰稍高于 S1 峰，且舒张期血流速度较前开始下降，呈现“阻力血流图形”；当脑血管调节功能减退且颅内压持续升高时，S1 峰、S2 峰融合且高尖，舒张期血流速度明显减慢，D 峰切迹不规则加深，呈现“双塔尖状波”；当颅内压进一步升高到和舒张期血流压力一样时，频谱上血流速度消失，仅留下一个尖锐的收缩峰，呈现“收缩峰”图形；当脑血管自动调节功能完全丧失，频谱上的舒张期血流再次出现，但方向逆转，呈现振荡波，脑血流接近停止。

在临床应用和生理学科研试验中，连续监测和正确解读波形、数据尤为重要。当舒张期压力上升达到颅内压时，舒张末期血流下降，形成四个不同阶段的波形特征：ICP 升高，阻力增加，先产生舒张期血流减少、收缩期变尖的高搏动指数低血流频谱；再舒张期出现反向，频谱表现为双向血流的“振荡波”；继而 ICP 超过收缩压，仅有收缩早期的针尖样“钉子波”；最后完全没有血流，为无血流信号（图 3-2-13）。

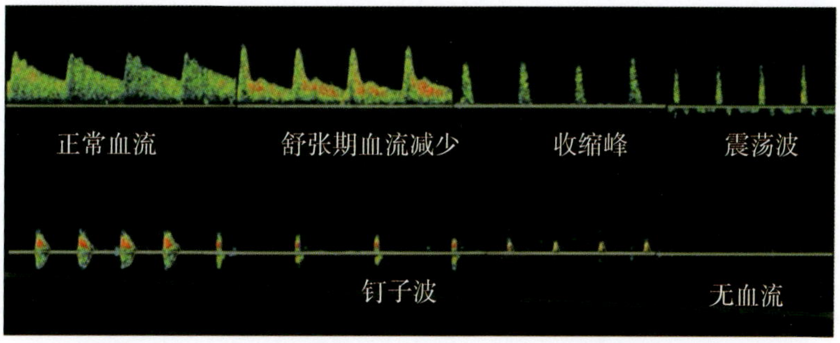

图 3-2-13　随着颅内压的升高，TCD 血流频谱发生改变

2.TCD 监测脑血管痉挛

神经重症患者的多种病理状态如脑出血、低氧、炎症等，均可导致脑血管痉挛，进而影响脑组织灌注。脑血管痉挛在蛛网膜下隙出血中很常见，一般出现在出血后 3 ～ 14d。脑血管痉挛常用的诊断方法包括 CT、DSA 和 TCD 等，其中 TCD 是监测脑血管痉挛的一种较好的方法，操作简便、无创，可动态观察脑血流动力学变化，对脑血管痉挛的诊断及预后评估均有重要价值。观察动态血流速度变化是判断脑血管痉挛的重要方法，如怀疑存在脑血管痉挛，在整个治疗期间应持续动态监测 TCD。通常 TCD 检测每日 1 ～ 2 次，若受检动脉平均血流速度逐日递增，要警惕脑血管痉挛的发生。脑血管痉挛表现为均匀一致的一条或多条动脉流速增快，频谱峰形尖锐，D 峰前切迹加深。PI 值随颅内动脉血流速度变化而变化，可表现为升高—降低—正常的变化过程。若 PI 值升高，血流速度下降，提示颅内压升高，脑灌注压降低，并非脑血管痉挛得到缓解，相反提示病情加重。

脑血管痉挛的 TCD 诊断标准：

（1）前循环多以大脑中动脉（M1 段 - 主干、深度 50 ～ 65mm）为准，平均血流速度＞ 120 ～ 140cm/s 时可以诊断为脑血管痉挛，且血管造影可以观察到血管内径相对减小。

（2）后循环的检测主要集中在椎基底动脉，脑血管痉挛的诊断速度下限分别是 80cm/s（椎动脉）和 95cm/s（基底动脉）。

（3）在没有全脑充血的情况下，每天大脑中动脉平均血流速度增加 25 ～ 50cm/s 可视为异常。

（4）血管痉挛指数（Lindegaard 指数），即颅内大脑中动脉平均血流速度与同侧颅外段颈内动脉平均血流速度比值，正常人为 1.1 ～ 2.3，平均为 1.7。Lindegaard 指数常作为辅助参考指标来判断血流速度增快是血管痉挛导致的还是全脑充血导致的。当 Lindegaard 指数＞ 3 时，常认为发生了脑血管痉挛；Lindegaard 指数 3 ～ 6，轻中度脑血管痉挛；Lindegaard 指数＞ 6，重度脑血管痉挛。＜ 3 则认为是全脑充血状态下血流动力学改变的可能性大（表 3-2-4）。

表 3-2-4　TCD 检测脑血管痉挛程度判定

血管痉挛程度	MFV/cm · s^{-1}	LR
	MCA/ACA	
轻度（＜ 25%）	120 ～ 149	3 ～ 6
中度（25% ～ 50%）	150 ～ 199	3 ～ 6
重度（＞ 50%）	＞ 200	＞ 6
	RA	
轻度（＜ 25%）	70 ～ 85	2 ～ 2.49
中度（25% ～ 50%）	＞ 85	2.5 ～ 2.99
重度（＞ 50%）	＞ 85	＞ 3

注：MFV，平均血流速度；LR，血流痉挛指数。

3. TCD 监测脑血流微栓子

TCD 监测大脑主要动脉微栓子对缺血性脑血管疾病的早期诊断和治疗指导具有重要的临床意义。

急性缺血性脑卒中患者微栓子阳性率与再发脑卒中有关。明确栓子来源并给予预防性治疗，有助于降低脑卒中的发病率。微栓子可作为颅内外动脉粥样硬化患者危险分层的重要参考标准。除了监测实体血栓外，还可以通过注射生理盐水的方法检测微栓子。微栓子监测阳性存在和频率对于临床医生来讲是一种有用的预估脑卒中风险和抗血栓治疗效果的方法。

脑血流微栓子监测的适应证：

（1）潜在心脏源性栓塞的疾病，如心房颤动、瓣膜性心脏病、房间隔缺损和卵圆孔未闭等。

（2）动脉 - 动脉栓塞源性疾病，如颈内动脉狭窄、颈内动脉夹层动脉瘤、颈动脉内膜切除、颅内大血管狭窄。

（3）行血管检查或介入治疗，如脑血管造影和血管内成形术等的患者。研究显示，体外循环心血管手术和选择性经皮冠状动脉腔内成形术中均可见大量微栓子。

4. TCD 监测脑血管反应性

脑血管反应性是指在生理或病理状态下，通过小动脉和毛细血管的代偿性扩张或收缩，维持脑血流正常稳定的能力，是评价脑储备功能的重要指标。TCD 以其无创、操作简便、实时、可重复的优势，成为目前临床上应用最为广泛的检测脑血管反应性的手段。持续性高血压可导致脑血管重塑和内皮细胞功能紊乱，降低脑血管反应性。研究显示，脑血管反应性受损提示高血压患者脑血管损害进展，症状性颈动脉重度狭窄患者的脑血管反应性较无症状性颈动脉狭窄患者差，而且脑血管反应性耗竭是致残性脑卒中的唯一独立危险因素。在重症患者中，脑血管反应性的检测有助于评价患者脑储备功能，进一步指导临床早期治疗。

5. TCD 判定脑死亡

如果颅内压进行性升高不能得到控制，则意识障碍持续不恢复，最终导致脑死亡。诊断脑死亡时 TCD 频率滤波应设定为低滤过状态（不高于 50MHz），检查部位和血管：MCA、ACA、PCA、VA、BA。结果判定参照 2004 年我国脑死亡诊断标准草案。

（1）血流频谱：①振荡波在一个心动周期内出现收缩期正向和舒张期反向血流信号，反向与正向血流速度比值小于 0.8；②出现钉子波，收缩早期单向性正向血流信号，持续时间小于 200ms，流速小于 50cm/s；③血流信号消失。

（2）判定血管：颅内前后循环均应出现上述血流频谱之一，前循环以双侧 MCA 为主要判定血管，后循环以 BA 为主要判定血管。

（3）注意事项：经颞窗未检测到信号需排除颞窗不佳以及操作因素；重复检测（间隔时间不少于 2h），均检测到上述频谱改变之一；排除脑室引流、开颅减压和外周动脉收缩压低于 90mmHg 等影响脑血流的因素。

四、经颅彩色多普勒血流显像（TCCD）监测

经颅彩色多普勒血流显像（TCCD）是使用特定超声探头通过颅骨声窗（即颅骨连接薄弱处）直接显示颅底大血管，包括颅底 Willis 环各组成血管（颈内动脉终末段、大脑前动脉、大脑后动脉）、大脑中动脉及椎 - 基底动脉，评估血管功能状态的一种无创检查。

TCCD 在传统的 TCD 基础上增加了二维灰阶实时显像和彩色多普勒显像，能够观察脑实质解剖结构和用色彩显示的血管部位、形态、走行和血流方向，同时探测多普勒频谱信号以获得血流动力学参数。因具有直观、实时、无创、经济、可重复等优点，临床应用价值不断提高。

（一）TCCD 脑血流监测超声探头的选择和图像调节

TCCD 检测时应用低频探头（2.0 ～ 2.5MHz）穿透颅骨，当颅骨去骨瓣减压后，可选用腹部凸阵探头（频率 4MHz）进行检查。焦点区域轴向分辨率受限于超声波，脉冲传输长度可达到 0.7mm，横向分辨率根据超声波宽度在 2.4 ～ 3.8mm，图像穿透检测深度一般设定为 16cm，动态范围为 45 ～ 50dB，图像和时间增益补偿应根据个体化需求调节。超声图像的组织亮度和不同组织结构的超声回声受颞窗质量以及操作者对系统参数设置的影响。超声颅脑解剖结构的评估仅是半定量，相对于周围脑组织结构可评价为高回声、低回声和等回声（图 3-2-14）。

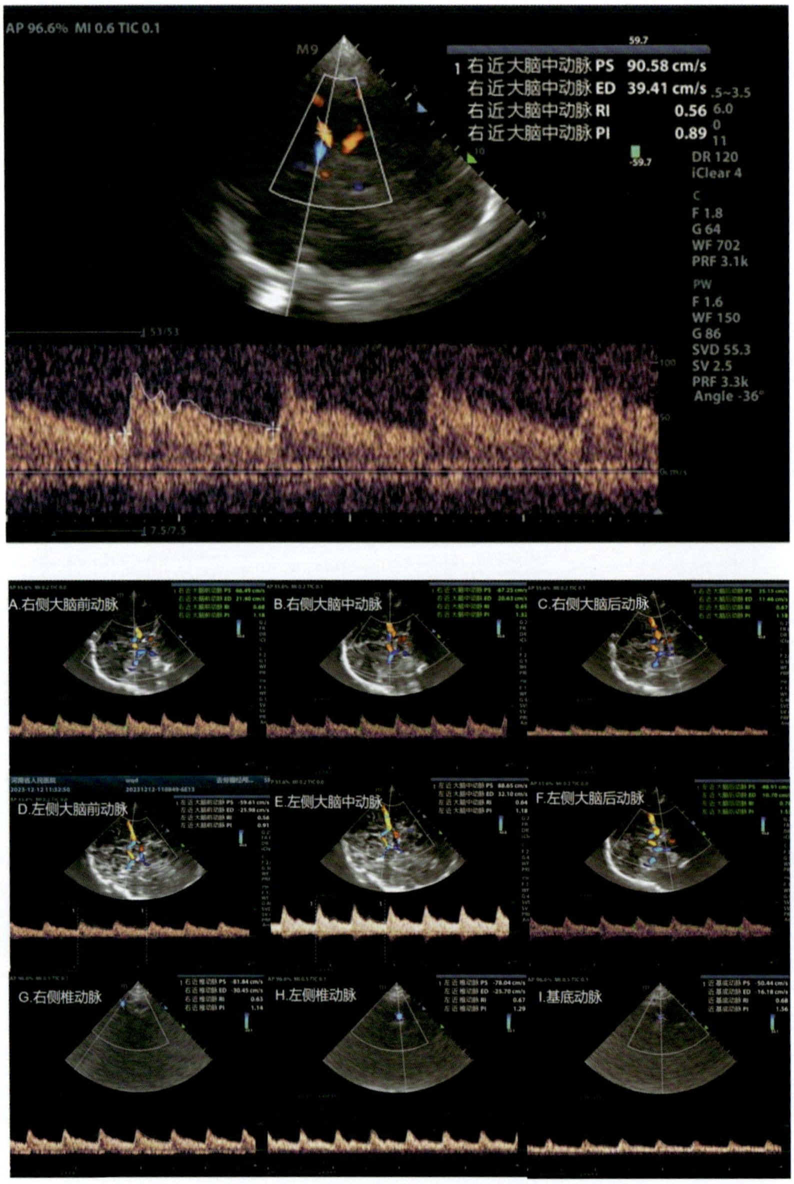

图 3-2-14　TCCD 检测图像优化

（二）TCCD 脑血流监测声窗选择

1. 颞窗

常采用轴位中脑层面和轴位脑室层面。探头置于颞骨耳前区域，先以 B 超寻找适宜的声窗，在轴位中脑层面显示典型的蝶状低回声中脑，前方为彩色多普勒血流显像的 Willis 环及颅底主要动脉。可见 MCA-M1 段、MCA-M2 段和 PCA-PI 段（血流朝向探头，红色）；ACA-A1 段和 PCA-P2 段（血流背离探头，蓝色）；ICA 终末段和部分虹吸段。75% 可见后交通动脉（PcoA）。轴位脑室层面可见低回声第三脑室，环绕高回声的松果体、三角区脉络丛、MCA-M2 段和 MCA-M3 段、ACA-A2 段、四叠体部 PCA 段。除显示脑血管外，还可以探测 MCA 区梗死的占位效应（中线移位）、脑出血血肿及其占位效应（图 3-2-15）。

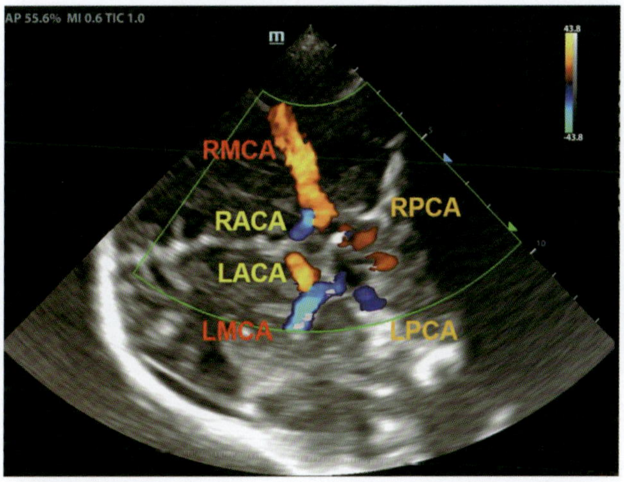

图 3-2-15　TCCD 检测颞窗显示 Willis 环

2. 枕窗

探头横置于枕骨粗隆下，超声束对着眉间鼻根处。枕骨大孔显示低回声区，环以枕骨形成的高回声线。椎动脉和基底动脉完全显示时形成典型的“Y”字形（完全显示率约为 80%）。检测 VA 血流速度。追踪 BA 至所能探查到的最远端（一般为 BA 中段）并检测血流速度。探头向两侧调整角度可见 V3 段。注意追踪动脉全程和角度矫正（较小的角度通常可以通过旋转和倾斜探头来调整）（图 3-2-16）。

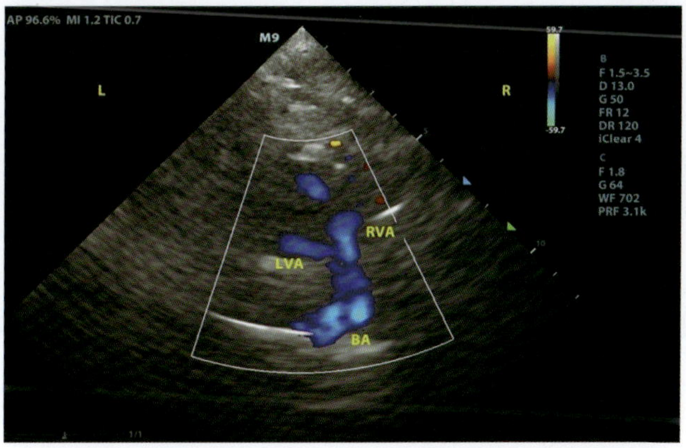

图 3-2-16　TCCD 检测枕窗显示椎基底动脉

（三）TCCD 脑血流监测操作流程

（1）打开设备，录入患者的基本信息，选择相控阵探头。

（2）患者取仰卧位，用 2 ～ 2.5MHz 探头通过颞窗检测，或者将 4MHz 探头置于去骨瓣处，注意轻压，避免导致颅内压升高。

（3）首先进行横轴超声检查，探头置于眶耳线（眼外眦至外耳道中点的连线），可在图像中间观察到蝴蝶形低回声的中脑。将探头向间脑和脑室倾斜，可以显示第三脑室和侧脑室正面，有明显的超声波遇到室管膜正交平面形成的高回声线边界，称双轨征（图 3-2-17）。

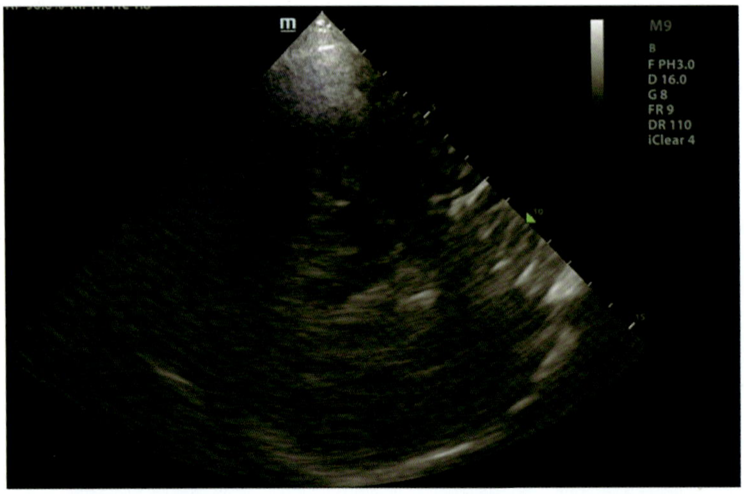

图 3-2-17　TCCD 检测颞窗显示中脑

（4）打开彩色模式，在中脑周围寻找 Willis 环的彩色血流信号。将彩色多普勒框置于目标血管的走行区域内进行探查，通过朝向探头的红色血流与背离探头的蓝色血流辨认目标血管。

（5）获得颅内动脉（MCA、ACA、PCA）血流频谱：目标血管确定后，开启多普勒模式，获取目标血管频谱信息，观察频谱形态及深度。调整声束方向，检测颅内动脉血流动力学参数，主要指标为收缩期峰值血流速度、舒张末期血流速度、搏动指数及平均血流速度（图 3-2-18～图 3-2-20）。

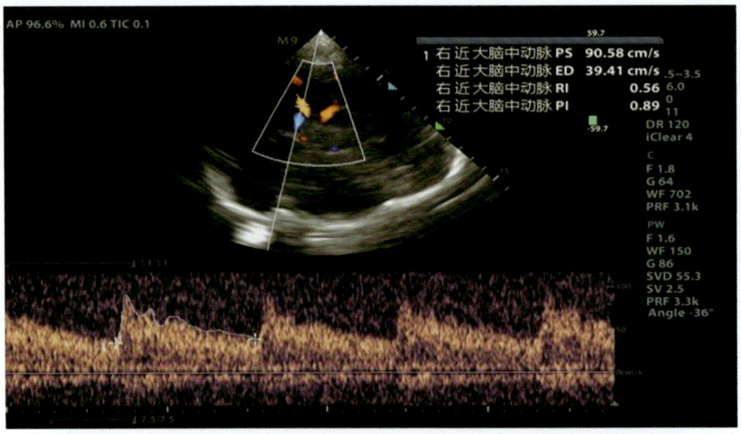

图 3-2-18　TCCD 检测 MCA 血流频谱

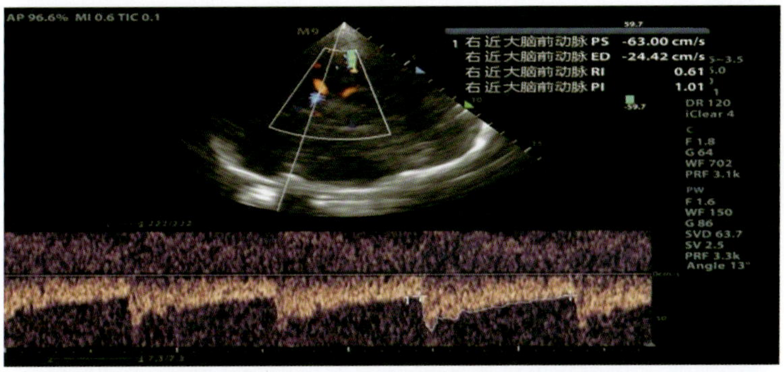

图 3-2-19　TCCD 检测 ACA 血流频谱

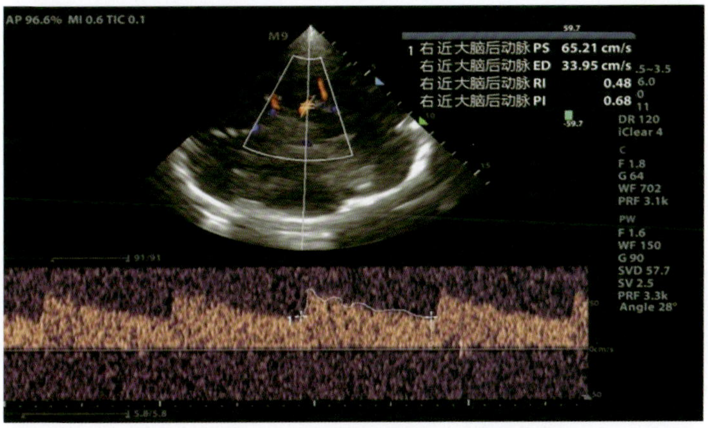

图 3-2-20　TCCD 检测 PCA 血流频谱

（6）探头置于枕骨大孔后缘和第一颈椎棘突之间，位于中线，声束指向鼻梁，探头标记点指向左侧。

（7）打开彩色模式，在图像上寻找双侧椎动脉颅内段和基底动脉，呈“Y”字形。目标血管确定后，开启多普勒模式，获取目标血管频谱信息，观察频谱形态及深度（图 3-2-21、图 3-2-22）。

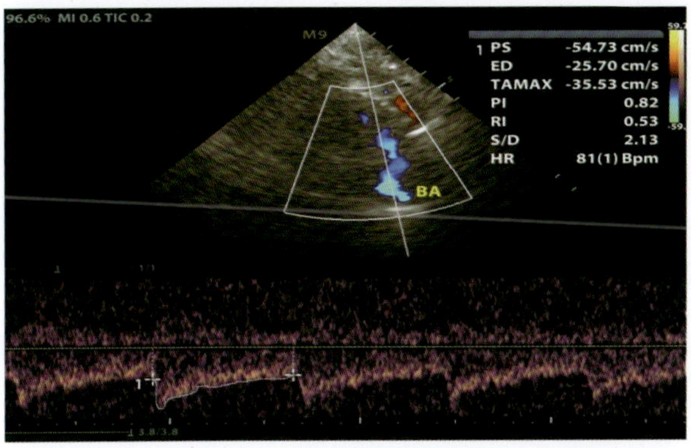

图 3-2-21　TCCD 检测 BA 血流频谱

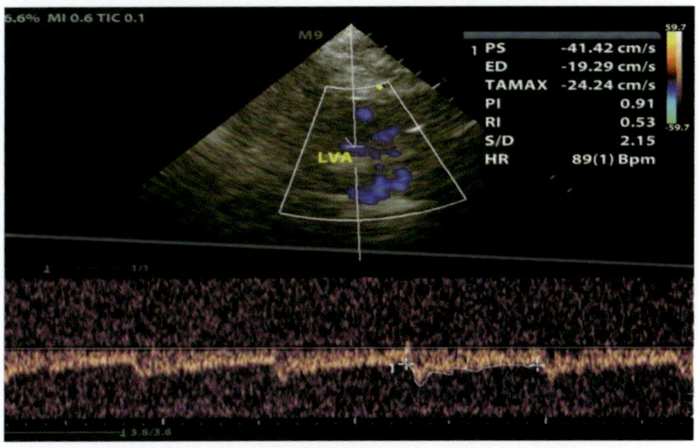

图 3-2-22　TCCD 检测 VA 血流频谱

（8）打印报告：在“【预置】—【打印预置】”页面选择打印服务。在属性框里选择打印机类型，设置打印属性。点击【保存】，完成修改并退出预置状态。在 iStation 界面或 Review 界面，选中要打印的图像，点击【发送】，选择指定的打印机进行打印。

（9）关机：先关主机，再将各插头拔下，切断电源。用机器罩将机器盖好。

（四）TCCD 脑血流监测注意事项

（1）检测动脉血流信号的连续性是观察血流动力学正常与否的重要因素。在各条血管上应多点取样，观察各取样点的血流频谱形态改变。

（2）注意颅内动脉的解剖位置关系，取样线与血流束角度建议在 –30° ～ +30°，保证所测血流速度与实际血流速度差值较小。

（3）测量分析时要注意与对侧同名动脉对比，双侧同名动脉血流速度和血管搏动指数的对称性是判断血管功能的标志。

（4）注意不同生理因素对脑血流速度的影响。导致血流速度降低的因素有年龄增长、颅内压升高、中心静脉压升高、血液黏滞度增加和应用缩血管药物。心排血量增加时，为维持脑灌注正常，血流速度相对降低。导致血流速度增快的因素有动脉血二氧化碳分压升高、贫血和应用扩血管药物。

（5）由于超声波近场分辨率较低，因此对非去骨瓣患者进行一侧颞窗检查仅能较好地显示脑干结构，如果还要检测其他项目，需同时进行对侧的检查。

（6）影响 TCCD 血流参数的常见因素见表 3-2-5。

表 3-2-5　影响 TCCD 血流参数的常见因素

速度		多普勒指数	
增加	降低	升高	下降
血管面积缩小（血管痉挛、动脉粥样硬化性狭窄	年龄	颅内高压	高血酸
贫血	高粘血症	近段狭窄	远段狭窄
充血	脱水	低碳酸血症	充血
高血容量	心排血量低	主动脉瓣反流	高血容量
动脉性高血压	低体温	慢性主动脉增生	错误的声窗角度
高血酸	镇静、催眠	脑白质疏松	
血氧不足	探头角度不适当	心动过缓	
挥发性麻醉药	低碳酸血症	高龄	
体温过高	脑循环停止		
心排血量增加	脑灌注压下降		
血管痉挛			
细菌性脑膜炎			
先兆性子痫			

（五）TCCD 优点和局限性

《中国脑血管超声临床应用指南》指出，TCCD 是目前评估颅内血管狭窄或闭塞后颅内血管建立侧支循环的有效工具之一（A 级证据）。与 DSA、CTA、MRA、TCD 相比，TCCD 可提供许多互补信息，因而在神经系统疾病的诊断中占有重要地位（表 3-2-6）。

表 3-2-6　TCCD 优点和局限性

序号	TCCD 优点	TCCD 局限性
1	能够看见解剖标志和血管的空间关系，提高检查准确性	由于颞骨使声波衰减，当不使用超声造影剂时，探查成功率较低
2	可以调节取样位置，根据血管与超声束夹角矫正血流速度	超声检查的准确性依赖于操作者的技术水平，依赖较多的经验
3	可以追踪走行迂曲的动脉，识别动脉分支	对颅内动脉探查和分级的诊断标准较少
4	彩色血流显像，能够探查血流紊乱的区域	不能用于脑动脉瘤的筛查
5	使用能量多普勒、超声造影剂能够评价 Willis 环所有节段	设备较昂贵，不易携带
6	与颅外双功能超声联合评价血管的全程	没有可固定的监测探头

（六）TCCD 脑血流监测在神经重症中的应用

1. 颅内动脉狭窄

狭窄处彩色血流显像呈异常色彩，即有“混叠现象”。彩色血流束变细，典型者呈“束腰征”。频谱多普勒显示狭窄处血流速度异常增快，频谱紊乱（湍流、频窗充填等），狭窄前后血流速度降低（色彩异常部位收缩期最大流速在正常值两个标准差以上，色彩异常中心部位收缩期峰流速高于狭窄前后部位 30cm/s 以上）。狭窄较轻者彩色血流无明显改变。狭窄严重或狭窄节段较长者，彩色血流束连续性欠佳，甚至中断，血流速度可不增加或者明显降低。

2. 颅内动脉闭塞

在其他血管显影良好的情况下（至少同侧一条血管显影良好，以排除窗口原因），未见血流显示和检测不到血流频谱，探查与闭塞有关的血流动力学异常有助于诊断血管闭塞。M1 段闭塞时由于软脑膜侧支开放，同侧 ACA 流速增快。颅内 ICA、VA 和 VB 闭塞导致闭塞近端的动脉流速下降、阻力升高。但是当 BA 闭塞时，如小脑动脉侧支血流充分，可以不出现上述变化。很多情况下，闭塞的颅内动脉可以再通，经超声检测到再通可以证实此前做出的闭塞诊断。

3. 判断 Willis 环交通血流

判断前交通动脉（AcoA）开放标准：①颈动脉病变同侧 ACA 血流反向；②如果没有探测到 ACA，压迫对侧 CCA 时同侧 MCA 流速下降。

判断后交通动脉（PcoA）开放标准：①探测到 PcoA 的侧支血流；② P1 段收缩期峰流速升高。

超声造影剂可以提高 AcoA 和 PcoA 的探测阳性率，避免颈动脉压迫试验。

4. 动静脉畸形

多切面显示不同大小、不规则团块状或粗网状异常五彩血流影，有的可见到粗大的供血动脉或引流静脉影。异常团块影内不同部位可测及不同方向增宽的动脉频谱、静脉频谱或动静脉重叠的频谱。部分伴有强弱不等的机器样杂音。供血动脉流速（收缩期峰流速，尤其是舒张末期流速）上升、阻力下降。

5. 颈内动脉海绵窦瘘

多切面在前床突后下方见大小不同、斑片状异常五彩血流影，边界清楚，无明显粗大的引流静脉和供血动脉，压迫颈动脉后该处血流影减少、消失。取样容积置于该处时，可测及高振幅、完全充填的杂乱湍流频谱，多伴与心率同步的吹风样杂音。患侧 ICA 瘘口近端阻力降低，远端分支如 ACA、MCA、眼动脉流速明显下降，阻力降低；而健侧 MCA、ACA 和椎基底动脉血流速度代偿性升高；患侧眼上静脉内径增宽，血流方向逆转（或双向），呈动脉样频谱、低速低阻血流。

6. 颅内动脉瘤

多切面可见到不同大小、球形或椭圆形的彩色血流影，边缘清楚、整齐，较大者表现为红蓝并存的异常彩色信号。与一正常动脉相连。异常彩色区可测及向上或向下的动脉频谱。< 6mm 的动脉瘤敏感性较≥ 6mm 的动脉瘤低。TCCD 不能作为颅内动脉瘤的筛查方法。

7. 颅外段血管监测

TCCD 既可以探测颅内血流信号，又可以显示颈部血流信号和血管解剖结构。联合应用可以综合分析血管狭窄或闭塞的直接或间接改变、血流信号和解剖结构，帮助全面评价颅内外血管的情况。建议患者同时完善心脏超声 + 颈部动脉超声检查，做到心、颈、脑血管一体化评估，为诊断及治疗提供更加全面、客观及精准的信息。颈部彩超可以探查颈部 ICA 解剖结构，如管壁、管腔、内中膜厚度、斑块、血栓形成、夹层（图 3-2-23）；评价斑块性质；发现尚未引起血流动力学改变的< 50% 狭窄；鉴别亚闭塞和闭塞。TCCD 探查颈动脉狭窄时颅内侧支循环开放情况，尤其是当解剖走行扭曲、斑块钙化严重影响彩超对狭窄程度的判定时，可以帮助判断狭窄程度。TCCD 尤其对于探查 V4 段具有优势，可以直观地区分左右侧 V4 段、汇合处 BA 起始段。椎动脉的狭窄处血流速度可以增快，也可以降低。狭窄近端呈低速高阻血流。远端血流可以低速低阻，也可由于侧支循环充分而无明显异常。椎动脉血流速度增快可能是狭窄改变，也可能是其他血管闭塞后引起的代偿性血流增加。椎动脉血流速度减慢可能是血管闭塞的结果，也可能是正常生理变异。

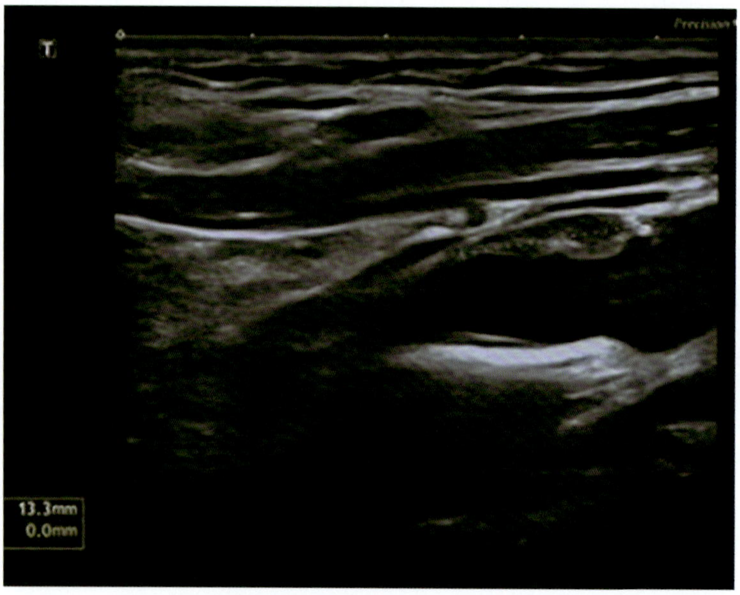

图 3-2-23　TCCD 检测颈动脉斑块

8.TCCD 指导的临床干预措施（表 3-2-7）

表 3-2-7　TCCD 指导的临床干预措施

干预措施	低灌注	充血	血管痉挛
1	升高脑灌注压	识别和纠正贫血	使用尼莫地平
2	升高平均动脉压：补液	识别高碳酸血症	升高平均动脉压
3	降低颅内压：脑室引流，渗透治疗，短暂性过度通气	识别发热	及时行脑血管造影检查
4	及时 CT 检查	识别癫痫发作、脓毒血症	

五、前沿进展

（一）激光多普勒血流测定

激光多普勒（laser Doppler flowmetry，LDF）的原理是激光多普勒效应。激光发生器内的二极管产生连续激光，通过探头内的发射光纤进入生物介质，散射的光信号被探头内接收光纤回收至光敏元件，转换为电信号，经过滤波放大后再由模数转换器转换为相对流量 Pu 值。

它可以测定多个部位的微循环血流，脑组织是其中之一。探头需放置于颅内（通常选择脑白质区域），发射单色激光束，通过测量红细胞的数量和运动速度，整合出表示血流量的相对数值——Pu。LDF 测定范围很小，仅约 $1mm^3$，是一种局部血流量监测手段。连续和简便是这种监测手段的优点，而局部和只能反映 CBF 的相对变化则是其主要缺点。目前 LDF 主要用于术中 CBF 的监测。

（二）热弥散血流测定

热弥散血流测定（thermal diffusion flowmetry，TDF）是另一项近年来引入临床的新型脑血流监测技术。TDF 基于组织的散热特性，监测探头也需放置于颅内。探头具有 2 个温度传感器，传感器之间保持一定距离，一个传感器对脑组织加温（39℃），另一个传感器探测温度变化，脑血流量越高，2 个传感器之间温度差越大，通过微处理器计算出脑血流量。TDF 与 LDF 的相同之处在于监测的连续性和局部性，不同之处在于 LDF 所获得的是 CBF 的绝对数值。近年来 TDF 的发展趋势是探头体积缩小，而监测的脑组织范围增大。

（三）其他监测技术

其他可床旁实施的 CBF 监测技术包括：颈静脉热稀释血流测定（jugular blood flow，JBF）、经脑双示踪剂稀释技术（transcerebral double-indicator dilution technique，TCID）和对比增强超声技术（contrast-enhanced ultrasonography，CEU）。其中 CEU 可提供无创、实时的 CBF 测定，目前正在临床试验。此外，脑血流图（rheoencephalography，REG）可无创、连续或反复多次检测 CBF，相对经济，目前已在临床逐步应用。

（四）以脑血流监测为核心的多模态脑功能监测

多模态监测以脑血流监测为核心，联合颅内压监测、脑血管自主调节功能监测、脑组织氧监测、脑电监测等手段，可以为神经重症患者的个体化、精准化治疗方案提供相关依据和方法，进而改善重型颅脑损伤患者的临床转归。

参考文献

[1] CLAASSEN JAHR，THIJSSEN DHJ，PANERAI R B，et al. Regulation of cerebral blood flow in humans：physiology and clinical implications of autoregulation[J]. Physiol Rev，2021，101（4）：1487-1559.

[2] SATO T，NIIJIMA A，ARAI A，et al. Middle cerebral artery pulsatility index correlates with prognosis and diastolic dysfunctions in acute ischemic stroke[J]. J Stroke Cerebrovasc Dis，2022，31（3）：106296.

[3] SHAHRIPOUR R B，AZARPAZHOOH M R，AKHUANZADA H，et al. Transcranial doppler to evaluate postreperfusion therapy following acute ischemic stroke：a literature review[J]. J Neuroimaging，2021，31（5）：849-857.

[4] TAHHAN N，BALANCA B，FIERSTRA J，et al. Intraoperative cerebral blood flow monitoring in neurosurgery：a review of contemporary technologies and emerging perspectives[J]. Neurochirurgie，2022，68（4）：414-425.

[5] CHEONG I，MAZZOLA M V，BESADA D A，et al. Utility of transcranial color-coded duplex sonography in diagnosis and monitoring of PICA aneurysm in subarachnoid hemorrhage[J]. J Clin Ultrasound，2023，51（5）：931-933.

[6] BUSCH K，DAVIDSON A，DI IEVA A，et al. Significant venous flow alterations following brain arteriovenous malformation surgery：assessment by transcranial colour duplex[J]. J Clin Neurosci，2022，99：268-274.

[7] ROUANET C，CHADDAD F，FREITAS F，et al. Kinetics of cerebral blood flow velocities during treatment for delayed cerebral ischemia in aneurysmal subarachnoid hemorrhage[J]. Neurocrit Care，2022，36（1）：226-239.

[8] KOEP J L，TAYLOR C E，COOMBES J S，et al. Autonomic control of cerebral blood flow：fundamental comparisons between peripheral and cerebrovascular circulations in humans[J]. J Physiol，2022，600（1）：15-39.

[9] JALALEDDINI K，CANAC N，THORPE SG，et al. Objective assessment of beat quality in transcranial doppler measurement of blood flow velocity in cerebral arteries[J]. IEEE Trans Biomed Eng，2020，67（3）：883-892.

[10] MALFERRARI G，MERLI N，INCHINGOLO V，et al. Role of advanced hemodynamic ultrasound evaluation in the differential diagnosis of middle cerebral artery stenosis：introducing morphological criteria[J]. Ultrasound Med Biol，2023，49（11）：2428-2435.

[11] GYÖNGYÖSI Z，FARKAS O，PAPP L，et al. The value of transcranial doppler monitoring of cerebral blood flow changes during carotid endarterectomy performed under regional anesthesia：a case series[J]. Transl Neurosci，2022，13（1）：476-482.

[12] RAZUMOVSKY A Y，JAHANGIRI F R，BALZER J，et al. ASNM and ASN joint guidelines for transcranial doppler ultrasonic monitoring：an update[J]. J Neuroimaging，2022，32（5）：781-797.

[13] FASSAERT L M，TOOROP R J，PETRI B J，et al. Variation in perioperative cerebral and hemodynamic monitoring during carotid endarterectomy[J]. Ann Vasc Surg，2021，77：153-163.

[14] AFKHAMI R，WONG R，RAMADAN S，et al. Indexing cerebrovascular health using transcranial doppler ultrasound[J]. Ultrasound Med Biol，2021，47（4）：919-927.

[15] GINANNESCHI F，VITTORI C，TASSI R，et al. Somatosensory evoked potentials and transcranial color doppler monitoring in subarachnoid hemorrhage[J]. J Stroke Cerebrovasc Dis，2022，31（2）：106214.

[16] CLARE K，STEIN A，DAMODARA N，et al. Safety and efficacy of a novel robotic transcranial doppler system in subarachnoid hemorrhage[J]. Sci Rep，2022，12（1）：2266.

[17] SNIDER S B，MIGDADY I，LAROSE S L，et al. Transcranial doppler measured vasospasm severity is associated with delayed cerebral infarction after subarachnoid hemorrhage[J]. Neurocrit Care，2022，36（3）：815-821.

[18] SASAOKA K，OHTA H，ISHIZUKA T，et al. Local cerebral blood flow assessment using transcranial doppler ultrasonography in a dog with brain infarction in the right middle cerebral artery territory[J]. J Vet Med Sci，2022，84（10）：1385-1390.

[19] FAN J L，BRASSARD P，RICKARDS C A，et al. Integrative cerebral blood flow regulation in ischemic stroke[J]. J Cereb Blood Flow Metab，2022，42（3）：387-403.

[20] ZHANG X，ZHU H C，YANG D，et al. Association between cerebral blood flow changes and blood-brain barrier compromise in spontaneous intracerebral haemorrhage[J]. Clin Radiol，2022，77（11）：833-839.

（韩冰莎）

第三节　脑氧监测技术

一、概述

脑损伤后由于颅内血肿、颅内高压等的发生，脑血流的自动调节功能受损，极易发生脑缺血缺氧，是外伤后继发性脑损害的一个重要原因。在某些病理生理情况下，即使血压、动脉血气均在正常范围内，仍可能出现脑组织缺氧，即选择性脑缺氧。因而准确有效地监测脑组织氧合情况，有助于早期发现和治疗脑缺血缺氧，减轻继发性脑损害，改善患者的预后。

由于脑组织极易遭受缺血和缺氧的打击，易发生严重并发症，因此脑氧监测极具价值。脑氧监测与脑电图、脑血流监测和中枢神经损伤的生化指标检测相辅相成，在预防中枢神经系统缺血缺氧以及并发症的发生方面，具有重要的临床意义。氧需氧耗匹配是否合理，影响着脑功能状态是否正常，进而反馈至氧合状态以及血流调整。以“脑氧监测”为核心的脑功能监测方法开创了重症患者神经系统功能监测的新纪元。

脑氧供需平衡的影响因素众多(图 3-3-1)，监测结果受到多种因素影响，在对监测数值解读时需要将影响因素纳入考量。合理解读监测结果，改变影响脑氧供需平衡的因素，从而改善患者的脑氧合状态。

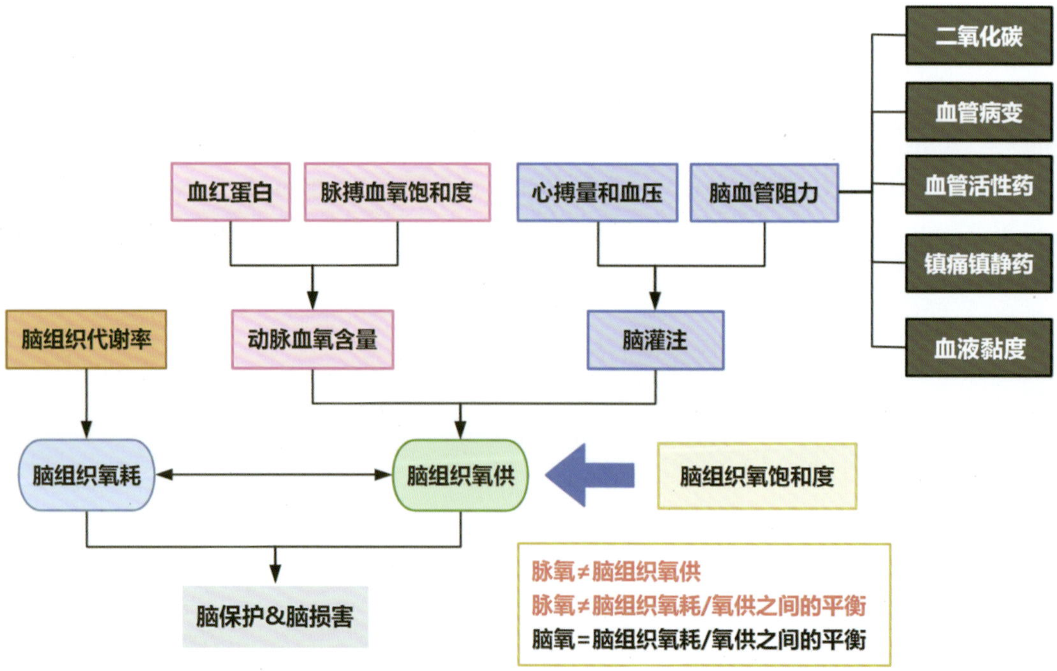

图 3-3-1　脑氧供需平衡的影响因素

目前临床常用的脑氧监测方法较多，可分为脑组织局部脑氧饱和度（regional cerebral oxygen saturation，$rScO_2$）监测、颈内静脉血氧饱和度（jugular bulb oxyhemoglobin saturation，SjO_2）监测和脑组织氧分压（partial pressure of brain tissue oxygen，$PbtO_2$）监测（表 3-3-1）。

表 3-3-1　脑氧监测方法比较

方法	优势	不足
$rScO_2$ 监测	灵敏、快速、实时、持续、无创等	颅外组织的信号干扰；设备上缺乏具体行业标准；尚缺乏具体的监测脑缺血缺氧的临界值；当前设备只能监测脑氧的相对变化等
SjO_2 监测	实时监测全脑血氧饱和度变化情况	介入性操作，有出现血肿、形成静脉血栓等风险，对局部脑组织缺血不敏感等
$PbtO_2$ 监测	是床旁监测脑组织灌注的良好方法，可以监测脑缺血缺氧，还能够反映细胞功能	置入后大约需要运行 1h 才能正常工作

二、脑组织局部脑氧饱和度（$rScO_2$）监测

近年来，近红外光谱（near-infrared spectroscopy，NIRS）技术可以监测额叶皮质 $rScO_2$ 的变化，通过脑组织微脉管水平（包括 25%小动脉、70%小静脉和 5%毛细血管）的血氧饱和度，反映脑氧供需平衡情况，连续无创地评估中枢神经系统的氧合状态。当脑代谢、循环血容量、动脉血氧含量、血流通过时间和氧提取分数保持恒定时，$rScO_2$ 的变化反映了脑血流量变化，因此可通过额部 $rScO_2$ 间接了解脑额叶血流量的变化。$rScO_2$ 下降代表脑血流量减少，$rScO_2$ 上升代表脑血流量增加。

（一）基本原理

此技术依赖两项基本原理：第一，近红外光能够穿透包括骨质在内的人体组织。第二，血红蛋白是近红外光谱内主要的光吸收物质。血红蛋白氧合后，其吸收红外光的频谱发生改变。因此，可通过测定两个或多个频段的光吸收情况来检测氧合血红蛋白和去氧血红蛋白的浓度。

根据 Beer-Lambert 定律，即光线在溶液中的通透性取决于溶液中可吸收分子的密度（浓度）及光波的波长。波长为 650 ～ 1100nm 的红外线可以穿透人脑几厘米，氧合血红蛋白等色基能使此波长的红外线衰减。

测定采样区的氧合血红蛋白，其与总血红蛋白之比即为局部氧饱和度，结果的可靠性为 70%。由于脑血管中静脉占 70% ～ 80%，时间分辨光谱技术也证实脑光谱仪信号中静脉占优势，因此 NIRS 技术主要监测大脑静脉血氧饱和度。由于血红蛋白测定的是局部血红蛋白，因此氧饱和度是局部大脑血红蛋白的氧饱和度。

$rScO_2$ 测量值是在假定动静脉比例恒定不变的情况计算得到的，不能准确地反映取样容积中真实的动静脉比例关系。近红外光谱取样容积内颅骨、脑脊液层厚度的变化及血容量、组织含水量的多少都会影响光程。由于红外光不能穿透探头和脑组织之间的出血层及气体，因此有硬脑膜外血肿、脑膜下血肿、脑实质出血或颅内积气时，会影响监测效果。

（二）监测适应证

1. 高危手术

大动脉手术：如颈动脉体瘤切除术、颈动脉内膜剥脱术等。

心脏手术：体外循环手术、非体外循环手术。

胸外科：单肺通气手术等。

移植手术：心脏移植术、肝移植术、肾移植术、肺移植术等。

2. 高危人群

脑血管病高危人群：如有脑梗死、颈动脉狭窄等病史。

早产儿及新生儿。

3. 指导临床决策

（1）明确脑氧供需失衡的发展情况。

（2）鉴别脑氧供需失衡的性质。

（3）提供适宜的处理措施和目标导向管理。

（4）评估患者对治疗措施的反应。

（三）禁忌证

受检部位有出血倾向、明显的皮肤破溃。

（四）仪器设备

脑氧饱和度监测仪是能够进行脑及躯体局部氧饱和度连续监测的设备，其使用的双波长红外光谱由发光二极管产生。脑氧饱和度监测系统包括：脑氧主机和电源线，一个或两个有配电缆、锁紧结构和前置放大器且可重复使用的传感器线缆、一次性传感器。

基于空间分辨率的原理，采用颅内外多点测量的方法来消除颅外血红蛋白的影响。探头具有两个光源发射器，因此能够获取两个相邻取样容积中 $rScO_2$ 的平均值。光源发出的近红外光进入颅骨，两个传感器的监测深度为从光源发出后固定距离（深度为 3 ～ 4cm）分别经颅脑外组织（近端传感器）以及颅内颅外组织（远端传感器）的光谱吸收峰度。$rScO_2$ 监测在应用两个传感器后，将经颅脑外组织的部分从总的吸收红外光中减掉，从而估算出更为准确的局部组织氧饱和度。

研究显示 $rScO_2$ 测量值具有设备特异性，这种因软件计算导致的差异，与有创血气分析和脉搏氧饱和度监护仪测得的动脉氧饱和度不同的情况相似，建议谨慎比较不同制造商设备的脑氧与组织氧饱和度。

（五）操作步骤（视频 3-3-1）

（1）将电源线插入机器，连接交流电源并打开后面的交流电源开关（图 3-3-2）。蓝色指示灯亮说明电源已连接且电池正在充电。如果蓝色指示灯不亮，需要打开主机背面的电源开关。

（2）如需下载病历资料，建议开机前插入带有信号指示灯的 U 盘（图 3-3-3）。

视频 3-3-1

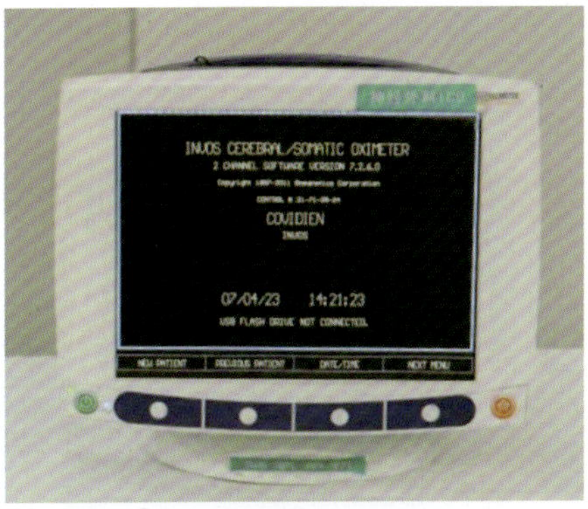

图 3-3-2　打开电源，机器开机

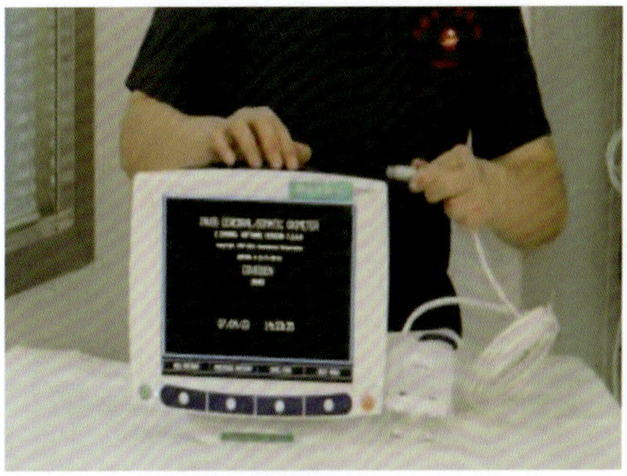

图 3-3-3　如有需要，连接 U 盘

（3）连接前置放大器至主机（图 3-3-4），将前置放大器银色线缆连接器插入输入连接侧面板，保持红色对齐状态，确认完全插入至锁住，确认连接序号一致。

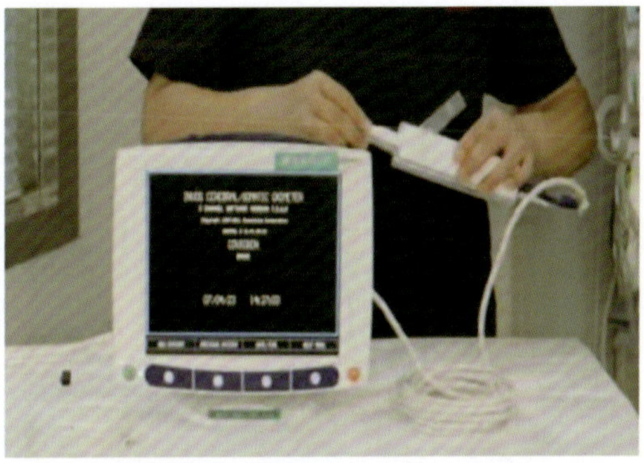

图 3-3-4　连接放大器至主机

（4）将传感器连接线缆连接到前置放大器。确认线缆与前置放大器连接序号一致，线缆插入后闭合前置放大器锁紧装置。如有需要，可以使用夹子将两根线缆连在一起。

（5）选择监测部位，注意避开瘢痕、毛囊和色素沉着区域。用酒精消毒皮肤，清除灰尘和皮脂屑，减少干扰信号。使用清洁干燥的无菌纱布擦拭。

（6）撕下传感器背面的白色薄膜，将传感器贴在患者的监测区域（两侧眉弓上方 2cm 处）（图 3-3-5）。

（7）连接传感器至重复使用的传感器线缆（图 3-3-6）。

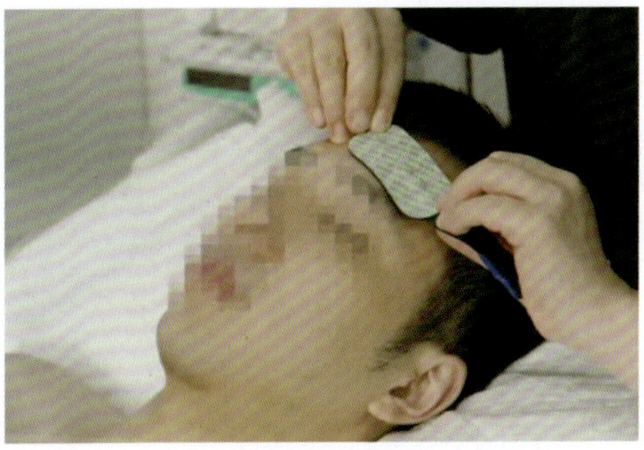

图 3-3-5　在监测区域粘贴传感器

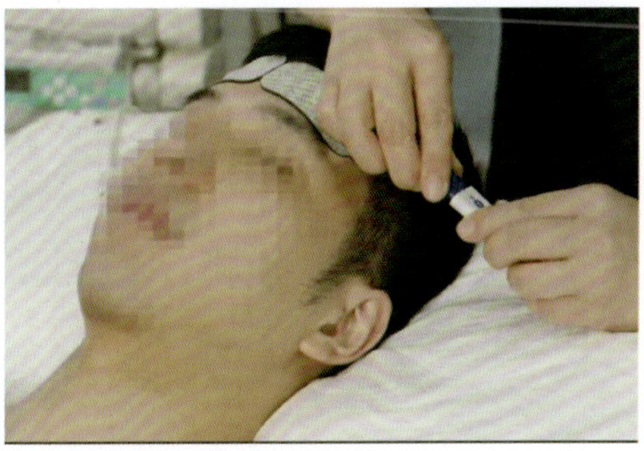

图 3-3-6　连接传感器和传感器线缆

（8）进入新建病历录入信息界面（图 3-3-7）。

（9）设置高报警极限、低报警极限和报警音量。设置监测时间轴。床旁持续脑氧饱和度监测（图3-3-8）。

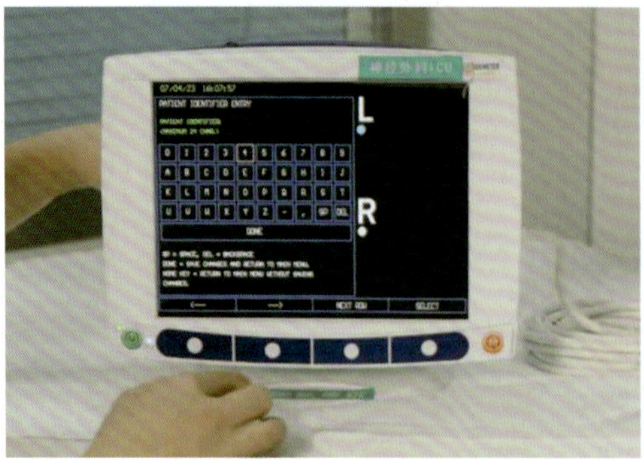

图 3-3-7　录入患者基本信息

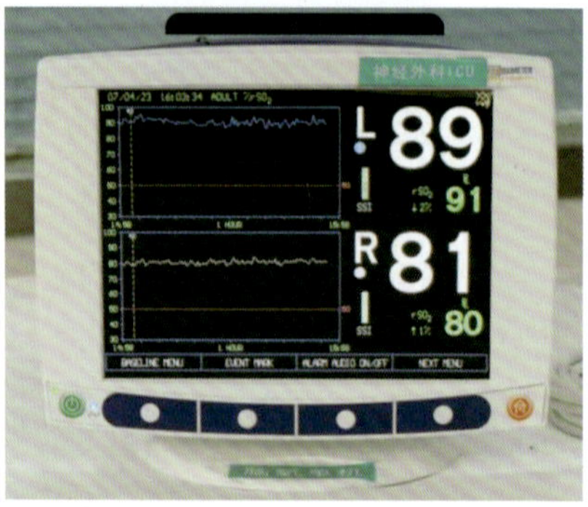

图 3-3-8　设置高、低报警极限和监测时间长度

（六）$rScO_2$ 预警阈值和临床干预

$rScO_2$ 正常范围为 60% ～ 75%。采取积极干预措施将 $rScO_2$ 维持在正常范围，可以降低患者死亡率、重要器官功能不全（脑卒中、心肌梗死等）发生率，并缩短 ICU 滞留时间。

$rScO_2$ 降低的时长也是影响患者预后的重要因素。曲线下面积（area under the curve，AUC）是 $rScO_2$ 在设定的阈值下，一段时间以内的累计饱和度面积。及时干预低 $rScO_2$，尽量减少阈值下 AUC，可降低术后并发症发生率。

由于个体 $rScO_2$ 基础值不同，因此相对基础值（基线）的变化值可能比 $rScO_2$ 绝对值提供更多的信息。单侧或双侧 $rScO_2$ 较基础值降低超过 20% 或绝对值降至小于 50% 时应积极采取措施（图 3-3-9）。

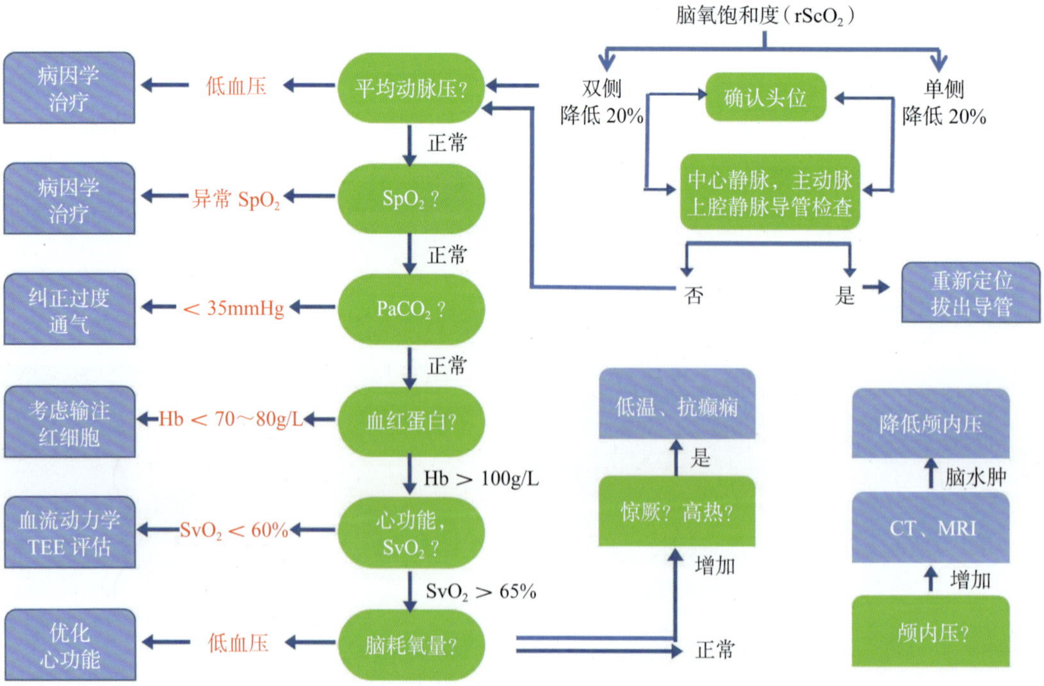

图 3-3-9　$rScO_2$ 监测临床干预流程

注：TEE，经食管超声心动图；SvO_2，静脉血氧饱和度。

$rScO_2$ 监测是预测脑缺血缺氧安全时限的有效指标，还可用于确定选择性脑灌注期间左半球低灌注的风险。如出现新发的两侧半球 $rScO_2$ 差异 > 10%，应立即采取适当的干预措施。

（七）影响因素

与其他监测手段相比，它简单、便捷，易于临床使用和推广。但脑氧饱和度监测结果会受到贫血、颅骨厚度、脑脊液层厚度、颅外血流和患者体位的影响。

1. 病理生理因素

手术中或重症治疗期间的病理生理学变化显著影响脑氧饱和度降低时临床意义的判断。一些影响脑氧供的病理生理因素，将对静态 $rScO_2$ 及对生理变化的动态反应造成影响。血管狭窄、低排性心功能不全、肺功能障碍、右心先天性异常、肺动脉先天性异常及血管狭窄可能降低脑氧供。

2. 脑血管自动调节能力

当脑血管自动调节能力降低或缺失时，即使血压降低很小也会引起 $rScO_2$ 的下降。脑血管自动调节功能障碍可能与以下因素有关：已经存在的病理生理改变（卒中等）或手术过程中的医源性因素（挥发性麻醉药、非搏动性灌注、低碳酸血症及低体温等）。

3. 血红蛋白浓度

$rScO_2$ 监测的原理是基于氧合血红蛋白和脱氧血红蛋白在近红外光谱的不同吸收特性，因此血红蛋白性质和浓度的改变都会影响 $rScO_2$ 值。影响机制可能有两种，血红蛋白浓度较低，脑内吸收近红外光的血红蛋白减少，近红外光在脑内的平均路径增加，导致 $rScO_2$ 监测值较低；也可能是血红蛋白较少，大脑中的总血红蛋白含氧量较少，导致脑氧饱和度数值下降。

4. 动脉血二氧化碳分压

通常情况下，脑动脉对二氧化碳分压（$PaCO_2$）的变化非常敏感。当动脉血二氧化碳分压改变 1mmHg 时，大脑中动脉的血流速度会有近 4% 的改变，$rScO_2$ 会改变 1%。$rScO_2$ 监测可以作为测量血管反应性（也称二氧化碳反应性）的方法之一。由于升高或降低二氧化碳分压能够显著影响正常反应性的脑动脉，因此呼气末二氧化碳分压或动脉血二氧化碳分压的变化趋势在解释 $rScO_2$ 变化上非常重要。如 $rScO_2$ 与 $PaCO_2$ 不同时升高或降低，提示可能存在血管舒缩反应和（或）脑血管自动调节能力受损。

5. 体温

低温在某种程度上能够降低脑组织对氧的需求。低体温期间，$rScO_2$ 升高，表明即使脑血流降低，脑氧供超过了代谢的需求。然而，降低体温以减少脑氧耗的方法在个体间差异显著，所以监测脑氧供需平衡有助于选择最适宜的体温下降幅度。脑血流 - 代谢比例失调时（血管神经解偶联）造成的潜在损伤，其严重程度表现为 $rScO_2$ 的下降程度。

6. 镇静镇痛药物

约 60% 的脑氧耗用于神经元间的信息传递。镇静镇痛药物的选择能够影响 $rScO_2$ 的变化，并能够抑制脑皮质间的突触联系。阿片类药物主要作用于皮质下区域。因此，即使应用大剂量阿片类药物，$rScO_2$ 可能也不会有明显变化。丙泊酚及巴比妥类镇静镇痛药物能够消除神经元间的信号传导，抑制代谢，导致 $rScO_2$ 升高。镇静镇痛药物应用不足，可能导致脑氧耗增加，伴有 $rScO_2$ 的降低。

（八）$rScO_2$ 监测在神经重症的应用

1. 神经外科围手术期 $rScO_2$ 监测

神经外科的手术往往创口较大、出血量相对较多，这可能对脑组织氧供和氧耗的平衡带来不利的影响。神经外科围手术期监测 $rScO_2$ 可以实时且灵敏地反映脑组织代谢情况，并根据监测数值做出准确处理，能明显减少神经外科手术相关并发症如缺血性脑卒中、局灶性脑梗死及术后脑血栓形成等的发生。应用双侧额叶局部脑氧饱和度差值与差异百分比来评估前循环急性脑卒中患者进行血管内治疗后的脑灌注状态，结果表明脑氧饱和度差值与差异百分比可导致脑灌注水平改变，对评估前循环急性脑卒中患者的脑血流动力学状态具有潜在的临床应用价值。研究显示 $rScO_2$ 监测可以减少神经外科手术中缺血缺氧的发生率，减少术后认知功能障碍的发生率，缩短术后 ICU 停留时间。

2. 儿童脑损伤的 $rScO_2$ 监测

双侧脑 $rScO_2$ 监测对于 Willis 环不完整而需要选择性脑灌注的脑损伤患儿尤为重要。将近 5% 的新生儿 Willis 环发育不完整。早产儿前额面积较小，贴片在中线位置可有效监测 $rScO_2$，监测深度达 1 ～ 2cm。因为新生儿、婴儿的皮肤和脂肪层较薄，所以还可测量组织器官如肝脏、肠道、肾脏以及上下肢肌肉等外周局部组织器官的氧饱和度。

3. $rScO_2$ 监测在 ECMO 中的应用

$rScO_2$ 监测在 ECMO 中的应用主要在 3 个方面：ECMO 使用中区域性脑灌注变化及差异的监测；ECMO 使用中外周动脉插管侧肢体缺血的监测与预防；ECMO 使用中血流动力学变化辅助监测指标。研究表明，在 ECMO 特别是经外周动脉插管的 V-A ECMO 模式下，动脉插管侧肢体缺血发生率约为 16.9%。ECMO 使用的核心目标是恢复机体氧供 / 氧耗平衡，同时降低可能对机体带来损伤的治疗力度，如正压机械通气等。无论 ECMO 呼吸支持（多采用 V-V 模式）还是循环支持（V-A 模式），血流动力学变化均可对 ECMO 支持效果，特别是脑灌注和脑氧平衡产生影响。对 ECMO 支持患者临床血流动力学监测辅助参数的研究提示 $rScO_2$ 连续监测可早期发现血流动力学改变对脑灌注的影响。

4. $rScO_2$ 监测在心肺复苏中的应用

生理监测指标（特别是冠状动脉灌注和脑灌注），对复苏过程中的微小变化很敏感，可提高复苏质量。研究表明，心肺复苏中较高的 $rScO_2$ 值与自主循环恢复或神经系统功能良好预后具有相关性，表明 $rScO_2$ 可作为优化心肺复苏质量的生理指标。

5. 评估脑血管自动调节能力

通过 $rScO_2$ 监测脑血管自动调节能力，评估个体脑损伤的程度，从而评价脑组织健康状态，有助于对危急重症患者及手术患者的预后进行预测。研究发现，$rScO_2$ 与脑灌注压之间存在中度相关性。在脑血管自动调节能力严重受损的患者中，平均动脉压与 $rScO_2$ 具有同向性变化，表明 $rScO_2$ 可作为一种指导性工具，有助于确定严重脑损伤患者的最佳平均动脉压。在脑血管自动调节能力范围内，患者 $rScO_2$ 相对稳定，不随血压变化而改变，脑血流量相对稳定；而血压低于或高于此范围时，脑血流量随血压变化而改变。在患者血压平稳的情况下，监测时间越长，记录的数据越多，描绘出的脑血管自动调节能力曲线越拟合患者实际的脑血管自动调节能力曲线。未来可以 $rScO_2$ 为基础计算脑血流调节能力、脑氧代谢等，为脑损伤患者提供更加个体化、精细化的治疗方案。

三、颈内静脉血氧饱和度（SjO_2）监测

SjO_2 监测是最早的脑氧监测方法之一，分为间断监测和持续监测两种类型。它利用颈内静脉插管测定混合脑静脉血的氧饱和度，可提供大脑半球整体血流动力学和代谢的信息，是临床诊治神经损伤患者的重要监测工具。SjO_2 监测可以反映脑组织对氧的利用程度，从而间接反映整个脑组织的脑血流和氧代谢情况。

血液从脑静脉窦流出后进入颈静脉球，颈静脉球为颈内静脉起始部膨大成球的部分，其内不含颈外静脉的血液，因此能准确反映脑组织氧供和氧耗关系。SjO_2 监测为有创监测，有灵敏度低、探头不易固定、易发生零点漂移、需要多次校正等缺点。

（一）基本原理

SjO_2 监测反映脑氧供与脑氧耗间的平衡，是间接评估脑摄氧和脑氧代谢的一种方法。原理是根据 Hb 携氧的比例及全脑氧供与氧耗间的动态变化，间接评估脑组织氧耗情况。通过放置于颈静脉球的纤维导管抽取血样，间断或持续地测定 SjO_2，再通过 Fick 公式计算脑组织氧代谢情况来表示全脑氧饱和度，是维持适宜脑灌注的非定性监测方法。

（二）适应证和禁忌证

1. 适应证

早期诊断脑缺血缺氧，指导临床进行灌注压、液体管理及氧合状态的调节。

2. 禁忌证

（1）绝对禁忌证：静脉血栓。

（2）相对禁忌证：高凝状态、凝血功能障碍、气管切开及颈椎不稳定者。

（三）监测方法

常用方法是颈内静脉穿刺，头向置管至颈静脉球，间断抽血做动脉血气分析。置管方法与中心静脉置管相仿，只是方向相反。头低脚高位是穿刺的常用体位，但是颅内顺应性较差的患者不宜选用。在严格的无菌条件下，颈内静脉中路穿刺，首先向头侧置入导引鞘（5 ～ 6F），通过导引导丝置入氧饱和度监测导管（4.5 ～ 5F），头向置管至 15cm 左右遇到阻力时停止，后退 0.5 ～ 1cm 后固定即可。导管尖端应处于颅底颈静脉孔下方，且距颈静脉球上缘小于 2cm。如果放置位置不准确，可造成判断失误。

颈静脉球内导管的位置需要通过头部侧位 X 线片确定（图 3-3-10）：导管尖端位于乳突水平，位置居中。正确放置导管对数据的收集至关重要。不过即使导管的位置正确，也可能出现导管尖端移位导致的 SjO_2 数值差异。因此，需要定期调整导管尖端的位置，建议于优势引流侧逆行置管，可通过脑血管造影确定静脉期优势型或 CT 指导下选择颈静脉孔较大侧置管。

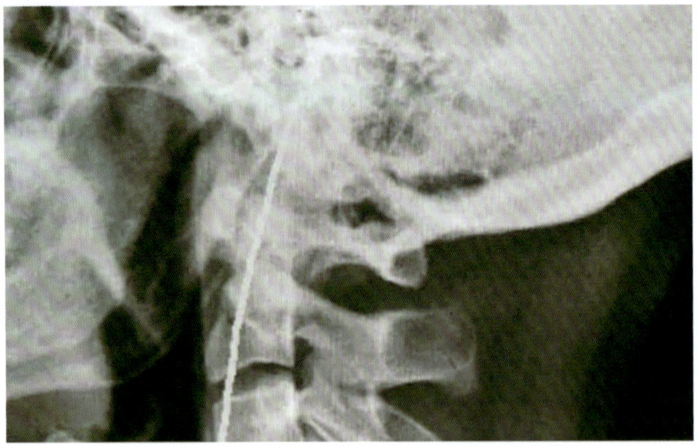

图 3-3-10　导管尖端位置示意图

近年来，有用光纤导管连续监测 SjO_2 的方法。研究发现间歇监测 SjO_2 不能充分反映脑损伤患者的脑摄氧和脑氧代谢，因此光纤导管连续监测 SjO_2 更值得推广。在这一过程中，注意置管或放置光纤探头时位置一定要准确。基于有创监测的并发症与禁忌证风险，现阶段也使用无创颈静脉饱和度监护仪（图 3-3-11），只需将电极片贴于颈静脉处，即可实时监测两侧血氧饱和度情况，具有简单、无创、准确的优点。

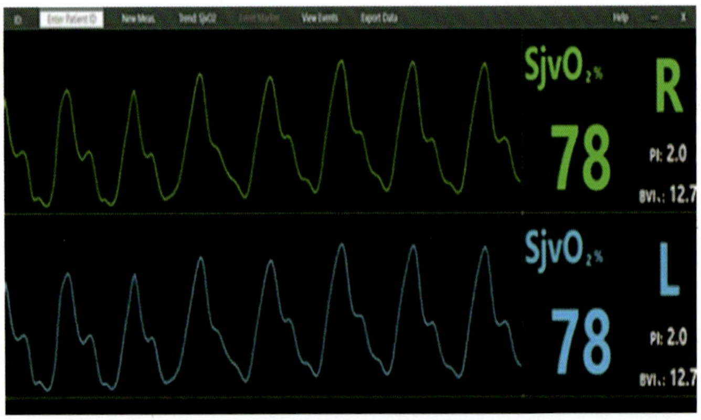

图 3-3-11　监护仪实时监测的界面

（四）SjO_2 监测的并发症及处理

SjO_2 监测的并发症主要集中在以下两个方面：穿刺置管并发症（误穿致损伤颈动脉、神经损伤、气胸及左侧淋巴管损伤）和导管留置并发症（感染、静脉血栓形成）。有经验的医生根据超声定位进行颈内静脉逆行置管，能够降低误穿颈动脉的风险。在置入导引鞘之前，在较细的导管尾侧连接压力换能器，可以通过波形确定导管在颈静脉内而非颈动脉内，能避免血肿等严重并发症的发生。罕见的并发症包括：导管尖端误入蛛网膜下腔和误入颈部硬膜外前静脉丛。其他并发症包括 Horner 综合征、颈横筋膜损伤及喉返神经损伤。应用小型号的导管及保持导管通畅能够降低血栓形成风险。感染和脓毒症是所有类型静脉导管留置期间可能发生的并发症，在穿刺置管及导管留置期间，严格的无菌技术操作至关重要。

（五）SjO_2 监测预警阈值和临床干预

SjO_2 监测的正常范围是 55% ～ 70%，平均为 62%。低于或高于此范围，意味着脑缺血或脑过度灌注。SjO_2 反映全脑的脑代谢状态，不能提示局灶性脑缺血的存在。

脑缺氧阈值为 50%，持续超过 10min 与预后不良相关。SjO_2 > 70% 提示脑过度灌注，> 75% 也与预后不良相关。

SjO_2 降低的原因包括：脑代谢增加（癫痫发作或高热）和氧供降低（低氧、贫血、过度通气、低血压、颅内压升高及脑血管痉挛）。SjO_2 的降低与脑缺血呈非线性关系，SjO_2 微小降低时，CBF 基本接近正常；当 CBF 低于 35 ～ 40mL/（100g · min）时，SjO_2 将剧烈下降。

脑充血（SjO_2 > 75%）可发生于脑动静脉畸形或者治疗性低温 / 镇静导致的 EEG 爆发性抑制。治疗高 SjO_2 时可采取中度过度通气或进行血流动力学调控。

（六）SjO_2 监测在神经重症的临床应用

在颅脑损伤患者中，脑氧饱和度降低的原因有低血压、低氧、低碳酸血症及贫血等，还与颅内压升高和脑血管痉挛有关。脑氧饱和度降低多发生在颅脑损伤后 48h 内，SjO_2 监测有助于早期诊断脑缺血。

创伤性蛛网膜下腔出血患者具有潜在脑血管痉挛的风险。监测 SjO_2 有助于优化机械通气治疗、液体管理、氧合管理以及脑灌注的干预。TCD 和 SjO_2 监测联合应用能够预测和鉴别脑充血和脑血管痉挛。SjO_2 监测可以发现动脉瘤蛛网膜下腔出血患者脑氧饱和度降低，并为制订合理的治疗方案提供参考。

SjO_2 监测有助于判断幕上巨大动静脉畸形的术前栓塞是否充分。如 SjO_2 监测值在术前栓塞后降低，说明分流减少，在手术切除脑动静脉畸形后，较少发生脑充血等并发症。正常灌注压突破和脑充血常发生在脑动静脉畸形切除术后，应用 SjO_2 监测能够及时发现脑充血，有助于制订高血压治疗方案，预防灌注压突破导致的出血。

在神经外科手术中，适度降低血压可能导致 SjO_2 显著下降；应用升压药，逐渐升高血压且超过脑血管自动调节能力下限值，SjO_2 恢复正常。在动脉瘤夹闭术中，应用 SjO_2 监测，指导控制性降压，避免全脑低灌注。脑肿瘤患者手术中通过监测 SjO_2 可以进行渐进式过度通气，以获得适度的脑松弛，减少脑缺血风险。神经外科手术中 SjO_2 监测能够监测脑氧合状态，优化麻醉干预措施（过度通气、灌注压调控、液体治疗及氧合状态的调节）。

SjO_2 监测在临床上的应用主要存在以下不足：能够反映全脑灌注与脑氧代谢率之间的平衡关系，但不能检测局灶性脑缺血的存在；两侧脑静脉回流的血液可能混合不充分，导致检测不到缺血区域的静脉血；导管尾端移位，导致颅外静脉血掺杂，会引起 SjO_2 假性升高。

四、脑组织氧分压（$PbtO_2$）监测

$PbtO_2$ 监测是目前最直接、最可靠的脑氧监测方法之一。随着监测技术的发展，使用插入脑组织中的单电极或多参数传感器（脑组织氧分压监测仪）持续动态监测脑组织的氧分压（PO_2）、二氧化碳分压（PCO_2）及脑温，直接获得脑氧合与代谢指标，及早发现脑缺血缺氧。

（一）$PbtO_2$ 监测的优缺点

$PbtO_2$ 监测技术与以往脑血流和脑氧监测方法相比的优点：①以往的监测都只是间接反映脑组织代谢情况，反映的是整个大脑的血流情况，故无法检测局灶性脑缺血；而 $PbtO_2$ 直接测定脑组织氧代谢且可检测局灶性脑缺血病灶。②易操作，准确度高，测定值漂移小，一次标定后可连续测定。③安全，脑氧探头直径仅 0.5mm，不会对脑组织产生大的损害。

$PbtO_2$ 监测的缺点：①反映的是监测探头周围局灶性脑组织的氧代谢情况，不能反映全脑的氧代谢情况，从而可能错过探头远隔部位的局灶性缺血情况。②有创检查，在体内的留置时间有限。③监测值受许多因素影响，如测定深度、探头型号和测定时长等。

（二）适应证和禁忌证

1. 适应证

$PbtO_2$ 测定方法主要在颅脑损伤和蛛网膜下腔出血患者中应用，在占位性脑梗死和脑肿瘤患者中也使用，主要监护颅内压升高的昏迷患者。$PbtO_2$ 可与颅内压、灌注压等其他参数一起测定，用于患者个体化状况评估和相应的个体化治疗方案制订。

2. 禁忌证

凝血异常的患者（如血小板严重降低、血小板功能障碍或国际标准化比值大于 1.3）。感染或穿刺点附近感染的患者。

（三）监测方法

$PbtO_2$ 是一种通过在脑白质中插入微导管来监测局部脑氧压力的侵入性手段，微导管位于 CT 或 MRI 灌注研究确定的缺血高危区域。

（四）$PbtO_2$ 监测的阈值

对于重型颅脑损伤患者，当 $PbtO_2 < 10$mmHg 时应采取相应的措施。2016 年美国颅脑损伤救治指南和目前多模态脑功能监测的指导方针认为，20mmHg 是考虑干预的阈值。

（五）$PbtO_2$ 监测在神经重症的应用

目前的研究显示重型颅脑损伤患者伤后早期的 $PbtO_2$ 平均值很低。$PbtO_2$ 监测不仅能早期发现颅脑创伤后脑缺血缺氧，准确判断预后，而且能合理评价治疗措施，及时根据病情变化调整治疗方案，改善患者的预后。发现脑损伤患者 $PbtO_2 < 15$mmHg 时，持续时间越长，病死率越高，< 6mmHg 时病死率为 100%。

动物实验表明，当脑灌注压（CPP）降至 40mmHg 时，$PbtO_2$ 降至 15 mmHg；当 CPP 降为 20mmHg 时，$PbtO_2$ 降至 10mmHg。Artru 等分析了 16 例颅脑损伤患者的 $PbtO_2$ 降低情况，其中 13 例与较低的灌注压有关，9 例在灌注压显著上升后 $PbtO_2$ 随之恢复。研究显示 CPP 与 $PbtO_2$ 之间的关系为三次方程回归曲线，临界点在 60mmHg，当 CPP $<$ 60mmHg 时 $PbtO_2$ 急剧下降。当患者颅内压低于 20 ～ 30mmHg 时，给予甘露醇并不升高 $PbtO_2$。但在颅内压升高时给予高渗盐水可升高 $PbtO_2$。

利用兔全脑缺血模型，在3种温度下（38.0℃、34.4℃、29.4℃）诱发脑缺血，发现各温度水平的平均 $PbtO_2$ 均立即下降，但三组之间无显著差异。颅脑损伤后给予低温治疗，与正常温度组相比，脑组织的 $PbtO_2$、血糖、乳酸均显著下降，而CPP、pH值显著上升。对30例重度颅脑损伤患者给予低温治疗的同时进行脑氧监测，发现脑温从37℃降低到35℃时，$PbtO_2$ 无明显变化，但脑温低于35℃时明显下降。认为低温的脑保护作用并不包括对脑氧的保护，可能的机制为温度下降，氧解离曲线左移，氧合血红蛋白解离氧减少以及低温引起脑组织微循环改变。

（六）新型多参数脑氧监测方法

$PbtO_2$ 监测技术的出现为颅脑损伤患者提供了新的选择，甚至有学者提出了颅脑损伤治疗的新模式，即从以颅内压为治疗目标的模式转变为以脑氧为治疗目标的新模式（图3-3-12）。但是由于目前各种脑氧监测技术都有一些缺点，尚缺乏一种能全面准确反映脑氧水平的监测手段，因此临床预后研究结果并不理想。未来的发展方向包括开发更先进的脑氧监测技术，建立标准化脑氧治疗模式及开展大样本多中心前瞻性研究等。

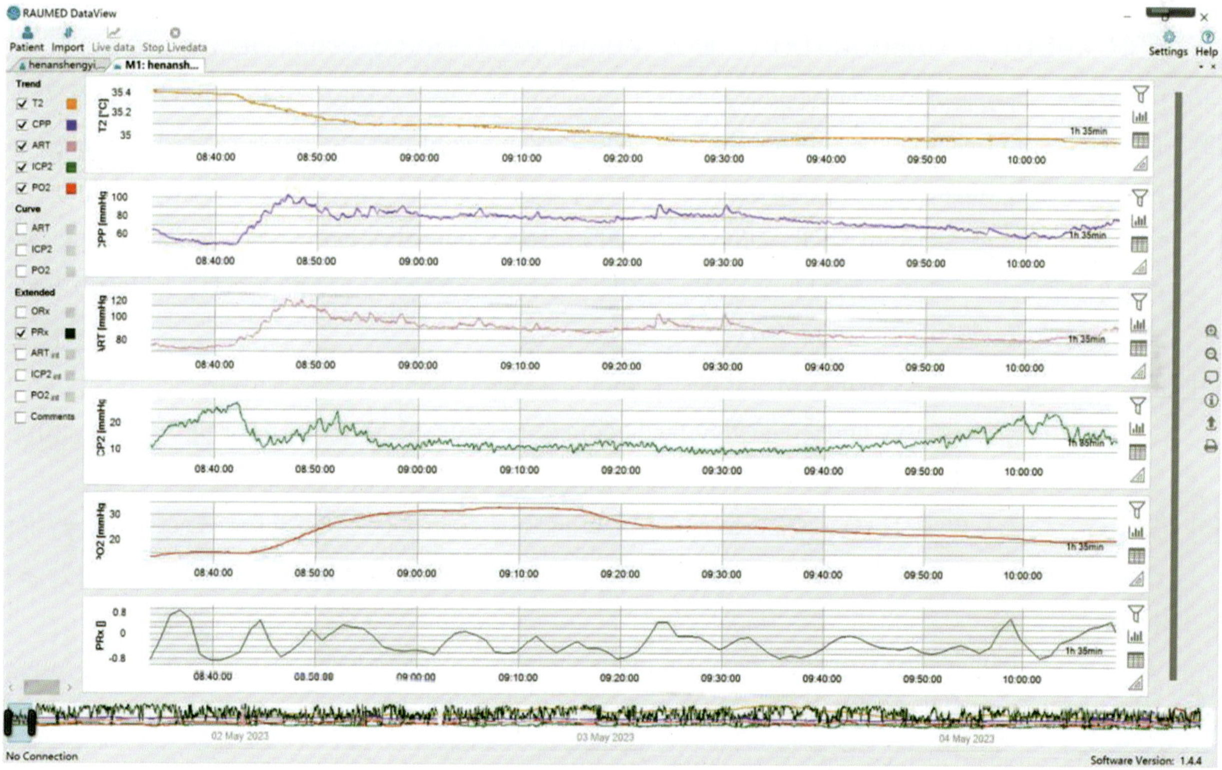

图3-3-12　脑组织氧分压导向的多模态脑功能监测

目前的新型多参数脑氧监护仪（图3-3-13）能够实现探条信号和监护仪的无线传输，带来诸多便利，并且在手术室中表现出极佳的抗电磁干扰性。而传统设备仅能监护一项或者几项颅内生理参数，或者要将不同监护仪搭配在一起才能实现多参数监控。该设备将多参数指标监护集于一身，让临床医生能够直观看到颅内多参数变化，高效便捷地管理患者颅内指标，为临床决策提供更为精准可靠的参考。

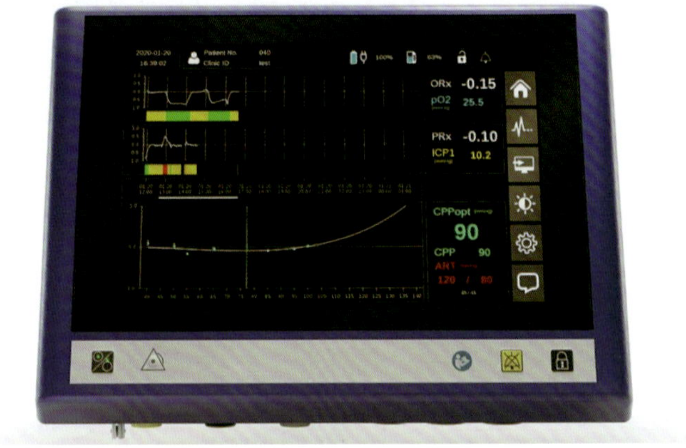

图 3-3-13　新型多参数脑氧监测仪

参考文献

[1] ALI J，CODY J，MALDONADO Y，et al. Near-infrared spectroscopy（nirs）for cerebral and tissue oximetry：analysis of evolving applications[J]. J Cardiothorac Vasc Anesth，2022，36（8）：2758-2766.

[2] JABRE J F. Oxyneurography：a non-invasive NIRS technique to measure nerve oxygenation[J]. Clin Neurophysiol，2018，129（1）：284-285.

[3] CHOCK V Y，VARIANE GFT，NETTO A，et al. NIRS improves hemodynamic monitoring and detection of risk for cerebral injury：cases in the neonatal intensive care nursery[J]. J Matern Fetal Neonatal Med，2020，33（10）：1802-1810.

[4] TAS J，ELEVELD N，BORG M，et al. Cerebral autoregulation assessment using the near infrared spectroscopy “nirs-only” high frequency methodology in critically ill patients：a prospective cross-sectional study[J]. Cells，2022，11（14）：2254.

[5] LI H Y，LIU X W，ZHAO J. Clinical application and development of near-infrared spectroscopy for monitoring regional cerebral oxygen saturation[J]. Zhongguo Yi Xue Ke Xue Yuan Xue Bao，2017，39（6）：846-850.

[6] AKHAVAN A R，HABBOUSHE J P，GULATI R，et al. Risk stratification of covid-19 patients using ambulatory oxygen saturation in the emergency department[J]. West J Emerg Med，2020，21（6）：5-14.

[7] UNNO N，INUZUKA K，SANO M，et al. Real-time assessment of tissue oxygen saturation during endovascular therapy for chronic limb threatening ischemia using a novel oximeter[J]. J Vasc Surg Cases Innov Tech，2021，8（2）：158-163.

[8] VIDA V L，TESSARI C，CRISTANTE A，et al. The role of regional oxygen saturation using near-infrared spectroscopy and blood lactate levels as early predictors of outcome after pediatric cardiac surgery[J]. Can J Cardiol，2016，32（8）：970-977.

[9] WATANABE T，ITO M，MIYAKE F，et al. Measurement of brain tissue oxygen saturation in term infants using a new portable near-infrared spectroscopy device[J]. Pediatr Int，2017，59（2）：167-170.

[10] SPAEDER M C，SURMA V J. Cerebral regional oxygen saturation variability in neonates following cardiac surgery[J]. Pediatr Res，2021，90（4）：815-818.

[11] PERRONE S，GIORDANO M，DE BERNARDO G，et al. Management of oxygen saturation monitoring in preterm newborns in the NICU：the Italian picture[J]. Ital J Pediatr，2021，47（1）：104.

[12] YOUNG P J，FREI D. Oxygen therapy for critically ill and post-operative patients[J]. J Anesth，2021，35（6）：928-938.

[13] FAN J L，BRASSARD P，RICKARDS C A，et al. Integrative cerebral blood flow regulation in ischemic stroke[J]. J Cereb Blood Flow Metab，2022，42（3）：387-403.

[14] ZHANG X，ZHU H C，YANG D，et al. Association between cerebral blood flow changes and blood-brain barrier compromise in spontaneous intracerebral haemorrhage[J]. Clin Radiol，2022，77（11）：833-839.

（韩冰莎）

第四节　定量脑电监测技术

一、概述

脑电图（electroencephalography，EEG）是通过记录大脑皮质电信号动态反映脑功能状态的技术，对于癫痫的诊断和定位具有不可取代的重要作用，在神经重症脑功能监测和预后评估方面有广泛应用。及时、准确、动态的 EEG 监测有助于了解神经重症患者脑功能的状况，是制订神经重症诊疗策略的关键。EEG 记录了大脑皮质神经元自发而有节律的电活动，是兴奋性突触后电位和抑制性突触后电位的总和。

传统 EEG 在神经功能监测中发挥了重要作用，准确、连续的脑电监测能够及时地捕捉到大脑重要的病理生理和功能的改变，有助于重症患者的早期治疗。但是，传统的脑电监测依赖专业人员进行脑电波形分析，工作量大，需要大量脑电专业人员进行即时分析，不适合重症患者床旁持续动态监测。笨重的设备和冗长的走纸是无法在重症监护病房中使用的，难以在床旁广泛开展。

定量脑电图（quantitative electroencephalogram，qEEG）在传统脑电图的基础上进行数据收集，通过计算机对脑电图进行量化、时间压缩等处理，并进一步进行趋势分析，形成简单化、直观化的图谱。通过计算机系统压缩 EEG 信号，并沿着时间轴显示 EEG 在时间和空间的分布，使得脑电信号的判读比原始脑电图简单。qEEG 是神经功能监测的一个革新性进步，通过图谱的方式，将数小时甚至数天的数据压缩在一个画面内显示，对 EEG 信号进行频域和时域的分析，以趋势图谱的形式直观反映患者的脑功能状态（图 3-4-1），便于医生判读。

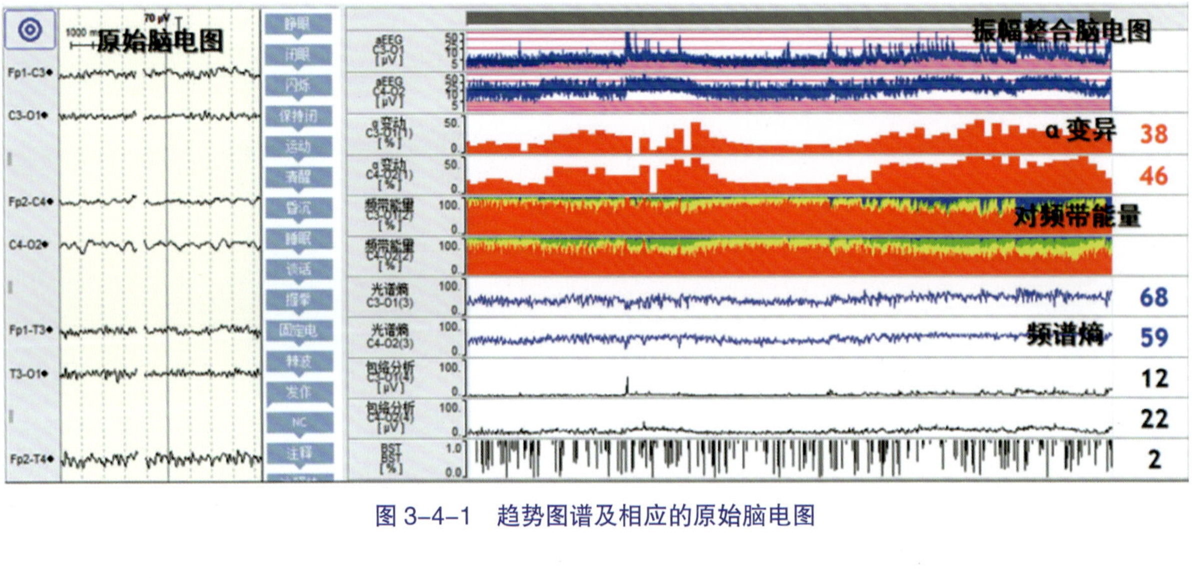

图 3-4-1　趋势图谱及相应的原始脑电图

二、定量脑电监测发展历史

20 世纪 20 年代从人类头皮表面明确记录到脑电活动，经过几十年的发展，脑电图得到了广泛的应用，有助于床边实时、连续获取脑功能变化信息，提醒临床医生患者可能存在的急性脑部病变，如癫痫发作、局部缺血缺氧等。

1924—1929 年，Hans Berger 对多种神经疾病患者的脑电图进行观察和描记，概括了人类脑电图的基本特征，为脑电图的临床应用奠定了理论基础。

1932 年，Hans berger 和 Dietsch 开始使用傅里叶变换分析脑电信号，奠定了定量脑电图的基础。

20 世纪 50 年代，EEG 用于神经重症监护病房，至今仍然是颅脑损伤患者的重要监测手段。

20 世纪 60 年代，在新生儿重症监护病房内，由于早产儿救治时需要及时、全面、动态掌握神经功能情况，临床医生第一次认识到持续脑电监测的重要性。

1969 年，Douglas Maynard 发明了一种单通道的类似脑电图仪的仪器，能在同一个时间显示癫痫和脑电背景活动。

20 世纪 70 年代，Pamela Prior 将定量脑电图应用于成人麻醉和重症监护中，监测麻醉状态、心脏手术围手术期、心搏骤停、癫痫等时的脑功能状态，并用于评估昏迷患者的预后。

2004 年，Lawrence J. 提出应加强对 ICU 患者的脑电监测。

20 世纪 80 年代，我国开始将 qEEG 技术应用于临床，尽早发现继发性脑损伤，并通过及时干预预防永久性损伤，qEEG 成为重症监护室里对脑功能进行实时监护的理想手段。

21 世纪，国内外新生儿重症监护病房及神经重症监护病房开始使用 qEEG，用于评估大脑皮质功能损伤，预测脑功能损伤预后以及在神经元未发生永久性损伤前进行干预，做出合理的医疗决策。

2015 年，美国临床神经生理学会发表《重症成人和儿童连续脑电监测专家共识》，推荐使用连续脑电监测识别脑缺血高风险患者的脑缺血情况，评估镇静或麻醉状态下患者的意识水平，评估心肺复苏后患者的预后，评估治疗癫痫发作和癫痫持续状态的疗效。

2016 年，《牛津临床重症监护手册》（第二版）*Oxford Textbook of Critical Care*（*the Second Edition*）指出定量脑电图除用于发现与诊断癫痫外，还可用于评估重症患者缺血缺氧性脑病、脓毒症相关性脑病、颅脑外伤、脑卒中等情形下大脑神经功能的损伤程度，评估昏迷、脑灌注、脑氧代谢以及镇静深度，判断患者预后等。

2019 年，中华医学会围产医学分会发表《新生儿振幅整合脑电图临床应用专家共识》，指出根据振幅整合脑电图（amplitude-integrated electroencephalography，aEEG）上、下边界振幅和连续性对新生儿脑电活动进行分类，通过 aEEG 图形变化定性评价早产儿的脑发育。

2020 年，中国医师协会神经修复学专业委员会发表《慢性意识障碍诊断与治疗中国专家共识》，指出 qEEG 通过对 EEG 信息进行识别与量化分析，可获得更为丰富的判断信息。振幅整合反映了振幅的变异，分级越差则预后不良的可能性越大。功率谱分析提示意识水平差的患者高频能量减少而低频能量增加。谱熵、脑电复杂度、功能连接等指标有助于在组间水平上区分植物状态和微意识状态。

2021 年，中国抗癫痫协会脑电图和神经电生理分会发表《危重症持续脑电图监测技术标准》，指出应由 ICU 医生对正在记录中的 qEEG 进行分析，包括 aEEG、时频图或爆发抑制比的定量分析。

三、定量脑电监测在神经重症中的应用

目前，qEEG 床旁持续监测在新生儿重症和成人神经重症两大领域，已被广泛应用于中枢神经系统疾病如缺血缺氧性脑病、自发性蛛网膜下腔出血、颅脑创伤、代谢性脑病、脓毒性脑病等的诊断和评估，也可用于评估昏迷、脑灌注、脑氧代谢、镇静深度和判断患者预后等（表 3-4-1）。特别是对于癫痫等阵发性脑功能异常的定性和定位，qEEG 可提供有临床价值的信息。

禁忌证：头皮外伤严重，如广泛或开放性颅脑外伤等无法安放电极或可能因检查造成感染者；极度躁动不安不能配合者。

表 3-4-1　神经重症患者定量脑电监测适应证及常用趋势图

适应证	qEEG 常用趋势图
昏迷患者预后评估	aEEG、相对功率谱、α 变异率
急性缺血性脑卒中应用	相对功率谱、α 变异率
自发性蛛网膜下腔出血后迟发性脑缺血早期诊断	相对功率谱、α 变异率
创伤性脑损伤应用	aEEG、频谱、绝对 / 相对功率谱、爆发抑制比
评估镇静水平	aEEG、相对功率谱、频谱熵
癫痫	aEEG、相对功率谱
脓毒症相关性脑病	aEEG、频谱熵、α 变异率
脑死亡辅助评估	aEEG

应用 qEEG 监测能够达到判断病情、指导治疗和预测预后的目的，对神经重症患者的病情诊断及治疗策略调整具有重要的指导意义。

（1）描述阵发性临床事件，包括体位改变、僵硬、震颤、咀嚼，甚至自主发作，如突发高血压、心动过速、心动过缓或呼吸暂停。

（2）监测癫痫样活动或周期性放电（≤ 30min）。

（3）无抽搐样发作性癫痫在顽固性癫痫、脑外伤、脑卒中、颅内感染、脑肿瘤和代谢性昏迷患者中具有较高的发病率，及时发现无抽搐样发作性癫痫的病情变化并及时处理。

（4）指导药物滴定，量化难治性癫痫患者的癫痫发作频率（图 3-4-2）。

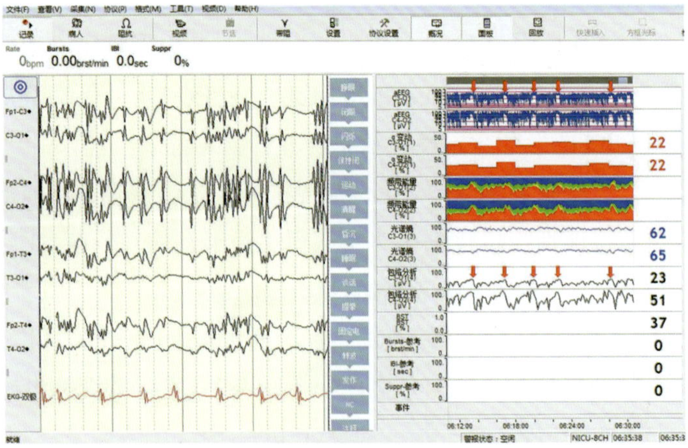

图 3-4-2　癫痫发作时量化脑电图像

（5）可以提供关于危重患者镇静水平的信息，特别是在神经肌肉阻滞的情况下。

（6）检测脑缺血和脑灌注情况（如蛛网膜下腔出血患者存在迟发性脑缺血风险、缺血性脑血管病再发梗死风险）。

（7）预测缺血缺氧性脑病、颅脑创伤、代谢性脑病、脓毒性脑病等脑功能损伤的范围，并据此做出脑损伤严重程度的判断。

（8）各种原因造成的昏迷，如体外循环、颅内手术、低温麻醉、控制性降压以及心肺复苏后，有助于判断中枢神经系统的情况。

（9）对于深度昏迷患者，EEG 常表现为慢波。若病情好转，可恢复为正常波；若病情恶化，则逐渐变为平坦波形。能够早期预测神经重症患者预后，提供医疗决策的依据。

（10）对怀疑脑死亡患者，如脑电活动消失，呈等电位改变，持续 30min 以上，结合临床表现，可协助进行脑死亡的诊断。

四、定量脑电监测设备和耗材

定量脑电监测设备主要包括放大器、数字转换器和中央处理单元，均应达到标准的规范。

1. 放大器

它是定量脑电监测中最核心的设备，是数据采集系统的主要部分，负责对来自电极传感器的模拟电信号进行采集、放大和转换为可由采集端计算机处理的数字信号。高灵敏度、高输入阻抗的宽频直流放大器具有抗干扰性强、噪声低的特性，可以在电磁信号复杂多变的 ICU 环境中应用。

2. 数字转换器

通过模数转换技术将脑电信号转换为数字信号，模数转换技术可将时间连续、幅值离散的模拟信号转换为时间离散、幅值连续的数字信号。

3. 中央处理单元

主要进行数字滤波运算，滤波包括低通滤波和高通滤波。滤波不只是删除频率过高或过低的波形，还可减弱不需要的频率波形。如不可避免的肌电伪差，可以通过减小振幅和减慢频率去除。

定量脑电监测的主要耗材为电极材料，通常采用银 - 氯化银（Ag-AgCl）材质，也可采用不锈钢、金（Au）或铂（Pt）等无极性材质。电极包括：盘状电极、微针电极、螺旋电极、耳电极、电容电极、指状电极、电活性材料电极等。

视频 3-4-1

五、定量脑电监测和记录方法（视频 3-4-1）

1. 患者准备

检查之前需进行简单的头部清洁，需要用磨砂膏去除头皮的角质和油脂，以降低电阻、增强导电性。记录患者有无使用镇静类或抗癫痫类药物，并记录使用剂量及时间。操作者应了解患者的相关病情和检查目的，并了解是否有过度换气等禁忌证。检测中应尽量避免患者紧张、躁动，同时按要求遮蔽患者双眼。

2. 仪器调试

连接电源，打开计算机，进入登录界面，登录脑电数据管理系统。进入数据管理界面，录入新检查患者信息。点击开始记录按钮，进入患者脑电数据采集分析界面。

3. 电极安放（图 3-4-3）

（1）记录电极应放在距离脑电活动电场最近的部位。无论记录电极数目多少，都应遵循左右对称、间距相等的原则。

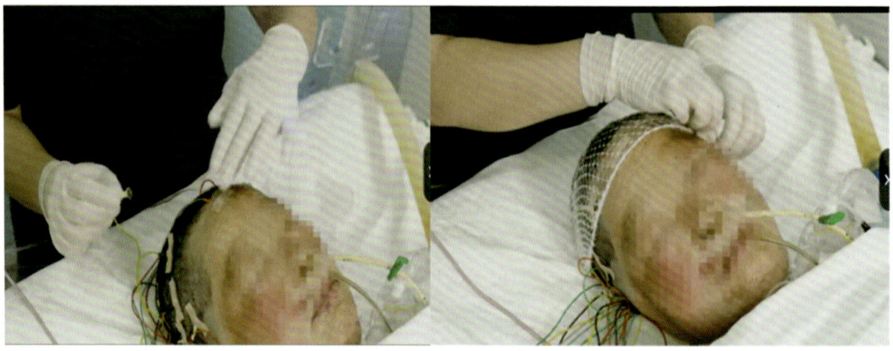

图 3-4-3　电极安放

（2）参考电极一般放在受各种生物电场影响相对较小且较少运动的部位。有耳垂参考电极、乳突参考电极及平均参考电极。中央中线点（Cz）后 1cm 处接参考电极。

（3）地线有大地接地和信号接地两种。前者是为了保证人身和设备安全，后者是为了保证放大器电路的正常工作。一般将前额中点（Fz）接地。

（4）电极安放位置：国际脑电图学与临床神经生理学联合会制订了脑电图电极位置标准方案，随后经过美国脑电图学会不断修订，形成了现在广泛使用的国际 10-20 电极排布系统。

具体来说，首先在头皮表面确定两条线，第一条为鼻根至枕外隆凸的前后连线，第二条为左右耳前凹之间的左右连线，这两条连线的交点在头顶处，即为电极中央中线点（Cz）。鼻根至枕外隆凸的前后连线的长度设为 100%，将从鼻根向后长度 10% 的位置定为额中线点（Fpz），从 Fpz 向后每隔长度 20% 为一个电极位置，从前向后依次为额中线点（Fz）、中央中线点（Cz）、顶中线点（Pz）及枕中线点（Oz），其中 Oz 距离枕外隆凸为长度的 10%。左右耳前凹之间的左右连线长度同样设为 100%，沿着这条左右连线，从左侧耳前凹向右长度 10% 的位置定为左中颞点（T3），从 T3 向右每隔长度 20% 设置一个电极，从左到右依次为左中央点（C3）、中央中线点（Cz）、右中央点（C4）和右中颞点（T4），其中 T4 电极距离右侧耳前凹为长度的 10%。

电极有特定的字母和数字进行标记，其中 F 为额叶（frontal），T 为颞叶（temporal），P 为顶叶（parietal），O 为枕叶（occipital），C 为中央区（central，大脑没有这个区，是为了方便识别更为典型的脑电活动，如运动相关的通常在 C3 和 C4）。“z” 表示放置在中线上的电极，偶数表示放置在大脑右侧的电极，奇数表示放置在大脑左侧的电极。

电极导联组合是利用放大器通道数进行编辑的连接方式，分为参考导联和双极导联。在头皮和电极之间需要使用导电膏来保证接触良好和增大导电面积，长时间记录时可用弹力网帽配合纱布固定。因重症监护病房主要监测大脑功能状态，按照 10-20 电极排布系统，常采用以下两种电极安放法。

8 导联（判断脑死亡或简单脑功能筛查）记录电极：左、右额极电极（Fp1、Fp2），左、右中央区（C3、C4），左、右枕区（O1、O2）以及左、右颞区（T3、T4）。

16 导联（评估预后或详细脑功能评价）记录电极：左、右额极电极（Fp1、Fp2），左、右额（F3、F4），左、右中央区（C3、C4），左、右颞区（T3、T4），左、右前颞（F7、F8），左、右顶区（P3、P4），左、右后颞（T5、T6）及左、右枕区（O1、O2）。

4. 阻抗测试（图 3-4-4）

正式记录前测试电极与头皮间的阻抗，要求阻抗在 0.1 ～ 5kΩ，避免阻抗过高产生的各种干扰以及阻抗过低产生的短路效应，同时注意各电极之间不要有过大的阻抗差。当阻抗升高时，阻抗监测系统会提示电极接触不良，aEEG 波形不可靠，此时需要调整电极。

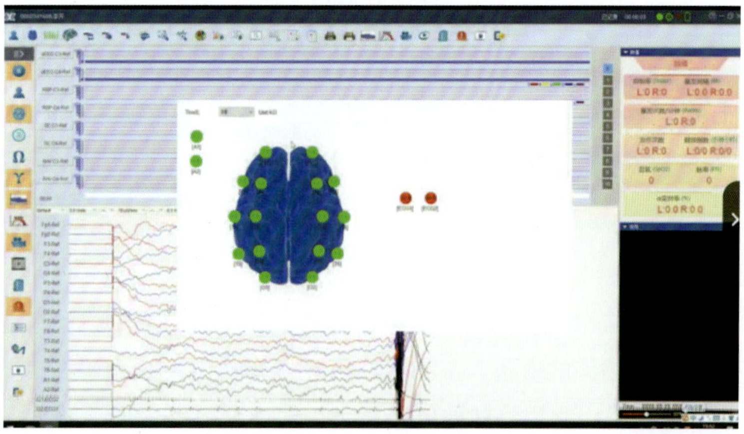

图 3-4-4　阻抗测试

5. 参数设置（表 3-4-2）

在记录过程中和回放分析时，应根据情况对以下参数进行适当调整，以期获得最佳记录效果和更准确的分析结果。在阅图时是否能有目的地进行参数调整反映了阅图者对定量脑电图的理解和操作水平。

表 3-4-2　神经重症患者定量脑电监测仪器参数设置

项目	默认设置	说明
参考电极	REF、A1/A2	根据实际情况选择
放大器采样率	125 ～ 250Hz	常规默认 125Hz
高频滤波	35 ～ 70Hz	常规默认 35Hz
低频率波	0.5 ～ 1Hz	常规默认 1Hz
陷波滤波	50Hz	根据电源环境选择，建议打开
灵敏度	常规为 10μV/mm 或 7μV/mm；重度损伤或脑死亡时为 2μV/mm	常规默认 10μV/mm
时间基准	30mm/s	根据需要可调节

6. 监测记录（图 3-4-5）

记录时间可根据医嘱确定，一般不少于 1h。过长时间监测的 aEEG 压缩致密，难以识别短暂的异常变化，因此建议在图谱分析时以 2h 作为最佳显示时长。相对 α 变异反映一段时间内脑血流变化情况，分析时需选取至少 8 ～ 12h 的记录数据。长时间记录时，应留意电极有无脱落，如电极脱落，需根据阻抗界面降低电极与头皮的阻抗，重新固定。

根据需要，可对患者进行同步视频监测，一般不少于 6h。监测中应保证患者处于拍摄范围内，并调整合适的角度，以便能清晰地看到患者的动作和细节以及识别护理过程造成的干扰。

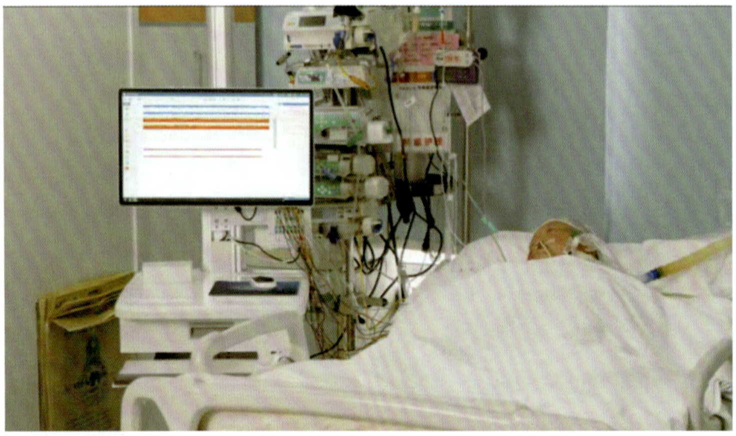

图 3-4-5　监测记录

记录过程中，可根据临床需要进行 EEG 反应性检查，即 EEG 记录走行平稳后，分别给予疼痛、声音或光照刺激，记录波形和趋势的变化、节律等，可反复多次记录以确认 EEG 的反应性。刺激时应避免接触患者头部电极，电极线应避免与其他仪器导线、导管缠绕。

当有护理操作、换药操作或监测到特殊波形时，可在记录界面进行标记（表 3-4-3），同时记录患者临床状况。如条件允许，应现场判断患者意识水平和特殊反应，需结合当时情况进行分析和判定。

表 3-4-3　记录界面标记内容

事件标记	自定义标记
运动	患者有特殊症状表现
镇静	医疗操作
睡眠	护理操作
癫痫	换药操作
惊厥发作	药物剂量变化
睁闭眼	环境改变

7. 数据存储

定量脑电图记录完成后，应由脑电图专业技师进行阅图分析和报告书写，并由有资质的脑电图医生复核和签发报告。对于记录期间出现的癫痫发作、癫痫持续状态以及其他重要的临床事件，脑电图医生应分析原始记录资料以确定诊断。分析后的定量脑电图数据应进行存储归档。

六、定量脑电图的解读分析

定量脑电图趋势图谱分为基于振幅的趋势图谱和基于频率的趋势图谱。基于振幅的趋势图谱包括振幅整合脑电图（评估脑功能损伤程度及预后）；基于频率的趋势图谱包括相对频带能量（评估大脑对称性及睡眠觉醒周期）、相对 α 变异（反映脑血流及脑氧代谢情况）、光谱熵（评估昏迷及镇静深度）。综合分析并解读各项参数指标（表 3-4-4），对患者的脑功能情况做出整体评价，为临床决策及预后判断提供依据。

表 3-4-4　定量脑电图各项参数解读

项目	参数	意义
振幅整合脑电图	上边界、下边界以及带宽（上下边界之间的宽度）	评估脑功能损伤程度及预后
相对频带能量	不同时间段各波在脑电活动中的占比	评估大脑对称性及睡眠觉醒周期
相对 α 变异	划分为 4 个等级，分数越高表明脑血流或脑氧代谢良好	反映脑血流及脑氧代谢情况
光谱熵	取值 0 ～ 100，光谱熵数值越低，提示昏迷及镇静程度越深	评估昏迷及镇静深度

正常清醒成年人，闭眼状态下，aEEG 连续背景，相对频带能量以 α 波为主（绿色）；睁眼状态（虚线框内）下，波幅降低，α 波受到抑制，δ 波增多，相对 α 变异在 60% ～ 90% 波动，光谱熵在 85 以上。

（一）振幅整合脑电图（aEEG）

aEEG（图 3-4-6）是将原始脑电波振幅的变化信号经过滤波（不对称滤波器可以滤除噪声和伪差，使伪差最小化）、振幅整合（将放大后的脑电波形进行半对数压缩）和时间压缩（在时间轴方向进行压缩，相邻波形相互叠加整合，最终表现为宽窄相间的波谱带），以半对数形式表现，通过波谱带的上下边界范围反映大脑皮质背景活动的整体水平。

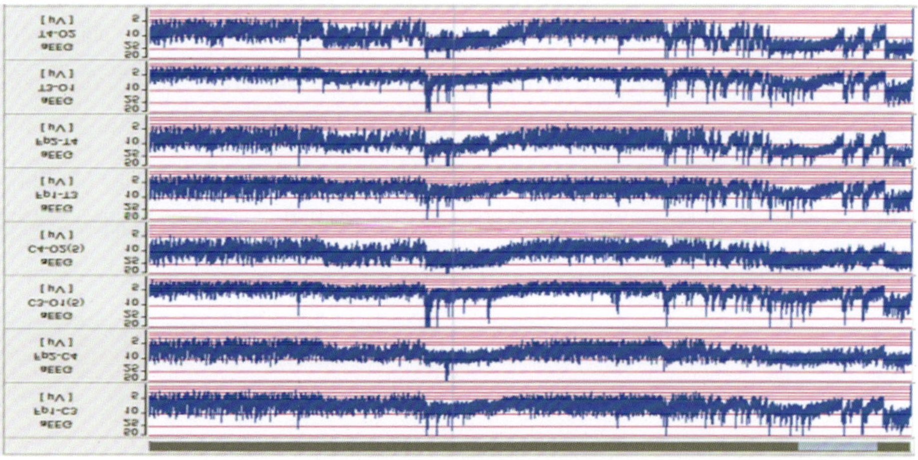

图 3-4-6　振幅整合脑电图

aEEG 源于原始脑电波，对原始脑电波进行滤波和压缩。保留 2 ～ 15Hz 的脑电成分，过滤掉其他频带成分，以减少 ICU 复杂环境带来的干扰和噪声。通过对原始脑电波形进行分段，以每段中最大峰值和最小峰值分别作为一条直线的上端和下端描记出来。把每一段描记出的直线按照时间顺序排列堆叠，就形成了 aEEG 波形。振幅整合脑电图的参数包括上边界、下边界以及带宽（上下边界之间的宽度），依据三者的变化趋势来分析脑电活动的背景模式、睡眠觉醒周期、癫痫发作，对患者的脑功能做出完整评价（表 3-4-5）。

表 3-4-5　aEEG 参数临床解读分析

分析内容	分类	预后	aEEG 具体表现
背景模式	连续背景	超过 85% 都预后良好	正常 aEEG 的表现，上边界 10 ～ 50μV，下边界 5 ～ 10μV，带宽正常
	不连续背景	预后较差	轻度异常 aEEG 的表现，上边界＞ 10μV，下边界＜ 5μV，带宽变宽
	持续低电压	预后不良	重度异常 aEEG 的表现，上边界≤ 5μV，带宽变窄
	电静息	预后极差	极重度异常 aEEG 的表现，上边界持续＜ 5μV，甚至＜ 2μV。带宽非常窄
	爆发 - 抑制	预后极差	重度异常 aEEG 的表现，在低电压背景上阵发出现高波幅慢活动，上边界＞ 25μV，下边界≤ 10μV，梳状带宽
睡眠觉醒周期	成人睡眠觉醒周期	预后良好	正弦波样的周期变化，清醒期上、下边界均抬高，睡眠期上、下边界均降低
	无睡眠觉醒周期	预后极差	上、下边界无周期变化
癫痫发作	单次发作	结合具体情况判断	上、下边界同时急剧上升，接着短暂下降，整体呈尖峰状
	多次发作	结合具体情况判断	单次发作，反复出现，呈多个尖峰表现，两次之间有缓解期
	癫痫持续状态	预后不良	上、下边界急剧上抬，持续时间＞ 30min，这期间无缓解期

（二）相对频带能量

相对频带能量是一个波段能量占所有波段总能量的比例，用不同颜色以百分比的形式表现出来，可用于评估双侧脑电活动的对称性以及睡眠觉醒周期。

脑电波由不同波段的正弦波组成，如同一束光通过棱镜分解为不同颜色，通过检测脑电图频率的变化，将脑电波中的 α 波（8.0 ～ 13.0Hz）、β 波（13.0 ～ 20.0Hz）、θ 波（3.0 ～ 8.0Hz）、δ 波（0.5 ～ 3.0Hz）以不同颜色呈现，清晰地显示不同时段各波所占的比重。

根据不同频率波段的相对能量排列显示，以不同颜色表示不同脑电频率波段：红色代表 δ 频率波段曲线下的面积，黄色代表 θ 频率波段曲线下的面积，绿色代表 α 频率波段曲线下的面积，蓝色代表 β 频率波段曲线下的面积（图 3-4-7）。

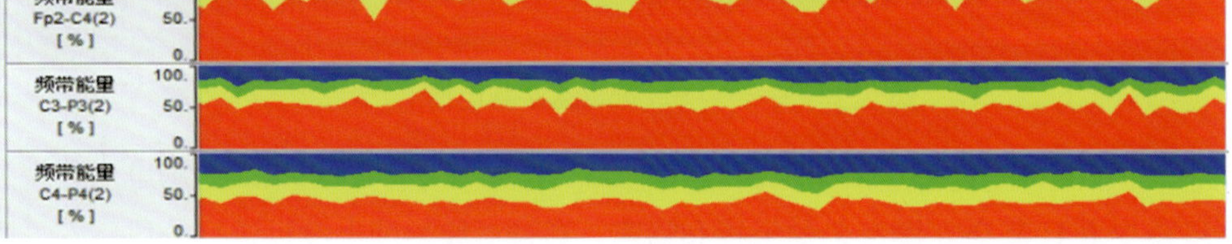

图 3-4-7　相对频带能量

相对频带能量的临床判读：①脑电信号各通道的频带能量是较经典的特征之一，如顶区和枕区 α 波频带能量与唤醒状态高低呈负相关，额区 α 波频带能量的不对称性可能反映了情绪效价的变化。②在睡眠过程中，相对频带能量呈现与清醒时完全不同的规律性变化。正常人存在成熟的睡眠觉醒周期，提示大脑皮质功能良好。脑功能损伤的患者若重新出现睡眠觉醒周期，提示预后良好。通过相对频带能量可以明确判断患者是否存在睡眠觉醒周期，诊断睡眠相关疾病，判断睡眠质量。睡眠过程中，从浅睡眠到深睡眠，慢波 θ 波、δ 波（黄色与红色）逐渐增加，快波 α 波、β 波（绿色与蓝色）逐渐减少，呈现典型的睡眠觉醒周期变化（图 3-4-8）。③判定两侧大脑半球对应区域的脑电活动是否同步出现。当一侧大脑半球区域受损时，脑电活动的频率和波幅发生改变，通过相对频带能量可以直观反映受损半球或区域。成年人清醒状态下的正常脑电图主要由 α 波和 β 波组成，散在性 θ 波占 15% 以下，无明显 δ 波。α 波主要分布于枕顶区，β 波分布于额区、颞前区。

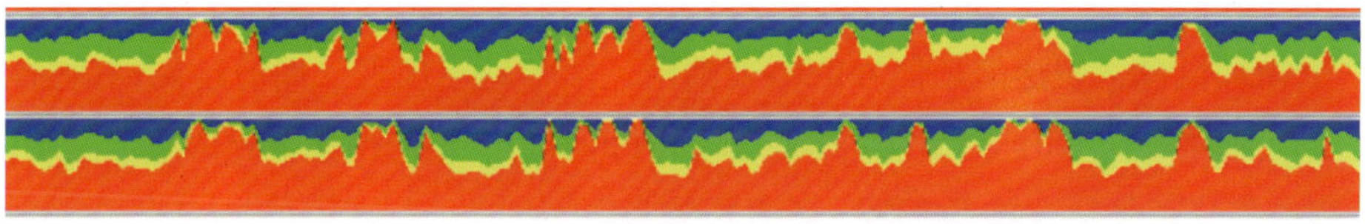

图 3-4-8 相对频带能量显示睡眠觉醒周期的变化

（三）相对 α 变异

相对 α 变异是一种基于频率的定量脑电图趋势图谱，主要反映脑血流量及脑氧代谢情况。计算机将 2min 的原始脑电图片段划分为 60 个 2s 的块段，对每个块段频谱进行计算，再平均 60 个块段频谱，得到的值即为相对 α 值，通过直方图表示。一段时间内直方图组成的变化图谱称为相对 α 变异趋势图谱（图 3-4-9）。

相对 α = 6 ～ 14Hz 频带功率 /1 ～ 20Hz 频带功率。

相对 α 变异是指一段时间内（8 ～ 12h）相对 α 在平均基线上下波动的幅度。

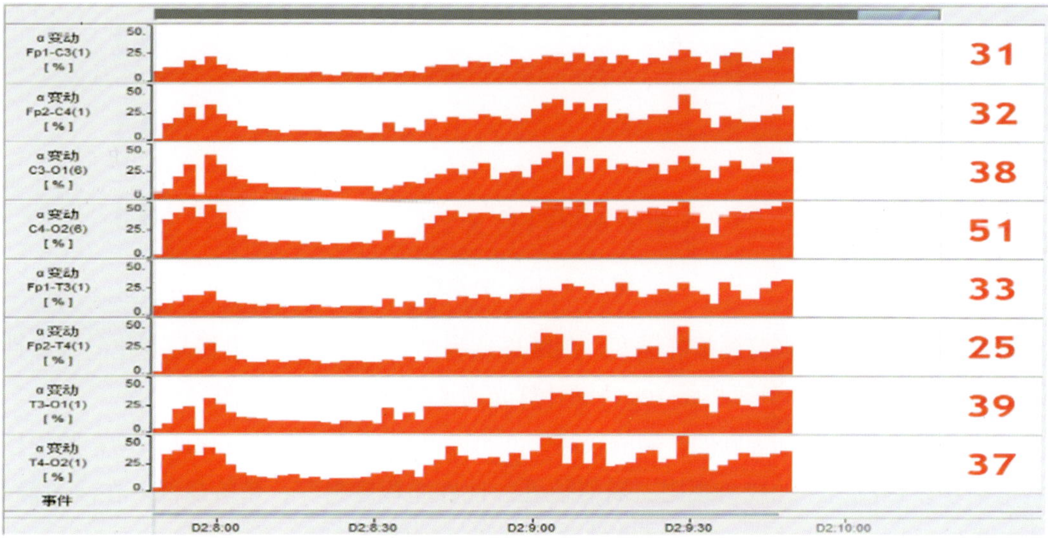

图 3-4-9 相对 α 变异趋势图谱

根据相对 α 超出基线的频率和幅度来确定相对 α 变异的分值。相对 α 变异分为 4 个等级（表

3-4-6），分值越高表明脑血流量或脑氧代谢越好。

表 3-4-6　相对 α 变异定性分析

分值	预后	具体表现
1 分	差	超出基线的幅度＜ 2%
2 分	一般	超出基线的频率很少或幅度＜ 10%
3 分	良好	每 4h 均有数值超出基线 10%
4 分	很好	每小时均有数值超出基线，或者 8 ～ 12h 内超出基线的 15% 以上

（四）光谱熵

熵作为一个物理概念，表达的是信号的不规则性，信号越不规则，熵值越高；信号越规则，熵值越低；信号完全规则时熵值为 0。光谱熵（spectral entropy，SE）是一种基于频率的定量脑电图趋势图谱（图 3-4-10），脑电信号越复杂、越不规则，光谱熵越高。

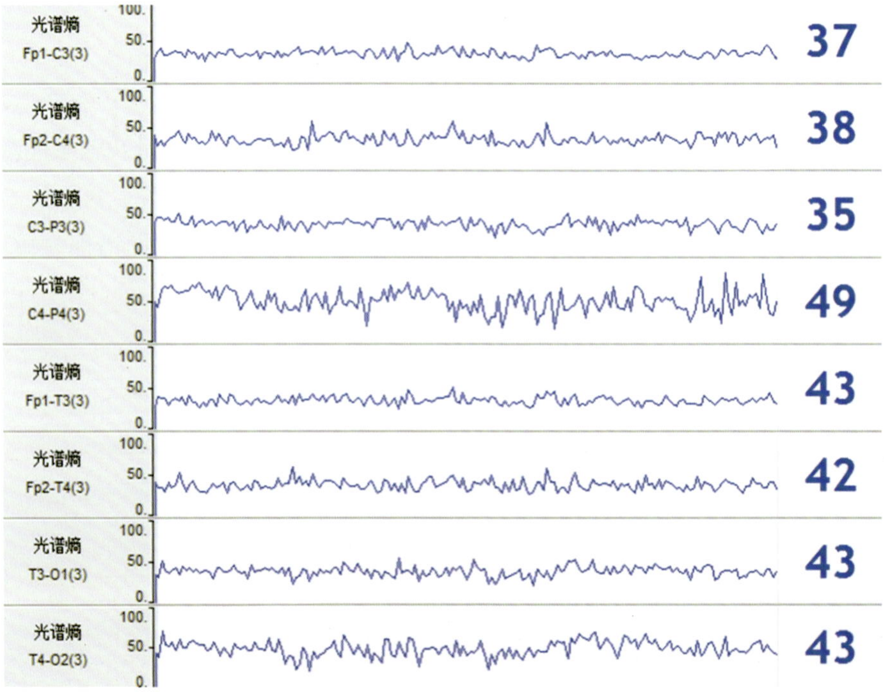

图 3-4-10　光谱熵

光谱熵能提供直观数据来监测镇静深度，判断昏迷程度。主要根据脑电信号变化的复杂性、不规则性来评估镇静及昏迷深度。计算机每 10s 自动计算光谱熵值，绘制成折线图。

正常成人的脑电活动是不规则的，熵值较高，并且随睡眠觉醒周期的变化而波动；脑损伤致昏迷患者的脑电活动以慢波为主，较为规则，熵值较低，且昏迷程度越深，熵值越低。在浅镇静状态下，脑电监测首先出现快波，光谱熵升高，随着镇静药物剂量的加大，脑电活动逐渐被抑制，光谱熵逐渐降低，因此可根据光谱熵的变化趋势来判断镇静深度。

七、定量脑电监测在脑死亡判定中的应用

脑死亡是指包括脑干在内的全脑功能不可逆的丧失。脑电图是脑死亡判定中一项重要的确认试验，判断标准是全部导联脑波活动≤ 2μV（电静息）。实施脑死亡的脑电图确认试验需要由获得相关资质的脑电图医生或 ICU 医生负责操作过程的监督和记录结果的判断。在脑死亡判定过程中，aEEG 可作为辅助筛查工具。按国际 10-20 电极排布系统安放至少 8 个记录电极：额极区 Fp1、Fp2，中央区 C3、C4，枕区 O1、O2，颞区 T3、T4。参考电极位于双耳垂或双乳突。接地电极位于前额中点（Fpz）。使用独立电源，必要时使用稳压器。必要时暂停其他可能干扰脑电图记录的医疗仪器设备。高频滤波为 30 ～ 75Hz，低频滤波为 0.5Hz，时间常数为 0.3s，灵敏度为 2μV/mm，陷波滤波 50Hz。应在记录中行脑电图反应性检查，即分别重复予以双上肢疼痛刺激、耳旁声音呼唤和亮光照射双侧瞳孔，观察脑电图变化。确保无明显干扰的脑电图记录时间≥ 30min，描记脑电图的同时描记心电图。

如脑电图长时间（≥ 30min）显示电静息状态（波幅≤ 2μV），符合脑电图的脑死亡判定标准（图 3-4-11）。

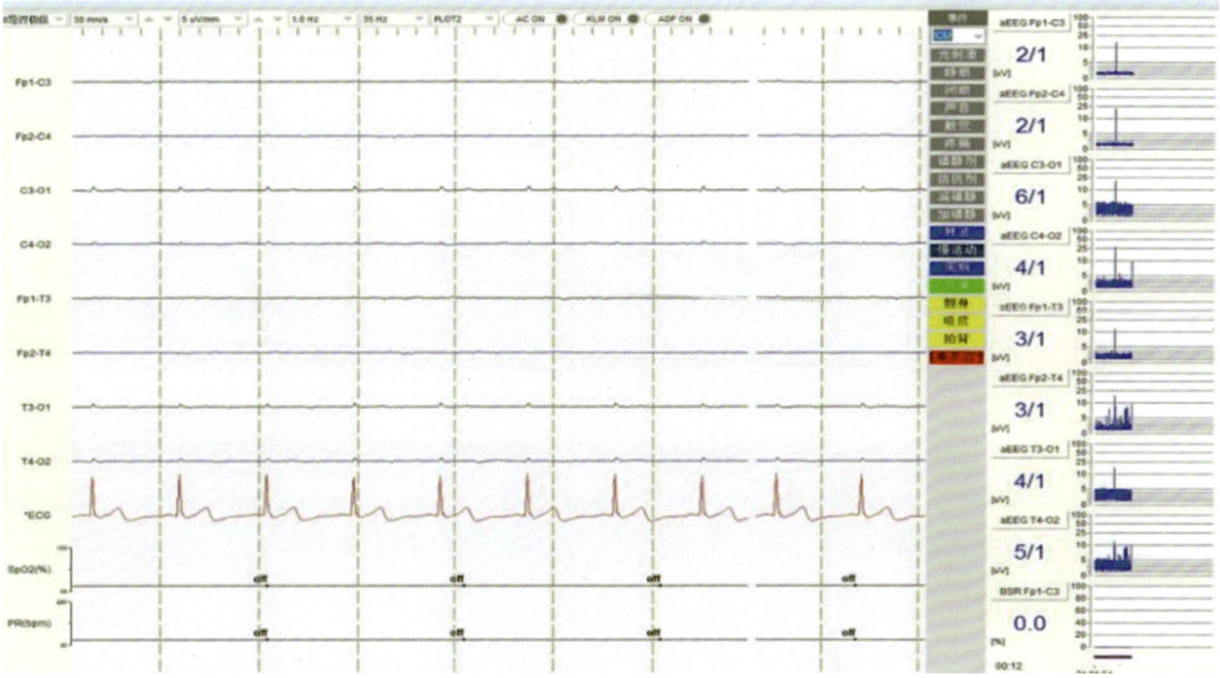

图 3-4-11　符合脑死亡判定标准的脑电图表现

注意事项如下。

（1）脑电图仪必须符合上述参数设置要求。

（2）出生后 7d 内，新生儿不能做脑死亡判断。婴幼儿应同时进行心电图、肌电图、眼动图及呼吸等多导生理监测。

（3）使用镇静麻醉药物、低体温（核心体温＜ 34℃）、低血压（平均动脉压＜ 50mmHg）、心肺复苏＜ 12h、代谢异常、电极安放部位皮肤外伤或皮下水肿等因素均可能影响脑电图记录，此时脑电图结果仅供参考。

八、定量脑电监测的局限性

脑电波形是大脑皮质的突触后兴奋电位与抑制电位在时间和空间上的综合表现。而突触后电位受到来自间脑投射的网状系统活动的影响。其中任何一个或多个障碍都会导致 qEEG 异常。这使得 qEEG 具有较高的敏感性，但特异性相对不足。因此，qEEG 监测应有明确的目的和针对性，并配合其他辅助监测手段，包括：CT、MRI、经颅多普勒超声（TCD）、脑氧监测、颅内压监测等。

其局限性包括：①设备和耗材依赖性强，分析软件成本高。②易受人为因素影响，空间分辨率差，内外部评价可靠性差。③受麻醉药的影响，因此判断脑功能状态时，必须排除麻醉药的作用。④由于脑电监测同时记录了头皮上两点和头皮与无关电极之间的电位差，因此其波形受到机体多种病理生理因素的影响。这些影响因素在 ICU 中表现得尤其突出，在判读结果时应充分注意。⑤床旁脑电监测记录时间越长，环境和医疗护理相关操作造成的干扰越多，导致缺乏脑电图解读经验的人员易误判。⑥伪差又称伪迹或干扰，是指来自脑外的电位活动在脑电图中的反映。伪差的出现常给阅读、分析、判断脑电图造成困难，尤其是某些伪差与癫痫波很相似，临床上很容易造成误诊，因此正确识别和排除伪差是很重要的。

九、前沿进展

神经重症患者脑功能的损害是影响患者预后的重要因素，及时、准确、动态的脑功能监测有助于了解患者脑功能的状况，因此脑功能监测是神经外科 ICU 诊疗策略中的关键点。

神经电生理监测技术从开始的单通道发展到现在的 24 通道，从经验型的脑数据比对发展到依托脑大数据的 qEEG，从为儿童多动症和创伤性综合征患者康复服务发展到包括癫痫、自闭症、抑郁症、睡眠障碍、中风后遗症、偏头痛等涉及脑神经的几乎所有病种的治疗。该技术包括 qEEG 技术、大脑功能点位、脑电波分频数据、数据量化、数据分析、脑大数据比对、波形补充分析、脑点位相干性、数据控制技术、现场实时系统控制技术、视频内容创编技术等。在 qEEG 脑功能测试的基础上，测试获取的脑数据与人脑大数据库比对后，可以清晰地了解被试者大脑不同点位不同频段的脑电波数据是否存在异常以及异常的程度。

（一）定量脑电图对昏迷患者预后评估的临床研究进展

qEEG 可早期反映神经功能的缺损情况，判断疾病严重程度，评估脑功能情况，在不同程度上预测重症患者的预后。

aEEG 是一种基于电压的脑功能趋势图，即以 EEG 的振幅变化作为评估脑功能改变的主要指标。在昏迷患者中，低电压比高波幅电活动对预后更有价值，因此振幅整合的主要目的是提高对低波幅成分的分辨率和测量精确度。aEEG 在重症脑血管病及不同病因所致意识障碍的预后判断中的研究结果显示，背景活动表现为电静止、持续低电压、爆发 - 抑制的患者预后往往较差。相对量表而言，具有脑电指标的模型对昏迷的预测效果更好。

定量脑电监测可以从时间和空间两方面动态体现大脑神经元的活动，直接反映脑活动及脑代谢、脑血流等情况，可简便、实时地对神经重症患者的脑损伤及预后进行初步评估，可以及早地在神经功能紊乱的可逆期内提供有效信息，及早发现脑损伤，可为脑损伤严重程度、短暂和长久昏迷判断、短期和长期预后、治疗及医疗决策提供更有价值的信息。

（二）定量脑电图对缺血性卒中脑功能评估的临床研究进展

qEEG 对脑缺血的灵敏性较普通 EEG 高。研究发现 qEEG 可用来预测脑梗死后 3 个月的认知改变，其参数可以反映脑功能状况以及认知水平恢复状况。qEEG 可用于评价狭窄或闭塞后脑功能变化情况及术后恢复程度等，较其他检测手段在脑梗死患者中使用更灵敏。

qEEG 被用于监测颈动脉内膜切除术期间的血流灌注情况，发现颈内动脉钳夹期间 α 波活动减少与脑缺血密切相关。有学者通过动物模型分析了 qEEG 相关参数与缺血性卒中的关系，提出在急性期 δ 波功率会增加 4 倍，但这仅限于纹状体和皮质感觉区域；在亚急性期，α 波功率会逐渐降低到基线的 50%，最终研究表明卒中后功能恢复与半暗带的神经活动相关。ADR 与急性期至慢性期的卒中后功能恢复高度相关。有研究提出 ADR 和 α 波变异性可以在 CT 扫描缺血性改变明显之前和临床恶化之前检测到脑缺血的发展。在急性缺血性卒中患者中，再灌注治疗成功后，ADR 可以有效地、指导性地挽救缺血性半暗带组织损伤。在皮质缺血半暗带的改善（以 ADR 减少为指标）是再灌注（CT 灌注成像显示）的补充，而再灌注并不完全与组织挽救、脑功能的恢复和（或）症状的改善相关。

（三）迟发性脑缺血定量脑电图改变的临床研究进展

qEEG 对脑细胞缺血缺氧十分敏感，可实时、有效地反映脑代谢及功能状态，当脑血流中断超过 30s，即可观测到异常信号。

脑电图能提供脑皮质活动的实时信息。当皮质灌注不足导致神经功能受损时，EEG 发生改变，例如快波受到抑制或节律减慢。出现这种脑电改变时，神经功能的损害可能是可逆的，这为治疗干预提供了机会。EEG 可早期诊断迟发性脑缺血，并监测治疗干预的效果。因此当 aSAH 患者出现不明原因的神经功能恶化或波动性神经功能缺损等异常改变时，根据 ICU 的技术条件，可考虑进行长时程的定量脑电图监测。

（四）创伤性脑损伤定量脑电图改变的研究进展

有研究提出，TBI 引起的定量脑电图变化可能发生在早期，并可能在很长一段时间内仍可检测到。这些变化可通过脑电图指标的变化进行评估，具有 95% 的敏感性和 97% 的特异性。考虑到 TBI 患者的原发性损伤、器官功能障碍和继发性损伤的异质性，多种脑电图特征的组合可能对预测 TBI 患者的预后更有意义。当图谱上出现弥漫性变化，如反应性丧失和睡眠 - 觉醒周期缺乏，可能预示着预后不良，并提示可能累及脑干。定量脑电图谱上所显示的背景活动、睡眠周期变化以及各频带功率数值等指标，既对患者的诊断具有指导意义，也可作为患者预后的评估信息。

抽搐和非抽搐性癫痫在脑外伤后经常发生，通常未被发现，并且是神经疾病恶化的可治疗原因。因此，连续或间歇性脑电监测可能很有用，这也是指南中推荐的层间评估。此外，电生理监测可以识别皮质弥漫性去极化，这种情况发生在多达 50% 的脑外伤患者中，并与不良预后相关。因此，今后的研究应多致力于识别 EEG 多个参数的组合，深入探索 EEG 异常与 TBI 之间的神经生物学联系，以进一步提高 TBI 后定量脑电图预测的准确性。

（五）定量脑电图用于监测非惊厥性癫痫或非惊厥性癫痫持续状态

与既往有癫痫病史的患者不同，昏迷患者的非惊厥性癫痫（NCSE）更为复杂，病情也更加严重，原发病、NCSE 与昏迷之间的关系错综复杂，互相影响并形成恶性循环，如没有开展脑电图监测，许多 NCS 和 NCSE 患者将被漏诊。发生 CSE 或 NCSE 可能会加重患者意识障碍程度，造成二次脑损伤。研究显示 NCSE 与高死亡率相关，NCSE 发作持续 1h 的患者死亡率为 36%，发作持续至少 24h 的患者死亡率升至 75%。因此，在 ICU 必须通过长时间的脑电监测明确患者是否有 NCS 或 NCSE 发作。国外学者提出 ICU 患者 NCSE 的诊断要点：①处于昏迷状态或者至少存在严重的意识损害；②缺乏或者仅有轻微的运动特征（例如面部轻微抽动等）；③ EEG 显示存在全面性、单侧性、区域性的周期性或节律性脑电波特征。诊断 NCSE 时，多数学者认为痫性放电持续时间应≥ 30min。

定量脑电图可以将原始脑电图的大量数据在单个屏幕上生成易识别的趋势图，只要对 ICU 相关医护人员进行规范培训，就可以早期发现患者是否存在 CSE 或 NCSE。因此对于急性脑梗死、脑出血患者，如伴有持续不明原因的意识状态改变，应进行 qEEG 监测，以排除 NCSE。若监测 24 ～ 48h 无癫痫发作或抗惊厥药物撤药后 48h 无发作，可停止监测。对于伴有不明原因意识状态改变的蛛网膜下腔出血患者，应进行 qEEG 监测以排除 NCSE。

参考文献

[1] SINHA S R，SULLIVAN L，SABAU D，et al. American Clinical Neurophysiology Society guideline 1：minimum technical requirements for performing clinical electroencephalography[J]. J Clin Neurophysiol，2016，33：303-307.

[2] 刘晓燕 . 临床脑电图学 [M]. 2 版 . 北京：人民卫生出版社，2017.

[3] YANG Q，SU Y，HUSSAIN M，et al. Poor outcome prediction by burst suppression ratio in adults with post-anoxic coma without hypothermia [J]. Neurol Res，2014，36（5）：453-460.

[4] HERMAN S T，ABEND N S，BLECK T P，et al. Consensus statement on continuous eeg in critically ill adults and children，part ii：personnel，technical specifications，and clinical practice[J]. J Clin Neurophysiol，2015，32（2）：96-108.

[5] TIAN G，QIN K，WU Y M，et al. Outcome prediction by amplitude-integrated eeg in adults with hypoxic ischemic encephalopathy[J]. Clin Neurol Neur Osurg，2012，114（6）：585-589.

[6] RUNDGREN M，WESTHALL E，CRONBERG T，et al. Continuous amplitude-integrated electroencephalogram predicts outcome in hypothermia-treated cardiac arrest patients[J]. Crit Care Med，2010，38（9）：1838-1844.

[7] ROSSETTI A O，CARRERA E，ODDO M. Early EEG correlates of neuronal injury after brain anoxia[J]. Neurology，2012，78（11）：796-802.

[8] HALLBERG B，GROSSMANN K，BARTOCCI M，et al. The prognostic value of early aeeg in

asphyxiated infants undergoing systemic hypothermia treatment[J]. ACTa Paediatr，2010，99(4)：531-536.

[9] THORESEN M，HELLSTRÖM-WESTAS L，LIU X，et al. Effect of hypothermia on amplitude-integrated electroencephalogram in infants with asphyxia[J]. Pediatrics，2010，126(1)：e131-e139.

[10] OH S H，PARK K N，SHON Y M，et al. Continuous amplitude-integrated electroencephalographic monitoring is a useful prognostic tool for hypothermia-treated cardiac arrest patients[J]. Circulation，2015，132(12)：1094-1103.

[11] RATHAKRISHNAN R，GOTMAN J，DUBEAU F，et al. Using continuous electroencephalography in the management of delayed cerebral ischemia following subarachnoid hemorrhage[J]. Neuro Cri Care，2011，14(2)：152-161.

[12] WOITZIK J，DREIER J P，HECHT N，et al. Delayed cerebral ischemia and spreading depolarization in absence of angiographic vasospasm after subarachnoid hemorrhage[J]. J Cereb Blood Flow Metab，2012，32(2)：203-212.

[13] LENG L Z，FINK M E，IADECOLA C. Spreading depolarization：a possible new culprit in the delayed cerebral ischemia of subarachnoid hemorrhage[J]. Arch Neurol，2011，68(1)：31-36.

[14] MUNIZ C F，SHENOY A V，O'CONNOR K L，et al. Clinical development and implementation of an institutional guideline for prospective eeg monitoring and reporting of delayed cerebral ischemia[J]. J Clin Neurophysiol，2016，33(3)：217-226.

[15] 周月玲，陈燕伟，王向宇 . 定量脑电图在重型颅脑创伤患者预后评估中的应用 [J]. 实用医学杂志，2013，29(15)：2482-2485.

[16] 国家卫生健康委员会脑损伤质控评价中心 . 中国成人脑死亡判定标准与操作规范(第二版)[J]. 中华医学杂志，2019，99：1288-1292.

（韩冰莎）

第五节 脑电双频指数监测技术

一、概述

脑电双频指数（bispectralindex，BIS）是计算机对脑电图（EEG）的功率、频率、谐波和位相进行分析，对复杂的脑电信号进行数字化处理，最后转化成无量纲的数字。它能实时反映大脑皮质和皮质下的意识水平，并能迅速反映镇静水平的变化，不仅用于评估手术患者的麻醉深度及危重患者的镇静水平，还可用于早期干预，改善颅脑损伤患者的脑缺血缺氧状态，评估预后状态等，在神经外科领域有很好的应用前景。

二、适应证和禁忌证

（一）适应证

（1）机械通气患者使用镇静肌松剂，评估镇静深度，指导合理用药，防止镇静过度。

（2）对全身麻醉患者评估麻醉深度。

（3）昏迷患者评估。

（二）禁忌证

BIS 监测无绝对禁忌证。安装有心脏起搏器或其他植入式电子设备者应谨慎使用。

视频 3-5-1

三、脑电双频指数监测方法（视频 3-5-1）

（一）物品准备（图 3-5-1）

BIS 监护仪主机、连接电缆、BIS 传感器、75% 酒精、纱布或棉签。

（二）患者准备（图 3-5-2）

对前额皮肤的油脂、皮屑，用 75% 酒精擦拭干净，待皮肤干燥 2 ～ 3min。

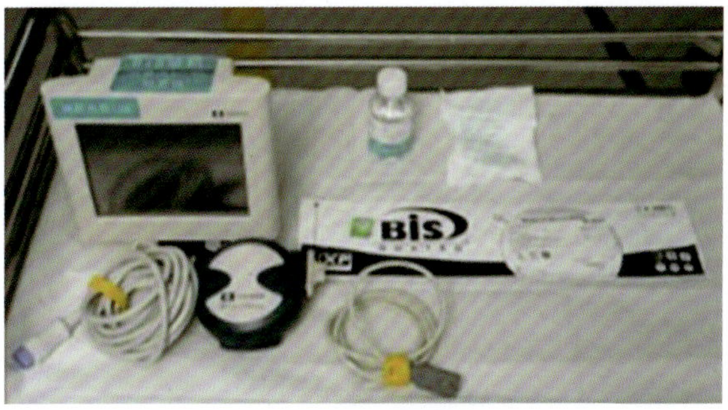

图 3-5-1 物品准备

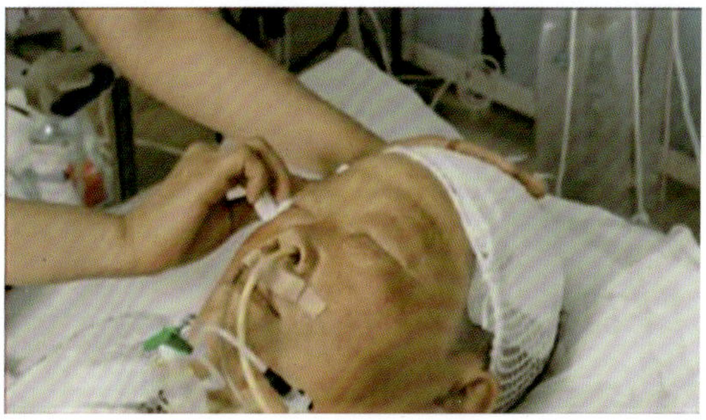

图 3-5-2 患者准备

(三)粘贴电极片(图 3-5-3)

将传感器的 1 号探头贴在额部鼻根上方 5cm，2 号电极紧贴 1 号探头，依次粘贴，3 号探头贴在一侧眉毛上方，4 号探头贴在太阳穴处。沿着探头的外缘按压传感器，使其贴附在患者皮肤上，用力并柔和地按压传感器的中心位置，保持 5s。

(四)连接传感器、接口电缆(图 3-5-4)

将传感器端的空白侧向上(芯片侧向下)，对准缆线的插口插入，听见“咔嗒”声表示连接完成。打开监护仪进行自检，监护仪显示 BIS 数值与波形，待质量信号指数大于 80%、肌电活动小于 40dB，记录 BIS 值。

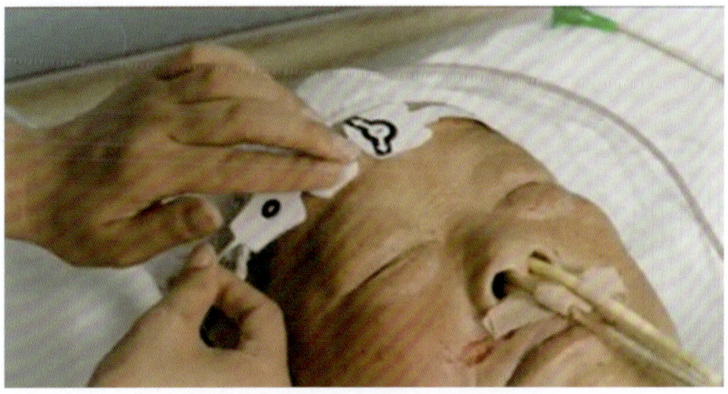

图 3-5-3 粘贴电极片

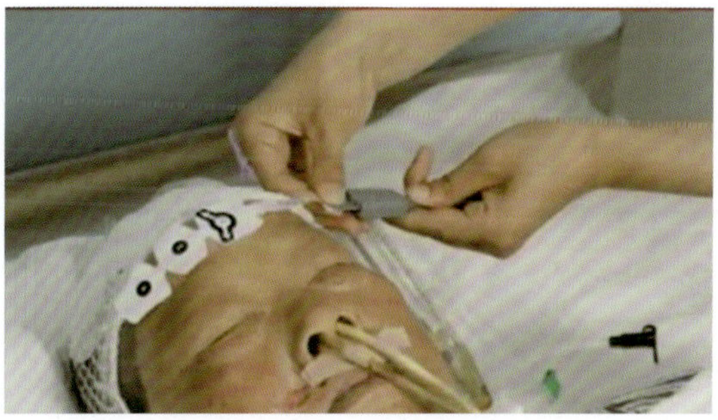

图 3-5-4 连接传感器

四、脑电双频指数监测参数结果解读

BIS 涉及频域、时域和双谱域，同时包含了 4 个 EEG 参数，即突发抑制率、抑制指数、快慢波的相对同步性和 β 比率，运用非线性算法将 4 个参数转化成简单的数字(0 ~ 100)，即脑电双谱指数，用来反映大脑皮质及皮质下的受抑制程度(图 3-5-5)。BIS ≥ 85 表示完全清醒状态，65 ~ 84 代表深度睡眠或镇静状态，40 ~ 64 代表麻醉或昏迷状态，BIS < 40 可出现暴发性抑制，BIS=0 提示脑死亡状态。

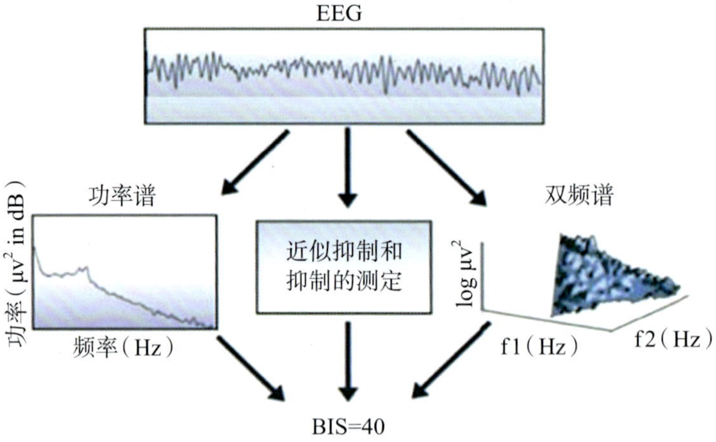

图 3-5-5　结果解读

五、脑电双频指数监测技术的发展历史

脑电双频指数监测技术是于 1996 年由美国食品药品监督管理局首次批准使用的，用于监测和指导麻醉和镇静药品的使用。目前，该项技术已成熟、完善，在各种需要镇静监护的场所（如重症监护室及麻醉手术室）广泛应用。大量临床研究显示，在该技术监测下，将指数值控制在 40 ～ 60，能保障患者在全身麻醉下的最佳效果，并对患者的苏醒有所改善。该项监测技术在重症监护病房广泛应用，能够有效地对机械通气患者的镇静深度进行评估，还能对镇静药物的使用进行有效指导，对心肺复苏和脑损伤患者的预后及脑功能状况进行辅助判断。目前，临床上正在对该项技术在肝病患者的意识及术后认知功能的判断、改善方面的应用价值进行评估，以期在临床其他领域有更大的应用价值。

六、脑电双频指数应用的影响因素

在脑电信号向数字信号转化的过程中，脑电双频指数会受到多种因素的影响，最常见的 2 种影响因素为皮质活动及神经传导。故为了保证脑电双频指数的精准度，应排除呼吸减慢、心动过速、高血压等会对生命体征造成影响的因素。保温毯、冰毯、心脏起搏器等会导致脑电双频指数值增加。肌肉活动会导致 EEG 伪波出现，进而导致脑电双频指数值增加。Beynel 等研究发现，30 ～ 47Hz 的频率会导致脑电双频指数与前额肌电图之间有重叠现象出现。一旦肌肉收缩，即使患者并未出现意识改变，脑电双频指数也会增高，不过这种波动随着神经肌肉阻滞剂的应用可消失。同时，电极片放置的位置、质量信号指数和肌电信号也与脑电双频指数有显著关系。质量信号指数和前额肌电图在脑电双频指数监测仪上不间断出现，质量信号指数在最大值、前额肌电图在最小值时的脑电双频指数为最可靠的数值。需要注意的是，脑电双频指数无法对自然睡眠及药物诱导睡眠进行区分。在自然睡眠状态下，睡眠程度越深，脑电双频指数越低，最低可至 40 左右，故临床上极易对此类患者做出错误的判断。

（一）BIS 监测在心肺复苏后的应用

EEG 监测脑缺血具有敏感性高、反应迅速、方法简便等特点。来自 EEG 的 BIS 值或许能为预测神经组织损伤和保护神经功能提供一些有价值的信息。Jouffroy R 等在研究中发现 BIS 监测可作为心搏骤停患者脑死亡早期的评估工具，心搏骤停后低 BIS 值与不良的神经系统结果有关，而 BIS 值为 0 是一个很好的预测脑死亡的指标。Haesen J 等的研究发现 BIS 监测的简易脑电图与标准脑电图相比几乎没有差异，在用于识别心搏骤停后经常出现的一些神经精神症状中具有高度的准确性，尤其是在心搏骤停后早期癫痫的识别中扮演重要的角色。Eertmans W 等发现在心搏骤停的患者中，恢复自主循环后 12h 内平均 BIS 值小于 25 可能预示着不良的神经系统预后。BIS 监测与一些临床表现相结合可能更有助于心肺复苏治疗后神经系统结果的预测以及早期识别神经系统预后不良。

（二）BIS 监测在睡眠深度监测中的应用

多导睡眠监测（polysomnography，PSG）是分析睡眠结构的“金标准”，但是由于它在时间、设备、费用等方面的限制，并不常用于临床。BIS 值常被用来监测麻醉深度，鉴于麻醉和自然睡眠时脑电图特征的相似性，一些研究者将 BIS 值用于睡眠监测评估。大多数研究表明，在慢波睡眠中随着睡眠深度的增加，BIS 值有所下降，但 BIS 值在睡眠阶段之间的相关性存在差异。Gimenez S 等在研究中发现非快速眼动睡眠（non-rapid eye movement，NREM）时 BIS 值随睡眠深度的增加而降低（从 N1 期到 N3 期），BIS 值在快速眼动睡眠（rapid eye movement，REM）期间增加，与 N1 期和 N2 期的值重叠，BIS 监测可以在需要时帮助识别 REM 和 NREM 的 N1 期、N2 期。在 Benissa M R 等的研究中，BIS 监测在识别 NREM，特别是 N3 期上具有很高的敏感性和特异性，但无法区分浅睡眠阶段与 REM 或清醒状态。或许在以后的研究中使用 BIS 监测与肌电图或眼电图相结合的方法，可以区分不同的睡眠阶段，能更好地监测睡眠深度，并可作为睡眠监测的一种替代方法，减少多导睡眠监测产生的费用和提高护理的水平。

（三）评估脑死亡

自 2005 年 Monk 等提出术中低血压及长时间深麻醉（BIS ＜ 45）与术后一年的死亡率存在相关性以后，麻醉过深是否会增加术后死亡率这一问题一直存在着争议。2017 年 Maheshwari A 等的研究中，将 8239 名心脏手术患者根据其术中是否出现双低（低 BIS 值、低血压）分为试验组和对照组，与对照组的患者相比，试验组结果的风险增加了或者高于样本均值；同时低 BIS 值、低血压的持续累积时间增加了术后 30d 死亡的风险。McCormick P J 等也得出了相似的结论，双低累积时间超过 60min 的患者死亡的风险是正常患者的 2 倍，双低的持续累积时间与术后死亡率密切相关。Willingham M D 等的研究结果显示在术后 30d 的死亡率上，三低组（低 BIS 值、低血压、低肺泡最小有效浓度）明显高于非三低组（1.9% vs 0.4%），三低的累积持续时间与死亡率增加有显著的相关性。然而一些研究未能重现这一发现，其结果显示低 BIS 值、低血压和低肺泡最小有效浓度单独或同时出现与术后死亡率之间没有关系或可能有关系但不是因果关系，可能是患者的自身情况和手术因素所导致的。

七、脑电双频指数监测在神经重症中的应用

（一）评估镇静

多数神经重症患者的中枢神经系统遭到破坏，病情危重，需要机械通气等治疗，常要适当的镇静；额叶受损的患者，出现烦躁，为预防颅内再次出血，也需适当的镇静；危重症患者的治疗措施（如脑室引流术、腰椎穿刺术、气管插管、气管切开等）及 ICU 环境因素等诸多原因，会使患者躁动，导致气管插管脱出。因此，为控制机械通气患者的烦躁状态、提高患者对气管插管的耐受、避免非计划性拔管，医护人员必须为患者提供安全、舒适的镇静状态。目前护理人员常采用镇静 - 躁动评分、Ramsay 分级评分、运动活力评分、警觉镇静观察评分等来评估镇静程度，这类评估方法只能粗略地估计镇静程度，容易导致镇静过浅或过深，从而增加了医护人员的工作量。顾勤等的研究发现，BIS 值随着镇静程度加深而降低，Ramsay 分级评分与 BIS 值呈负相关。在 Ramsay 分级评分中，2 ～ 5 分代表镇静合理，此时对应的 BIS 值参考范围为 61 ～ 84，因此为确保神经重症患者镇静合理，建议将 BIS 值控制在 61 ～ 84。

（二）判断预后

Paul 等研究了轻中度颅脑损伤患者 BIS 值和格拉斯哥昏迷指数（Glasgowcomascale，GCS）评分的相关性，在 29 例进行开颅手术的患者中，BIS 值和 GCS 评分具有直线相关性（r=0.67，$P < 0.001$），BIS 值随着 GCS 评分增加而升高，提示轻中度颅脑损伤患者的 BIS 值与 GCS 评分有高度相关性。Tjokorda Gde Agung 等研究认为 BIS 值与 GCS 评分在颅脑损伤患者中有高度的相关性。一项用 BIS 值估计 GCS 评分的试验根据线性回归分析得出 GCS=0.21 ×（BIS）− 5.208，提示 BIS 值与颅脑损伤患者的 GCS 评分高度相关，平均 BIS 值随着 GCS 评分的增加而增加，在 GCS 评分无法评估的情况下，此公式可能有助于确定颅脑损伤患者的意识水平。Dou 等研究中根据 BIS 值高低将颅脑损伤患者分为四组：0 ～ 20 组、21 ～ 40 组、41 ～ 60 组、> 60 组，分析了各组的预后情况，发现 BIS 值与 GCS 评分有良好的相关性，其中当 BIS > 42.5 时，根据 ROC 曲线，BIS 值对评估颅脑损伤患者的预后有很好的灵敏性、特异性。李海玲等将颅脑损伤患者按 BIS 值分为< 60 组和≥ 60 组，于入住 ICU 3d 内或停用镇静剂 24h 后持续监测 BIS 12h，经分析发现< 60 组的不良转归率、病死率均高于≥ 60 组，提示 BIS 值与患者预后具有一定的相关性。由此可以看出，BIS 是一个客观地评估意识状态的工具，可以避免许多主观评估中的错误，并且所得的数据非常直观，都是数字，避免了患者反复受到外界刺激，是判断颅脑损伤患者预后的早期客观指标。

（三）多模态监测

由于颅脑损伤患者病情复杂多变，因此临床单一的监测模式难以及时发现患者的病情变化。目前的多模态监测技术增进了对病理生理机制的了解，有助于制订个性化的管理目标，监测项目包括颅内压、氧合、代谢、炎症反应和皮质反应性。相比单一变量监测，多模态监测能使临床医生更加深入地了解颅脑损伤患者的病理生理机制。Dong 等研究发现在颅脑损伤患者中，严重的伤情、较低的 BIS 值、高颅内压与不良预后相关，同时，BIS 值和 ICP 呈负相关，随着患者颅内压升高，BIS 值呈下降趋势，

ICP 和 BIS 联合监测在评估重度颅脑损伤患者的预后方面有较高的价值。

八、前沿进展

麻醉中 BIS 值的临床指导意义

1.BIS 监测与麻醉苏醒

深麻醉被认为是苏醒延迟的主要因素，也是影响术后康复的原因之一。有研究表明 BIS 指导组与对照组相比能够明显减少麻醉用药和麻醉恢复时间。Oliveira C R 等筛选出 17 篇相关研究做出的分析表示 BIS 监测能够有效地减少拔管时间、减少时间和地点定向力恢复时间、减少在手术室和麻醉恢复室的停留时间。Chiang M H 等的研究分析了 26 个相关临床研究包含 9537 名患者，也得出了类似的结论，发现 BIS 监测组与非 BIS 监测组相比，BIS 监测组能够有效地减少麻醉恢复时间。早期苏醒是全麻后的一个理想目标，BIS 监测可预测麻醉深度和苏醒时间，减少麻醉药物用量，避免苏醒延迟。

2.BIS 监测与认知障碍

术后认知障碍是老年患者（年龄≥ 60 岁）一种常见的术后并发症可能会导致预后不良增加死亡的风险。造成术后谵妄和术后认知功能障碍有很多原因，麻醉可能是导致围术期认知障碍的一个不可忽略的危险因素。有研究显示 BIS 监测下患者术后谵妄风险降低 6%，术后 3 个月发生认知障碍的风险降低 3%。在 2018 年 Punjasawadwong Y 等的证据也表明 BIS 指导的麻醉可以降低 60 岁及以上的患者出现术后谵妄的风险，减少 3 个月内的术后认知功能障碍的发生，这是基于对六个随机对照试验包括 2929 个年龄大于 60 岁的老年患者进行分析所得出的结论。MacKenzie K K 等的研究结果表明 BIS 监测下的麻醉能降低 38% 的术后谵妄的发生，虽然两者的联系机制还有待确定，但是 BIS 监测与术后谵妄的减少是具有相关性的，与术后认知功能障碍之间的关系还有待更多的研究。Lu X 等的研究结果认为在 60 岁及以上的老年患者中术后认知障碍的发生率在低 BIS 和高 BIS 组之间没有明显差异。但在 2019 年 Quan C 等在研究中将患者分为两组，一组为深麻醉组 BIS 值在 30 ～ 45，另一组为浅麻醉组 BIS 值在 45 ～ 60，深麻醉组术后 7d 认知功能障碍发生率明显低于浅麻醉组（19.2% vs 39.6%），术后 3 个月认知功能障碍发生率两组之间无明显差异；同时与术后认知功能障碍相关的炎症因子水平也验证了这一结果，在术后 7d 血浆蛋白炎症因子水平深麻醉组明显低于浅麻醉组，术后 3 个月血浆蛋白炎症因子水平两组间无明显差异。一些研究也得出了相似的结论，在 BIS 监测下全凭静脉麻醉或静吸复合麻醉，深麻醉组与浅麻醉组相比能明显降低老年患者术后 7d 认知功能障碍的发生率，降低术后炎症因子水平减轻脑损伤。麻醉深度与术后认知功能之间的关系还存在着许多的争议还需要大量的临床研究来加以验证。但 BIS 监测与非 BIS 监测相比是有益于减少老年患者术后谵妄和认知功能的发生。

3.BIS 监测与术中知晓

一些研究发现麻醉过浅可能是导致术中知晓的主要原因，BIS 监测能够明显减少术中知晓的发生率，尤其是对于某些高危患者（如有严重的系统疾病、血流动力学不稳定、使用高剂量阿片类药物的慢性疼痛患者等）和静脉全身麻醉的患者。虽然术中知晓的发生率为 0.1% ～ 0.2%，但是一旦发生会给患者带来严重的心理创伤。Gao W W 等的研究结果发现 BIS 监测组静脉麻醉患者术中知晓发生率较非 BIS 监测组低，BIS 监测在降低吸入麻醉患者术中知晓发生率方面没有明显优势，而在静脉麻醉中具有显著优势；而吸入麻醉患者术中 BIS 监测组与非 BIS 监测组的术中知晓发生率的差异无统计学意义。虽然吸入麻醉患者术中应用 BIS 监测与呼气末气体监测的肺泡最小有效浓度值临床意义相近，但在吸入麻醉中对避免麻醉过深有一定的意义。

4.BIS 监测在儿童中的特殊性

婴儿向成人的发育过程中，脑电图的振幅和频率均不断发生变化，BIS 值对评估小儿的麻醉深度具有一定的不确定性。J. Tokuwaka 等的研究发现小于 2 岁的儿童用 BIS 监测麻醉深度时不具有可靠性，建议 BIS 监测用于 2 岁及以上的儿童。2017 年，Sciusco A 等研究发现，在 1 个月到 12 岁的儿童中，随着年龄的增长 BIS 监测的准确度逐渐提高。BIS 监测在儿童麻醉中的意义有待进一步研究。

5.BIS 监测在老年患者中的特殊性

老年人的 BIS 监测也有其特殊性，Purdon P L 等的研究显示老年患者的脑电图振幅明显低于年轻人，更容易出现脑电爆发抑制；大脑会随着年龄的变化发生结构和功能的正常变化，这些变化可能会影响麻醉所引起的脑电图改变，基于脑电图的麻醉深度指数可能使老年患者所需的剂量更大。在 2016 年一篇关于老年患者脑电双频指数变化的研究中显示，虽然 BIS 监测不能反映老年患者脑电图的退行性变化，但它可以反映个体对镇静催眠药物的敏感性，如果在术中达到预期的指标值（40 ～ 60），麻醉药可能被过量使用并导致老年患者出现脑电抑制。Valence T 等在研究中表示在老年患者中我们不应该试图保持 BIS 值在推荐的范围内，而是调整它们以适应患者的需求。现有的以脑电图为基础的 BIS 值没有考虑年龄的因素，因此在老年患者中可能不准确，可能会导致实际的麻醉深度过深。

参考文献

[1] RUO X D，WEI X，XIAO F J，et al. Electrophysiological monitoring of brain injury and recovery after cardiac arrest[J]. Int J Mol Sci，2015，16（11）：25999-26018.

[2] MARY J G，CINDY L M，PAUL A W，et al. Responses to noxious stimuli in sedated mechanically ventilated adults[J]. Heart Lung，2014，43（1）：6-12.

[3] ROBIN M C，YANNICK T L，CÉLINE G，et al. Changes in the bispectral index in response to experimental noxious stimuli in adults under general anesthesia[J]. ISRN Pain，2013，8（1）：583920.

[4] SAEED M，ASHOK P，AYMAN EL M，et al. Utility of bispectral index in the management of multiple trauma patients[J]. Surg Neurol Int，2014，26（5）：141.

[5] 裴学勇，马耀，任节．脑电双频指数、乳酸对心肺复苏术后患者预后的评估价值 [J]．中国急救复苏与灾害医学杂志，2018，13（9）：841-843.

[6] 付阳，许涛，谢克亮，等．麻醉深度指数和脑电双频指数在静脉麻醉中判断意识变化的多中心比较研究 [J]．国际麻醉学与复苏杂志，2018，39（11）：1005-1009.

[7] 宋迎春．脑电双频指数对急诊意识障碍患者转归的预测价值 [J]．中国医药指南，2019，17（29）：5-6.

[8] 肖青勉，李佳，刘倩，等. 早期脑氧利用率联合脑电双频指数对老年急性重度一氧化碳中毒迟发性脑病患者的预测价值 [J]. 中华老年医学杂志，2021，40（6）：722-726.

[9] 姜道明，滕晓华. 脑电双频指数在脑复苏后神经功能监测中的作用 [J]. 湘南学院学报（医学版），2019，21（2）：71-75.

[10] 何青青，周蓉. 护士使用脑电双频指数监测重症脑损伤病人镇静水平体验的质性研究 [J]. 护理研究，2020，34（19）：3527-3530.

[11] 费明明，李平，张霖，等. BIS 联合 NSE 用于评估脑血管疾病神经重症患者预后的初步研究 [J]. 立体定向和功能性神经外科杂志，2018，31（1）：35-38.

[12] 蔡雪敏，汪海芹，张爽，等. 脑出血患者术后死亡的预测指标 [J]. 中国医药科学，2019，9（1）：253-256.

[13] 王芳茹，李永宏. 脑电双频指数监测对全身麻醉患者术后苏醒、术中知晓及并发症发生影响 [J]. 临床军医杂志，2018，46（9）：1099-1100.

[14] 胡凤艳，高明，李涛，等. 脑电双频指数在临床麻醉中的应用现状 [J]. 中国实验诊断学，2019，23（4）：743-746.

[15] DI F，GAO Q，XIANG J，et al. Clinical practice experiences in diagnosis and treatment of traumatic brain injury in children：a survey among clinicians at 9 large hospitals in China[J]. PLoS One，2015，10（11）：e142983.

[16] ABRAHAM P，RENNERT R C，GABEL B C，et al. ICP management in patients suffering from traumatic brain injury：a systematic review of randomized controlled trials[J]. Acta Neurochir（Wien），2017，159（12）：2279-2287.

[17] HAWRYLUK G，AGUILERA S，BUKI A，et al. A management algorithm for patients with intracranial pressure monitoring：the Seattle International Severe Traumatic Brain Injury Consensus Conference（SIBICC）[J]. Intensive Care Med，2019，45（12）：1783-1794.

[18] HUSSEIN K，RABINO G，FEDER O，et al. Risk factors for meningitis in neurosurgical patients with cerebrospinal fluid drains：prospective observational cohort study[J]. Acta Neurochir（Wien），2019，161（3）：517-524.

[19] LIU X，ZIMMERMANN L L，HO N，et al. Evaluation of a new catheter for simultaneous intracranial pressure monitoring and cerebral spinal fluid drainage：a pilot study[J]. Neurocrit Care，2019，30（3）：617-625.

[20] FRIED H I，NATHAN B R，ROWE A S，et al. The insertion and management of external ventricular drains：an evidence-based consensus statement：a statement for healthcare professionals from the neurocritical care society[J]. Neurocrit Care，2016，24（1）：61-81.

[21] LI Z，ZOU D，ZHANG J，et al. Use of 3D reconstruction of emergency and postoperative craniocerebral CT images to explore craniocerebral trauma mechanism[J]. Forensic Sci Int，2015，255：106-111.

[22] BOUIDA W，MARGHLI S，SOUISSI S，et al. Prediction value of the Canadian CT head rule and the New Orleans criteria for positive head CT scan and acute neurosurgical procedures in minor head

trauma：a multicenter external validation study[J]. Ann Emerg Med，2013，61（5）：521-527.

[23] HASHEMIAN S M，DELAVARKASMAEI H，NAJAFIZADEH K，et al. Role of transcranial doppler sonography in diagnosis of brain death：a single center study[J]. Tanaffos，2016，15（4）：213-217.

[24] O'BRIEN N F，MAA T，REUTER-RICE K. Noninvasive screening for intracranial hypertension in children with acute，severe traumatic brain injury[J]. J Neurosurg Pediatr，2015，16（4）：420-425.

（栗艳茹）

第六节　无创脑水肿监测技术

一、概述

脑水肿是急性脑损伤后主要的继发性病理生理改变。大量研究提示，脑损伤后 1 ～ 2h 脑水肿开始形成，并进行性加重，1 ～ 3d 为脑水肿高峰期，4 ～ 5d 脑水肿开始吸收。患者脑损伤后最初 6h，脑细胞由于血肿块压迫或栓塞而缺血缺氧，三磷酸腺苷（adenosine triphosphate，ATP）生成不足，出现能量代谢障碍，导致细胞膜上 Na^{+} 离子泵、Ca^{2+} 离子泵功能障碍，引发钙离子超载，从而发生细胞毒性脑水肿；水通道蛋白 -4（aquaporin-4，AQP-4）在脑损伤 6h 后开始表达，24h 达到高峰，引起细胞外水、钠内流增多，进一步加重细胞毒性脑水肿；脑损伤 6h 后，自由基等毒性物质发挥作用、ATP 含量减少、Ca^{2+} 内流等因素导致血脑屏障通透性增高，从而导致血管源性脑水肿的发生，并于 3 ～ 5d 达到高峰。基质金属蛋白酶 -9（matrix metalloproteinase-9，MMP-9）是一种锌依赖性蛋白酶，临床研究表明，脑出血后 2d 血清 MMP-9 表达活性显著升高，它与血肿周围组织的水肿程度呈正相关。

随着医疗技术的发展，临床上出现了一系列脑水肿监测技术，目前主要分为侵入式与非侵入式。侵入式脑水肿监测技术较非侵入式更加成熟、应用更加广泛。主要的侵入式脑水肿监测技术为通过有创颅内压监测间接监测脑水肿情况，不过易使患者感到不适，严重时可导致出血、感染等并发症。不过脑水肿并不是颅内压升高的唯一因素，同时该方法无法区分血管源性脑水肿及细胞毒性脑水肿等水肿类型。目前无创脑水肿监测的主要方法为 CT、MRI 等影像学成像方法。这些方法虽然可以获得患者脑水肿进展的详细信息，但设备体积庞大，无法拆卸，时间分辨率低，不能实时监测床边情况，可能会造成延误早期脑水肿的诊断治疗和手术时机等不良后果。

二、无创脑水肿监测技术分类

（一）影像学检查

CT 及 MRI 是诊断缺血性脑卒中后脑水肿的常规方法，其中 CT 为首选诊断方法。CT 在检测血管源性脑水肿方面准确性高，并且能够量化脑组织含水量的变化。MRI 在明确脑水肿范围、部位以及确诊脑疝方面均优于 CT，若患者局部脑组织含水量增加，MRI 的信号尤其是 T2WI 便会发生十分明显的变化，因此可以更早地发现患者脑组织的病理变化，有利于确认脑卒中的原发病灶和周围的水肿区。但影像学检查无法床旁持续监测，需要搬动患者，发生不良事件的风险较高。

（二）生物电阻抗测量技术

起源于20世纪，具有可床旁监测、可重复性高、便携、快速、动态的特点，其中脑电阻抗监测技术和电阻抗断层成像技术已用于脑水肿监测。脑电阻抗监测在国内的应用较为成熟，输出参数可反映脑水肿变化。如果患者头颈部有皮肤病，将影响电极片的粘贴，颅骨偏厚、烦躁、头部出汗量大等也可能会干扰监测数值。

（三）经颅多普勒监测

是一种通过监测颅内血管的血流速度从而评估脑血流动力学的技术，可实现床旁监测，可重复性高，可以评估脑血肿和脑水肿改变、监测ICP变化、监测微栓子以及评价预后。缺点为对操作人员的专业要求较高，目前无法实现连续监测，血流速度数值易受到探测角度的影响。

（四）超声测量视神经鞘直径

ICP升高可引起视神经鞘内间隙扩大，导致视神经鞘直径（optic nerve sheath diameter，ONSD）增大。超声测量ONSD技术是通过观察ONSD变化间接监测脑水肿发生发展的，此项技术可床旁监测，适用于正处在脑水肿失代偿期的患者。临床应用时，需要注意不同人种和地区等造成的ONSD差异。

（五）近红外光谱脑氧饱和度监测

可及时发现局部脑氧饱和度（$rScO_2$）变化，判断脑组织氧供需平衡状态，具有无创、快速、实时、床旁监测、安全、持续等优点。因为该技术的探头一般放置于左右眉弓上缘，其监测不依赖于动脉脉搏，所以数值具有较高的稳定性，适用于生命体征不稳定的患者。临床应用时，需注意皮肤色素沉着、出汗量大、外界光源过强等可能会干扰监测数值。

（六）闪光视觉诱发电位技术

这是一种适合意识障碍脑卒中患者的神经电生理监测技术，具有无创、安全、简便、容易操作的特点。临床应用时，需注意患者频繁眨眼引起的肌电干扰、术前吸入麻醉、体温过低、低氧血症、视觉功能障碍等可能会干扰监测数值。

（七）自动瞳孔测量仪

是一项新兴的无创神经功能监测技术，主要功能是监测患者的瞳孔改变，可比人工测量瞳孔更早发现瞳孔变化，具有无创、客观、可重复性高、易操作的特点。瞳孔的相关变化往往是继发性脑损伤、脑水肿、ICP升高、脑疝的先兆。神经瞳孔指数（NPi）是自动瞳孔测量仪最具特点的输出指标。临床应用时，需注意周围环境光的变化、患者烦躁、巩膜水肿、眼眶周围水肿、麻醉剂与钙通道阻滞剂的联合使用等可能会干扰监测数值。

三、新型无创脑水肿动态监测

无创脑水肿动态监护仪以生物电阻抗技术为基础，通过对扰动系数的分析研究，综合评价脑水肿发展趋势及继发病变，是国内最早具有独立知识产权的监护仪，主要利用了生物电磁场理论、异物扰动原理和电阻抗技术（图 3-6-1）。

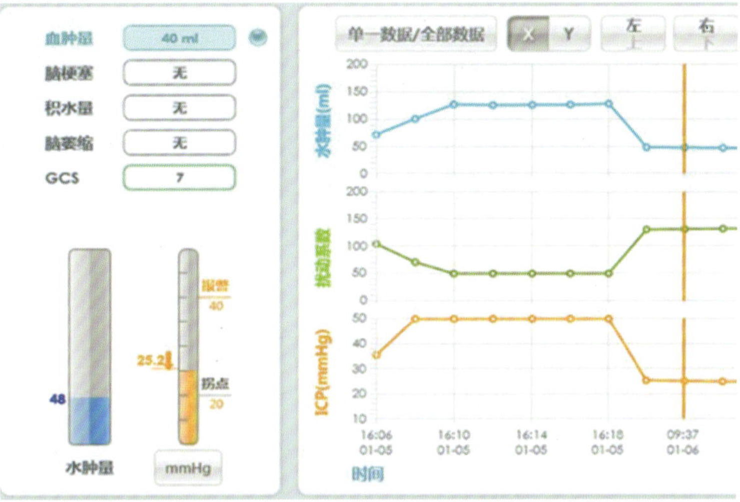

图 3-6-1　脑水肿监测界面

扰动系数为此设备的核心参数，它是电磁波在大脑组织传递过程中衰减程度、幅值、速度、时差改变的集成，是通过特定算法复合而成的具体数字。扰动系数＞ 155 提示高阻抗异常，可能存在血肿或肿物，并与体积呈正相关；扰动系数＜ 115 提示低阻抗异常，可能存在水肿或积水，并与体积呈负相关。

四、无创脑水肿动态监护仪的使用方法（视频 3-6-1）

视频 3-6-1

（1）物品准备（图 3-6-2）：供电频率为 50Hz、输出电流强度≤ 2mA 的无创脑水肿监测主机，导联线，电极片，手套，备皮刀，剃须刀，75% 酒精棉签或纱布。

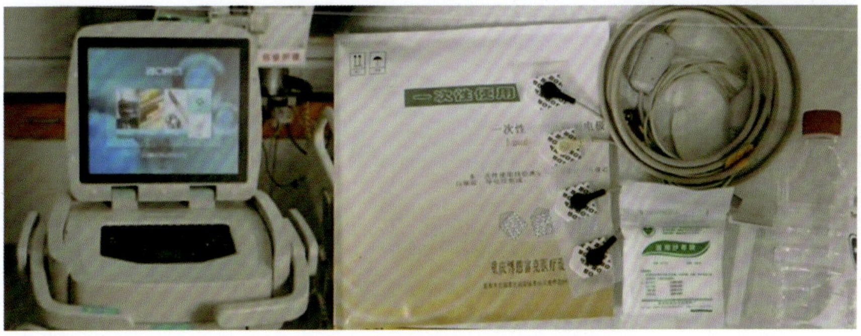

图 3-6-2　物品准备

（2）患者准备（图 3-6-3）：用备皮刀和剃须刀清理双耳缘上电极片粘贴部位的毛发，左右两侧剔除面积约为 8cm × 8cm，备皮处不遗留任何毛发根，用手触摸时感觉头皮光滑。用 75% 酒精脱脂 3 次，清洁电极粘贴处皮肤，脱脂后应稍等 3 ～ 5min 再进行下一步。

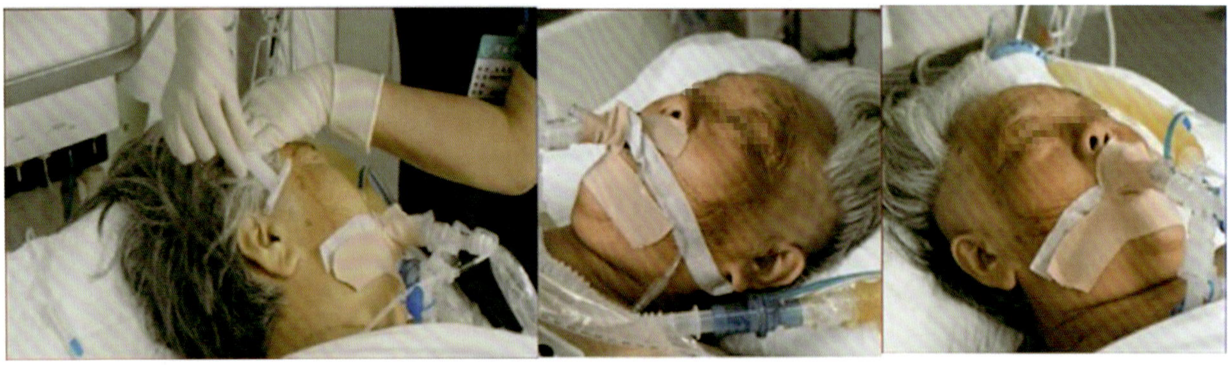

图 3-6-3　患者准备

（3）电极安放（图 3-6-4）：使用一次性专用测量电极片，共 4 个。4 个电极片左右两两对称，第一块电极片中心对齐外耳道上方耳郭最高点，电极片下缘与外眼角延长线重合，第二块电极片紧贴第一块电极片，并排粘贴。1 号电极位置，右前；2 号电极位置，右耳上；3 号电极位置，左耳上；4 号电极位置，左前。

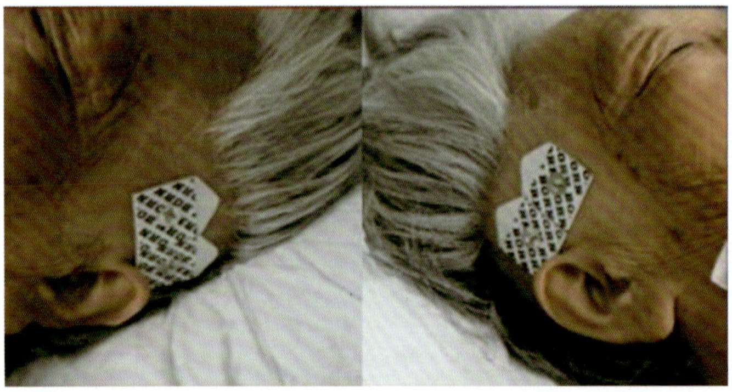

图 3-6-4　电极安放

（4）连接导联线（图 3-6-5）：以患者体位为基准，1、2、3、4 号电极位置对应的导联线分别为棕色、绿色、白色、黑色。

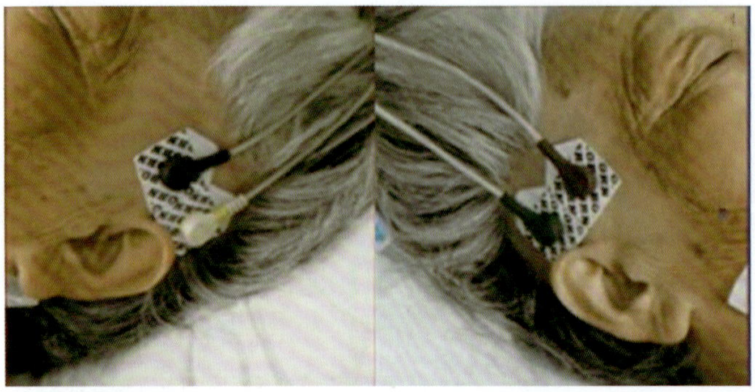

图 3-6-5　连接导联线

（5）输入患者基本信息，开始监测（图 3-6-6）。

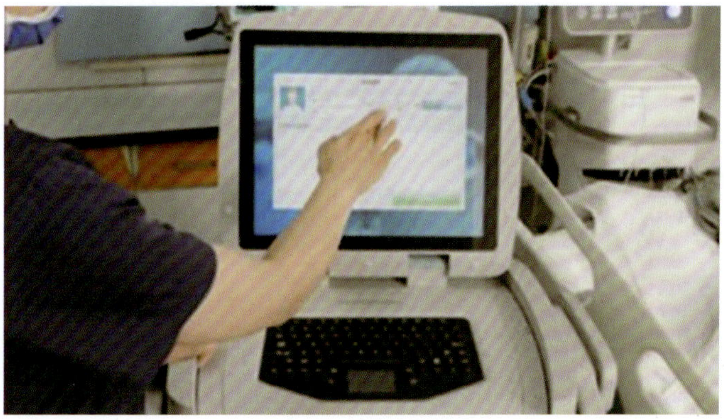

图 3-6-6　输入患者信息

五、无创脑水肿监测技术在神经重症中的应用

（一）无创脑水肿监测技术在缺血性脑卒中的应用

1. 脑水肿监测

关于 CT 预测脑水肿的最新研究显示，利用相关专业软件可对缺血性脑卒中患者的 CT 图像进行绘制，测算灰度值后计算出水摄取率，当水摄取率≥ 13.08% 时，高度怀疑患者发生恶性脑水肿，具有较高的临床应用价值。扰动系数的数值变化有助于在缺血性脑卒中早期及时发现脑水肿，特别是缺血性脑卒中发病后 24h 内的脑水肿。HE 等将扰动系数与梗死体积进行比较，发现患者梗死侧扰动系数与梗死体积之间呈正相关，即梗死体积越大，脑水肿越严重，扰动系数越高。LOU 等发现，大面积缺血性脑卒中患者的扰动系数在发病后持续增加，扰动系数数值在发病 3 ～ 5d 达到高峰，在发病 7d 后持续下降，且患侧扰动系数一直高于对侧。研究者还发现，即使发病后 24h 内的 CT 没有提示早期缺血性脑卒中的征象，扰动系数也可以预测恶性大面积缺血性脑卒中事件的发生。有关 TCD 监测的研究显示，在缺血性脑卒中急性期，ICP 越高，舒张期血流速度越慢，血流灌注指数（PI）越高。孙友鹏研究发现，缺血性脑卒中患者 ICP 升高时，TCD 频谱会形成具有特征性的高阻力、低流速波形，而且患者脑水肿范围越大，血流速度越慢，PI 越大。目前大多数研究认为，ONSD ＞ 5mm 提示 ICP 升高，同时提示脑水肿风险较高。LEE 等监测并测算了 ONSD/ 眼球横径（eyeball transverse diameter，ETD）的比值，发现伴有恶性梗死核心的急性缺血性脑卒中患者若 ONSD/ETD 比值增大，提示恶性脑水肿的风险较高。除此之外，研究者还发现若 ONSD/ETD 比值在入院 1d 内增大，提示患者有实施去骨瓣减压术的指征。MALAEB 等利用 NIRS-$rScO_2$ 技术在新生猪仔缺氧缺血性脑损伤模型中监测脑水肿的早期变化，发现该监测系统最早可在缺氧后 2h 检测到脑水肿信号。这提示临床上应尽早对缺血性脑卒中患者实施局部 $rScO_2$ 监测，尽早识别脑组织缺氧状态。但是，通过某一时间点监测到的绝对数值判断患者 $rScO_2$ 是否异常可能会导致误判患者病情，临床应用时应当进行持续动态监测，结合患者病情分析数值变化趋势。有研究显示，NIRS-$rScO_2$ 联合 ICP 监测的多模态脑功能监测在识别脑灌注不足上比单独监测 ICP 更可靠。自动瞳孔测量仪有监测缺血性脑卒中患者恶性脑水肿、中线位移、脑疝的能力，在未来可以深入

挖掘其临床价值。

2. 脱水药物疗效评价

甘露醇是治疗脑水肿的临床一线脱水药物，其脱水疗效评价往往依赖临床医生经验和 CT 结果。通过头部 CT 评估颅内变化能得到客观的脱水疗效评价，但 CT 检查滞后于甘露醇的使用，无法实时持续监测。因此，具备持续、可床旁监测特点的技术可能更适合进行脱水药物疗效评价。何惠玲等通过 TCD 观察甘露醇静脉滴注对大面积缺血性脑卒中患者脑血流量和脑灌注压（CPP）的影响，发现静脉滴注甘露醇 30min 后，脑血流速度较治疗前明显升高，PI 下降。这提示 TCD 用于脱水药物疗效评价是可行的，并且可以为脱水治疗方案的修订提供依据。闪光视觉诱发电位技术可通过判断 ICP 的变化间接反映脑水肿严重程度，闪光视觉诱发电位技术波峰（N2 波）潜伏期延长时间与 ICP 升高呈线性正相关。谭戈等将闪光视觉诱发电位技术应用于大面积缺血性脑卒中患者的甘露醇脱水疗效评价，发现甘露醇应用到一定的次数和剂量时，脱水降颅压疗效会减弱，提示闪光视觉诱发电位技术有助于个性化脱水治疗方案的制订。持续的瞳孔测量可以评价脱水药物疗效，ONG 等使用自动瞳孔测量仪监测神经重症患者的脱水药物疗效，发现脑水肿患者在使用脱水药物后 NPi 有所改善。但研究者同时指出，接受了去骨瓣减压手术的患者 NPi 无明显变化。研究显示，联合 ICP、CPP 和脑组织氧分压监测的多模态监测，可以在恶性大脑中动脉卒中患者发生脑疝前 6 ～ 18h 捕捉到脑组织氧分压的变化，同时可以指导脱水药物疗效评价，这为日后多模态监测研究提供了新的思路。

3. 预后评价

无创脑水肿监测技术既能进行常规脑水肿监测，又能进行预后评价，可以丰富预后评价指标的内容。雷清梅监测颅脑损伤患者脑水肿发生发展并评价预后，发现扰动系数预测的最佳分界值为 72.5，且扰动系数越低的患者预后越差。LOCHNER 等发现，缺血性脑卒中患者双眼 ONSD 的平均值与梗死体积之间存在相关性，ONSD 为 5.6mm 时可预测恶性大脑中动脉梗死。有研究发现，缺血性脑卒中患者发病 24h 的 ONSD 与美国国立卫生研究院卒中量表评分呈正相关，与格拉斯哥昏迷指数呈负相关，并且 ONSD 高于正常值的患者恶性大脑中动脉梗死、出血转化、癫痫等并发症发生率增加。因此，缺血性脑卒中患者入院时早期监测 ONSD，及时调整治疗方案对患者良好的预后有重要意义。目前，自动瞳孔测量仪已经应用于缺血性脑卒中并发脑水肿患者神经功能恶化的评估以及神经重症患者的预后评价。研究显示，预后不良的神经重症患者入院时与出院后 30d 的 NPi 有明显差异，NPi 为 3.4 是预后不良的临界值。JAHNS 等研究发现，NPi ＜ 3 与缺血性脑卒中患者 6 个月后的预后不良相关。

（二）无创脑水肿监护仪在脑出血中的应用

脑出血是临床上比较严重的一种病症，属于脑血管病变，患者一旦发生脑出血很容易死亡，很多脑出血患者在抢救成功以后会存在一定的肢体功能障碍，具有较高的病死率和致残率。临床上对采用微创颅内血肿清除术治疗脑出血的患者使用无创脑水肿动态监测仪，能够更加准确及时地了解患者的病情变化，可以及时地监视患者的一般情况，防止并发症对患者产生影响，还能够为治疗提供依据，且不会产生创伤，可以显著控制脑出血后脑水肿形成。有研究发现观察组抢救有效率为 84.85%，对照组抢救有效率为 54.55%，$P < 0.05$，有统计学差异，说明能够有效提升抢救的有效率，减轻不良反应对患者的影响，改善患者的肢体功能和生活质量。

（三）无创脑水肿监护仪在急性脑损伤中的应用

无创脑水肿监护仪的出现为临床提供了一种无创、连续、方便且经济的床旁脑水肿监测新方式，但由于其投入临床应用时间较短，目前发表的研究较少，且多是关于单一病种的研究，缺乏多中心、大样本的临床研究。

无创脑水肿监护仪在不同的脑损伤患者中，扰动系数变化规律不同。钟高贤等研究表明，大面积脑梗死患者患侧大脑第 1 天的扰动系数即高于健侧，5d 时位于高峰，持续 7d 以上。刘丽旭等则在脑出血患者中发现扰动系数“先低后高”的现象，即脑出血患者平均起病（19.67 ± 11.52）h 内，患侧扰动系数低于健侧，而后持续升高，在病程 3d、7d 时患侧扰动系数均高于健侧。胡栓贵等认为，电阻抗值与水肿程度呈正相关，而与血肿程度呈负相关。通过对 8 篇脑损伤患者临床研究进行荟萃分析后发现，病程 1d 时，脑出血、颅脑外伤患者与脑梗死患者的健患侧大脑扰动系数有显著差异，脑出血、颅脑外伤患者的患侧大脑扰动系数显著低于健侧，而脑梗死患者则相反；病程 3d、7d 时，脑出血、颅脑外伤及脑梗死患者大脑扰动系数均是患侧高于健侧，与前述研究一致。差异的主要原因可能为病程前期，脑出血患者的血肿占位效应在影响脑组织电阻率上占主导地位，随着血肿块的吸收，脑水肿加重，脑水肿的电阻抗影响逐渐占据主导，因此出现扰动系数“先低后高”的现象；而对于脑梗死患者而言，在脑组织缺氧、缺血及炎症反应等因素作用下，发病后数小时即出现脑水肿，由于没有脑血肿的干扰，因此患侧的扰动系数高于健侧。

Meta 分析发现脑出血、颅脑外伤及脑梗死患者 1 ～ 3d 扰动系数均呈上升趋势，3 ～ 7d 扰动系数有所下降或上升幅度减缓，且 1 ～ 3d 扰动系数改变的幅度显著大于 3 ～ 7d，符合脑水肿发生的基本病理生理规律，从而提示无创脑水肿监测仪的扰动系数变化规律反映了患者脑水肿发生的动态过程，进一步证实了无创脑水肿监测仪对急性脑损伤患者的诊断价值。

六、前沿进展

无创脑水肿监测仪经济、有效、无创，能快速诊断并实时反映脑水肿的严重程度，可供医护人员参考、判断手术时机，调整诊疗措施。但其扰动系数缺乏标准化、直观化的优势，仍无法取代 CT、MRI 等影像技术在临床诊疗中的地位，且其数值易受其他因素干扰而产生误判，缺乏直观化的影像反馈，无法量化具体的脑水肿范围，有待进一步开发和研究。

参考文献

[1] WIJDICKS E F，SHETH K N，CARTER B S，et al. Recommendations for the management of cerebral and cerebellar infarction with swelling：a statement for healthcare professionals from the American Heart Association/American Stroke Association[J]. Stroke，2014，45（4）：1222-1238.

[2] HUANG X，YANG Q，SHI X，et al. Predictors of malignant brain edema after mechanical thrombectomy for acute ischemic stroke[J]. J Neurointerv Surg，2019，11（10）：994-998.

[3] KUMMER R，DZIALOWSKI I. Imaging of cerebral ischemic edema and neuronal death[J]. Neuroradiology，2017，59(6)：545-553.

[4] LOCHNER P，CZOSNYKA M，NALDI A，et al. Optic nerve sheath diameter：present and future perspectives for neurologists and critical care physicians[J]. Neurol Sci，2019，40(12)：2447-2457.

[5] 于芸，韩如泉 . 近红外光谱脑氧饱和度监测用于颈动脉内膜剥脱术的研究进展 [J]. 临床麻醉学杂志，2018，34(8)：827-829.

[6] 熊震，黄宇星，李成勋，等 . 应用无创脑水肿动态监护仪观察血府逐瘀汤治疗急性脑出血后脑水肿的临床研究 [J]. 中国中医急症，2017，26(7)：1292-1295.

[7] 王翔，张铭，唐卫华 . 瓜蒌承气汤加减联合奥拉西坦治疗急性脑出血的临床研究 [J]. 中西医结合心脑血管病杂志，2019，17(13)：1947-1950.

[8] 孙永康，王新志，杨海燕 . 王新志教授治疗脑出血与脑梗死用药比较 [J]. 中西医结合心脑血管病杂志，2020，18(12)：1973-1975.

[9] 李志强，苗林，任雅盼，等 . 利用 3D Slicer 软件辅助定位行高血压脑出血微创穿刺治疗 [J]. 中国微创外科杂志，2020，20(7)：608-611.

[10] 陈立珂，蓝美锐，陈岷辉 . 开颅血肿清除和神经导航引导下血肿抽吸术治疗高血压脑出血的疗效观察 [J]. 实用医院临床杂志，2020，17(4)：185-187.

[11] HALSTEAD M R，R G GEOCADIN. The medical management of cerebral edema：past，present，and future therapies[J]. Neurotherapeutics，2019，16(4)：1133-1148.

[12] JHA R M，P M KOCHANEK，J M SIMARD. Pathophysiology and treatment of cerebral edema in traumatic brain injury[J]. Neuropharmacology，2019，145：230-246.

[13] LEINONEN V，R VANNINEN，T RAURAMAA. Raised intracranial pressure and brain edema[J]. Handb Clin Neurol，2017，145：25-37.

[14] FRERICHS I，Z ZHAO，T BECHER. Simple electrical impedance tomography measures for the assessment of ventilation distribution[J]. Am J Respir Crit Care Med，2020，201(3)：386-388.

（栗艳茹）

第七节　腹腔压力监测技术

一、概述

（一）基本概念

腹腔是由肋弓、脊柱、骨盆、腹壁、膈肌等构成的腔隙。腹腔压力（intra-abdominal pressure，IAP）是腹腔密闭腔隙内稳定状态的压力，主要由腹腔内脏器的静水压产生，简称腹内压。健康成人腹内压范围为 0 ～ 5mmHg（1mmHg=0.133kPa）；儿童腹内压低于成人；肥胖症患者、孕妇腹内压慢性升高，可达 10 ～ 15mmHg 而且不导致器官生理功能障碍；ICU 内重症患者腹内压通常高于正常值，一般维持在 5 ～ 7mmHg。引起 IAP 升高的因素有多种，其中腹腔内容量增加或腹腔内容物积聚是常见原因，腹壁顺应性下降、毛细血管渗漏、大量液体复苏也可导致 IAP 升高。

（二）腹腔压力分级

腹内高压（intra-abdominal hypertension，IAH）定义为腹内压持续或反复病理性升高，≥ 12mmHg。根据所监测的腹内压数值可分级：正常为 12mmHg 以内，腹内高压Ⅰ级为 12 ～ 15mmHg，Ⅱ级为 16 ～ 20mmHg，Ⅲ级为 21 ～ 25mmHg，Ⅳ级为＞ 25mmHg。

（三）腹腔压力升高

腹腔压力升高可导致一系列病理生理的变化：①心排血量下降、静脉回流受阻、血压下降、肺动脉及肺毛细血管压上升；②内脏血管受压而血供不足，导致器官功能障碍；③膈肌上移，潮气量下降，可致血氧分压下降，二氧化碳分压增加。当腹内压大于 15 ～ 20mmHg 时，可出现以气道压增加、低氧血症、呼吸困难、少尿、无尿等为特征的腹腔间隔室综合征（abdominal compartment syndrome，ACS）。

因此临床上对可能发生 ACS 的患者进行腹腔压力动态监测非常重要。研究表明，腹内压升高与呼吸、心血管、肾脏和胃肠道功能障碍有关，胃肠道在腹内压升高时最敏感，腹内压值应包括在胃肠功能障碍的评分中。危重症患者由于液体潴留、腹部手术、使用呼吸机等原因，通常腹内压高于正常值，一般为 5 ～ 7mmHg。

二、腹腔压力监测的发展历史

1890 年，Heinricius 通过动物实验发现动物腹腔压力升高至 27 ～ 46cmH_2O 可致动物死亡，但未阐明动物死亡的具体机制。

1892 年，Wendt 首次提出腹内高压与肾功能不全存在相关性。

1911 年，Emerson 等测量了腹腔压力，阐明了腹腔压力产生及测量的机制，并注意到当 IAP 升高至 27 ～ 46cm H_2O 时可导致实验动物死于呼吸衰竭，但未进一步阐述 IAP 与呼吸衰竭的关系。

1923 年，Thorington 等在研究腹腔压力升高对肾功能影响时发现，实验动物 IAP 在 20 ～ 41cmH_2O 时出现少尿，大于 41cmH_2O 时则出现无尿。

1931 年，Overholt 等通过穿刺导管和传感器直接测量了 IAP。

1951 年，Baggot 报道了手术时肠管高度扩张、腹壁张力大而强行关腹的患者死亡率较高，提示腹内高压可导致严重的后果。

第二次世界大战期间，由于战争导致大量创伤、休克及器官衰竭的患者出现，医学界对 IAP 的认识越来越成熟。20 世纪 60 年代，腹腔镜技术的应用，使临床医生逐渐意识到 IAP 对循环系统存在潜在的危害。1984 年，Kron 最早用膀胱测压法来监测 IAP，并首次提出腹腔间隔室综合征的概念。

近年来，IAP 越来越被认为是重症监护室中不可或缺的生理参数，须定期对危重症患者进行 IAP 监测。

三、适应证和禁忌证

（一）适应证

（1）脓毒症。①脓毒症，且 24h 应用 6L 以上的晶体液或胶体液，或 8h 输血液制品＞ 4U；②急性重症胰腺炎、腹膜炎、肠梗阻、肠系膜缺血坏死等可导致脓毒症的腹部疾病。

（2）内脏受压。如大量腹腔积液、腹膜透析、腹膜后出血、腹壁出血、巨大腹腔肿瘤、腹部手术应用张力缝线后、腹裂脐膨出。

（3）外科手术。如术中液体平衡大于 6L、腹主动脉瘤修补术、巨大切口疝修复。

（4）严重创伤。如休克者液体复苏后；损伤控制性剖腹术；腹部或非腹部的多发伤，液体复苏需 6L 以上的晶体液或胶体液，或 8h 输血液制品＞ 4U；大面积烧伤。

（二）禁忌证

（1）尿路梗阻或断裂。

（2）严重泌尿系统感染。

（3）膀胱外伤、挛缩。

（4）神经性膀胱炎。

四、腹腔压力监测方法

根据帕斯卡定律，由于腹部及其内容物具有相对非压缩性、可流动性特点，因而可以在腹部的各个部位测量腹腔压力。腹腔压力监测按照监测方法可分为直接测量法和间接测量法。

（一）直接测量法

即有创法，穿刺或置管于腹腔内，通过腹腔引流管或穿刺针连接压力传感器和气压计进行测定，或在腹腔镜手术中通过气腹机对腹腔压力进行连续监测。考虑到以上方法的创伤性，神经重症患者很少应用，在此不做详细介绍。

（二）间接测量法

又称无创测压法，是通过测定内脏压力间接反映腹腔压力的方法。临床上常因直接测量困难而使用间接测量法。临床上常通过测定胃、上腔静脉、下腔静脉及膀胱压力估计腹内压，其中经膀胱测压法作为腹内压监测的“金标准”被广泛应用。

1. 经膀胱测压法

世界腹腔间隔室综合征协会临床实践指南建议将经膀胱测压法作为间接测量患者 IAP 的首选方法。

经膀胱测压法可以客观反映腹内压，该方法简单易行、费用低廉。目前经膀胱测压法包括：①开放系统手工测量法；②密闭系统压力传感器测量法；③尿动力监控仪测量法。

1）开放系统手工测量法（图 3-7-1）

将导尿管与测压管连接，由操作者读出水柱高度对应的数值。具体操作：患者取平卧位，无菌操作置入导尿管，连接三通，连接测压管。排尽空气，使测压管与大气相通，调节三通，使导尿管和测压管路相通，当测压管的液面有轻微波动而不再下降时，患者呼气末时测压管内液面凹面所对应的刻度数值为腹内压。

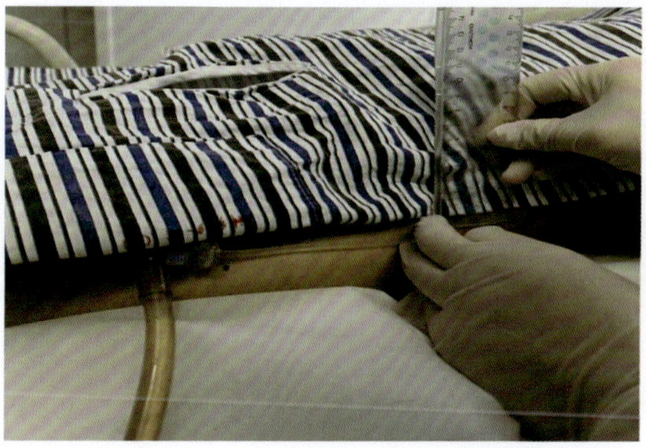

图 3-7-1　开放系统手工测量法

视频 3-7-1

2）密闭系统压力传感器测量法（视频 3-7-1）

（1）用物准备（图 3-7-2）：配备压力监测模块的心电监护仪、0.9% 氯化钠溶液 100mL、压力传感器、连接电缆线、50mL 注射器、无针正压接头、三腔导尿管、酒精棉片、纱布、治疗巾、无菌手套、弯盘。

（2）操作方法：①患者取仰卧位，留置三腔导尿管并连接集尿袋，导尿管下方铺治疗巾，排空膀胱，夹闭导尿管（图 3-7-3）；② 50mL 注射器抽取 40 ～ 50mL 生理盐水，预充传感器（图 3-7-4）；③夹闭三腔导尿管冲洗腔，消毒冲洗口，连接压力传感器，通过注射器向膀胱内注入生理盐水 25mL

（图 3-7-5），将压力传感器电缆线插口通过电缆线连接至心电监护仪；④以髂嵴、腋中线交点为参考零点对压力传感器进行校零，调整监护仪参数（图 3-7-6、图 3-7-7）；⑤患者处于仰卧位，于呼吸末测量，读取数值；⑥测量结束后打开导尿管，尽可能缩短阻止排尿时间。

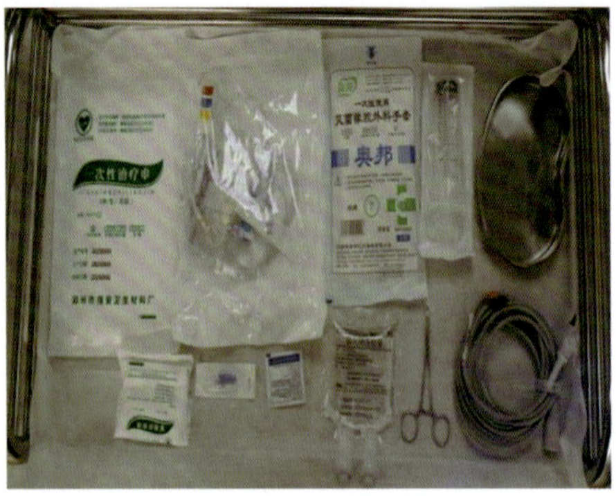

图 3–7–2　用物准备

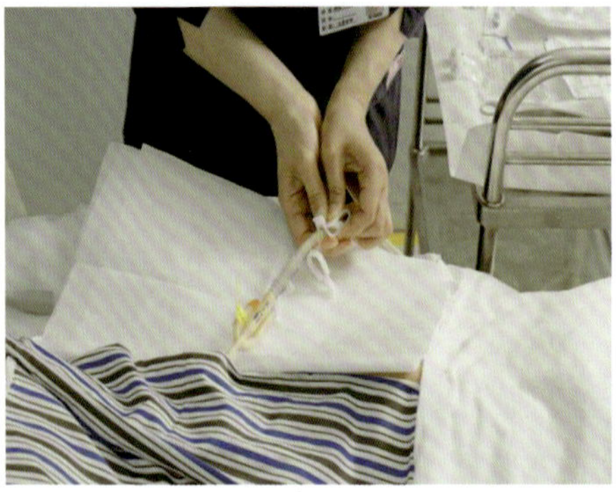

图 3–7–3　排空膀胱，夹闭导尿管

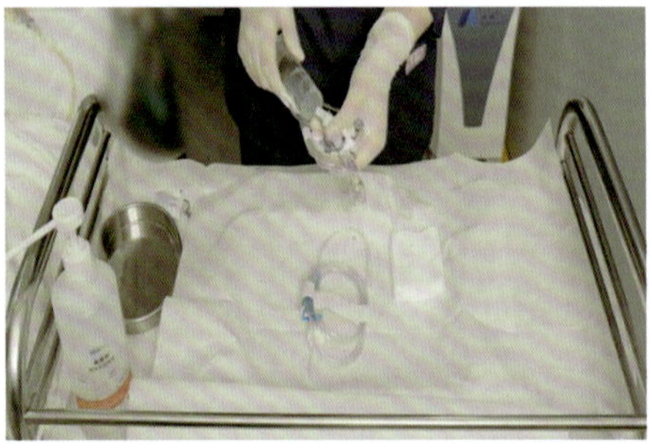

图 3–7–4　生理盐水预充传感器

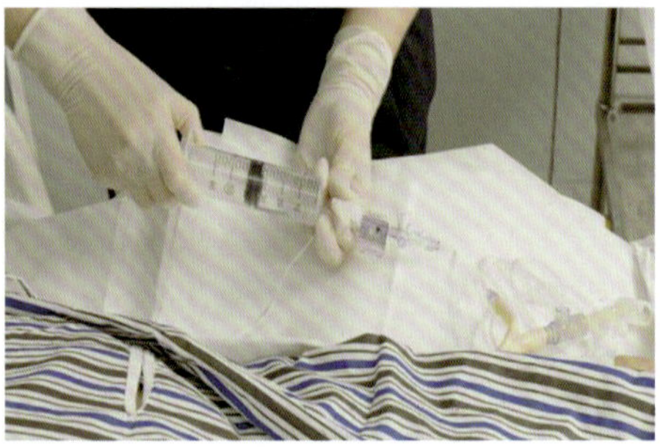

图 3–7–5　向膀胱内注入生理盐水 25mL

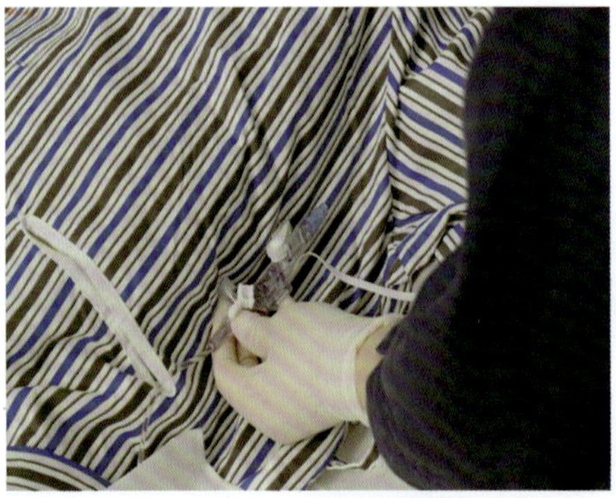

图 3–7–6　髂嵴、腋中线交点为参考点

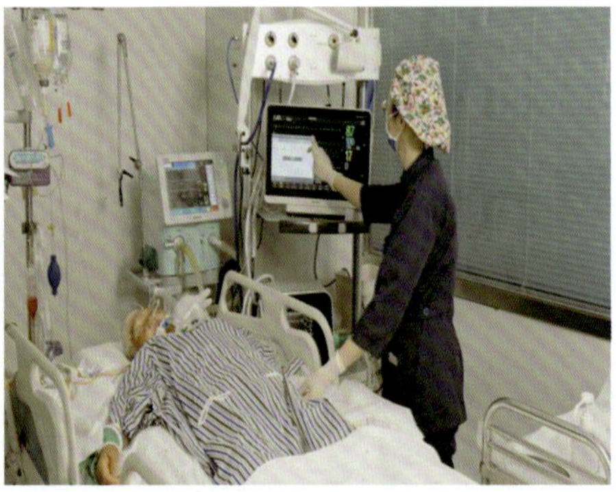

图 3–7–7　校零

（3）注意事项：①患者体位对测量结果影响较大，测量时患者应取仰卧位；②要在患者安静时读数，不能在咳嗽、排便等腹内压增加时进行；③管路通畅，有连续性水柱，中间无气泡，否则对结果影响较大；④膀胱收缩、骨盆血肿、骨折、腹腔内脏器粘连均可影响测量结果；⑤尿道狭窄、断裂、膀胱外伤等情况为禁忌证；⑥减少人为误差，应进行相关知识培训及考核，规范操作流程，准确掌握测量方法；⑦动态监测，测量结果与病情不符时，排除影响因素后重复测量 2 ～ 3 次，取平均值；⑧ IAP ＜ 12mmHg 时，每 8h 监测 1 次；IAP ＞ 12mmHg 时，每 4h 监测 1 次，一旦发现 IAP 升高的征象，如患者出现腹胀、腹痛、腹部膨隆等肠道损伤征象，应及时通知医生处理；⑨严格无菌操作，防

止发生泌尿系统逆行性感染，对于连续测压患者，每 72h 更换测压管路及压力套装，每 24h 用生理盐水冲洗，测压尿袋装置每 7d 更换。

3）尿动力监控仪测量法

开放系统手工测量法和密闭系统压力传感器测量法操作烦琐，需多次向膀胱内注入生理盐水，增加了尿路逆行感染风险，专业的腹内压监测设备应运而生。尿动力监控仪将压力传感器嵌入尿液引流管中，保持管路的密闭性，通过人体尿液自然充盈和排泄产生的压力获得膀胱内压力的准确数值，极大地降低了导尿管相关感染的风险。该仪器可悬挂于床边，使腹内压监测不受时间和场所的限制，真正实现持续动态腹内压监测。

该设备除了动态监测腹内压外，还可监测尿流率、膀胱内压力等常规尿流动力学参数，精准测量尿量，进行仿生尿液引流控制等。该设备可存储患者测得的各项临床数据，绘制趋势图。通过数据口可直接接入医院信息系统，方便临床医生追溯查找；或接入监护室监护显示系统，通过报警及提示功能方便临床实时监控，及时发现腹腔内压力、尿量异常等情况，使临床医生能够实时掌握患者的病情，动态评估疾病严重程度，连续评价器官功能状态，早期发现高危因素，实现危重症的早期预警。

2. 胃内测压法

是通过胃内压监测间接反映腹内压的一种方法。

1）操作方法

操作前留置鼻胃管，通过鼻胃管向胃内注入生理盐水 50 ～ 100mL，鼻胃管近端提起，与地面垂直，以髂嵴、腋中线交点为参考零点，液面高度即为胃内压。也可以连接鼻胃管和压力传感器，通过电缆线直接在监护仪上读取数据。

2）注意事项

（1）胃内压监测前 6h 患者应禁食禁饮，否则会影响压力测定的准确性。

（2）测量结束后应尽快恢复胃肠营养。

（3）需要持续进行胃内压监测的患者，可留置经鼻胃空肠营养管，开口在胃腔的导管测压，开口在空肠的导管输注营养液。

3. 经直肠测压

此法多用于婴幼儿腹腔压力测定。

1）操作方法

患者取平卧位，双腿伸直，利用手工测量读数法或压力传感器测量法，接上延长管或输液管，管头部剪出 2 ～ 3 个侧孔，末端插入肛门约 5cm，水柱波动平稳时，读出压力读数。

2）注意事项

（1）若直肠内有大便，应在灌肠排便后再进行压力测定。

（2）行直肠、结肠手术的患者为经直肠测压的禁忌证。

（三）腹腔压力监测的影响因素

（1）经膀胱测压法中生理盐水的注入速度和温度、患者体位、参照点等因素容易影响测量的准确度。研究发现当床头抬高至 30° 和 45° 时，腹内压测量值显著增加。因此，临床上在监测腹内压时应尽量取平卧位。Waele 等在对 132 例危重患者的前瞻性研究中，发现以耻骨联合水平、右心房水平为参照点所测出的腹内压值偏差较大，以腋中线与髂嵴的交点为参照点测量腹内压时，间接测量法与直接测量法测出的腹内压值更接近。因此，建议在临床操作过程中，选择腋中线、髂嵴交点作为腹内压监测的参照点，避免因参照点位置的不同造成腹内压值的差异。

（2）患者个体特征、腹壁顺应性、泌尿生殖系统因素会影响膀胱内压监测结果，如既往有神经性膀胱、膀胱挛缩、前列腺肥大、尿道狭窄等疾病。

（3）患者使用胸腹带、棉被过重压迫腹部、频繁咳嗽、烦躁不安、呼吸困难、屏气等状态会不同程度影响膀胱内压监测结果。

（4）GCS 评分、APACHE Ⅱ评分、性别、年龄、体质指数（body mass index，BMI）等生理状态及人口学特征的改变会对腹内压监测造成影响，如肥胖、大量液体复苏、酸中毒、APACHE Ⅱ评分升高等。

（5）腹部手术后腹膜粘连会引起腹腔局限性高压。

（6）一些疾病也可能影响腹内压，如肠梗阻、胰腺炎、创伤、烧伤等。

（7）机械通气及不同模式下的各类参数，如呼吸末正压通气、吸入氧浓度百分比、气道峰压以及肠内营养过程中营养液种类、开始输注时间、速度、量等均会影响腹内压。此外血管活性药物也影响腹内压。研究发现机械通气患者的呼气末正压值≤ 3cmH_2O 时监测的腹内压值最精确，同时保证了患者的安全性和舒适性。

五、腹腔压力监测在神经重症患者中的应用

（一）腹内高压对中枢神经系统的影响

关于腹内高压（IAH）时中枢神经系统功能变化的相关研究，目前仍然较少。现在普遍认为，IAH 使膈肌上抬，胸腔内压力增大，导致颅内静脉回流受阻，从而导致 ICP 升高，进而引起一系列中枢神经系统病理生理改变。除了颅内静脉回流受阻外，IAH 时心排血量的减少可导致脑灌注压明显下降。目前关于 IAH 对中枢神经系统的具体影响及导致的神经病理生理改变，仍然知之甚少。在临床工作中，对于颅脑损伤合并腹部创伤的患者，在监测 ICP 的同时，应该及时了解 IAP 的变化。

（二）腹腔压力监测与肠内营养治疗

胃肠道是对腹内压升高反应最敏感、受影响最早的器官，腹内压水平通常反映了患者的胃肠道功能。研究表明通过腹内压监测来指导 ICU 患者早期肠内营养治疗，喂养不耐受的发生率显著降低。神经重症患者因意识障碍、吞咽功能障碍、咳嗽反射减弱或消失、脑肠轴调节异常等，较其他危重症患者更易发生肠内营养喂养不耐受及胃肠道并发症等导致腹内压升高的问题。腹内高压是重症患者发生肠内营养喂养不耐受的独立危险因素，动态监测腹内压对指导危重患者早期肠内营养具有积极作用。根据腹内压监测结果和胃肠道功能分级及时调整患者的肠内营养治疗策略，可以有效降低喂养不耐受的发生率，提高喂养达标率，改善重症患者预后。

六、前沿进展

通过膀胱测量 IAP 具有简单、可靠、无创、可重复性高、低成本、侵入性小以及并发症风险低等优点，是目前最常用的方法。一种末端装有充气气囊的新型导尿管可同时监测 IAP、尿量和核心体温，监测近乎连续且有高保真度和高分辨率。此外，微创技术（包括使用应变仪、呼吸电感体积描记或腹部张力计）以及基于超声技术（如张力测量、腹壁厚度测量、多普勒或激光、生物电阻抗分析、微波反射测量、数字图像相关、无线运动胶囊）可进行 IAP 监测，或使用瞬态雷达方法在具有高级腹壁的体外模型中无创测量 IAP。连续动态腹内压监测对早期发现 ACS 和做出早期处理具有重要意义，同时可及时发现病情变化，预防并发症。

参考文献

[1] 中国腹腔重症协作组 . 重症患者腹内高压监测与管理专家共识（2020 版）[J]. 中华消化外科杂志，2020，19（10）：1030-1037.

[2] MURPHY P B，PARRY N G，SELA N，et al. Intra-abdominal hypertension is more common than previously thought：a prospective study in a mixed medical-surgical ICU[J]. Crit Care Med，2018，46（6）：958-964.

[3] REINTAM BLASER A，REGLI A，DE KEULENAER B，et al. Incidence，risk factors，and outcomes of intra-abdominal hypertension in critically ill patients-a prospective multicenter study（IROI study）[J]. Crit Care Med，2019，47（4）：535-542.

[4] LEE R K，GALLAGHER J J，EJIKE J C，et al. Intra-abdominal hypertension and the open abdomen：nursing guidelines from the abdominal compartment society[J]. Crit Care Nurse，2020，40（1）：13-26.

[5] KHOT Z，MURPHY P B，SELA N，et al. Incidence of intra-abdominal hypertension and abdominal compartment syndrome：a systematic review[J]. J Intensive Care Med，2021，36（2）：197-202.

[6] RAJASURYA V，SURANI S. Abdominal compartment syndrome：often overlooked conditions in medical intensive care units[J]. World J Gastroenterol，2020，26（3）：266-278.

[7] 杨博，李黎明，黄志红 . 腹内压监测用于 ICU 患者早期肠内营养的研究进展 [J]. 护理学杂志，2022，37（13）：110-113.

[8] 陈丽花，盛青青，黄瑶，等 . 重症患者腹内高压预防与管理的最佳证据总结 [J]. 中华护理杂志，2022，57（17）：2164-2170.

[9] 李志茹，王华芬，卢芳燕 . 危重症患者腹内压监测的最佳证据总结 [J]. 中国护理管理，2022，22（5）：750-754.

[10] 白琳，史颜梅，周雅婷，等 . 腹内压测量的研究进展 [J]. 护理学杂志，2016，31（11）：109-112.

[11] 白琳，周亚婷，史颜梅，等 . 不同参照点对 ICU 患者腹内压测量的影响 [J]. 中国实用护理杂志，2016，32（23）：1769-1773.

[12] 井文婷，吴玉燕，王平. 胃残余量监测在危重症患者肠内营养中的应用研究进展 [J]. 人民军医，

2019，62（11）：1094-1097.

[13] 赵媛媛，杜立强，刘淑红，等．腹内压监测在 ICU 患者早期肠内营养中应用研究 [J]．创伤与急危重病医学，2020，8（2）：88-90.

[14] DELAET E，MALBRAIN M，DE WAELE J J. A clinician's guide to management of intra-abdominal hypertension and abdominal compartment syndrome in critically ill patients[J]. Crit Care，2020，24（1）：97.

[15] MALBRAIN M L，CHEATHAM M L. Definitions and pathophysiological implications of intra-abdominal hypertension and abdominal compartment syndrome[J]. Am Surg，2011，77（Suppl 1）：6-11.

[16] 胡惠敏 . 腹内压联合胃残余量监测在重症监护病房患者早期肠内营养耐受性观察中的作用 [J]. 中外医学研究，2019，17（20）：167-169.

[17] BORDEIÉ M L，MONTEIO J C，MATEU M L，et al. Intra-abdominal pressure as a marker of enteral nutrition intole rance in critically ill patients.The PIANE study[J].Nu trients，2019，11（11）：2616.

[18] SUN J K，LI W Q，KE L，et al. Early enteral nutrition prevents intra-abdominal hypertension and reduces the severity of severe acute pancreatitis compared with de layed enteral nutrition：aprospective pilot study[J]. World J Surg，2013，37（9）：2053-2060.

[19] 韦波 . ICU 机械通气危重病人腹内压与肠内营养喂养不耐受的相关性分析 [J]. 全科护理，2020，18（29）：4046-4048.

[20] 张伟，江海娇，姜小敢，等 . 危重病人肠内营养喂养不耐受危险因素的 Meta 分析 [J]. 肠外与肠内营养，2020，27（5）：313-320.

[21] LEE R K. The effects of nursing activities on the intra-abdominal pressure of patients at risk for intra-abdominal hypertension[J]. Anaesthesiol Intensive Ther，2017，49（2）：116-121.

[22] BLASER A R，MALBRAIN M L N G，STARKOPF J，et al. Gastrointestinal function in intensive care patients：terminology，definitions and management. Recommendations of the ESICM Working Group on abdominal problems[J]. Intensive Care Med，2012，38（3）：384-394.

[23] BLASER A R，STARKOPF J，ALHAZZANI W，et a1. Early enteral nutrition in critically ill patients：ESICM clinical practice guidelines[J]. Intensive Care Med，2017，43（3）：380-398.

（杨春艳）

第八节 无创血流动力学监测技术

一、概述

血流动力学（hemodynamics）是一项关于人体血液循环机制的研究，主要关注血液的流速、压力和阻力等参数，是心血管疾病患者临床管理中不可或缺的监测技术。心血管系统是一个闭合的循环系统，该系统由心脏、血管系统和血容量组成，三者在该系统中各自发挥作用且相互影响、相互协调和代偿，共同完成组织灌注、提供能量、移走代谢产物的任务。血液流动的中央泵为心脏，血液在心脏节律性舒缩活动的推动下，沿心血管系统周而复始地定向流动，向人体的组织器官输送氧气，影响或支持循环系统的其他器官。因此，血流动力学对于维持心脏和血管腔内的血压和血流量至关重要。

重症患者各器官受累往往是相互关联的，心、肺是重要的氧输送器官，而脑是最大的耗氧器官，是机体反应的中枢。作为生命器官之一，脑可由于创伤、感染等因素直接受累，也可由于代谢、缺氧等因素间接受累。血流动力学指标是神经重症患者的病理生理改变及临床进展的体现，这些指标不但能客观反映疾病的状态与演变过程，同时能帮助临床医生揭示疾病本质、寻找治疗突破点。多个神经外科相关指南及共识指出，血流动力学监测有助于在血流动力学不稳定的情况下做出及时、适当的管理和诊断治疗决策，有效降低危重症患者的死亡率，在预防神经重症患者颅内压升高、改善颅脑创伤患者预后、精准把控重症急性脑损伤患者的液体管理等方面发挥重要作用。

无创血流动力学监测技术是指在不需要侵入性操作的情况下，通过各种非侵入性传感器和技术手段，对人体的血流动力学参数进行监测和评估。目前，无创血流动力学监测技术包括脉搏波分析技术、阻抗法、光学成像技术、超声多普勒技术、基于传感器的监测技术。本节介绍目前常用的无创心排血量监测方法和技术原理，并简要分析无创血流动力学监测对临床可用性的影响及研究进展。

二、研究背景及发展历史

为改善患者预后和保证患者安全，精确和个性化的血流动力学监测技术不断被开发出来。随着医学技术与计算机信息技术的发展，血流动力学监测实现了从静态测量到动态监测的转变，从有创的血流动力学监测技术到微创甚至无创的监测技术，并且逐步引入人工智能来预测血流动力学状态。

临床心排血量监测的历史性突破是通过对指标稀释原理的技术改造实现的。1968 年，两位心脏科医生 William Ganz 和 Jeremy Swan 首次描述了使用肺动脉导管（pulmonary artery catheter，PAC，也称为 Swan-Ganz 导管）在肺动脉内进行热稀释的监测方法——肺动脉导管热稀释法。该方法经外周静脉或中心静脉插入导管至右心系统和肺动脉，从而实现对肺动脉压（pulmonary arterial pressure，PAP）、肺毛细血管楔压（pulmonary capillary wedge pressure，PCWP）及心排血量（cardiac output，CO）等多项指标的临床常规量化。20 世纪 70 年代初，肺动脉导管热稀释法在心脏病诊断和治疗中逐渐普及。20 世纪 70 年代末到 80 年代，这种方法开始用于监测重症监护室患者的心脏功能，尤其是重大手术、急性心肌梗死和严重创伤等患者的心脏功能。随着科技的进步，20 世纪 90 年代，监测用的导管得以改良，可以提供更多的信息，包括连续心排血量、混合静脉血氧饱和度、右心室压力和右心室心肌氧耗量等。

20 世纪 90 年代出现了具有历史意义的脉搏波形分析技术（pulse wave analysis，PWA）。基于 PWA 的监测系统有自动 / 非校准和外部校准两种类型。在心律和呼吸模式稳定的患者中，这些基于有创动脉波形分析的监测系统测量的 CO 值与肺动脉导管热稀释法测量的相差无几，但在需要大量正性肌力药物或血管活性药物支持的患者中，这些方法的相关性较差。并且，在当时 CO 监测不连续性和非自动化的限制仍然存在。目前，CO 监测及分析已经实现了自动化，并且可以在床旁使用，已经从主动脉和有创的脉冲信号转变为完全无创的外周脉搏信号，不仅使用动脉压力信号，还使用如光脉冲成像脉搏等其他信号。

21 世纪初，经肺热稀释法（transpulmonary thermodilution，TPT）作为肺动脉导管热稀释法的替代方法被应用。通过中心静脉注入冰盐水后，计算机软件通过放置在大动脉（股动脉、腋动脉或上臂动脉）导管上的远端传感器绘制出热稀释曲线，具有精确、操作简单、安全性高和创伤小的优势。据报道，在重症患者中 TPT 和 PAC 测出的 CO 值具有很好的相关性。然而，TPT 也存在技术限制。由于 TPT 测量的是左心的 CO，因此当存在严重瓣膜反流、治疗性低体温、回路渗漏、体外膜肺氧合（extra corporeal membrane oxygenation，ECMO）、低心排状态（CO ＜ 2L/min）时，测量的 CO 并不准确。指示剂的再循环导致精确评估肺水肿存在困难。此外，当中心静脉导管置入与动脉导管同侧的股静脉时会出现串扰现象。最后，TPT 的间歇性测量导致它无法监测 CO 的短期变化。

CO 作为连续变量，成为床旁监测重要组成部分的另一重要里程碑是超声（尤其是超声心动图）的临床应用。基于超声心动图的 CO 测定具有实时、便捷和无创等特点。然而，其依赖操作者、非连续和耗时耗力的缺点阻碍了该技术成为真正的“心排血量监测仪”。这与小型经鼻食管探头多普勒的应用不同，后者可在围手术期短期用于心排血量监测。

随着技术的发展，临床上引入了另外 2 种无创心脏监测技术，均通过评估胸腔内电导率的变化来量化每搏输出量和心排血量。尽管 19 世纪后期就有人提出生物组织具有特定的电阻抗，但其与心脏活动的相关性在 20 世纪 30 年代才被发现，与机体液体的相关性在 20 世纪 60 年代才被提出。随后的研究描述了由电信号推导每搏输出量（SV）的模型。此后，在包括心脏手术和肾脏病学在内的各种医学领域，开始使用胸阻抗来估计胸腔血容量。尽管这些技术可能是最有希望的、真正无创的 CO 监测方法，然而经过了几十年的发展，其计量性能仍然存在争议，目前仅限于血流动力学监测。

在过去的几十年中，心排血量监测仪的可用性和适用性显著提升，因此，在理论上对 CO 这一非常重要的血流动力学变量进行评估和用其监测 ICU 血流动力学不稳定的患者是可行的。每种方法都有其自身的优点和缺点，特别是在侵入性和结果准确性方面。患者血流动力学指标的监测需求各不相同，重症患者常规进行 CO 监测是为了避免血流动力学不稳定和常规指导标准治疗。在围手术期患者中，自动化和低侵入性更重要，而在高度复杂、血流动力学不稳定、休克的危重患者中，测量的准确性和其他相关的血流动力学参数的可用性更重要。

三、适应证和禁忌证

（一）适应证

（1）血流动力学基线评估：建立患者血流动力学基线，连续监测变化趋势，发现早期为无症状、隐匿性改变。

（2）急危重患者循环功能评估：急危重患者发病急、病情重、既往史及现病史资料少，通过对患者循环灌注功能进行监测，可早期发现隐匿性代偿改变，及时处理，保障医疗安全。如感染性休克早期，炎性介质增多可导致患者外周血管阻力下降、心排血量增加，但患者心率、血压通常能维持，通过无创血流动力学监测可及早发现并采取相应治疗措施。

（3）在冠心病治疗中的应用：不同心梗部位对循环的影响不同。前壁心梗影响左心功能，下壁、后壁则影响右心功能。在院前、胸痛中心应用，可快速了解患者心肌收缩功能、容量负荷及血管张力；指导调整心肌最适前后负荷，保障血流灌注和心肌耗氧量的同时保障血流灌注，增加休眠心肌生存率、保障转运安全。还可在急诊经皮冠状动脉介入治疗（percutaneous coronary intervention，PCI）术前后，维持循环稳定，保障术中安全。

（4）在心力衰竭治疗中的应用：心衰患者一般具有低心排、前负荷过重、心肌收缩功能受限的特点，大部分患者还有高的外周血管阻力。无创血流动力学监测可为医生提供上述参数，指导正性肌力药物、血管活性药物及利尿药物的选择及剂量调整。

（5）快速鉴别休克：通过无创血流动力学监测每搏输出量、心脏功能指数、心率、心排血量、全身液体水平、全身血管阻力，能够快速有效判断休克类型，有助于临床诊断与对症急救处理。

（6）急危重患者的液体管理：TBW 反映全身总液体量，SVV 反映血管内有效循环血量，两者结合可判断患者容量分布情况，指导临床个体化容量管理。

（7）指导维持容量负荷：通过对心排血量及容量负荷、心肌收缩力、血管功能的监测，指导维持合适的容量负荷，在保障血流灌注的前提下不增加患者的循环负担。

（8）心衰治疗后监测：心衰患者脱水治疗后，能否减轻心脏负担和保证足够的心排血量，可通过监测实时、动态反映出来。

（二）禁忌证

无创血流动力学监测无绝对禁忌证。但需注意根据目前的证据，对新生儿、冠心病和血流动力学严重不稳定患者的无创监测结果仍不确定，需要在特定的临床环境下进行更大规模的研究。

视频 3-8-1

四、无创血流动力学监测技术（视频 3-8-1）

广义的无创血流动力学监测包括无创动脉压、脉搏血氧饱和度和无创心排血量监测，下文主要介绍无创心排血量监测技术及其临床应用。

（一）指套法监测

该监测技术基于类似多数微创血流动力学监测采用的脉搏波形分析法（PCA），即将压力信号（动脉压力波形）转换为流量信号，在对脉管系统的顺应性和阻力进行校正后，系统从动脉脉搏波的脉压推导出每搏输出量，唯一的区别是动脉脉搏波是无创获得的。

指套法也称为血管卸载技术或容积钳夹法，使用充气指套连续记录血压波形，指套内集成红外光电二极管和测量手指动脉直径的光检测器，依靠光电体积描记术使袖带的压力在整个心动周期中被高频调整，以保持手指动脉血容量恒定。此方法中动脉壁张力最小（"卸载"），当指套中的压力与指动脉中的压力相等时，产生的跨壁压为零，因此称为血管卸载技术。在压力随时间调整过程中，血压波形可以被间接导出并用于脉搏波分析，但动脉顺应性和阻力的病理生理变化会影响"卸载体积"指套系统及最佳波形的指动脉记录。

（二）自动桡动脉扁平张力法

该方法通过使用压平动脉的传感器，使动脉的跨壁压力为零，从走行在骨性结构上的浅动脉获得血压波形，记录最大脉压并间歇性推算 CO。此方法的局限在于波形信号稳定性有限，患者测量侧手臂的轻微移动就会显著干扰血压波形质量。此外，传感器的正确定位直接影响波形信号的质量以及 CO 的估算。

（三）无创心排血量监测

该技术又被称为部分 CO_2 重复呼吸技术，适用于气管插管或气管切开的有创机械通气患者进行血流动力学及呼吸参数的监测。临床上仅需将监测装置接在人工气道与呼吸机的 Y 管之间，并输入患者相关数据，就可以自行测算出心排血量。该方法采用了基于质量守恒的间接 Fick 原理，即与呼吸机管路相连的 CO_2 重复呼吸环为 150mL 的死腔，当呼吸环内的气体与肺泡及肺毛细血管内的气体达到一个平衡状态时就可测出环路内的 CO_2 含量，假设在整个重复呼吸过程中混合静脉的 CO_2 浓度是无显著变化的，采用间接 Fick 公式：

$$Q=\frac{VCO_2}{(CvCO_2-CaCO_2)}$$

式中：Q = 心排血量；VCO_2 = CO_2 消除量（mL / min）；$CvCO_2$= 静脉 CO_2 含量（mL / mL 血液）；$CaCO_2$ = 动脉血 CO_2 含量（mL / mL 血液）。进而通过环路中 CO_2 含量计算出 CO。该种方法能较轻易地连续监测 CO、VCO_2、$PaCO_2$、$ETCO_2$。

虽然该方法无创、安全、操作简便、可连续监测，但需要恒定的心排血量、混合静脉血氧分压和分流分数。测量过程中这些参数的任何变化都可以显著地改变结果。假设受试者的血红蛋白浓度为 11g/dL，每下降 3mg/dL 可使估计的心排血量改变约 10%。此外，它不能监测肺动脉压、肺动脉楔压、中心静脉压等压力指标，无法评估心脏前负荷。尚不能完全取代肺动脉漂浮导管。

该方法因监测方式的限制，具有一些禁忌证及注意事项。严重肺部疾病导致气体交换异常或 $PaCO_2$ 大于 30mmHg 的患者在大量的肺内分流或死腔通气量增加的情况下，监测 CO 的准确性下降，推荐在监护仪中输入实时的血气参数以提高 CO 测量的精准度。此外，对于不能耐受重复呼吸阶段（如脑水肿、严重慢性阻塞性肺疾病、肺性脑病患者）或动脉血 $PaCO_2$ 轻微上升的患者，无创监测 CO 的过程可能会导致动脉血 $PaCO_2$ 轻微上升（一般为 3 ～ 5mmHg）。因此，此类患者不适合应用。此外，由于传感器可增加气道无效腔量约 35 mL，在患者潮气量较低时，增加的 35mL 无效腔量可能对肺泡通气量造成明显的影响，此时应考虑调整机械通气参数，对传感器产生的无效腔适当补偿。

（四）生物电阻抗法和生物电反应法

是通过心动周期内胸内电阻抗或电压变化推测心排血量的。阻抗心动图（impedance cardiography，ICG）的基本技术有 2 种：胸腔生物阻抗法（thoracic electrical bioimpedance，TEB）和全身电生物阻抗法（whole body electrical bioimpedance，WBEB）。

胸腔生物阻抗法（TEB）测量 CO 是通过施加低幅值、高频率的交变电流，对连续的经胸阻抗随胸腔内血容量的变化进行数学分析。基本原理为欧姆定律（电阻 = 电压 / 电流），将主动脉体积的变化和胸部阻抗的变化联系起来，利用心动周期中胸部阻抗的变化来测定左心室收缩时间并计算每搏量，然后再推算出一系列心功能参数。由于血液具有良好的导电性，因此每个收缩期胸腔内血容量的搏动性增加会降低胸部阻抗的搏动性。如果胸腔内的血容量因血液进入循环而发生变化，那么通过皮肤电极施加到胸腔的高频低强度电流的电导率也会随之发生变化。确切地说，每搏输出量可以作为一种电对比剂，并持续进行评估。随着心脏的收缩和舒张活动，主动脉内的容积随血流量而变化，其阻抗也随血流量而变化。心脏射血时，左心室内血液迅速流入主动脉，阻抗减小；主动脉弹性回缩，血容量减小，阻抗增加。该方法的优点是无创、实时、连续和自动化的监测。主要缺点是与临床“金标准”相比，准确性有限。

该项技术为无创监测，无绝对禁忌证。主要适用于急危重症患者的血流动力学状态监测评价与循环功能评估、急危重症患者的液体管理、休克的鉴别诊断及治疗、围手术期高危外科患者的血流动力学监护、心衰治疗中的应用、心脏功能评价和动态监护。该技术无创、操作便捷、受噪声的影响较小，不需要静态阻抗，也不需要利用电极间的距离来计算 SV 和 CO，并且与使用肺动脉导管热稀释法获得的血流动力学结果具有密切的整体相关性。

此监测技术的结果准确性受多种因素影响。主动脉血流动力学的变化、主动脉和主动脉瓣的疾病会影响读数的准确性。心律失常、心率超过 150 次 /min、血液分流、水肿、涉及血管内和血管外间隙快速容量转移的腹部 / 胸部病理改变可能导致结果不准确。由于利用胸腔阻抗法测定的心阻抗血流图的适用范围为胸腔基础阻抗 $> 15\Omega$ 的患者，即胸腔液体指数小于 2 的患者。因此广泛肺水肿、胸腔积液、血胸、胸壁水肿等晶体液浸渗情况严重，使胸腔液体指数大于 2 时，与心排量相关的每搏输出量、心排指数等监测参数的绝对值缺乏可靠性，只可用于动态观察。因此，心律失常如二尖瓣关闭不全、扩张型心肌病等患者以及房颤、房早、室早、传导阻滞、心动过速、心动过缓、心律不齐等患者不适宜用心阻抗血流图监测。肥胖、胸腔积液、肺水肿、主动脉瓣疾病、外周血管阻力显著变化、主动脉夹层、主动脉假体、放置胸腔引流管、机械通气、发热或低体温、血流动力学不稳定等因素均会降低监测结果的稳定性。此外，该系统的信号质量会受到患者移动、电子信号（如手术室中的电刀）和机械通气的干扰。活动、焦虑不安、颤抖、连续剧烈的咳嗽和大幅摆动等行为均会影响监测参数的准确性和稳定性。

全身电生物阻抗法通过测量全身电阻抗的变化计算每搏输出量，测量全身的血流动力学参数，在实现测量结果与胸电阻抗技术保持良好相关性的同时，消除或最小化胸电阻抗变化受到干扰信号的影响。该方法考虑了胸阻抗法在临床应用上的不足和临床需求，整体上调整和优化以提升监测精准度，更能满足临床需求，有效弱化或规避了传统无创血流动力学的干扰因素所带来的影响，操作实用性也更贴近临床。

该方法适用于急危重症患者的血流动力学状态监测评价及体液管理、围手术期高危外科患者血流动力学监测、心脏功能评价和动态监测、血流动力学基线评估。尽管心阻抗血流图血流动力学监测为无创监测，无绝对禁忌证。但需注意根据目前的证据，对于新生儿、冠心病患者和血流动力学严重不稳定的患者，监测结果仍不确定，需要在特定的临床环境下进行更大规模的研究。

1. 设备及耗材介绍

电阻抗导联线（图 3-8-1），红色为信号发出端，连接粘贴在相对近心端的电极片；蓝色为信号接收端，连接粘贴在相对远心端的电极片。

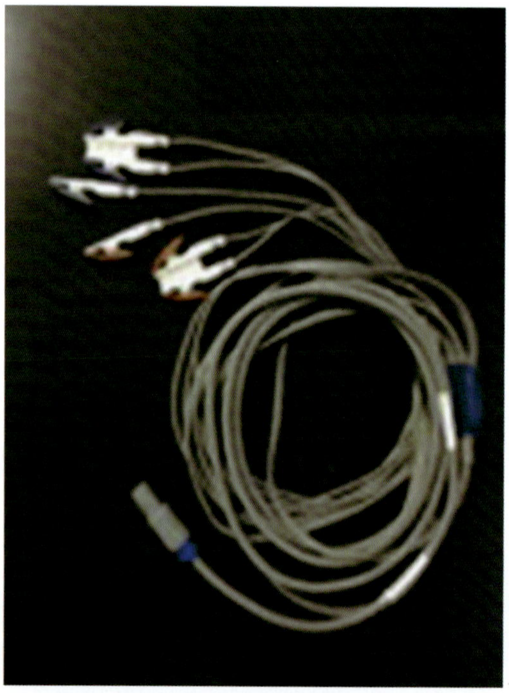

图 3–8–1　电阻抗导联线

专用的一次性阻抗监测电极，使电信号的传输和接收能力更强的同时满足多样化的电极贴放需求。

2. 操作步骤及要点

（1）用物准备（图 3-8-2）：弯盘 1 个、酒精纱布 2 块、干纱布 2 块、专用电极 2 个。协助患者取平卧位，嘱咐清醒患者保持安静 2 ～ 3min。

（2）打开监测设备，进入监测界面。

（3）连接传感器（图 3-8-3）：①选择监测部位，酒精脱脂待干，必要时备皮；②将专用传感器正确贴放在监测部位；③将专用导联线分别与放置好的传感器连接。监测部位选择：上肢贴放点沿桡动脉走行，不过肘关节；下肢贴放点沿胫后动脉走行，不过膝关节。两侧电极片可选择对侧上肢下肢、双上肢或同侧上下肢粘贴。电极片上箭头指向心脏方向。

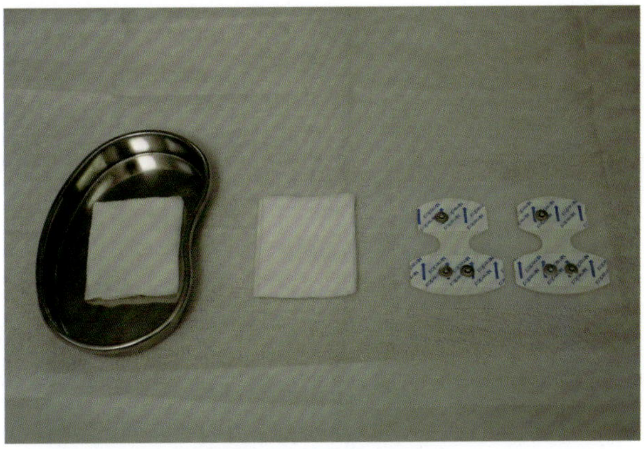

图 3-8-2　用物准备

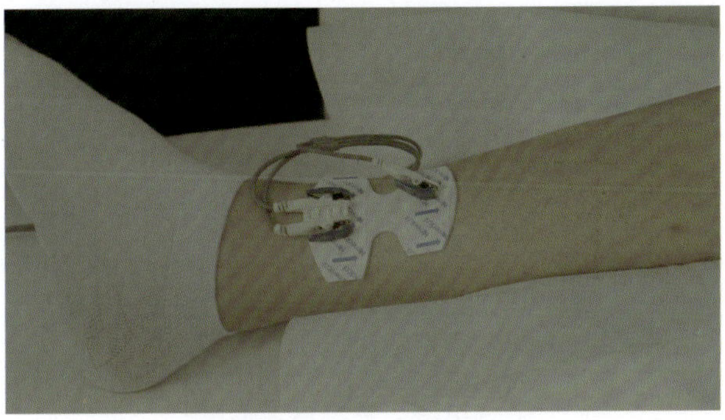

图 3-8-3　连接传感器

（4）新建 / 查找患者（图 3-8-4）：①对于新患者，分别在 Last Name、First Name、ID 中输入患者姓、名、住院号，点击 Enter/Update Patient Data；②对于使用过本台设备的患者，可直接在列表中通过 Last Name、First Name、ID 查找，选择需要再次监测的患者信息，点击 Enter/Update Patient Data。

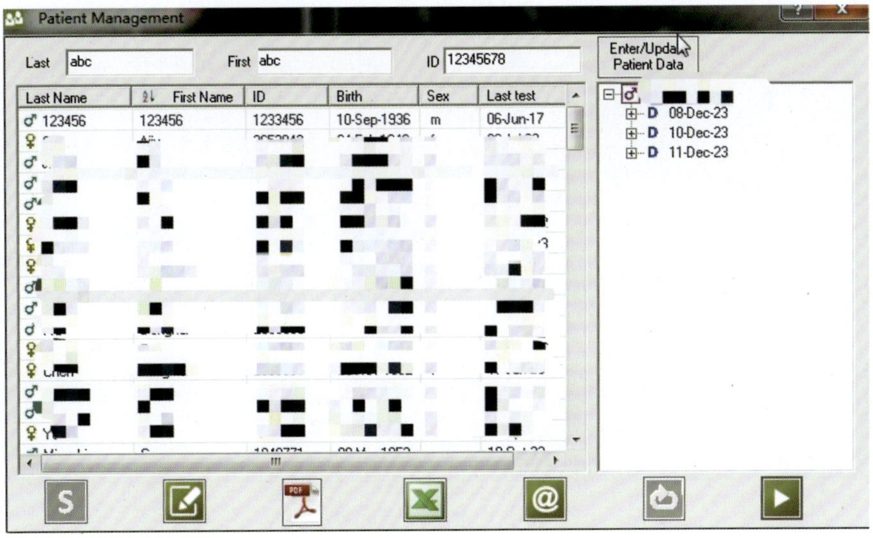

图 3-8-4　新建 / 查找患者

（5）完善患者信息（图 3-8-5）：逐项完善患者信息，包含患者性别、出生年月、身高、体重、收缩压、舒张压，选择监测体位及传感器连接方式。对于使用过本台设备的患者，可根据实际情况对患者的体重、收缩压、舒张压、监测体位及传感器连接方式进行更改。血细胞比容、钠离子浓度、氧饱和度如未实际监测可不进行更改。

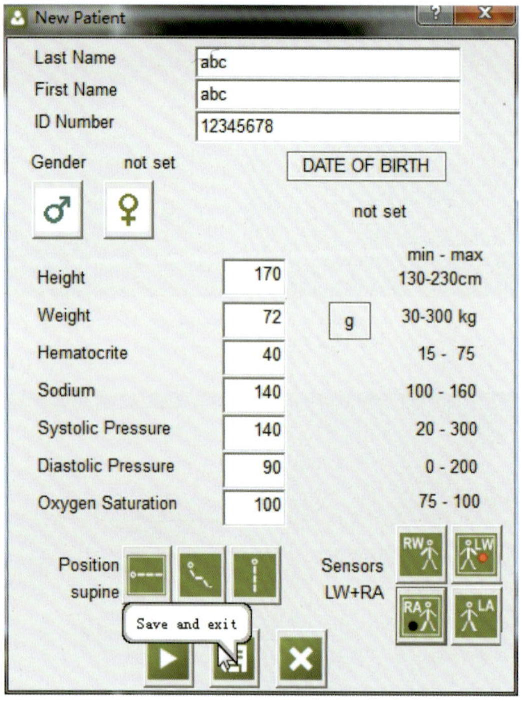

图 3-8-5　完善患者信息

（6）开始测量（图 3-8-6）：点击 Measurement “ ” 开始测量，进入监测界面。系统每 20s 出一组数据。

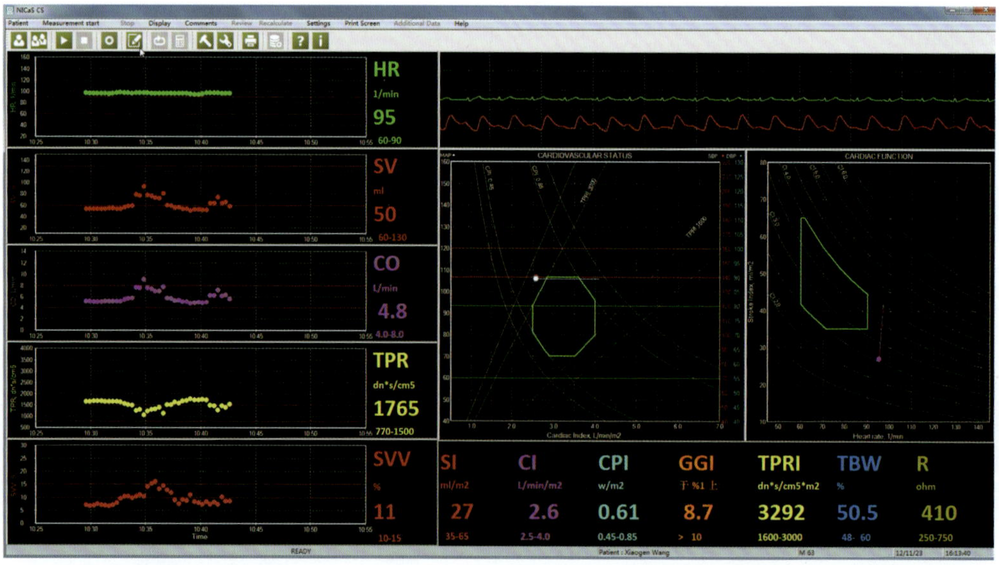

图 3-8-6　开始测量

（7）点击 Stop “ ” 停止本次测量。

（8）报告打印：选中患者，选择需打印的监测时间点，点击 “View report”，点击 “打印”。监测设备需连接外部打印机（图 3-8-7、图 3-8-8）。

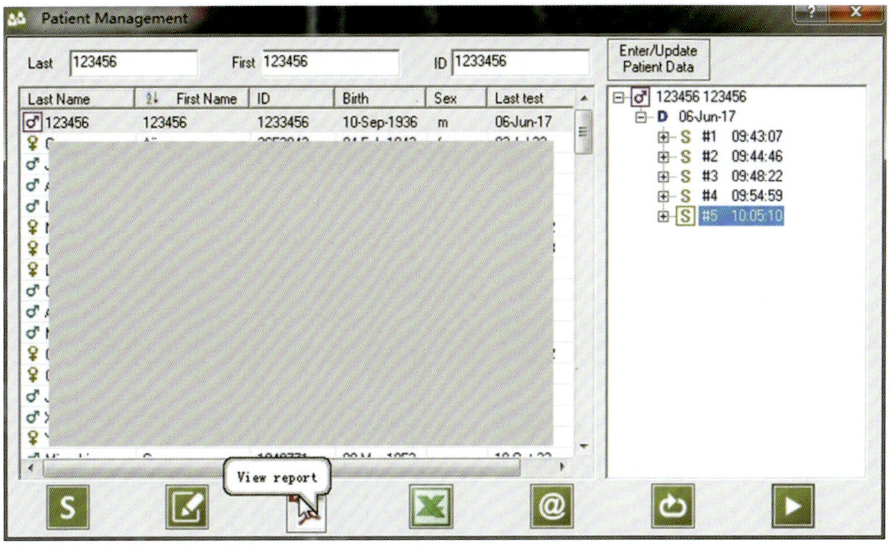

图 3-8-7　查找报告

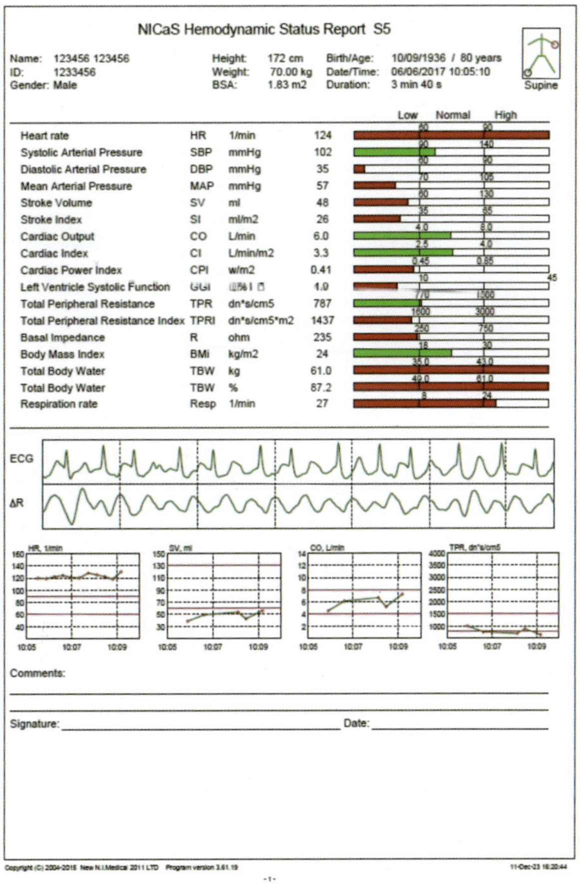

图 3-8-8　报告打印

（9）完成监测，关闭设备电源。依次取下导联线接头及电极片，用酒精纱布擦拭电极片粘贴部位。

3. 注意事项

（1）监测前对患者及家属进行床旁宣教，嘱患者监测时保持安静不动 2 ～ 3min。

（2）监测时注意不要晃动患者及机器缆线。

（3）打开电极片包装，切勿第一时间从塑料板上撕下电极片，应充分按压电极片后再从塑料板上揭下。

（4）务必选择标准粘贴位置。粘贴电极片，先用浸有酒精的纱布对粘贴位置进行擦拭，酒精晾干后方可进行电极片粘贴。

五、监测参数解读分析

心排血量即单位时间从心脏排出的血液量，是目前评估血流动力学不稳定的危重患者最重要的宏观血流动力学变量。正常成人安静时心排血量为 5～6L/min，按体表面积计算，正常心排血量为 2.6～3.2L/（min · m^2）。心排血量是每搏量和心率的乘积。决定每搏量及心排血量的三个主要因素是前负荷、后负荷和收缩力。前负荷和收缩力与每搏量直接相关，而后负荷与每搏量呈负相关。

此外，心排血量还受到心脏结构异常的影响，如瓣膜反流和心内分流，减少了泵出的血液。心排血量只有在其他血流动力学和代谢参数的背景下解读数值（更重要的是在治疗过程中的变化）才有意义，其评估经常决定和改变治疗干预的方向。

与心排血量监测有关的常见参数信息见表 3-8-1。

表 3-8-1　与心排血量监测有关的常见参数信息

参数		缩写	单位	正常值范围	定义	临床解读
基础	心率	HR	次 /min	58～86	心脏每分钟搏动的次数	—
	呼吸频率	R	次 /min	8～24	每分钟呼吸的次数	—
排量	每搏输出量	SV	mL	60～130	每次心跳的射血量	1. 前负荷、后负荷和心肌收缩力共同决定 SV、SI
	每搏指数	SI	mL/m^2	35～65	经体表面积校准的每搏输出量	2. 如果 SV、SI 改变，需要考虑哪种或哪几种因素引起的变化，同时要考虑针对这些因素进行治疗 3. 低 SV、SI 患者的心率会代偿性升高来维持 CO、CI
	心排血量	CO	L	4.5～8.5	心脏每分钟的射血量	1. 明确 CO、CI 下降是 HR、SV、SI 引起的还是共同改变引起的
	心脏指数	CI	L/（min · m^2）	2.5～4.7	经体表面积校准的心排血量	2.CO、CI 进行性下降说明左心室功能恶化及射血分数下降
阻力	全身外周血管阻力	TPR	dn · s/cm^5	770～1500	心脏射血入主动脉必须克服的阻力，用来评价后负荷	1. 升高的 TPR、TPRI 是血管收缩的标志 2. 为了降低 TPR、TPRI，可以使用扩血管药物 3. 关注 TPR、TPRI 的同时应关注容量水平，患者有效循环血量的严重不足也可能导致很高的 TPR、TPRI
	全身外周血管阻力指数	TPRI	dn · s · 100/cm^3	1540～3000	经体表面积校准的全身外周血管阻力	
	动脉顺应性	AC	mL/mmHg	—	反映了外周动脉硬化或顺应性程度	1. 动脉顺应性在生理学上被定义为每搏输出量和脉压之间的关系 2. 反映了外周动脉弹性和血管内皮功能 3.AC 下降说明动脉硬化和顺应性下降

续表

参数		缩写	单位	正常值范围	定义	临床解读
心肌收缩力	格兰夫 - 高尔指数	GGI	—	＞ 10%	反映患者的心脏储备能力	1. 低的 GGI 提示左心室功能下降 2.GGI ＜ 10 与 EF 值＜ 55% 具有临床相关性，可作为无症状左心功能衰竭筛查手段
	心脏功能指数	CPI	W	0.45 ～ 1.0	心脏射血所做的功	1. 能够反映患者心肌收缩力水平 2. 心肌收缩力定义为心肌纤维的缩短率，虽然真正的心肌收缩力不依赖于后负荷，但是前后负荷对心脏射血功能可以产生重要影响
液体水平	全身液体水平	TBW	—	45% ～ 63%，随患者的体表面积而变化	全身组织的电传导性，主要由血管内和血管外的液体组成	1. 单次 TBW 测量值较高时，应该做进一步研究。单次 TBW 值与血浆容量有关 2.TBW 相比前次测量增加，提示临床干预是必要的 3.TBW 减少提示液体量由于干预或疾病而减少 4. 注意：①肌肉具有良好的电传导性，老年人和新生儿肌肉群较少，会引起较低的 TBW 水平；②脂肪或气体导电性低，所以肥胖或肺气肿的患者 TBW 水平可能会降低。因此以上患者 TBW 值低而 R 值高于正常范围时，可能并不提示容量不足，同时，即使容量严重超负荷，TBW/R 值也可能在正常范围
	每搏输出量变异	SVV	—	5% ～ 15%	左室搏出量发生周期性改变，可用来判断容量反应性	左室搏出量的变异程度越大，表明有效血容量不足程度越严重

六、无创血流动力学监测在神经重症患者中的应用

（一）在改善神经重症患者预后中的应用

神经重症患者血流动力学状态不稳定，存在器官功能障碍风险，早期识别和预防组织灌注和氧合不足以及休克或器官损伤的发展是重症监护的基石。确定身体重要器官的充分氧合和灌注通常基于体格检查和标准血流动力学检查、实验室参数的解读。重症患者在损伤或疾病因素的基础上，出现广泛的机体失调反应及血流动力学紊乱，最终导致以心、肺功能受损为核心的致命性多器官功能不全。机体反应监测与血流动力学管理在重症管理中至关重要。

研究发现，临床上通过无创血流动力学监测对重症患者进行早期目标导向性液体治疗具有重要指导意义，能明显缩短液体复苏时间、提升复苏成功率、减少液体复苏不当导致的相关并发症，改善重症患者的临床预后。Guijun Zhu 发现无创心排血量监测对预测除心脏休克外的循环休克患者的容量反应性有一定的临床价值，为评估危重患者的容量反应提供了新方法，该方法在重症患者血流动力学监测中与超声、PICCO 具有良好的一致性，可用于重症患者的血流动力学监测和评估。

血流动力学改变贯穿危重症疾病发生发展的全过程，有效的血流动力学监测是危重患者病情评估

的重要内容和个体化用药的重要依据。

容量监测包括静态指标和动态指标，静态指标包括经胸超声测量的左心室舒张末面积、下腔静脉（IVC）内径、IVC 与主动脉内径比、阻抗法监测的 TFC 等。尽管这些指标能反映患者当前负荷或容量状态，但易受心率、心肌顺应性、胸腔内压和肺顺应性等多种因素影响而无法准确反映危重患者真实容量状态。动态指标通过利用机械通气诱导的心肺交互作用评价容量状态，包括无创心功能检测仪测量的每搏输出量变异度（SVV）、主动脉速度时间积分呼吸变异度（△ VTI）、主动脉峰值流速呼吸变异度（△ Vpeak）、下腔静脉呼吸变化率（△ IVC）等。相比静态指标，动态指标在多种疾病的液体治疗研究中被证实预测液体反应性的准确性明显较高，更能代表患者的容量状态。鉴于动态指标的获取原理，该类指标仅适用于无自主呼吸的机械通气患者。

（二）在神经重症患者血压管理中的应用

神经重症患者面临心脑血管系统的巨大挑战，血压需要维持在一个相对稳定的范围，既要避免低血压导致的脑灌注不足和其他器官功能障碍，也要避免高血压造成的脑血管意外和心衰等并发症的发生。神经系统对脑血流非常敏感，不稳定的血压可能导致脑部缺血或灌注不足，加重患者病情。同时，适当的血压管理有助于促进神经系统康复，对神经功能的恢复和降低再灌注损伤的风险具有重要作用。稳定的血压有助于降低神经重症患者发生脑卒中和心血管事件的风险，对患者生存和预后至关重要。目前，大量研究关注无创血流动力学监测技术在神经重症患者血压管理方面的应用。

无创 CO 监测能代替血压测量并获得血流动力学数据，准确反映患者心功能。原发性高血压患者血压越高，CO 越低，心肌损伤越重，心功能越差。研究发现，基于无创 CO 的高血压个体化疗法可在控制血压的同时改善患者血流动力学参数，减轻心肌损伤，改善预后。Fadl Elmula 等在一项以无创血流动力学监测为指导的多中心前瞻性随机平行对照研究中发现，与常规药物治疗相比，无创血流动力学监测联合药物治疗能有效降低未受控制的高血压患者的日间动态血压和诊室收缩压。

无创血流动力学监测为个体化治疗方案的制订提供依据。通过无创血流动力学监测技术，医生可以根据患者的实时血流动力学参数调整药物治疗方案，制订个体化的治疗方案，提高治疗的针对性和有效性，减少不良反应和并发症的发生。对神经重症患者进行无创血流动力学监测有助于优化血压管理策略，有助于及时评估患者的病情严重程度和预后。

（三）在神经重症患儿救治中的应用

无创血流动力学监测在神经重症患儿中的研究具有重要意义，有助于实现危重患儿的精准治疗。危重患儿常合并严重的心功能障碍及血流动力学紊乱，因其血管顺应性及心肌代偿能力不同于成人，所以患儿对复苏的血流动力学反应与成人略有不同。与成人脓毒症休克常见的高排低阻的血流动力学模式不同，儿童的心排血量和全身血管阻力（SVR）较低，感染性休克发病率与死亡率较高，管理具有较高的时间敏感性，需以目标为导向积极处理。儿童感染性休克早期发现的主要挑战是缺乏休克诊断指标。

目前，大多数儿科休克复苏措施建议根据专家意见、成人研究数据和儿童非对照研究选择液体和血管活性药物的类型、剂量。大多数为儿童开出的液体处方都基于以前的经验或根据生命体征对治疗的反应，忽视了对治疗的反应因人而异。研究证明，达到心脏指数（CI）的治疗目标 3.3 ～ 6.0L/（min · m^2）

可提高儿童休克的存活率。美国重症医学会（ACCM）的更新和小儿感染性休克管理指南强调使用 CO、CI 和 SVR 指数进行评估。研究建议，使用非侵入性工具对前负荷、收缩力和后负荷进行半定量和定量评估，并结合临床和实验室评估，以指导休克管理并在血管升压药、血管扩张剂和正性肌力药或这些药物的组合之间进行选择。过度液体复苏和正液体平衡与多器官功能衰竭相关，例如肾功能恶化、急性呼吸窘迫综合征、ICU 停留时间延长以及疾病和死亡风险增加。研究显示，根据无创血流动力学监测结果选择血管活性药物，监测组的多巴胺、多巴酚丁胺及肾上腺素使用剂量及时间均较非监测组明显减少，而去甲肾上腺素用量明显增多，通过监测 CO 调整治疗方案在休克患儿预后及转归方面起到了积极作用，提升了治疗成功率，实现了危重患儿的精准治疗。

因此，需要可靠的血流动力学监测参数反映儿童心排血量、血流量、全身血管阻力和液体超负荷指标以反映液体反应性和血管内液体状态。Mansfield 等通过对 649 项研究的系统综述及 Meta 分析对比基于电生物阻抗的无创心排血量监测与热稀释、超声心动图等标准方法在儿科应用中的有效性，他们发现参与比较的技术在除新生儿每搏量外，在儿童及青少年中心排血量、每搏输出量和心脏指数测量的平均值没有显著差异。Masoud 等比较了危重患儿的连续无创心排血量监测参数与超声心动图心脏指数、下腔静脉之间的关联，他们发现连续无创心排血量监测可用于在初始阶段估计不稳定患儿的血流动力学状态，以便及时做出与治疗相关的决策。

无创血流动力学监测技术的发展为神经重症患儿提供了更安全、便捷和有效的方式，有助于及时干预和改善患儿的病情和预后。此外，相关研究正不断深入、不断探索更多的无创监测技术，并且逐步完善临床指南和积累实践经验，以更好地满足神经重症患儿的临床需求。

七、前沿进展

近年来，无创血流动力学监测技术的研究和应用取得了显著进展，极大地推动了临床实践的发展。传统的血流动力学监测方法往往依赖于侵入性技术，而新兴的无创监测技术，如光电血管脉波描记术和生物电阻抗技术，能够通过非侵入性手段进行精确的心血管功能评估。这些技术利用先进的传感器和信号处理算法，实现了对心排血量、心率、心律等生理参数的实时监测，显著提升了数据的准确性和可靠性。此外，随着技术的进步，无创监测系统逐渐集成无线传感器网络和智能设备，实现数据的远程传输和实时分析。智能手表和其他可穿戴设备能够持续监测个体的生理指标，并通过数据传输平台进行动态评估。这种技术集成不仅增强了对患者健康状态的持续监测能力，还促进了个体化医疗和远程医疗的应用，有助于提高患者血流动力学管理的效率和效果。

参考文献

[1] 王广健，刘大为，王小亭 . 基于机体反应与血流动力学的重症新认知 [J]. 中华内科杂志，2022，61（3）：246-248.

[2] ASKARI A T，MESSERLI A W. Cardiovascular hemodynamics：an introductory guide[M]. 2nd ed. Switzerland：Humana Press，2019.

[3] SCHEEREN T W L，RAMSAY M A E. New developments in hemodynamic monitoring[J]. Journal of Cardiothoracic and Vascular Anesthesia，2019，33：S67-S72.

[4] TEBOUL J L，SAUGEL B，CECCONI M，et al. Less invasive hemodynamic monitoring in critically ill patients[J]. Intensive Care Medicine，2016，42（9）：1350-1359.

[5] 杨毅，黄英姿 . ICU 监测与治疗技术 [M]. 2 版 . 上海：上海科学技术出版社，2018.

[6] SAUGEL B，CECCONI M，WAGNER J Y，et. al. Noninvasive continuous cardiac output monitoring in perioperative and intensive care medicine[J]. British Journal of Anaesthesia，2015，114（4）：562-575.

[7] SAUGEL B，CECCONI M，HAJJAR L A. Noninvasive cardiac output monitoring in cardiothoracic surgery patients：available methods and future directions[J]. Journal of Cardiothoracic and Vascular Anesthesia，2019，33（6）：1742-1752.

[8] MICHAEL R PINSKY，JEAN-LOUIS TEBOUL，JEAN-LOUIS VINCENT. Hemodynamic monitoring[M]. Switzerland：Springer Nature，2019.

[9] D'AMBROSIO A，COTOIA A，BECK R，et al. Impedance cardiography as tool for continuous hemodynamic monitoring during cesarean section：randomized，prospective double blind study[J]. BMC anesthesiology，2018，18（1）：32.

[10] MANSFIELD R C，KAZA N，CHARALAMBOUS A，et al. Cardiac output measurement in neonates and children using noninvasive electrical bioimpedance compared with standard methods：a systematic review and meta-analysis[J]. Critical Care Medicine，2022，50（1）：126-137.

[11] FUSTER R，O'ROURKE R，WALSH R，et al. Hurst's the heart[M]. 12th ed. New York：The Mc GrawHill Companies，2008.

[12] ZHU G，ZHANG K，FU Y，et al. Accuracy assessment of noninvasive cardiac output monitoring in the hemodynamic monitoring in critically ill patients[J]. Annals of Palliative Medicine，2020，9（5）：3506-3512.

[13] 谢春林，张松文 . 基于无创心排血量行个体化治疗原发性高血压的临床疗效观察 [J]. 中西医结合心脑血管病杂志，2020，18（8）：1280-1283.

[14] FADL ELMULA F E M，REBORA P，TALVIK A，et al. A randomized and controlled study of noninvasive hemodynamic monitoring as a guide to drug treatment of uncontrolled hypertensive patients[J]. Journal of Hypertension，2015，33（12）：2534-2545.

[15] 洪文超，裘刚，龚小慧，等 . 床旁无创血流动力学监测在新生儿感染性休克诊治中的应用价值 [J]. 中华实用儿科临床杂志，2018，33（18）：1403-1406.

[16] MOHAMMADPOUR M，CHEGINI V，ZADEH M S，et. al. The value of noninvasive continuous cardiac output monitoring in assessment of hemodynamic status in critically ill children[J]. Acta Medica Iranica，2022，60（9）：554-561.

（张　桐）

第四章　神经重症气道管理

第一节　机 械 通 气

一、概述

机械通气是指借助机械设备控制或辅助患者进行周期性呼吸运动。一般有两种方式：无创和有创。当疾病或意外等因素造成患者无法维持有效的自主呼吸时，机械通气尤为重要，它不仅可以帮助患者实现有效的呼吸，还可以改善气体交换，缓解缺氧症状。对于自主呼吸能力完全受限的患者，通过设置呼吸机模式和参数可以代替自主呼吸进行通气，满足机体氧合需求。另外，在对急危重症患者的救治中，机械通气可以减少呼吸做功，纠正 CO_2 潴留和酸碱紊乱，预防多器官功能受损，维持基础生命体征。

（一）呼吸机的基本结构

呼吸机是实施机械通气的设备，根据工作原理的不同分为正压呼吸机和负压呼吸机。现代呼吸机大多采用电力驱动或高压气体驱动，并且通过微电子装置进行精准调节，以保证气体的有效输送。在呼吸机运行过程中，通过管路连接氧源使氧气进入呼吸机气路，与空气混合，为患者提供合适的氧浓度。

呼吸机的主机系统包括内部结构和控制面板。内部结构主要包括气路和电子控制元件，通过控制面板连接内部电子控制元件可以设置通气模式、调节通气参数、观察监测数据、调整报警限值。

呼吸机的通气管路一般分为单气路和双气路两种基本类型，现代呼吸机（简易呼吸机除外）多使用双气路，其通气管路可分为以下三个部分。①Y 形管：通过人工气道或面罩等与患者连接，也称为通气管路的近端。②呼气管路：呼气开始后，呼出的气体经此管路流动，由呼气阀排出至大气，呼气阀所处区域称为呼气端。③吸气管道：呼吸机触发后，送给患者的气体经此管道流动至 Y 形管，呼吸机送气区域称为吸气端，吸气端与呼气端都是呼吸机上的一个部位，统称为远端。在实际应用呼吸机时，通常会在吸入气管路中连接主动加热湿化装置，将无菌蒸馏水加热后产生的水蒸气与呼吸机送出的气体混合，从而起到加温、加湿的效果（图 4-1-1）。

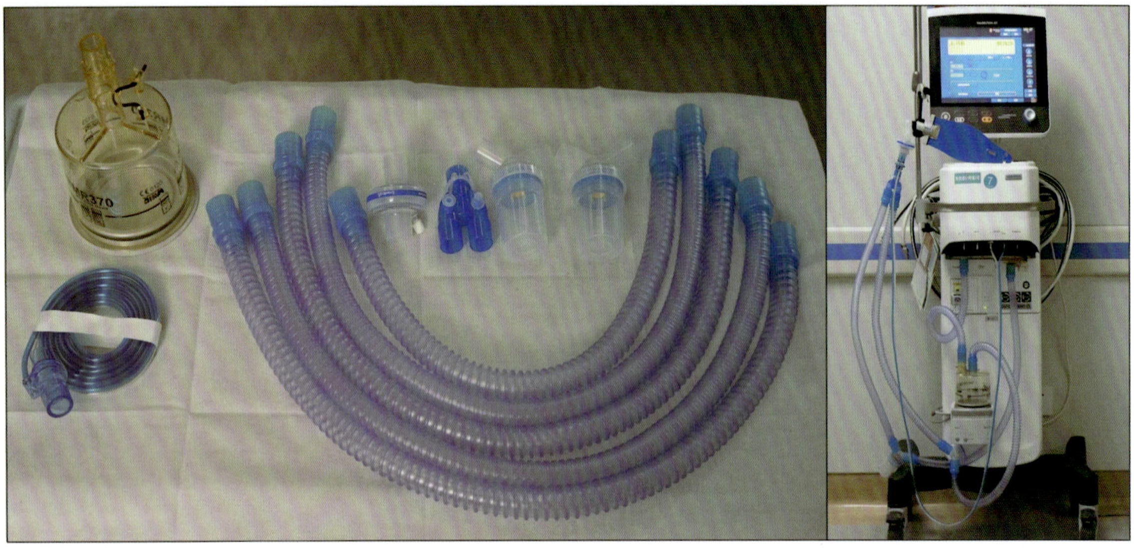

图 4-1-1　呼吸机管路及连接图

（二）完成机械通气的基本要求

（1）通气方向的单一性：呼吸机送气时吸气阀完全打开，呼气阀关闭或处于较小开放状态，气体由呼吸机进入气道，而不至于从呼气端漏出；患者呼气时呼气阀完全打开，吸气阀关闭或维持较小的开放状态，气体从呼气端排出，而不至于分流进入气道，从而保障有效通气量和通气模式的正常运行。

（2）通气管路的密闭性：吸气时气体由呼吸机进入气道，呼气时从呼吸端排出，此过程中无气体从异常部位漏出，称为密闭性良好。这有助于呼吸机模式的正常运作（包括吸气触发、送气、吸呼气切换、PEEP/CPAP 压力的维持），保障有效通气量。漏气，特别是隐性漏气（主要是通气参数设置不当）会导致呼吸机运转异常，应被关注。

二、适应证和禁忌证

（一）适应证

（1）神经重症患者常因神经系统受损引发上呼吸道梗阻或因累及呼吸系统而发生呼吸衰竭。无论是以低氧血症为主的Ⅰ型呼吸衰竭还是以高碳酸血症为主的Ⅱ型呼吸衰竭，都会使神经功能进一步恶化，而神经功能的恶化会进一步加重呼吸衰竭，形成恶性循环。因此神经重症患者一旦出现明显的呼吸功能受损，应考虑尽快建立人工气道，实施机械通气。

（2）无论何种类型的神经系统疾病，一旦在疾病发展过程中出现呼吸功能受损或因原发疾病直接导致呼吸功能受损，都需要建立人工气道，实施机械通气。包括不同类型的脑血管疾病，如脑卒中、蛛网膜下腔出血；外伤，如重型颅脑损伤、脊髓损伤；神经系统免疫性疾病，如自身免疫性脑炎、重症肌无力危象；周围神经病变，如吉兰 - 巴雷综合征；癫痫持续状态；严重颅内感染；肌萎缩侧索硬化；

急性炎症性肌病；遗传性周围神经病及中毒等。

虽说机械通气为重症患者提供了高效的呼吸支持，但实施机械通气的时机并不明确。对于没有明显呼吸衰竭表现的患者，给予一般氧疗即可。而对于病情进展过程中的重症患者，过于保守的氧疗策略可能会延误插管和实施机械通气的时机，导致患者因低氧和（或）二氧化碳潴留发生多脏器功能受损。

为避免不必要的机械通气和机械通气延迟，临床上可以根据以下四个方面进行评估（表 4-1-1），其中通气力学标准中有些指标需要在肺功能室测得，并且需要患者良好的配合，这对于重症患者尤其是昏迷患者来说是难以实现的，因此表中推荐的各项标准并非硬性指标，临床医生应根据患者实际情况、原发疾病的危重程度、呼吸衰竭程度以及循环指标来判断是否实施机械通气。

表 4–1–1　成人机械通气应用指标（括号内为正常值范围）

指标	具体内容
临床评估	呼吸暂停 喘鸣严重 抑郁状态 连枷胸 呼吸道分泌物无法清除（如分泌物过多、保护性反射消失、神经肌肉衰竭） 创伤（下颌骨、喉、气管）
通气力学	呼吸频率＞ 35 次 /min 潮气量＜ 5mL/kg 肺活量＜ 10 ～ 15mL/kg 最大吸气压力＞ –25 ～ –20cmH$_2$O 每分通气量＜ 3L/min 或＞ 20L/min
气体交换指标	PaCO$_2$ ＞ 50 ～ 60mmHg 肺泡动脉梯度（FiO$_2$=1）＞ 350 ～ 450mmHg PaO$_2$/FiO$_2$ ＜ 200 PaO$_2$（吸氧浓度＞ 0.5）＜ 55mmHg
循环指标	心排血量＜ 2L/min 心脏指数＜ 1.2L/（min · m^2）

（二）禁忌证

神经重症患者在不合并其他疾病的情况下，无实施机械通气的绝对禁忌证。相对禁忌证需要结合患者既往病史和临床情况综合考量。对于一些患有特定疾病（如心肌梗死、活动性大咯血、肺大疱、气胸等）的神经重症患者，应在神经重症监护病房内完善基础生命体征和神经功能相关监测后实施机械通气。此外，在积极治疗神经系统疾病、挽救患者生命的同时应及时请相关专科医生会诊，尽可能降低机械通气造成不良影响的可能。

三、机械通气模式及通气参数设置（视频 4-1-1）

视频 4-1-1

通气模式是呼吸机的基本功能设置，与通气参数结合，共同完成机械通气。国内医疗机构使用的呼吸机品牌众多，不同厂家生产的呼吸机在相同通气模式的核心技术上会有一些差异，特别是在名称上往往有较大的不同，在使用之前需要操作者熟练掌握这些名称对应的模式及核心参数。目前神经重症监护室常用的 5 种基本机械通气模式分别是：容量控制通气模式、压力控制通气模式、自主通气模式、容量控制同步间歇指令通气模式、压力控制同步间歇指令通气模式（表 4-1-2）。

表 4-1-2　5 种机械通气模式在不同呼吸机上的名称

机械通气模式	呼吸机上的名称
容量控制通气模式	VCV、V-A/C、IPPV、VCMV
压力控制通气模式	PCV、P-A/C、T
自主通气模式	CPAP、SPONT、S、PSV、
容量控制同步间歇指令通气模式	SIMV、V-SIMV
压力控制同步间歇指令通气模式	P-SIMV

（一）神经重症患者常用的机械通气模式

相较于呼吸科患者，在对神经重症患者使用机械通气时需考虑其疾病特点，如神经功能损伤直接发生于呼吸中枢（如脑干出血、延髓梗死等）或因周围神经传导功能受损（如重症肌无力、吉兰 - 巴雷综合征）等导致自主呼吸功能严重受限或完全丧失，为确保基础生命体征，建立人工气道后直接选择控制通气模式即可；或在特定场景下（如全身麻醉手术），需要选择控制通气模式维持呼吸功能，保证全身氧合需求；对于具有一定自主呼吸能力的神经重症患者，为确保呼吸道通畅，常需要早期插管，实施机械通气，此时自主通气模式可以在保留患者自主呼吸能力的基础上提供呼吸支持，降低呼吸功耗，改善通气水平，优化氧合目标，还有利于后期撤机。现今临床上使用同步间歇指令通气（synchronized intermittent mandatory ventilation，SIMV）多是为撤离呼吸机做前期准备的。

控制通气模式和自主通气模式是神经重症患者最常使用的两种机械通气模式。

1. 控制通气模式

控制通气模式又分为容量控制通气模式（V-A/C）和压力控制通气模式（P-A/C）。无论是 V-A/C 还是 P-A/C，在患者能够自主触发呼吸机时，若实际呼吸频率大于预设呼吸频率，呼吸机提供吸气时支持力度，此时为辅助通气；若自主呼吸丧失或自主吸气强度不足以触发呼吸机，则按预设呼吸频率完成送气，此时为控制通气。

特点：无论患者有无自主呼吸，呼吸机都会根据预先设定的吸气时间、潮气量或压力，为每次呼吸提供有效的支持，从而实现通气功能。

区别：V-A/C 直接设定了潮气量，呼吸机按预设潮气量完成送气，需重点监测气道压力（图 4-1-

2）。P-A/C 则是按预设的压力为患者送气，潮气量与设定压力的大小直接相关，需通过监测潮气量动态调整送气压力（图 4-1-3）。

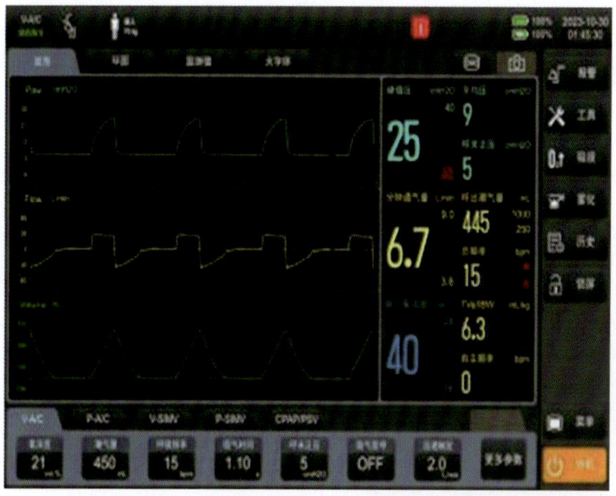

图 4–1–2　容量控制通气模式（V—A/C）

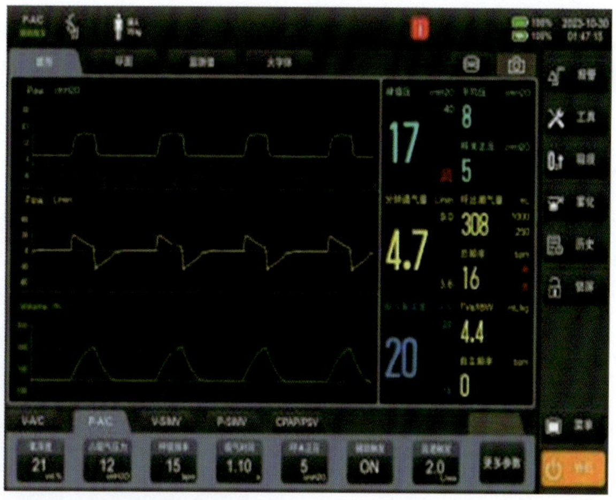

图 4–1–3　压力控制通气模式（P—A/C）

2. 自主通气模式

该模式下自主呼吸触发和维持吸气过程并间接影响吸呼气转换，呼吸机仅给予一定压力辅助通气。压力为方波，流量为递减波（图 4-1-4）。吸气流量、潮气量、呼吸频率受自主呼吸能力和通气能力的双重影响。PSV 适用于有一定自主呼吸能力且通气阻力不是非常大的患者。以下情况不能使用 PSV 模式：①无自主呼吸的患者；②呼吸中枢兴奋性显著降低、神经 - 肌肉严重病变、呼吸肌严重疲劳的患者；③气道阻力显著增加的患者，不适合单独应用；④胸肺顺应性显著减退的患者。

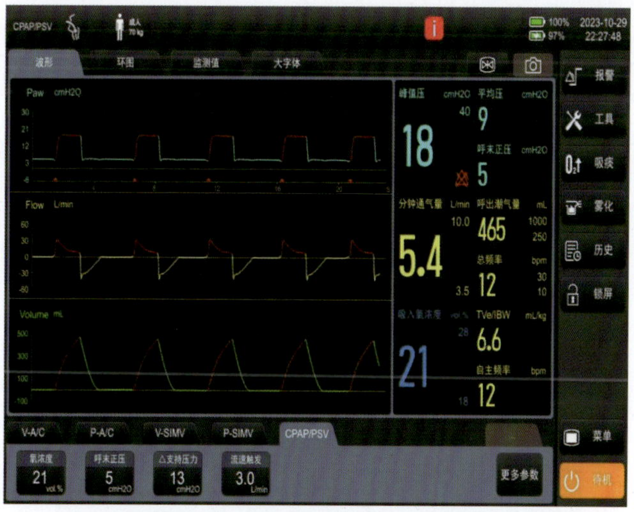

图 4–1–4　自主通气模式（PSV）

（二）机械通气新模式

闭环通气是指通过自动调节某些呼吸机设置来控制患者的一些生理变量的通气模式。利用人工智能，呼吸机可以自行监测患者通气数据，然后分析并制订通气模式。医生只需要提供患者基本的生理数据和治疗目标，呼吸机就可以完成整个通气、监测、脱机的过程。典型的闭环通气模式有：神经调节辅助通气模式(NAVA)、适应性支持通气模式(INTELLiVENT-ASV)等。

1. 神经调节辅助通气模式

借助患者自身的呼吸驱动来触发和调整呼吸机的压力支持水平(图 4-1-5)。通过一根食管导管监测膈肌的电活动(EAdi)，推算出神经中枢自主吸气的驱动力，使呼吸机能够根据患者自身的吸气努力自动调整支持压力的时机、持续时间和幅度。NAVA 采用闭环控制系统，根据 EAdi 监测值和期望的潮气量目标不断调整和优化机械通气参数，大大降低了过度支持或支持不足的风险，并有助于维持适当的气体交换和实现肺保护，促进了人机协调，减少了呼吸肌疲劳的风险，提高了患者的舒适度。

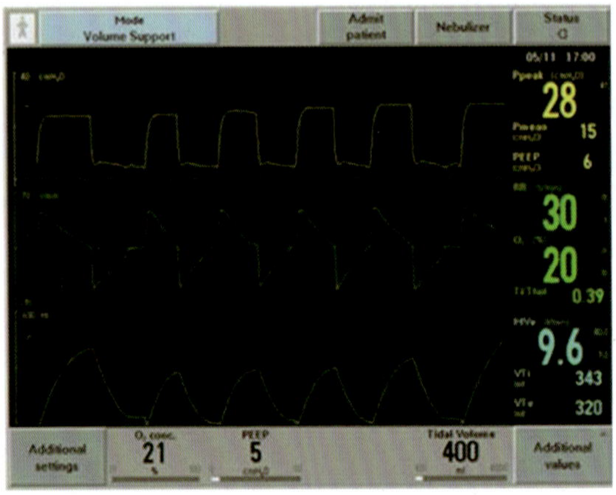

图 4-1-5　神经调节辅助通气模式(NAVA)

2. 适应性支持通气模式

将多种通气策略结合到一个模式中，只需提前输入患者的身高、体重和疾病诊断，呼吸机的智能算法会根据患者的呼吸力学、氧合水平、呼气末二氧化碳($EtCO_2$)动态优化呼气末正压(PEEP)和供氧浓度，根据自主吸气努力程度调节呼吸机支持水平。撤机过程中它会根据患者的呼吸模式和对撤机的准备情况逐渐调整通气设置，促进平稳过渡到自主呼吸，实现了通气过程的闭环(图 4-1-6)。

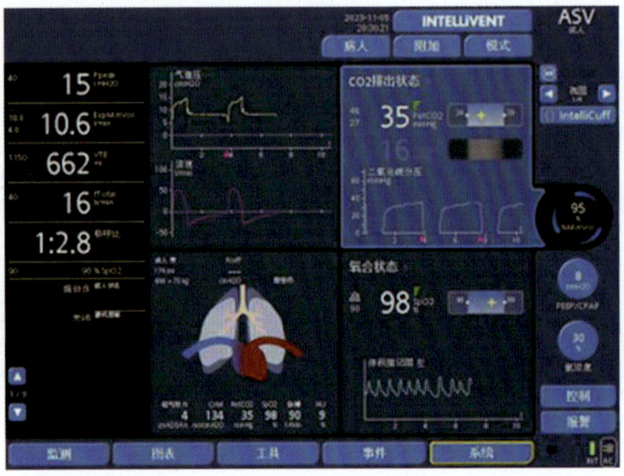

图 4-1-6　适应性支持通气模式(INTELLiVENT-ASV)

(三)机械通气参数设置

(1)吸入氧浓度(FiO_2)设置：是保证患者充分氧合的主要参数(图 4-1-7)。大于 50%时需警惕氧中毒。实际调节时，一般在保证正常氧合水平的前提下尽量选择较低的 FiO_2。

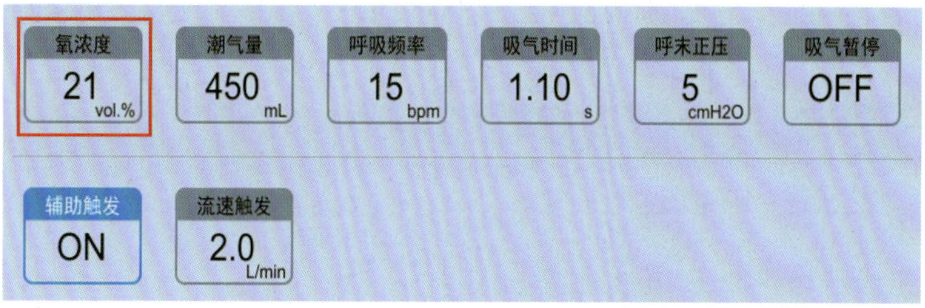

图 4-1-7　吸入气氧浓度设置

（2）潮气量（VT）设置：一般设置为 6 ～ 8mL/kg（图 4-1-8），需关注气道压力是否在正常范围内，即维持平台压在 30 ～ 35cmH_2O。为确保足够的每分通气量，在设定 VT 时应匹配合理的呼吸频率。压力型通气模式（如 PCV 和 PSV）的 VT 与压力水平的高低直接相关，可以通过调节压力控制水平和压力支持力度来调节 VT 的大小。PSV 的支持力度一般不超过 20cmH_2O，若在此水平仍不能达到预期的通气量，则建议更换其他通气模式。

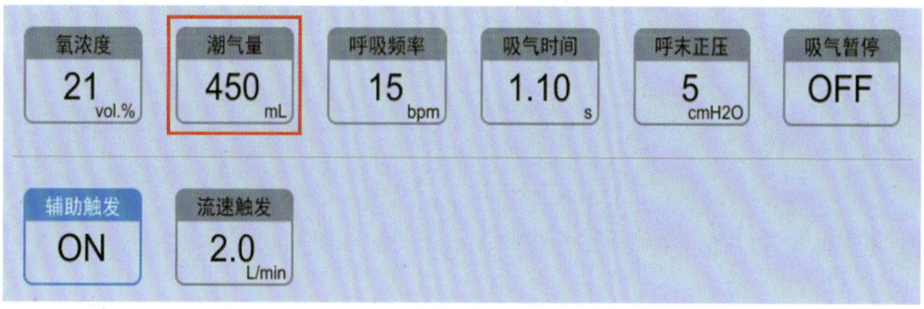

图 4-1-8　潮气量设置

（3）呼吸频率（RR）设置：控制通气模式时，预设 RR 为下限，是保证呼吸周期运动的基础参数，与 VT 的乘积为每分通气量，因此在设定时应考虑 VT 的大小（图 4-1-9）。支持通气模式无此参数设置，只在后备通气设定中保证通气安全的 RR。设定 RR 应遵循以下原则：①应根据原发病而定。一般为 12 ～ 20 次 /min，此时可以保证充足的呼气时间，更趋于生理状态，减少人机不协调；对于 ARDS 等限制性通气障碍疾病的患者，设置较大的呼吸频率可以帮助患者获得更大的吸气流量，避免流量不足导致的人机对抗，同时辅以较小的潮气量，还能有效减少为克服较大弹性阻力所做的功，避免患者呼吸肌疲劳的发生。②根据自主呼吸能力而定。如采用 A/C 或 SIMV 时，随着患者自主呼吸功能的恢复，可以逐渐降低预设的 RR，促进患者自主呼吸做功，锻炼呼吸能力，早日脱机拔管。

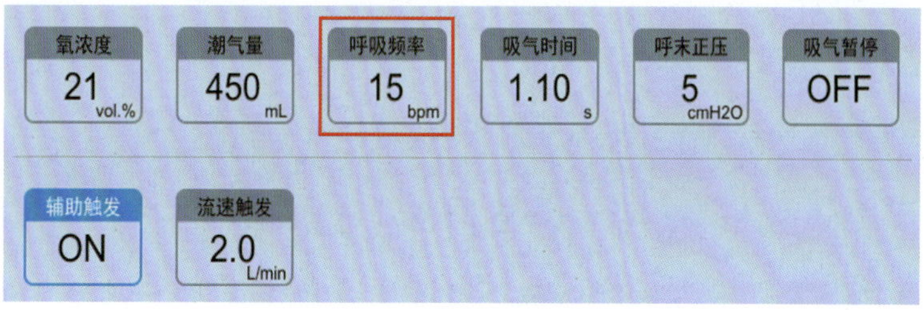

图 4-1-9　呼吸频率设置

（4）吸气末暂停时间设置：指在吸气结束后人为设定的一段暂停时间，暂停结束后切换为呼气，暂停时间一般不超过整个呼吸周期的 20%（图 4-1-10）。较长的吸气末暂停时间有助于气道内的正压将肺内气体分布更合理，起到改善氧合的作用，但会造成平均气道压升高，对血流动力学不利。

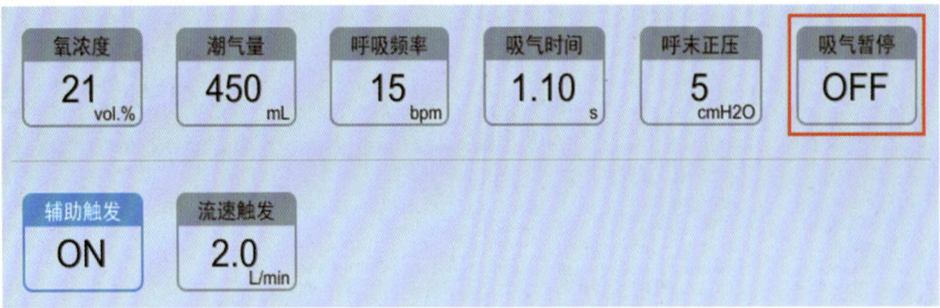

图 4-1-10　吸气末暂停设置

（5）呼气末正压（PEEP）设置：不同疾病往往需要匹配不同的 PEEP 水平（图 4-1-11）。一般情况下对 COPD 患者可设定 PEEP 在 3 ～ 6cmH_2O，对 ARDS 患者则可高达 10 ～ 15cmH_2O，甚至更高。对于低氧和（或）存在明确肺泡塌陷的患者，可根据吸入氧浓度水平匹配 PEEP 值。对于支气管哮喘患者，则趋向于较低水平的 PEEP，甚至不使用 PEEP。在实际机械通气过程中，PEEP 值的大小应根据具体病情和呼吸力学检测等条件设定，一般遵从低水平至高水平逐渐上调的策略，如病情好转，再逐渐下调。

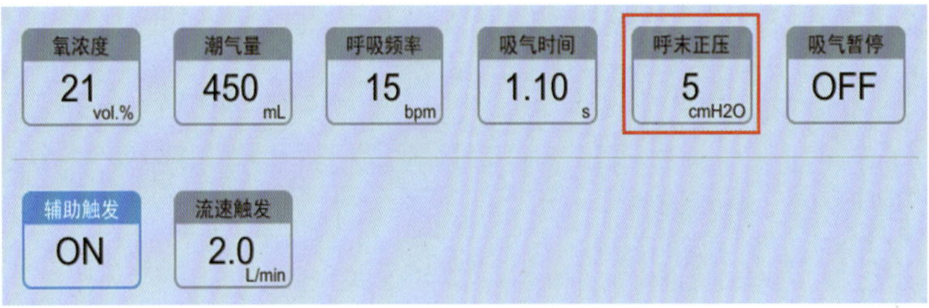

图 4-1-11　呼气末正压（PEEP）设置

（6）同步触发灵敏度设置：可分为压力触发和流速触发两种（图 4-1-12）。一般认为，从开始吸气到呼吸机实际送气的时间越短越好。压力触发的反应性较差，很难低于 110 ～ 120ms，而流速触发可低于 100ms，因此后者的吸气功耗小于前者，患者能够更容易触发呼吸机。在实际设定时应充分考虑患者呼吸强度，设定阈值过高会造成患者触发困难，增加呼吸做功，而设定阈值过低可能增加误触发的概率。相对合理的触发灵敏度一般设置在 PEEP 之下的 1 ～ 3cmH_2O 或 1 ～ 5L/min。设置的原则为在避免误触发的前提下尽可能设置较低水平。

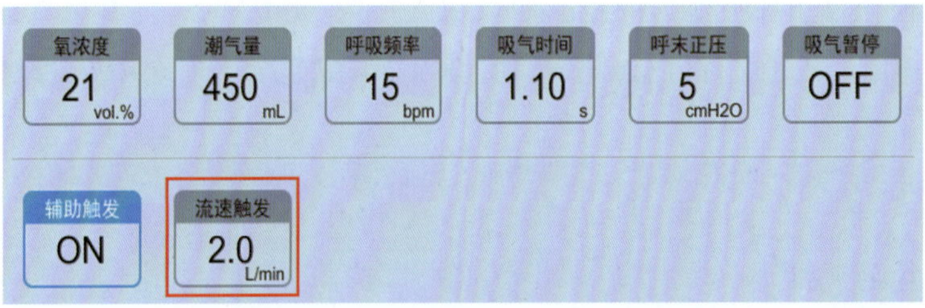

图 4-1-12　同步触发灵敏度设置

（7）吸气时间（Ti）设置：一般为 0.8 ～ 1.2s，吸呼比（I/E）设置为 1/（1.5 ～ 2）（图 4-1-13）。机械通气时在保证合理吸气时间的前提下一般设定较小 I/E，一般可小于 1/2，这样可以使呼气时间延长，避免可能发生的因呼气不完全导致的内源性 PEEP 产生。而对于 ARDS 患者，由于呼吸窘迫导致呼吸频率往往较大，此时可适当增大 I/E，甚至采用反比通气（I/E ＞ 1）的方法，使吸气时间延长，平均气道压升高，甚至使内源性 PEEP 也增加，这样做有利于改善气体分布和氧合。但需要注意的是，过高的平均气道压往往会对血流动力学产生较大的不利影响，而且还会增加呼吸机相关性肺损伤的发生率，并且人机配合难以协调，通常需要辅以镇静剂和（或）肌松剂。

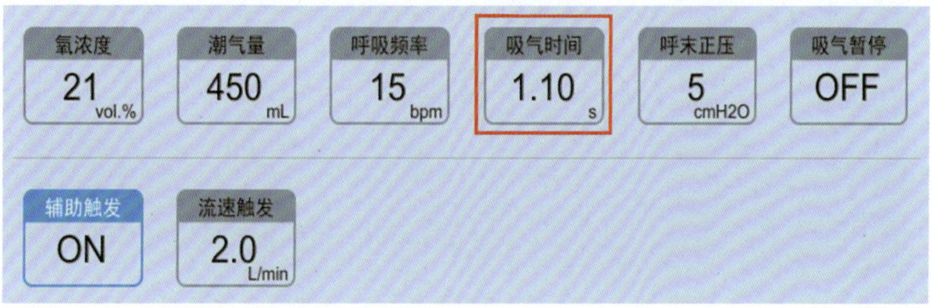

图 4–1–13　吸气时间（Ti）设置

四、机械通气的监测

（一）呼吸机报警分级

美国呼吸治疗学会（American Association for Respiratory Care，AARC）将呼吸机报警按优先和紧迫程度分为三个等级。第一等级：即刻危及生命的情况（重要，红色声光报警，需要紧急处理）。第二等级：可能危及生命的情况（重要，黄色声光报警，需要及时处理）。第三等级：不危及生命的情况（不那么重要，黄色声光报警，处理。具体见表 4-1-3。

表 4–1–3　呼吸机报警等级分类

分级	可视报警	音频报警	操作需要
第一等级	红色背景的提示	一连串 5 个“哔”声，不断重复	先解决患者的安全问题，立即排查原因
第二等级	黄色背景的提示	一连串 3 个“哔”声，周期性重复	在临床应用中，此类问题须引起必要的重视
第三等级	黄色背景的提示，同时提示 CHECK	2 个“哔”声，不重复	提示操作程序或操作步骤有问题
技术故障	红色背景的提示	一连串 5 个“哔”声，不断重复或连续报警复位，且不能静音	立即关闭呼吸机，通知维修人员进行维修

（二）呼吸机常见报警及原因分析

1. 压力监测报警

压力传感器在呼吸机工作过程中持续监测患者气道内压力变化。压力监测报警分为气道高压报警和气道低压报警两种，当实际压力超出或低于所设置的压力限值时，呼吸机将以压力报警形式提醒操作者。设置时，一般将高压报警上限设定在正常气道最高压（峰压）上 5 ～ 10cmH$_2$O，低压报警下限设定在能保持吸气的最低压力水平。

（1）气道高压报警（图 4-1-14）：原因为患者呛咳、气道内分泌物过多、气道梗阻、支气管狭窄、呼吸机管道打折扭曲等导致的人机对抗。

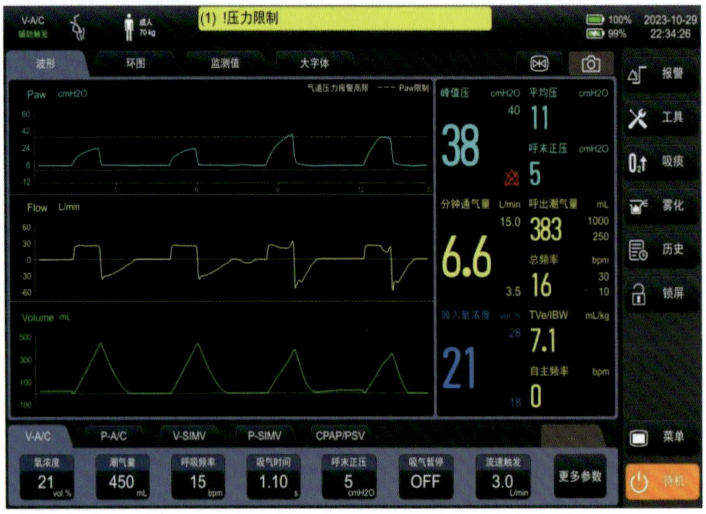

图 4-1-14 气道高压报警

处理方法：①排查呼吸机管路是否通畅，有无打折扭曲，及时倾倒管道内冷凝水；②查看患者是否有分泌物堵塞气道、咳嗽等情况，如有应及时清理呼吸道，对于支气管痉挛者，可遵医嘱采取解痉措施；③若出现人机对抗，可以遵医嘱适当使用镇静药，对于必须控制通气的患者，使用肌松药以抑制自主呼吸。

（2）气道低压报警（图 4-1-15）：常见的原因有漏气（呼吸机管道脱开、管道老化破损、集水杯密封不严或人工气道导管气囊充气不足等）；机械故障导致气源不足、气源压力下降；潮气量设置不合理；报警阈值设置过高等。

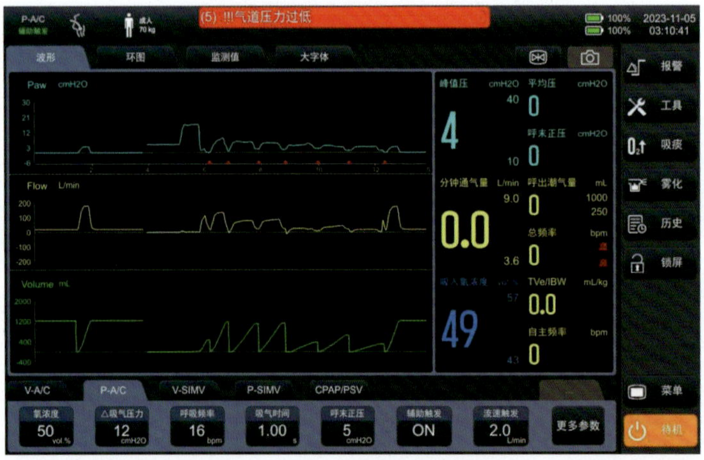

图 4-1-15 气道低压报警

处理方法：①检查空 - 氧混合器和气源；②调整潮气量和（或）延长吸气时间；③仔细检查呼吸机管路，更换破裂管道并将各部位接头紧密连接，尤其应检查容易忽视的接口（如集水杯）等，检查人工气道导管气囊充气是否充足，必要时重新充气；④重新设定低压报警阈值。

2. 容量监测系统

呼吸机的容量监测装置可以监测每次的吸入气体量和呼出气体量，还可以通过对吸气或呼气流量与时间的积分监测每分通气量，可以帮助操作者持续监测患者通气量或潮气量的变化。

（1）低容量报警（图 4-1-16）：容量直接关系患者的通气情况，因此该报警意义重大，需要操作者密切关注，一旦呼吸机触发该报警，提示患者可能发生通气不足，应及时排查触发报警的相关原因。常见低容量报警原因：限值设置过高、气囊漏气或充气不足、管道漏气、通气受阻或不畅、患者呼吸功能不全。

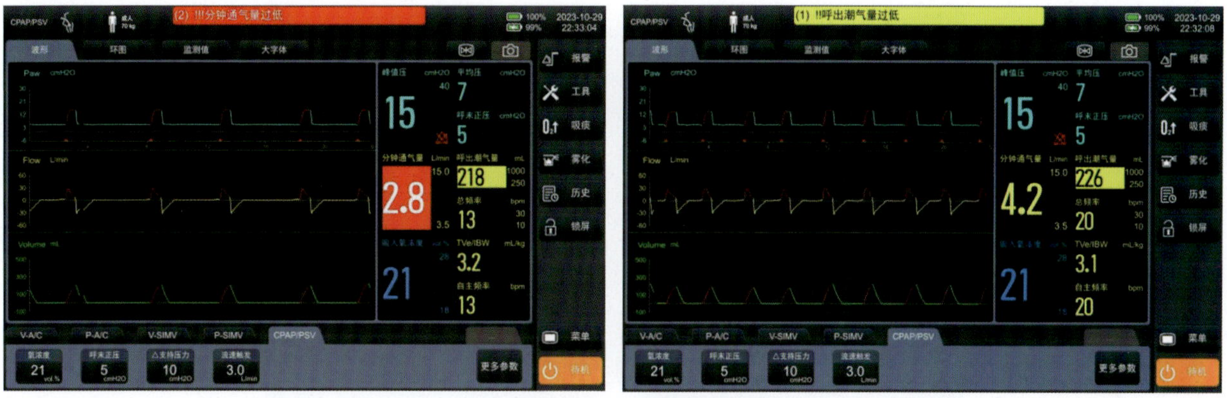

图 4-1-16　低容量报警

处理方法：①合理设置低限值；②检查人工气道导管气囊充气情况，必要时可应用气囊压力监测仪器，对管道发生漏气者应排查漏气部位，必要时更换呼吸机管道并旋紧各接头；③充分吸痰，加强气道内湿化，解除通气受阻或不畅的原因；④如因患者呼吸功能不全引起，及时调整机械通气模式。

（2）高容量报警（图 4-1-17）：超出容量的高水平限值，主要在于提醒医务人员重视和防止实际潮气量和每分通气量高于所设置水平状况的出现。主要原因：高潮气量限值设置过低、患者自主呼吸驱动较强或呼吸形态的改变（如深大呼吸）。

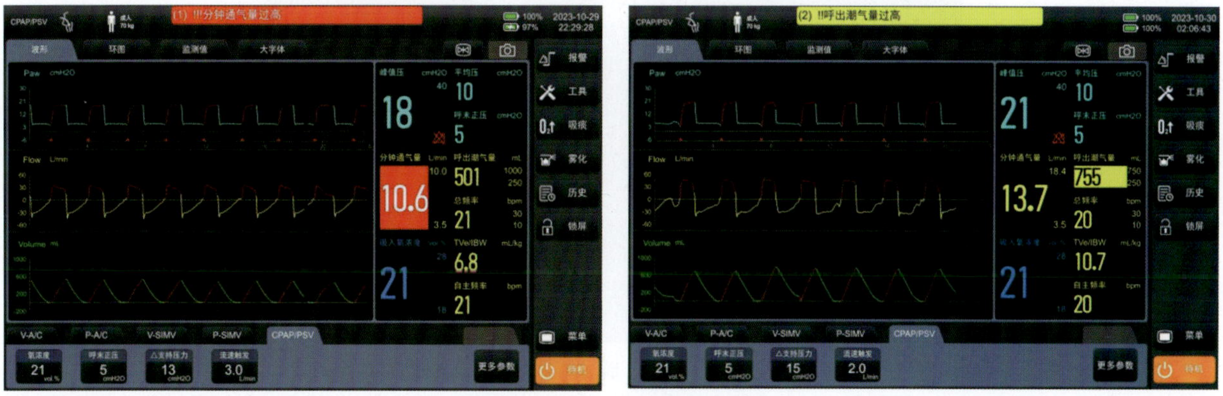

图 4-1-17　高容量报警

处理方法：提高报警阈值，如为患者自主呼吸因素，则根据病因具体处理。

3. 呼吸频率监测

呼吸机可以监测患者每分钟的呼吸次数，合理的呼吸频率设置是保证气体供应的基础，能维持氧气摄入和二氧化碳排出的平衡，防止通气不足或过度通气。

（1）呼吸频率过高（图 4-1-18）：患者自主呼吸频率超出上限，常见原因：①患者因素，发热、贫血、缺氧、气道阻力增加、肺顺应性降低、内源性 PEEP、呼吸肌疲劳、代谢性酸中毒、中枢神经系统疾病等；②人为因素，呼吸机触发灵敏度设置过高、报警限值设置不当；③误触发，流量传感器积水或痰液阻塞。

处理方法：病因治疗为主，可考虑更换为控制通气模式，必要时使用镇静剂；合理设置报警限值和触发灵敏度；清除流量传感器积水或阻塞物。

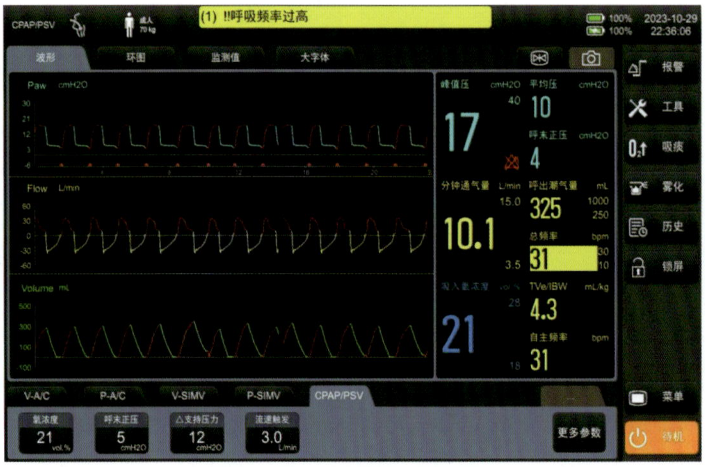

图 4-1-18　呼吸频率过高

（2）呼吸频率过低（图 4-1-19）：常见原因为患者病情恶化或镇静过深导致自主呼吸严重受限，患者可能存在窒息风险；机械通气参数设置不当也会诱发此报警，需要重点关注压力、触发灵敏度以及报警限值的设置是否合理。报警触发时常伴有潮气量、每分通气量的异常。

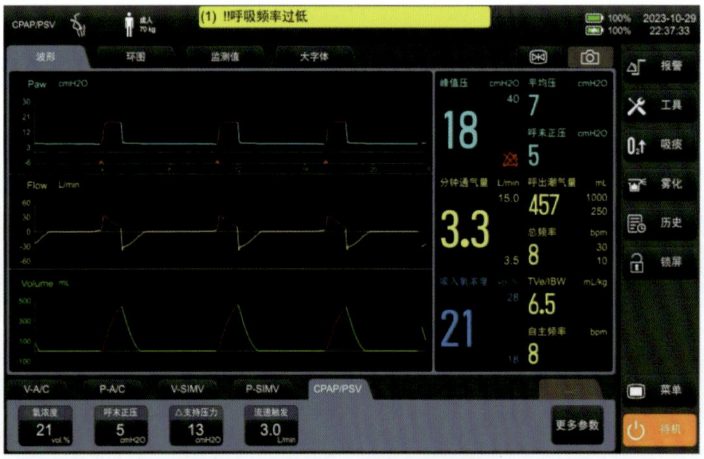

图 4-1-19　呼吸频率过低

处理方法：减少镇静药物，更换为控制通气模式，保证有效通气，维持氧合及二氧化碳平衡，积极治疗原发病。优化机械通气参数，合理设置报警限值。

4. 窒息报警（图 4-1-20）

各种因素导致呼吸机未被触发，呼吸机默认患者自主呼吸消失，启动后备通气，保证患者安全。原因分析：①患者与呼吸机脱离或呼吸回路大量漏气；②患者无力触发呼吸机或自主呼吸微弱，甚至未发生；③设置窒息报警时间过短，患者实际呼吸频率低于报警下限；④流量传感器故障。

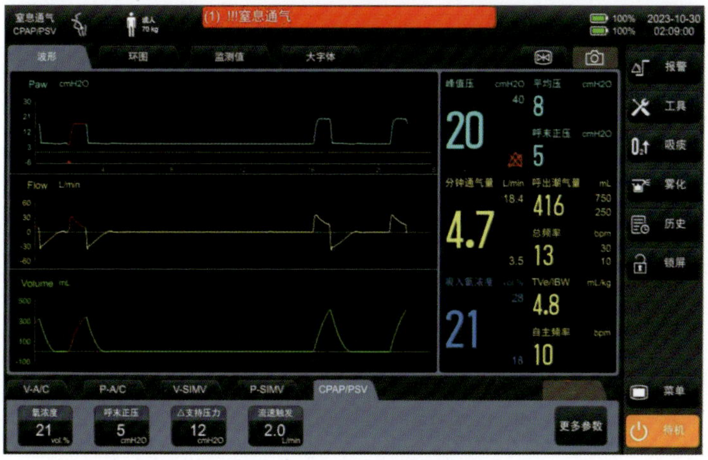

图 4-1-20 窒息报警

处理方法：检查呼吸机连接和呼吸回路连接处或更换破裂的呼吸管道；根据病情变化更换通气模式；重新设置窒息报警限值；重新标定流量传感器，若标定失败应及时更换流量传感器。

5. 氧浓度报警（图 4-1-21）

吸入氧浓度直接关乎患者的氧合水平，过低不能满足患者的氧合需求，引起或加重低氧血症，过高则会导致氧中毒。氧浓度报警用于保障氧浓度在所需要的水平。报警水平的设置可根据病情需要决定，一般将高于或低于实际设置氧浓度的 10% ～ 20% 作为报警限值。氧浓度报警的常见原因为机械故障，如呼吸机氧电池耗尽、氧气或空气压力源不足等，及时联系相关负责人员维护即可。

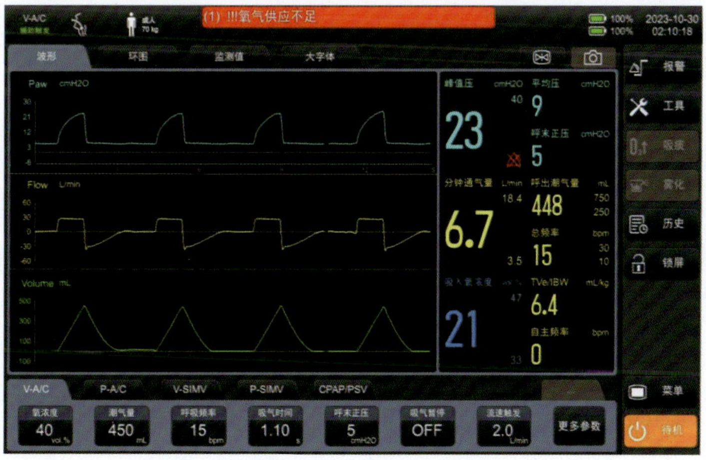

图 4-1-21 氧浓度报警

6. 电源报警（图 4-1-22）

常见的原因有停电或电源插头脱落、接触不良两种，现代呼吸机多配备蓄电池，通常不会影响呼吸机正常运转，如为电源插头脱落，重新连接电源即可。而对于机械故障造成的电源报警或蓄电池储备电力用尽，则应立即将呼吸机与患者的人工气道断开，给予简易呼吸器辅助通气以确保患者安全，然后寻求设备维护人员帮助。

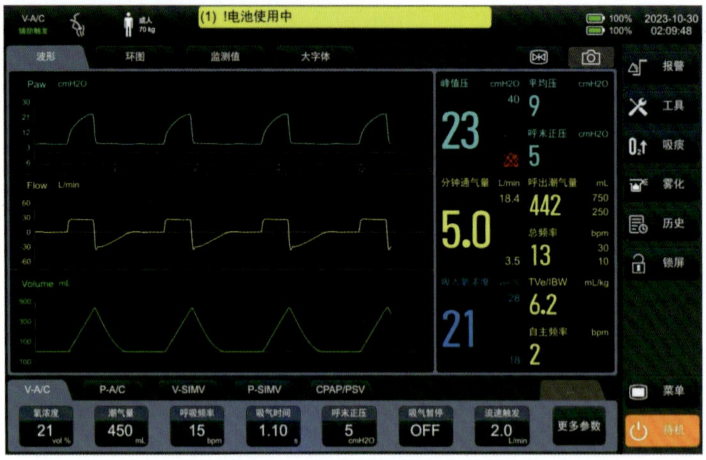

图 4-1-22　电源报警

(三)生命体征的监测

在机械通气期间应密切观察患者的生命体征及意识的变化。同时应定时听诊肺部呼吸音。机械通气时，两侧的胸廓活动应对称，两侧肺部呼吸音的强弱应一致，否则提示气管导管进入一侧气管或伴有肺不张、气胸等情况。注意观察有无自主呼吸与机械通气的对抗，出现人机对抗的原因主要有：①呼吸机失灵或调节不当；②呼吸道梗阻；③自主呼吸频率过快或呼吸窘迫；④全身疾病的影响如败血症、高热、严重酸碱失衡等；⑤精神因素等。处理方法：适当增加潮气量或呼吸频率，通过增加呼吸机支持力度来减弱患者的自主呼吸，如为控制通气模式者，可适当运用镇静药、镇痛药、肌松药等以减弱自主呼吸。

(四)动脉血气分析的监测

动脉血气分析是判断通气和氧合情况的主要依据，是机械通气中监测的重要指标。一般在呼吸机治疗后以及呼吸机参数进行较大调整后每 30min 做一次动脉血气分析，直至所设置的呼吸机参数基本符合患者的需要。机械通气期间氧分压应维持在 60mmHg 以上，这表明所设置的呼吸机参数对于纠正低氧血症是合理的。此外，还需监测动脉血氧饱和度和经皮血氧饱和度。经皮血氧饱和度监测的优点是简便易行，除能替代持续动脉血氧饱和度监测外，还能间接反映动脉血氧分压的变化。二氧化碳分压的高低直接关乎患者是否出现呼吸性的酸碱异常，是非常重要的能直接反映呼吸系统功能的指标。二氧化碳分压高会导致呼吸性酸中毒，称为高碳酸血症；二氧化碳分压低会导致呼吸性碱中毒，称为低碳酸血症。二氧化碳分压的正常值是 35 ～ 45mmHg，若二氧化碳分压＞ 50mmHg，提示通气不足，应分析并排除可能的影响因素，加强气道湿化、应用支气管扩张药物并充分吸痰，解决气道堵塞或气道梗阻造成的通气不畅。采取上述措施后仍未纠正，可调整呼吸机参数，延长呼气时间，促进二氧化碳的排出，吸 / 呼最长可达 1：(2.5 ～ 3)。若二氧化碳分压＜ 35mmHg，提示通气过度，可通过降低呼吸频率、减少潮气量、缩短呼气时间等措施进行调整。持续监测呼气末二氧化碳分压可以替代监测动脉血二氧化碳分压，使患者免去反复抽血的痛苦，其正常值是 38mmHg。

（五）胸部影像学的监测

胸部影像学能提供最为直观的图像资料，是判断肺部并发症（如肺水肿、气胸、皮下气肿、肺部感染、肺不张等）的最佳证据，还可帮助明确人工气道和各种体内植入物的位置，同时也是评估能否撤离呼吸机的重要指标之一。

（六）血流动力学监测

进一步了解呼吸机对血流动力学的影响，指导医护人员更加合理地应用各种通气模式，有效预防并发症。

五、机械通气的撤离技术

对于那些在呼吸衰竭中存活下来的患者，脱离呼吸机是一个潜在的危险时期。拔管失败，包括未通过自主呼吸试验（spontaneous breathing trial，SBT），与死亡率的显著增加有关，死亡率为 25% ～ 50%。因此，平衡长期机械通气的潜在并发症与拔管失败和随后重新插管的风险至关重要。

（一）脱机困难的常见原因

1. 病理生理因素

呼吸肌功能不全是呼吸负荷和呼吸肌做功能力失衡的主要原因，包括：呼吸中枢的兴奋性降低、呼吸肌收缩功能下降等。呼吸中枢的兴奋性降低主要见于颅脑损伤引起的延髓呼吸中枢损害、高位脊髓损伤、膈神经损伤、吉兰 - 巴雷综合征等神经系统损害及 COPD 导致的高 CO_2 抑制呼吸中枢等。呼吸肌收缩功能（收缩强度和持久力是决定患者能否脱机的主要因素）下降主要见于神经肌肉疾病（重症肌无力、周期性麻痹等）、休克导致呼吸肌的血供下降、严重营养不良、呼吸机支持过度导致的呼吸肌失用性萎缩、各种因素引起呼吸负荷过高导致的呼吸肌疲劳、酸碱和电解质紊乱（酸中毒、低血钾等）及药物的抑制。治疗上应积极治疗原发病，纠正休克、酸碱和电解质紊乱，早期进行积极的营养支持，同时应把握呼吸支持水平，防止呼吸肌失用性萎缩。

2. 心血管因素

（1）心功能不全和休克时，心排血量减少，影响氧的输送，进而导致呼吸肌的血供和氧供受限，呼吸肌做功能力下降，造成脱机困难。

（2）左心衰竭、肺水肿使肺顺应性降低、气道阻力增加（细支气管水肿或痉挛）、呼吸功明显增加，影响脱机。

3. 精神心理因素

精神心理因素作为一种不可控因素可能会对患者撤离呼吸机产生一定的负面影响，临床上可以观察到，一些长期应用呼吸机的患者会形成对呼吸机的依赖心理，对撤机没有信心，一旦脱离呼吸机会高度的精神紧张，抗拒撤机，继而出现心率、血压增高，憋喘等现象。可以将呼吸机接入模拟肺，呼吸机运转的声音能使部分患者的症状缓解。

（二）脱机方法

目前，有 3 种常用的自主呼吸试验（SBS）方法，见表 4-1-4。

（1）T 管试验：一般从控制通气逐步过渡至完全 T 管呼吸，可以选择逐渐延长 T 管呼吸的时间或者控制通气与 T 管呼吸交替应用，直到患者完全脱离呼吸机。在 T 管试验中，气管内导管与呼吸机断开，T 管提供流动气体，补充氧气。

（2）持续气道正压试验：只提供呼气末正压（PEEP），可改善氧合，但需要注意的是呼吸机不提供压力支持，吸气时需要克服一定的人工气道阻力，这可能会增加患者吸气做功。

（3）压力支持试验：逐步降低压力支持水平（每次降低 2 ～ 3cmH_2O），逐步减少呼吸机做功，患者做功逐步增加，此过程有无 PEEP 皆可，当压力支持水平降低到仅用来克服呼吸机管道及气管导管阻力时，结合患者全身情况，可拔除气管插管。

3 种方法中，接受机械通气＞ 24h 患者，低水平压力支持试验（5 ～ 8cmH_2O）较 T 管试验能提高拔管成功率、减少住院天数及死亡率，建议大多数神经重症患者接受低水平压力支持试验。

表 4-1-4　3 种 SBT 试验方法

方式	T 管试验	持续气道正压试验	压力支持试验
补充氧气	+	+	+
吸气增强	–	–	+
PEEP	–	+	+/–

（三）SBT 失败原因

如发现 SBT 失败，应对 SBT 失败的可能原因进行全面评估（表 4-1-5）。患者不能通过 SBT 参考脱机困难常见原因。一旦患者被认为 SBT 失败，就应该立即让他们回到“不疲劳”的呼吸机模式，如辅助控制，因为膈肌疲劳可能需要 24h 以上的时间才能恢复。因此，建议每天进行一次 SBT，除非第一次 SBT 失败的原因很容易逆转（如第一次测试时过度疲劳、无法控制的心律失常等）。

表 4-1-5　SBT 失败原因评估

SBT 失败原因	评估和处理
撤机导致的肺水肿	1. 评估容量状态（体格检查、胸部 X 线检查、床旁超声检查、肺动脉导管检查） 2. 通过静脉注射维持液体负平衡
过度镇静	1. 对镇静剂进行规范化的评估和滴定 2. 停止连续输液和（或）考虑间歇性的阿片类药物方案 3. 停止使用苯二氮䓬类药物
谵妄	1. 减少谵妄的非药物管理（如重新定位、睡眠改善等） 2. 躁动性谵妄的药物治疗
支气管痉挛	1. 给予支气管扩张药物治疗 2. 随着峰值压力的变化，评估反应

续表

SBT 失败原因	评估和处理
未解决的肺部感染	1. 通过影像学检查或细菌学检查确认肺炎 2. 超声评估胸腔积液情况 3. 使用抗生素并确保充分清除分泌物
未受控制的心律失常	1. 控制（速率、节律）房性心律失常 2. 在重复 SBT 之前，确保任何室性心律失常均得到缓解
膈肌失调	1. 考虑膈肌超声 2. 考虑 24h 后再次 SBT 3. 考虑为下一次 SBT 提供更高的支持条件

（四）撤机后注意事项

在为患者撤离呼吸机的过程中，应重点关注患者的呼吸形态，无论患者是否出现低氧血症，只要明确呼吸窘迫发生，应考虑停止撤机或重新评估是否需要采用其他撤机方式。在撤机开始前，首先应选定撤机方式，然后充分清除气道内分泌物，避免气管导管或呼吸机管道阻力过高，尽可能减少患者撤机后的呼吸功，以保证撤机过程顺利。需要注意的是进行压力支持试验时，降低压力支持水平后应重点关注呼吸频率，不能将潮气量的大小作为指导指标，呼吸频率低于 30 次 /min 为最佳，同时心率和血压的变化也能反映患者对撤机的耐受程度。

六、机械通气在急性脑损伤患者中的应用

急性脑损伤（acute brain injury，ABI）患者常因气道保护能力丧失或呼吸驱动下降而发生呼吸衰竭，需要机械通气支持。正压通气会造成胸腔内压、中心静脉压（CVP）和颅内压（ICP）的相互影响，可能会对大脑功能造成负面影响。因此，对 ABI 患者实施脑保护性机械通气策略意义重大。

（一）ABI 患者机械通气策略

一旦 ABI 患者出现意识障碍，伴有自主呼吸运动受限、颅内压快速升高甚至脑疝形成和（或）具有其他插管指征时，应积极予以机械通气。推荐优先采用脑保护性通气策略。在机械通气模式和通气参数设置方面与一般患者无明显区别，通常以患者理想体重为基础进行设置，潮气量的初始设置一般为 6 ～ 8mL/kg。但需要注意的是，患者动脉血二氧化碳分压（$PaCO_2$）水平，通气不足或过度通气会影响脑血流的稳定性，造成颅内压（ICP）、脑灌注压（CPP）的快速波动，给患者带来不利影响，建议维持 $PaCO_2$ 在 35 ～ 45mmHg，同时避免动脉血氧分压（PaO_2）过高或过低，维持正常水平即可。在特殊情况下，如脑损伤急性期或有明确脑疝形成时，允许采取短时间过度通气的策略来降低 ICP，长时间过度通气对预后无益。在应用一些特殊呼吸治疗措施，如肺复张、俯卧位通气等时，应尽可能在 ICP 监测下实施，避免较高的 PEEP 水平或体位改变引起血流动力学波动，进而影响 ICP 的稳定。一旦观察到 ICP 发生较大波动，应立即停止操作，恢复至原有状态。当患者出现 ARDS 早期症状时，可以在合理

的镇静水平下短时间（≤ 72h）应用肌松药物治疗，可有效减少机械通气造成的肺部损伤。虽然 ABI 患者存在诸如意识状态快速恶化、颅内压剧烈波动以及脑疝形成等特殊情况，但机械通气的总体施策原则与非 ABI 患者基本一致。在强调个体化的同时，我们需深入理解机械通气对 ABI 患者病理生理变化的影响，同时进行连续动态监测并及时反馈，做到真正意义上的个体化治疗。

（二）ABI 患者机械通气监测

1. 二氧化碳分压及呼气末二氧化碳分压监测

脑血流量和 ICP 的稳态是 ABI 患者救治过程中的重要因素，关乎患者的预后。由于脑血管对二氧化碳具有较高反应性，因此 $PaCO_2$ 的水平通常能够反映患者脑血流量和 ICP 的变化趋势，$PaCO_2$ 降低，脑动脉收缩，脑血流减少，反之亦然。当 $PaCO_2$ 达到极高水平（≥ 70mmHg）时，脑血流调节功能完全丧失。相较于通过动脉血气分析获取 $PaCO_2$ 来评估颅脑损伤（TBI）患者通气情况，$PetCO_2$ 监测技术因其无创且连续的特点已经成为神经重症监护病房中的常规检测手段。得益于 $PetCO_2$ 与 $PaCO_2$ 之间良好的相关性，在 TBI 患者机械通气时，通过持续监测 $PetCO_2$，能够间接反映 $PaCO_2$ 水平，进一步预测患者脑血流量及 ICP 的变化趋势，可以动态监测 CO_2 水平，实时掌握患者通气情况，同时对循环系统和肺血流量有良好的反馈。

由此，对于 ABI 患者，不推荐长时间（＞ 4 ～ 6h）过度通气以降低 ICP，应维持 $PaCO_2$ 在正常水平（35 ～ 45mmHg）。当存在致命性颅内高压的情况时，应在外科干预之前短时间内通过过度通气控制 ICP，此过程中需监测 $PaCO_2$ 水平，警惕过度通气造成的脑血流降低，避免脑组织缺血性改变。

2. 氧分压监测

高氧血症和低氧血症均会对接受机械通气的 ABI 重症患者造成不良影响，病死率与 PaO_2 水平呈 U 形关系。较低或较高水平的 PaO_2 与正常 PaO_2 相比，均增加了住院患者的死亡率，应避免发生 PaO_2 ＜ 60mmHg（或者氧合指数＜ 300mmHg）和 PaO_2 ＞ 300mmHg。PaO_2 目标为 70 ～ 100mmHg、SpO_2 目标为 94% ～ 98% 是一种较为合理且可能降低机械通气危重患者死亡率的保守性氧合目标。而对于 ABI 合并 ARDS 的患者，推荐适当提高氧合目标。

3. 潮气量监测

小潮气量是肺保护性通气技术的核心部分之一，可以有效防止肺泡过度扩张，减少肺损伤的发生。ABI 患者合并 ARDS 时，设置 VT 在 6 ～ 8mL/kg 不仅可以降低呼吸机相关性肺损伤的发生率，同时对 ICP 及脑灌注压影响不大。因此对 ABI 患者实施肺保护性通气时应关注潮气量的影响。

4. 平台压和驱动压监测

（1）平台压（Pplat）：是指在机械通气的吸气阶段施加在小气道和肺泡上的压力。综合 Pplat 指导通气的可用数据，建议将 ARDS 患者的 Pplat 限制在＜ 30cmH_2O。

（2）驱动压力（ΔP）：为 Pplat 和 PEEP 之间的差值。ΔP 比 VT 或 Pplat 更能预测临床结局。此外，在 ΔP 为 15cmH_2O 时可以观察到超高死亡率的拐点。较高的 ΔP 可能是 ARDS 患者发生呼吸机相关性肺损伤（VILI）和超高死亡率的因果关系中的一个关键变量，与 VT 无关。

5. 膈肌功能监测

膈肌的规律收缩是自主呼吸运动的基础动力来源，膈肌收缩，胸腔内形成负压，气体自外界进入肺内完成气体交换，而机械通气的介入使得这种生理平衡被破坏，会严重影响膈肌功能。实施机械通气后膈肌功能障碍的发生率约为 79%，24h 内诊断出膈肌功能障碍的患者约为 53%。这种由机械通气引起的以肌纤维萎缩及肌损伤为主的膈肌功能下降称为呼吸机相关性膈肌功能障碍（ventilator induced diaphragm dysfunction，VIDD）。监测膈肌功能有助于评估患者脱机或拔管时机以及判断预后。

七、前沿进展

优化气体交换、减少肺损伤以及改善患者预后是优化机械通气模式及参数的主旨。选择正确的模式和参数设置应基于患者的临床情况、潜在疾病和个体的呼吸力学。近年来，科技水平的进步为神经重症患者机械通气提供了新的选择。未来，机械通气的一个关键方向是发展个体化的方法。每个患者都是独特的，基于患者特点（如肺形态、气体交换和呼吸力学）的个体化通气策略可以显著改善患者预后。另一个有前景的方向是人工智能（artificial intelligence，AI）。AI 算法可以分析来自患者监测设备的大量数据，并向临床医生提供有关通气状态的实时反馈。基于 AI 的支持系统已经展现出良好的效果，可以及时监测肺损伤，优化通气设置。目前一些适用于神经重症患者的新型通气模式已在临床上逐步推广。

参考文献

[1] 中华医学会重症医学分会 . 急性肺损伤 / 急性呼吸窘迫综合征诊断与治疗指南（2006）[J]. 中华内科杂志，2007，5：430-435.

[2] 中华医学会重症医学分会 . 机械通气临床应用指南（2006）[J]. 中国危重病急救医学，2007，2：65-72.

[3] 张和 . 颅内压的 Monro-Kellie 法则 [J]. 中国现代神经疾病杂志，2020，20（7）：580-584.

[4] BRANDI G，STOCCHETTI N，PAGNAMENTA A，et al. Cerebral metabolism is not affected by moderate hyperventilation in patients with traumatic brain injury [J]. Crit Care，2019，23（1）：45.

[5] 冯慧远. 重症颅脑损伤 ICU 急诊综合治疗效果观察 [J]. 中国临床研究，2015，28（4）：471-473.

[6] 王金荣，邵立业，郭伟，等 . 机械通气患者呼气末二氧化碳分压与动脉血二氧化碳分压的相关性研究 [J]. 中国呼吸与危重监护杂志，2018，17（1）：71-75.

[7] 范永会 . 持续呼气末二氧化碳监测在重型颅脑损伤患者机械通气中的价值 [J]. 中国实用神经疾病杂志，2018，21（11）：1217-1221.

[8] RINCON F，KANG J，MALTENFORT M，et al. Association between hyperoxia and mortality after stroke：a multicenter cohort study [J]. Crit Care Med，2014，42（2）：387-396.

[9] ROBBA C，POOLE D，MCNETT M，et al. Mechanical ventilation in patients with acute brain injury：recommendations of the European Society of Intensive Care Medicine Consensus [J]. Intensive Care

Med，2020，46(12)：2397-2410.

[10] BARROT L，ASFAR P，MAUNY F，et al. Liberal or conservative oxygen therapy for acute respiratory distress syndrome[J]. N Engl J Med，2020，382(11)：999-1008.

[11] DEMOULE A，MOLINARI N，JUNG B，et al. Patterns of diaphragm function in critically ill patients receiving prolonged mechanical ventilation：a prospective longitudinal study[J]. Ann Intensive Care，2016，6(1)：75.

[12] VETRUGNO L，GUADAGNIN G M，BARBARIOL F，et al. Ultrasound imaging for diaphragm dysfunction：a narrative literature review[J]. J Cardiothorac Vasc Anesth，2019，33(9)：2525-2536.

[13] KIM W Y，LIM C M. Ventilator-induced diaphragmatic dysfunction：diagnosis and role of pharmacological agents[J]. Respir Care，2017，62(11)：1485-1491.

[14] VETRUGNO L，GUADAGNIN G M，BARBARIOL F，et al. Ultrasound imaging for diaphragm dysfunction：a narrative literature review[J]. J Cardiothorac Vasc Anesth，2019，33(9)：2525-2536.

[15] LI C，LI X，HAN H，et al. Diaphragmatic ultrasonography for predicting ventilator weaning：a meta analysis[J]. Medicine(Baltimore)，2018，97(22)：e10968.

[16] ASEHNOUNE K，ROQUILLY A，CINOTTI R. Respiratory management in patients with severe brain injury[J]. Crit Care，2018，22(1)：76-82.

[17] ASEHNOUNE K，MROZEK S，PERRIGAULT P F，et al. A multifaceted strategy to reduce ventilation-associated mortality in brain injured patients. The BIVILI project：a nationwide quality improvement project[J]. Intensive Care Med，2017，43(7)：957-970.

[18] NEMER S N，CALDEIRA J B，SANTOS R G，et al. Effects of positive end-expiratory pressure on brain tissue oxygen pressure of severe traumatic brain injury patients with acute respiratory distress syndrome：a pilot study[J]. J Crit Care，2015，30(6)：1263-1266.

[19] ROSE L，SCHULTZ M J，CARDWELL C R，et al. Automated versus non-automated weaning for reducing the duration of mechanical ventilation for critically ill adults and children：a cochrane systematic review and meta analysis[J]. Crit Care，2015，19：48.

（刘　远）

第二节　无创正压通气

一、概述

无创正压通气（non-invasive positive pressure ventilation，NPPV）是指不需要侵入性或有创性的气管插管或气管切开，只通过鼻罩、口鼻罩、全面罩或头罩等将患者与呼吸机相连接并进行正压辅助通气的技术，包括自主性 / 时间控制模式和持续气道内正压等多种模式。

无创正压通气可以用于治疗各种原因引起的急慢性呼吸衰竭，能有效缓解呼吸困难，促进气体交换和氧合，有效降低气管插管的比例和相关并发症发生率，缩短住院时间及降低死亡率。

二、适应证和禁忌证

（一）适应证

（1）轻中度呼吸性酸中毒（pH 值为 7.25 ～ 7.35）的急性加重期慢性阻塞性肺疾病（acute exacerbations of chronic obstructive pulmonary disease，AECOPD）患者及稳定期的慢性阻塞性肺疾病（COPD）患者。

（2）心源性肺水肿患者。

（3）免疫功能受损合并呼吸衰竭患者。

（4）哮喘急性发作且没有相关禁忌证时可以尝试使用，若治疗后没有改善，应及时气管插管，进行有创通气。

（5）肺实质病变，如 ARDS、肺炎。

（6）撤离有创正压通气后的无创序贯通气。

（7）胸廓畸形、神经肌肉疾病导致的急性高碳酸血症。

（8）胸部创伤患者出现低氧血症且进行性发展，没有相关禁忌证。

（9）辅助纤维支气管镜的操作，避免气管插管，同时防止可能发生的低氧血症和呼吸衰竭。

（二）禁忌证

1. 绝对禁忌证

心跳呼吸停止；自主呼吸微弱、昏迷；误吸风险高；合并其他脏器功能衰竭；面部创伤、手术后；未经引流的气胸或纵隔气肿。

2. 相对禁忌证

气道分泌物多、黏稠，气道廓清能力受损；严重感染；精神紧张；上气道梗阻；严重肥胖。

三、无创正压通气的参数及常见模式

（一）NPPV 的参数

1. 吸气相正压

吸气相正压（inspired positive airway pressure，IPAP）指每次吸气相呼吸机提供较高水平正压，可以帮助患者克服阻力，增加患者的潮气量，减少患者做功。IPAP 的设置：其大小直接影响潮气量，设置时应选取达到目标潮气量的最小值；为了获取更高的舒适性及依从性，一般从 4 ～ 8cmH_2O 开始设置，逐步增加至合适水平，可根据患者的具体情况采用可耐受的最高吸气压，一般不超过 25cmH_2O，避免超过食管下端贲门括约肌张力而引起胃肠胀气。

2. 呼气相正压

呼气相正压（expiratory positive airway pressure，EPAP）相当于呼气末正压（PEEP），即每次呼气相呼吸机提供的低水平压力，作用是抵消内源性 PEEP，防止肺泡持续过度充气，增加功能残气量，改善氧合，减轻肺水肿。EPAP 的设置：初始值为 4cmH_2O，根据患者的氧合改善情况进行调整；I 型呼吸衰竭时可上调至 8 ～ 12cmH_2O；患者出现内源性 PEEP 及上气道开放不良时可适当上调。

3. 吸气触发

分为自主触发和时间触发

（1）自主触发：呼吸机感知患者吸气动作后配合送气。感知流速的是流速触发，一般设置为 2 ～ 5L/min 无创呼吸机多用流速触发。感知气道内压力变化的是压力触发，一般设置为 0.5 ～ 1.5cmH_2O。呼吸机触发灵敏度越高越容易触发，可能发生误触发。呼吸机触发灵敏度越低越难触发，可能发生无效触发。

（2）时间触发：呼吸机按照设置的后备通气频率在一定间隔后给予送气，如设置的后备通气频率为 15 次 /min，则呼吸机每隔 4s 给予一次正压通气。

4. 呼气触发

呼气触发即切换，呼吸机呼气触发分为流速切换和时间切换两类。

（1）流速切换：在患者吸气流速下降到吸气峰流速的一定比例时切换，比例越大，吸气时间越短，一般设置为 25%，根据实际情况进行调整。

（2）时间切换：按照呼吸机的设置达到预定时间就由吸气切换为呼气。有的呼吸机设置吸气时间，有的设置吸呼比。

5. 压力上升速度

压力上升速度即从触发开始至达到目标压力的速度，一般用压力上升时间表示，上升时间越短，上升速度越快。阻塞性肺疾病患者需要设置较短的时间，一般为 0.1 ～ 0.4s；限制性肺疾病患者需要设置较长的时间，一般为 0.3 ～ 0.6s。

6.T 模式下的吸气时间

一般设定为 0.8 ～ 1.2s。

7. 后备频率

当患者在一定时间内无自主呼吸时，呼吸机按照预设的通气频率送气，该频率就是后备频率。后备频率可以在患者突然出现自主呼吸能力下降或丧失时，保证有效通气量，而且减少患者呼吸做功，让呼吸肌得以休息。一般在自主呼吸与时间控制切换模式（S/T 模式）下将后备频率设置到患者自主呼吸频率以下 2 ～ 3 次。在 S/T 模式下后备频率可以保证通气安全。

8. 吸入氧浓度

即呼吸机输出气体中的氧气百分比。依据患者的监测数据，如 SpO_2、动脉血气分析中 PaO_2 等进行调整。

NPPV 常用通气参数参考值见表 4-2-1。

表 4-2-1　NPPV 常用通气参数参考值

参数	参考值
潮气量	6 ～ 10mL/kg
呼吸频率	10 ～ 30 次 /min
吸气时间	0.8 ～ 1.2s
吸气压力	8 ～ 20cmH_2O
呼气压力	4 ～ 12cmH_2O

（二）NPPV 的常见模式

1. 持续气道正压通气模式

在整个呼吸周期内，气道都保持正压，且吸气相和呼气相压力相等，相当于 PEEP，可增加功能残气量，抵消内源性 PEEP，改善氧合，减少呼吸功耗。适用于自主呼吸稳定的轻症患者、阻塞性睡眠呼吸暂停综合征患者、肺水肿患者。

（1）设置参数：CPAP、FiO_2（吸氧浓度）。

（2）触发：无触发，患者自由控制。

（3）控制：吸气相压力、呼气相压力相同，相当于 PEEP。

（4）切换：患者自由控制。

2. 自主呼吸模式（S 模式）

患者有良好的自主呼吸能力或者呼吸触发呼吸机送气，呼吸机只提供压力支持，患者自主控制频率及吸气时间，主要应用于自主呼吸能力较高的患者，见图 4-2-1。

（1）设置参数：IPAP、EPAP、FiO_2（吸氧浓度）。

（2）触发：患者触发，呼吸机保持同步，若患者自主呼吸停止，呼吸机也停止。

（3）控制：吸气相呼吸机保持 IPAP 支持，呼气相保持 EPAP 支持。

（4）切换：流速切换，吸气相流速达到峰流速的一定比例时切换到呼气相。

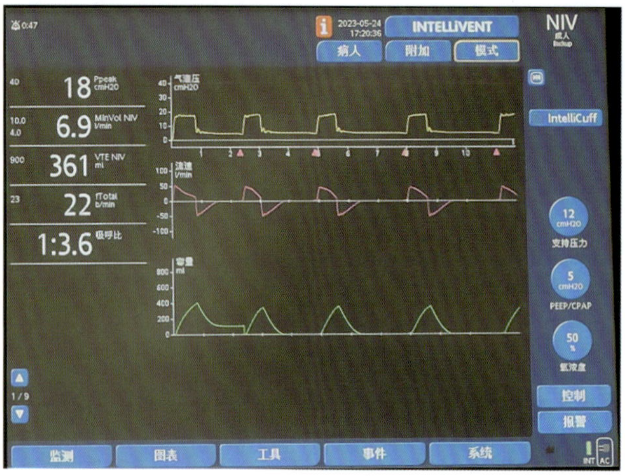

图 4-2-1　自主呼吸模式（S 模式）

3. 时间控制模式（T 模式）

当患者无自主呼吸能力或自主呼吸能力不足以触发呼吸机送气时，呼吸机完全控制送气，按照预设的支持压力、呼吸频率、吸气时间进行工作，不与患者的自主呼吸同步。一般用于无自主呼吸能力或呼吸微弱的患者，临床上由于人机同步性差，一般较少使用。

（1）设置参数：IPAP、EPAP、BPM（控制通气频率）、Ti、FiO_2（吸氧浓度）。

（2）触发：无自主触发，由呼吸机按照设置完全控制。

（3）控制：吸气相呼吸机保持 IPAP 支持，呼气相保持 EPAP 支持。吸气时间固定。

（4）切换：时间切换，呼吸机按照固定的吸气时间进行送气，达到设定时间即切换到呼气。

4. 自主呼吸与时间控制切换模式（S/T 模式）

自主呼吸触发+时间触发。自主呼吸频率>呼吸机预设频率时，呼吸机与患者呼吸频率保持完全同步（以 S 模式工作）；自主呼吸频率<呼吸机预设频率时，呼吸机按照预设的频率通气（以 T 模式工作）。以上情况适用于大多数患者，且临床常用，见图 4-2-2。

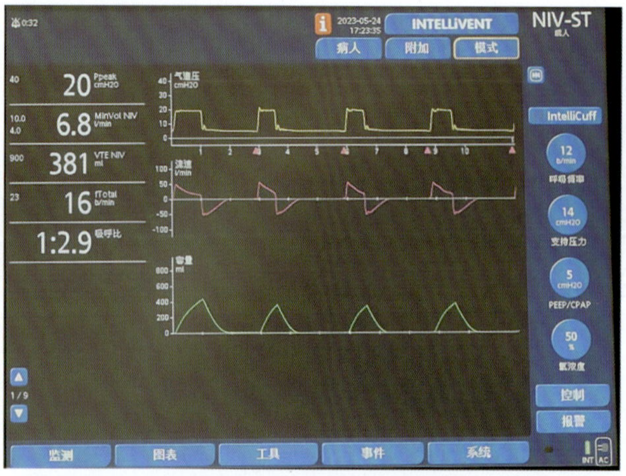

图 4-2-2　自主呼吸与时间控制切换模式（S/T 模式）

（1）设置参数：IPAP、EPAP、BPM（控制通气频率）、Ti（T 模式下）、FiO_2（吸氧浓度）。

（2）触发：患者自主触发和呼吸机时间触发同时存在。

（3）控制：吸气相呼吸机保持 IPAP 支持，呼气相保持 EPAP 支持。吸气时间不固定，S 模式下吸气时间由患者自主决定，T 模式下吸气时间固定为 Ti。

（4）切换：S 模式下为流速切换，T 模式下为时间切换。

视频 4-2-1

四、无创正压通气的操作流程（视频 4-2-1）

（一）无创正压通气的操作流程

NPPV 的实施与医护人员技术水平以及患者配合程度密切相关，基本的操作流程见表 4-2-2。

表 4-2-2　NPPV 基本的操作流程

序号	操作流程
1	患者的评估：适应证和禁忌证
2	患者教育
3	患者体位：常用半卧位（床头抬高 30° ～ 45° ）
4	选择和试佩戴合适的连接器
5	选择合适的呼吸机
6	开启呼吸机，设置初始参数，连接患者
7	逐渐增加辅助通气的压力和潮气量
8	密切监护漏气量、咳痰等
9	治疗 1 ～ 2h 后评估治疗效果
10	决定治疗时间及疗程
11	密切监护和防治并发症及不良反应
12	依据患者具体情况进行雾化、湿化等

（二）无创正压通气的操作注意事项

1. 患者的教育

与有创通气不同，NPPV 需要患者的配合。对患者教育可以消除患者恐惧，争取配合，提高患者的依从性与舒适感，也有利于提高患者的应急能力，如在咳嗽、咳痰或呕吐等紧急情况下能够迅速拆除连接，提高安全性。

患者教育内容包括但不限于：①治疗的目的和效果，即缓解症状并促进康复；②连接和拆除呼吸机的正确方法；③治疗过程中可能出现的各种感觉，帮助患者准确识别和评估这些症状；④可能遇到的问题及相应的解决措施，如鼻罩或面罩可能引起面部不适，使用鼻罩时要保持闭口呼吸，注意减少漏气和处理咳痰等；⑤引导患者有规律地放松呼吸，与呼吸机协调配合；⑥鼓励患者主动排出痰液，并指导正确的方法；⑦提醒患者及家属出现不适时及时联系医务人员。

2. 连接方法的选择

由于不同患者的脸型和对连接方法的偏好不一样，应提供不同大小和形状的连接器供患者试用。通常轻症患者可先试用鼻罩，呼吸衰竭患者多需用口鼻罩，老年或无牙齿的患者因口腔支撑能力较差，可尝试使用全面罩。佩戴的过程本身对患者的舒适性和耐受性有影响，建议在吸氧状态下将面（鼻）罩或接口器连接（此时不连接呼吸机或给予 CPAP 4 ～ 5cmH_2O），摆好位置并调节好头带松紧度后，再连接呼吸机管道，避免在较高的吸气压力状态下佩戴面（鼻）罩。

3. 呼吸机的选择及参数初始设置

优先选择专用的无创呼吸机，专用无创呼吸机的漏气补偿较有创呼吸机好。

当患者从完全的自主呼吸过渡到正压通气时，需要经历适应过程，因此通常会使用较低的吸气相压力。调节过程是指随着患者逐渐适应正压通气，逐步增加吸气压力，以提高舒适性、依从性和辅助通气效果。具体方法如下：从 CPAP（连续正压通气，4 ～ 5cmH_2O）或 BIPAP（双水平正压通气，吸气相压力 8 ～ 10cmH_2O，呼气压力 4 ～ 5cmH_2O）开始，逐渐增加治疗时间，最终达到与患者匹配的治疗水平。建议压力支持达 10cmH_2O 以上。

总之，需要根据患者病情的变化随时调整通气参数，并最终改善临床状况和达到动脉血气目标。请注意，整个 NPPV 治疗过程都需要根据患者的需求进行个体化调整。

4. 密切监测

应用 NPPV 期间，密切监测是判断疗效、发现不良反应和问题，继而调节合理参数的重要措施，是提高患者耐受性和疗效的重要条件，也是避免因 NPPV 治疗无效而延误气管插管的重要环节。监测内容可根据实施 NPPV 的场所、导致呼吸衰竭的疾病、是否合并其他并发症等有所不同。常规监测包括临床表现、通气参数和生理学指标。

5. 疗效判断

开始治疗后 1 ～ 2h 基于临床表现和动脉血气的变化来评价 NPPV 是否有效，进而影响制订其后的治疗决策。评价 NIPPV 有效的指标为：①临床表现，气促改善，辅助呼吸肌运动减轻和反常呼吸消失，呼吸频率减慢，心率改善等。②血气分析，PaO_2 和氧合指数改善，$PaCO_2$ 下降，pH 值改善。

6.NPPV 的治疗时间和撤除

关于 NPPV 的治疗时间，目前尚没有明确的标准，与基础疾病的性质和严重程度有关。与有创通气不同的是，即使在治疗的急性阶段，NPPV 也不是强制性或持续性的，患者可以暂时停止 NPPV 治疗而接受其他治疗如雾化吸入、常规给氧，甚至进食。现有的临床研究报道中，NPPV 在初始 24h 内实施的时间以及整个 NPPV 治疗疗程变化很大，应视患者的具体情况而定。

关于 NPPV 的撤除，目前主要依据患者临床症状及病情是否稳定。撤除的方法：①逐渐降低压力支持水平；②逐渐减少通气时间（先减少白天通气时间，再减少夜间通气时间）；③使用平均容量保证压力支持（average volume assured pressure support，AVASP）模式；④以上方式联合使用。

五、无创正压通气的并发症及处理

（1）温湿化不充分：如患者口咽干燥，痰液黏稠排出困难。无创正压通气期间通气量大，应加强温湿化，改善患者舒适度，提高依从性。对于排痰困难患者，鼓励患者咳嗽排痰，必要时进行人工吸痰。

（2）面部压力性损伤：选择合适的方式连接患者与呼吸机、调整患者头部固定带的松紧度、间歇停机、应用压力保护贴等减少压力性损伤。

（3）漏气：密切监护，选择合适的方式连接患者与呼吸机以及调整头部固定带松紧度；应用鼻罩的患者应闭口经鼻呼吸或使用下颌托协助口腔闭合，避免明显漏气。一般允许 60L/min 以下的漏气量。

（4）胃胀气：多见于张口呼吸的患者，在保障疗效的前提下吸气压力不超过 25cmH_2O，必要时留置胃管，进行胃肠减压。

（5）误吸：反流误吸风险高的患者尽量不选用无创正压通气，避免饱餐后使用，采用半卧位或头高位。

六、前沿进展

无创正压通气是临床治疗各类呼吸衰竭患者的常用手段，在急诊室、普通病房、ICU 等多个治疗场所均有应用。NPPV 模式包括 CPAP 模式和压力支持模式，均比普通氧疗或高流量氧疗有效降低气管插管率。对肥胖患者而言，拔管后联合应用 NPPV 的临床获益高于单独应用 HFNC；拔管后患者使用 NPPV 和 HFNC 均可较常规氧疗降低再插管风险，联合使用效果更加明显，尤其在再插管风险高的人群中获益更大。在 NPPV 技术优化方面，神经调节辅助通气（neurally adjusted ventilatory assist，NAVA）模式利用膈肌肌电触发呼吸机送气并根据肌电强度调整送气压力，可有效改善人机同步，但在插管率、病死率等预后方面尚存在争议，未来可进一步探索临床获益的目标人群。交流增强工具（面罩表面放置扬声器）的应用可以改善 NPPV 疗效和提高患者依从性。期待未来可以有更多循证医学相关依据，促进 NPPV 的发展。

参考文献

[1] 蔺楠，曹英娟，郭卫婷，等．急性呼吸衰竭病人无创通气管理最佳证据总结 [J]. 循证护理，2022，8（20）：2742-2748.

[2] 韩姗姗，王瑾，贠秀俐．无创正压通气治疗慢性阻塞性肺疾病合并呼吸衰竭失败危险因素的 Meta 分析 [J]. 中国呼吸与危重监护杂志，2021，20（10）：694-702.

[3] 张新超，钱传云，张劲农，等．无创正压通气急诊临床实践专家共识（2018）[J]. 临床急诊杂志，2019，20（1）：1-12.

[4] 仝瀚文，王芳，刘芸，等．经鼻高流量氧疗和无创机械通气对急性脑创伤术后患者成功拔管后并发低氧血症的疗效评价 [J]. 中国急救医学，2021，41（1）：32-36.

[5] 严重急性低氧性呼吸衰竭急诊治疗专家共识组．严重急性低氧性呼吸衰竭急诊治疗专家共识 [J]. 中

华急诊医学杂志，2018，27（8）：844-849.

[6] 谷玉雷，肖莉丽，裴辉，等. 经鼻高流量湿化氧疗与无创正压通气治疗创伤性颈髓损伤合并急性呼吸衰竭的临床治疗对比 [J]. 中华急诊医学杂志，2019，28（5）：563-566.

[7] 冯小玲，青刚，邓太兵，等. 无创正压通气间歇期使用经鼻高流量氧疗与鼻导管氧疗治疗老年慢性阻塞性肺疾病急性加重呼吸衰竭的临床分析 [J]. 老年医学与保健，2021，27（3）：547-550，563.

[8] 王建军，姜宏英，李勍. 经鼻高流量湿化氧疗与无创正压通气治疗慢性阻塞性肺疾病急性加重伴Ⅱ型呼吸衰竭的随机对照研究 [J]. 中国急救医学，2019，39（10）：945-948.

[9] 陈照家，孙玉景，吴建华，等. 经鼻高流量湿化氧疗和无创正压通气在慢性阻塞性肺疾病急性加重期Ⅱ型呼吸衰竭合并呼吸肌疲劳患者中的疗效比较 [J]. 实用临床医药杂志，2021，25（21）：74-78.

[10] 刘志强，张敏，陈光喜，等. 肺部感染对慢性阻塞性肺疾病并发呼吸衰竭患者无创通气效果的影响 [J]. 中华医院感染学杂志，2018，28（21）：3238-3240，3244.

[11] 董真真. 无创通气治疗 COPD 合并呼吸衰竭患者面部压疮预防的护理分析 [J]. 医学理论与实践，2020，33（16）：2736-2738.

[12] 莫颖，黄林君，冯肖玲. 慢性阻塞性肺疾病合并Ⅱ型呼吸衰竭应用无创通气治疗的分析 [J]. 中国医学创新，2019，16（6）：27-30.

（李阳阳）

第三节　氧　　疗

一、概述

氧气参与机体的能量代谢，是生命活动不可缺少的物质，缺氧会导致一系列机体损害（表 4-3-1），如心律失常、组织损伤、肾损伤，最终导致脑损伤。氧疗是一种常用的临床治疗手段，主要用于治疗低氧血症，利用各种方法将含氧物质输送到人体，增加血浆中的溶解氧，改善组织供氧，预防或纠正低氧血症。

表 4-3-1　缺氧的临床症状

系统	轻度至中度	重度
呼吸系统	呼吸急促	呼吸急促
	呼吸困难	呼吸困难
	苍白	发绀
心血管系统	心动过速	心动过速，严重时可致心动过缓，心律失常
	轻度高血压，外周血管收缩	高血压，严重时可致低血压
神经系统	烦躁不安	嗜睡
	定向障碍	视力模糊
	头痛	反应迟钝
	精神萎靡不振	躁狂、抑郁
	—	昏迷

缺氧是中枢神经系统损伤相对常见的原因，长时间的脑缺氧可能导致脑死亡或持续性植物人状态，原因是低氧血症（血红蛋白在血液中携带的氧气量减少）、大脑血液供应受限或两者兼而有之导致脑氧供应减少。改善脑氧合的最简单方法之一就是增加吸入氧的浓度。脑缺氧的风险在受伤后的最初 24 ～ 48h 最为严重。在进入重症监护病房放置侵入性神经危重症监护系统之前，给予高氧浓度（FiO_2）（0.6 ～ 1.0）可能是合理的。同时对于神经重症患者，大量的研究表明，要尽可能避免低氧血症和高氧血症的发生，否则会对患者的预后有较大的影响。

二、适应证和禁忌证

（一）适应证

（1）耗氧量增加：如高热、代谢增加、严重的甲状腺功能亢进。

（2）氧气摄入量不足：如在高原生活而缺氧，只需适当吸氧即可改善。

（3）肺泡通气量不足：肺泡有效通气量减少导致患者缺氧，伴有二氧化碳潴留，如慢性阻塞性肺疾病、支气管哮喘、慢性呼吸衰竭以及中枢性呼吸抑制等。此类缺氧主要的治疗方法是改善通气，随着通气量增加，缺氧和二氧化碳潴留的症状也会改善，应低浓度、低流量持续性吸氧，避免因吸入高浓度氧导致二氧化碳进一步潴留。

（4）换气功能障碍：主要是弥散功能障碍导致的缺氧，此类缺氧均不伴有二氧化碳潴留，如急性上呼吸道梗阻、肺泡及肺间质性疾病（肺水肿、肺炎、肺结核等）、肺血管疾病（肺栓塞、原发性肺动脉高压等）以及 ARDS。

（5）严重的创伤、急性心肌梗死、短期治疗和外科干预（如麻醉恢复、髋关节手术等）。

（二）禁忌证

不推荐对无低氧血症的患者进行氧疗。

三、氧疗设备及使用方法

许多设备可以提供支持性氧疗，根据输送流量的能力，可以分为低流量系统和高流量系统，根据临床情况和患者需求选择氧气输送系统。

（一）低流量系统

此类装置无法满足患者每分通气量的需求，可提供的氧气或空氧混合气体流速低于自主吸气时的最大气体流速，吸气时患者将再吸入或引入外源性空气来补充。低流量系统装置包括：鼻导管、普通面罩、部分再吸入型面罩、非再吸入型面罩。低流量系统装置预估的 FiO_2 见表 4-3-2。

表 4-3-2 低流量系统装置预估的 FiO_2

吸氧流量 /L·min^{-1}	吸氧浓度（FiO_2）
鼻导管	
1	0.25
2	0.29
3	0.33
4	0.37
5	0.41
6	0.45
普通面罩	
5 ～ 6	0.40
6 ～ 7	0.50
7 ～ 8	0.60

续表

吸氧流量 /L·min^{-1}	吸氧浓度（FiO_2）
部分再吸入型面罩	
7	0.65
8 ～ 15	0.70 ～ 0.80
非再吸入型面罩	
10 ～ 15	0.85 ～ 1.0

1. 鼻导管

鼻导管可提供的 FiO_2 为 0.25 ～ 0.45，主要根据吸氧的流量决定，鼻导管可提供的最大吸氧流量为 6L/min，吸氧流量继续升高不但不能提供更高的 FiO_2，还会引起分泌物黏稠、鼻黏膜干燥和鼻出血。一般当吸氧流量高于 4L/min 时，建议加装湿化瓶来增加吸入氧气的湿度。

使用方法：轻塑胶做成的鼻塞导管（图 4-3-1），由一根塑胶软管和两个分叉管组成，固定放入鼻孔（图 4-3-2）。使用鼻导管进行氧疗时的吸氧浓度与吸氧流量有关，可以使用公式推算：吸氧浓度（%）= 21+4 × 吸氧流量（L/min）%。

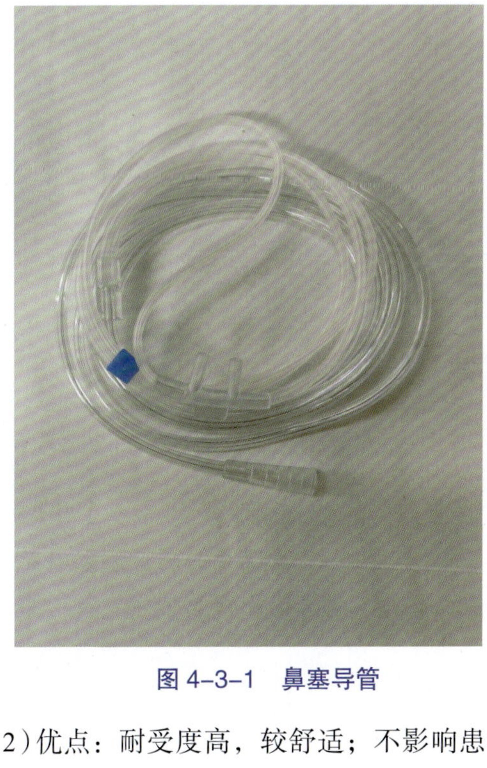

图 4-3-1 鼻塞导管

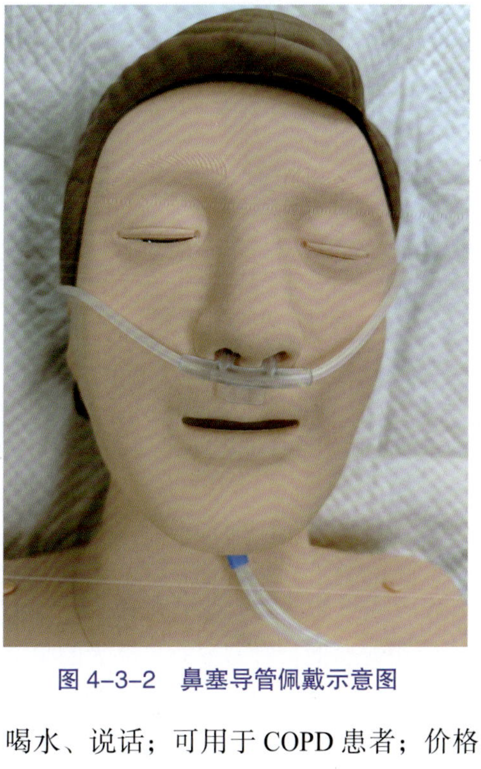

图 4-3-2 鼻塞导管佩戴示意图

（2）优点：耐受度高，较舒适；不影响患者进食、喝水、说话；可用于 COPD 患者；价格实惠，操作简单，方便。

（3）缺点：在鼻部和耳朵周围易引起压疮，在导管和皮肤接触部位垫纱布可以避免该情况发生；鼻黏膜干燥和刺激；容易移位；无法提供更高的吸氧浓度。

（4）影响双鼻导管吸氧浓度的因素见表 4-3-3。

表 4-3-3 影响双鼻导管吸氧浓度的因素

常见因素	增加 FiO_2	降低 FiO_2
1	较多的氧气输入	较少的氧气输入
2	闭口呼吸	张口呼吸
3	低吸气流量	高吸气流量
4	低潮气量	高潮气量
5	低呼吸频率	高呼吸频率
6	低分钟通气量	高分钟通气量
7	吸气时间长	吸气时间短
8	高 I：E 比	低 I：E 比

2. 普通面罩

普通面罩两侧有通气孔，可以吸入空气和排出呼出的气体，但没有瓣膜和储氧袋（图 4-3-3）。

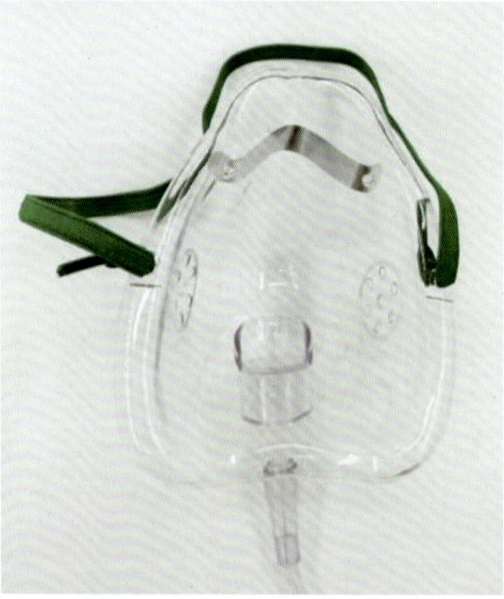

图 4-3-3 普通面罩

（1）工作原理及使用方法：将面罩罩在患者面部，覆盖住口鼻，可以增加储氧舱的容量 100 ～ 200mL，患者通过面罩上的通气孔直接呼气。如果氧气停止输送，患者可以通过通气孔和面罩边缘吸入空气。使用普通面罩时需要有足够大的吸氧流量，通常是 5 ～ 8L/min，当吸氧流量低于 5L/min 时，呼出气体中的 CO_2 无法被冲出，可导致 CO_2 被再次吸入；当流速大于 8L/min 时，无法明显继续增加 FiO_2，此时面罩的储氧舱已达到饱和，无法再增加。由于吸气过程中很容易通过通气孔和面罩边缘发生空气稀释，因此普通面罩可提供的 FiO_2 是可变的。FiO_2 的变化程度主要取决于氧气输入的流量、面罩体积、漏气程度和患者的呼吸模式。

（2）优点：提供的 FiO_2 比鼻导管的高，可达到 0.60；简单，轻便；氧气流速较高时，相比鼻导管会更舒适。

（3）缺点：影响患者进食、喝水，在进行口腔护理和面部护理时，会受到一定程度的限制；对于有幽闭恐惧症的患者，具有一定的局限性；面部外伤或烧伤时，易引起患者不适；可能会引起眼睛干燥或刺激。

3. 部分再吸入型面罩

它类似普通面罩，但比普通面罩多了一个储氧袋（图 4-3-4），可储存 300 ～ 500mL 的气体，可使吸入的 $FiO_2 > 0.60$。

（1）工作原理及使用方法：在储氧袋充盈的情况下，吸气时可减少约 1/3 的气体容量，吸气期患者可以从面罩、储氧袋、面罩的通气孔吸入空气。呼气时前 1/3 呼出的气体（主要源于解剖无效腔）会流入储氧袋，是富含氧气和少量二氧化碳的气体。如果吸入气体的流速足够维持储氧袋适当充盈，至少保证储氧袋内残余气量大于吸气时的 1/3 容积，那么呼出的二氧化碳就不会累积在储氧袋内。下一次呼吸时，患者吸入部分前次呼出的气体和 100% 氧气的混合气体。

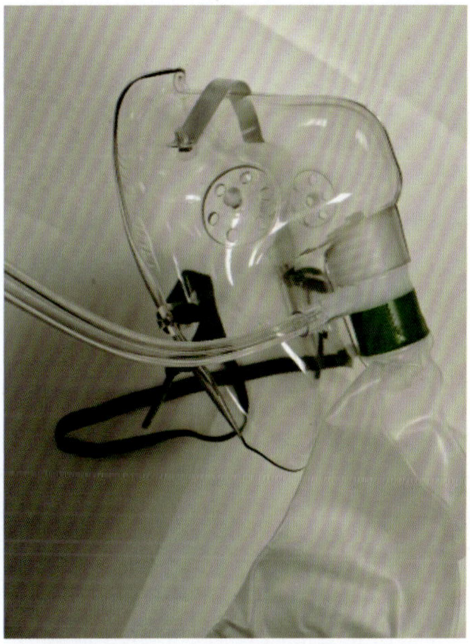

图 4-3-4　部分再吸入型面罩

部分再吸入型面罩因有开放性瓣膜，吸入的氧气相当大一部分会被空气稀释。虽然部分再吸入型面罩可提供较高 FiO_2，但 FiO_2 是可变的，具体取决于与普通面罩相同的因素，包括氧气输入的流量、面罩体积、漏气程度和患者的呼吸模式。

（2）优点：可提供较高的吸氧浓度，大于 0.60；可以保存从解剖无效腔呼出的氧气。

（3）缺点：流量不足时，可能导致二氧化碳再吸入；患者无法在氧疗的同时进食水和咳痰；较高的吸氧流量可能会引起眼睛干燥和刺激；与普通面罩一样，对于有幽闭恐惧症的患者，也具有一定的局限性。

4. 非再吸入型面罩

（1）工作原理及使用方法：非再吸入型面罩（图 4-3-5）类似部分再吸入型面罩，只是比部分再吸入型面罩多了单向阀。在吸气时，连接储氧袋与面罩的单向阀打开，同时面罩通气孔的单向阀关闭，保证患者吸入的气体全部来自储氧袋，提高吸入氧气的浓度；在呼气时连接储氧袋与面罩的单向阀关闭，面罩通气孔的单向阀打开，使呼出的气体进入空气中，避免混入储氧袋内。理想状态下非再吸入型面

罩提供的 FiO_2 可达到 1.0，然而，因为无法保证面罩与脸部紧密贴合，无法避免在吸气时带入部分空气，所以实际可提供的 FiO_2 一般情况下不会超过 0.70。

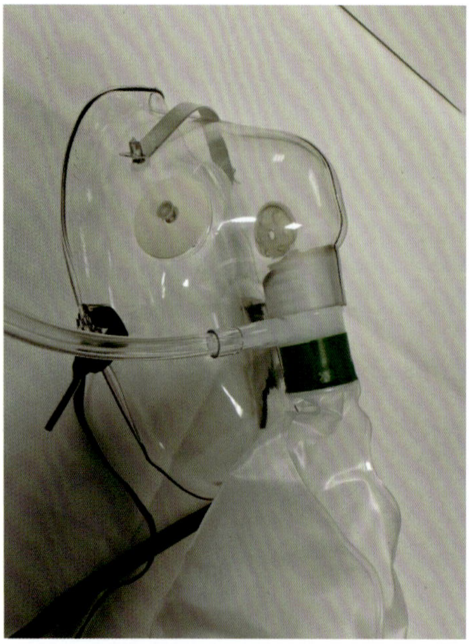

图 4-3-5 非再吸入型面罩

（2）优点：可提供较高的 FiO_2。

（3）缺点：患者无法在氧疗的同时进食水和咳痰；较高的吸氧流量可能会引起眼睛干燥和刺激；与普通面罩一样，对于有幽闭恐惧症的患者，具有一定的局限性；当达到一定的湿度时，单向阀可能会被粘住，存在一定的危险性。

（二）高流量系统

高流量系统通过混合空气和 O_2 获得指定的 FiO_2，气体的流量可以满足患者对每分通气量的需求，可以为患者提供恒定的 FiO_2，不受患者呼吸形态的影响，在吸气时不会吸入空气来补充，而且可以控制送气的温度和湿度。常用的高流量系统装置是文丘里面罩、经鼻高流量氧疗系统。

1. 文丘里面罩

（1）工作原理：文丘里面罩（图 4-3-6）是根据文丘里（Venturi）原理制成的，可以为患者输送精准浓度的氧气。其工作原理是采用文丘里阀，包括多个不同尺寸的小孔，每个小孔对应一个固定的氧气浓度及流量，当氧气通过小孔时，形成射流，产生负压，将周围空气卷入面罩，通过对周围空气的夹带并对吸入的氧气进行稀释，从而将精准浓度的空氧混合气体输送给患者。通过调整面罩边缘缝隙的大小，可以改变空气与氧气的比例。该装置属于高流量给氧设备，能够提供精确、高流速的氧气，并可调节所提供的氧浓度，范围为 24% ～ 50%，文丘里面罩吸氧流量与吸氧浓度见表 4-3-4。

（2）适应证：低氧血症伴高碳酸血症；COPD 和慢性肺源性心脏病；通过对文丘里面罩进行适当组合，可以制作成适合患者脱机的氧疗设备。

（3）优点：可以精确控制 FiO_2；无二氧化碳的重复吸入，适用于合并Ⅱ型呼吸衰竭的 COPD 患者；组合加热装置及加湿管道，可以为患者吸入的气体加温加湿。

（4）缺点：患者咳嗽、咳痰、进食水等会受到限制；较高的吸氧流量可能会引起眼睛干燥和刺激；噪声较大，影响患者休息。

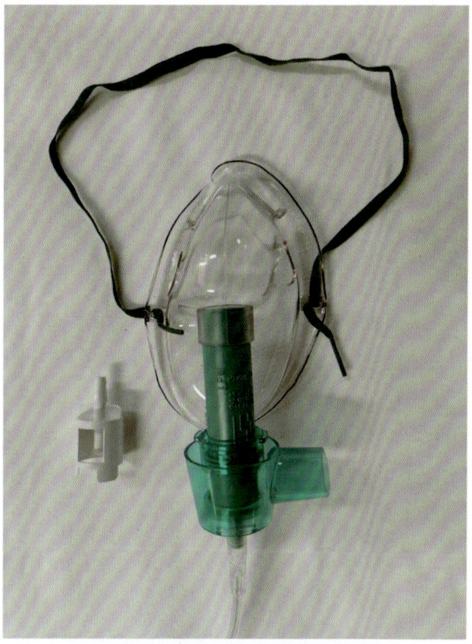

图 4-3-6　文丘里面罩

表 4-3-4　文丘里面罩吸氧流量与吸氧浓度对照表

吸氧流量 /L・min^{-1}	吸氧浓度（FiO_2）
3	0.24
3	0.26
6	0.28
6	0.30
9	0.35
12	0.40
15	0.50

2. 经鼻高流量氧疗系统

经鼻高流量氧疗（high-flow nasal cannula oxygen therapy，HFNC）是一种相对较新的氧疗方法，是指通过高流量鼻塞持续为患者提供可以调控并相对恒定的吸氧浓度（21% ～ 100%）、温度（31 ～ 37℃）和湿度的高流量（8 ～ 80L/min）吸入气体（图 4-3-7）。目前已广泛应用于儿科、新生儿科、呼吸科、急诊科、神经内科、神经外科和各类重症监护病房，是危重患者呼吸支持的替代手段之一。

该系统可以提供吸氧流量高达 60L/min、加温加湿氧气，甚至 FiO_2 可以大于 90%。与传统的氧疗方式相比，HFNC 减少了气管插管的需要。当需要气管插管时，HFNC 可单独使用或与无创通气（NIV）联合为患者进行预充氧。HFNC 可减少低风险患者单独气管插管，并与 NIV 联合用于高风险患者。

（1）HFNC 系统由三个组件组成。①高流量氧疗装置：是 HFNC 系统的核心组件，用于提供高流量的氧气。它通常包括氧气发生器、氧气流量调节器和控制器等。高流量氧疗装置能够提供较高浓度的氧气，并且能够通过调节氧气流量来适应不同患者的需求。②加湿器：是 HFNC 系统的重要组成部分，通过对吸入氧气的加温加湿，确保患者在使用 HFNC 系统时的舒适度和安全性。③气道接口：是 HFNC 系统与患者呼吸道连接的部分，通常是一种柔软的导管，能够将高流量的氧气输送到患者的鼻腔或口腔。气道接口通常设计舒适，以提供最佳的氧气输送和患者适应性。这三个组件共同组成了 HFNC 系统，可以为患者提供高浓度、高流量的氧气治疗，改善患者的呼吸功能，并减轻呼吸困难的症状。

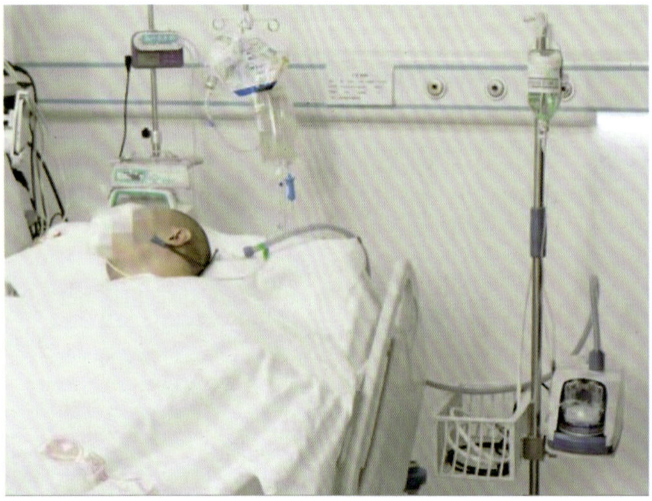

图 4-3-7　经鼻高流量氧疗系统

（2）适应证：急性 I 型呼吸衰竭；不耐受无创辅助通气且合并中度 Ⅱ 型呼吸衰竭（7.25 < pH 值 < 7.35）；气管插管拔管后的呼吸支持；外科手术，如心脏或胸腔手术后；气管镜检查过程中。

（3）禁忌证：无自主呼吸的患者；呼吸心搏骤停患者；血流动力学不稳定患者；伴有高碳酸血症的急性呼吸衰竭患者。

（4）优点：能够固定 FiO_2，FiO_2 的范围为 0.21 ～ 1.0；为患者输送 10 ～ 60L/min 的高流量气体；可以提供较高的吸气流速，减少患者呼吸做功和呼吸频率，可以冲刷掉解剖无效腔中的二氧化碳；能够为患者提供 3 ～ 5cmH_2O 的生理性 PEEP，维持气道开放和避免肺泡塌陷；可以对吸入气体进行加温加湿，降低痰液黏稠和气道干燥的风险；更舒适，患者更容易耐受。

（5）局限性：不可用于鼻腔阻塞的患者；无法精确监测气道压和实际提供的正压水平；长时间持续佩戴可导致鼻腔周围皮肤发生压力性损伤或溃烂；患者对 HFNC 不耐受的情况下，应注意不要延迟治疗，升级为无创机械通气或紧急插管进行有创机械通气。

四、神经重症患者的特殊氧气治疗方案

研究表明，脑氧代谢紊乱、海马神经元凋亡和神经炎症与发病机制密切相关，常压性高氧（normobaric hyperoxia，NBH）治疗和高压氧治疗（hyperbaric oxygen therapy，HBOT）是神经重症患者的有效治疗。大量研究证实，NBH 和 HBOT 均可增加血氧含量和血氧扩散，提高脑组织氧代谢能力，

降低缺氧引起的脑损伤水平，改善神经重症患者，特别是创伤性颅脑损伤（TBI）患者的认知障碍。

在我国，高压氧治疗（HBOT）广泛用于创伤性颅脑损伤患者。HBOT 对 TBI 患者具有神经保护作用，可改善意识水平和认知障碍、预后并降低死亡率。HBOT 是指将 TBI 患者置于摄氧量显著增加的环境中，使血氧浓度增加，从而增加 O_2 扩散。该治疗已被证明可以改善 TBI 患者的神经功能。对于 TBI 患者来说，疾病发生时，脑血管可能受损，导致血液供应不足，高压氧治疗可以增加血液中的氧气浓度，通过促进新血管的生长和修复，改善脑部的血液供应；同时可以促进脑细胞的修复和再生，改善大脑的新陈代谢；对于因颅脑外伤导致的记忆障碍、注意力障碍和执行力障碍等问题，HBOT 还可以促进神经元的再生和恢复，改善患者的认知功能。

常压性高氧（NBH）疗法比 HBOT 更早应用，实施的环境要求较低，并且更容易被患者接受。在 TBI 早期院前急救和一些医疗条件有限的基层医院中具有较高的应用价值。与 HBOT 相比，具有设备简单、无创、可用于早期治疗等优点。在正常情况下，脑组织单位血液吸收大量的氧气。受伤和缺氧后，血管破裂和收缩，从而减少脑血流量并影响氧气利用，造成脑氧供需严重失衡。NBH 治疗已被证明可以显著增加局部氧分压并增加脑组织氧气供应，显著改善患者的有氧代谢水平和预后。此外，NBH 治疗还可以改善线粒体功能，降低颅内压，并改善 TBI 患者受损脑组织的内部环境。

五、神经重症患者氧疗时的注意事项

神经重症患者在进行氧气吸入治疗的过程中，一些注意事项如下：

（1）根据患者的具体情况，选择合适的氧浓度和流量。相关共识推荐神经重症患者最佳 PaO_2 目标范围是 80 ～ 120mmHg。

（2）为患者提供氧气时，选择合适的导管或面罩可以确保患者安全有效地接受氧疗。

（3）在神经重症患者氧气吸入治疗期间可以使用脉搏血氧饱和度监测仪来持续监测患者的血氧饱和度，以确保氧气吸入疗效达到预期，并根据情况及时调整氧气浓度和流量。

（4）长时间高浓度的氧疗可能导致氧中毒，对神经系统有损害。因此，需要严格控制氧气浓度，避免超过患者所需。

（5）在进行氧疗过程中，需要注意导管和面罩的清洁和消毒，防止感染。

（6）氧疗可能影响患者的呼吸功能，尤其是呼吸衰竭的患者。因此，需要密切监测患者的呼吸频率和节律，及时查看血氧饱和度和血气分析结果。

（7）定期评估氧疗的疗效，包括患者的血氧饱和度、血气分析结果、呼吸功能和症状的改善情况等。

六、氧疗并发症的预防与处理

（一）呼吸抑制和 CO_2 潴留

当吸入中高浓度氧气时，极少数有慢性阻塞性肺疾病和慢性高碳酸血症的患者可能出现通气不足和呼吸功能低下，主要原因是中高浓度氧气可引起动脉血氧含量增加，进而导致了缺氧驱动的抑制。高二氧化碳分压（$PaCO_2$）存在的情况下可以增加通气的正常反应，并且主要靠缺氧来刺激呼吸，当这类患者血液中氧气水平增加时，就抑制了外周化学感受器，从而抑制了呼吸驱动，同时还会破坏正常的通气 / 血流比，增加无效腔通气，提高了 $PaCO_2$。因此要严格控制此类患者在吸氧过程中的吸氧浓度。

（二）氧毒性

多项研究表明高氧可引起血管收缩，心排血量减少，大脑、心脏和骨骼肌的灌注量减少。氧毒性主要与以下两个方面有关：PaO_2 和暴露在高氧环境的时间。PaO_2 越高，暴露时间越长，氧毒性危害就越大。关于氧浓度的安全范围，目前仍有争议，大多数学者认为长时间吸入 50% 的氧对肺没有损害。不过，整体的吸氧目标中应该使用尽可能低的 FiO_2 来实现足够的组织氧合。一般建议，100% 的纯氧暴露时间应小于 1d，70% 的氧暴露时间小于 2d，50% 的氧暴露时间小于 5d。

（三）吸收性肺不张

FiO_2 大于 0.50 时吸收性肺不张的风险增加。通常情况下，氧气是肺泡和血液中最丰富的气体，吸入高浓度的氧气会迅速消耗体内的氮气水平。如患者吸入高浓度氧气，氧气迅速扩散到血液中，没有氮气填充肺泡，那么肺泡内气体压强迅速下降，导致肺萎缩，直到肺泡塌陷。塌陷的肺泡有灌注但不通气。吸收性肺不张增加了生理分流，血液氧合恶化。当存在与低潮气量相关的其他危险因素，如镇静、手术、疼痛或中枢神经系统功能障碍时，吸收性肺不张的可能性最大。

在这些情况下，肺泡失去氧气的速度超过氧气补充的速度，通气不良的肺泡可能会变得不稳定。其结果是肺泡逐渐收缩，甚至在患者不呼吸补充氧气时可能完全塌陷。

（四）早产儿视网膜病变

早产儿视网膜病变（retinopathy of prematurity，ROP）也称为视网膜后纤维增生症，是一种异常的眼部疾病，发生在一些接受氧气补充的早产儿或低出生体重儿中。过高的血氧水平会导致视网膜血管收缩、血管坏死。相应地，新的血管形成并且数量会增加，这些脆弱的新血管出血会在视网膜后面留下瘢痕，瘢痕常导致视网膜脱离和失明。ROP 常影响 1 月龄左右的新生儿，此时视网膜动脉已经足够成熟，过量的氧气并不是与 ROP 相关的唯一因素，与 ROP 相关的其他因素包括高碳酸血症、低碳酸血症、脑室内出血、感染、乳酸酸中毒、贫血、低钙血症和体温过低。由于早产儿经常需要补充氧气，因此 ROP 的发生风险是一个严重的管理问题。根据美国儿科学会的建议，将新生儿动脉 PaO_2 维持在 80mmHg 以下是降低 ROP 风险的最佳方式之一。

七、氧疗的效果评价

氧疗的目的是纠正低血氧状态。那么氧疗的效果究竟如何？这需要对用氧患者进行监测。监测内容上，一方面为心肺功能的临床表现，如患者出现心率减慢、血压上升或稳定、末梢循环良好、皮肤温度升高、尿量增加、意识好转等表现，提示组织灌注状态好转。另一方面为呼吸功能评估，包括潮气量、呼吸频率和呼吸功，如患者出现呼吸频率下降、潮气量增加、呼吸辅助肌不参与呼吸，表示是有效氧疗。动脉血气分析是一个评估氧疗效果的直接有效方式，一般在进行氧疗 30min 后，采动脉血，对 pH 值、PaO_2、$PaCO_2$ 或 SaO_2 进行分析，是目前评价氧疗效果最准确可靠的方法。还可以采取无创措施，使用脉搏血氧仪测量血氧饱和度（SpO_2），可以连续监测 SpO_2 的变化，是最简单也最常用的一种方法。

八、前沿进展

对于神经重症患者，无论是缺氧状态还是高氧状态，都是继发性颅脑损伤的重要因素。在此类患者的管理中，临床工作者需要充分利用相关的生理学原理和临床数据优化患者的氧合目标。一项Ⅱ期随机试验发现，改善氧气输送的方法可以缩短脑缺氧的持续时间，并降低严重创伤性脑损伤患者的死亡率。临床上指导氧气输送的方案包括通过调节平均动脉压、颅内压、血氧承载能力、脑血管反应性增加氧气供应以及通过镇静、昏迷、低体温降低需氧量。在神经危重症患者的护理过程中，如果能精准调控氧输送，可能会将缺氧或高氧导致的继发性脑损伤风险降至最低。当然改善氧合的方案并不是没有风险的，侵入式氧监测设备（如 PbO_2、颈静脉血氧仪）需要额外的技术和诊断专业知识。另外，目前神经危重症患者护理中的氧气输送试验主要是由小型生理学研究和回顾性观察数据提供的，可能存在混杂因素影响结果。这种异质性可能反映了各种疾病之间氧代谢和利用的重要差异。因此，在获得更可靠的数据之前，我们在改善氧气输送的策略上应考虑其局限性，同时期待有更高质量的建议可以采纳。

参考文献

[1] 急诊氧气治疗专家共识组 . 急诊氧气治疗专家共识 [J]. 中华急诊医学杂志，2018，27（4）：355-360.

[2] 严重急性低氧性呼吸衰竭急诊治疗专家共识组 . 严重急性低氧性呼吸衰竭急诊治疗专家共识 [J]. 中华急诊医学杂志，2018，27（8）：844-849.

[3] JENS G，PHILIPP C，UWE H，et al. German S3 guideline：oxygen therapy in the acute care of adult patients[J]. Respiration，2022，101（2）：214-252.

[4] PIRAINO T，MADDEN M，ROBERTS K J，et al. AARC Clinical Practice Guideline：management of adult patients with oxygen in the acute care setting[J]. Respiratory Care，2022，67（1）：115-128.

[5] 张静，陈宝元 . 临床氧疗相关指南简介及解读 [J]. 中华医学杂志，2017，97（20）：1540-1544.

[6] R MURPHY. Emergency oxygen therapy for the breathless patient. Guidelines prepared by North West Oxygen Group[J]. Emergency Medicine Journal，2001，18（6）：421-423.

[7] MAR8T M F，SENDAGIRE C，ELY E W，et al. Oxygen as an essential medicine[J]. Critical Care Clinics，2022，38（4）：795-808.

[8] BEASLEY R，CHIEN J，DOUGLAS J，et al. Thoracic Society of Australia and New Zealand oxygen guidelines for acute oxygen use in adults：swimming between the flags[J]. Respirology，2015，20(8)：1182-1191.

[9] HIRUNPATTARASILP C，SHIINA H，NA-EK N，et al. The effect of hyperoxemia on neurological outcomes of adult patients：a systematic review and meta-analysis[J]. Neurocritical Care，2022，36(3)：1027-1043.

[10] 解立新 . 高氧对呼吸危重症患者的危害及氧疗规范 [J]. 中华医学杂志，2017，97(20)：1529-1530.

[11] 中国医师协会新生儿科医师分会 . 早产儿治疗用氧和视网膜病变防治指南(修订版)[J]. 中华实用儿科临床杂志，2013，28(23)：1835-1836.

[12] BRUGNIAUX J V，COOMBS G B，BARAK O F，et al. Highs and lows of hyperoxia：physiological，performance，and clinical aspects[J]. American Journal of Physiology，2018，315(1)：R1-R27.

[13] TAREK M，AMAL ABDUL-HAFEZ，IRA H GEWOLB，et al. Oxygen injury in neonates：which is worse? hyperoxia，hypoxia，or alternating hyperoxia/hypoxia[J]. Journal of Lung，Pulmonary & Respiratory Research，2020，7(1)：4-13.

[14] SAHOO S，SHESHADRI V，SRIGANESH K，et al. Effect of hyperoxia on cerebral blood flow velocity and regional oxygen saturation in patients operated on for severe traumatic brain injury the influence of cerebral blood flow autoregulation[J]. World Neurosurgery，2017，98：211-216.

[15] 中华医学会呼吸病学分会呼吸危重症医学学组，中国医师协会呼吸医师分会危重症医学工作委员会 . 成人经鼻高流量湿化氧疗临床规范应用专家共识 [J]. 中华结核和呼吸杂志，2019，42(2)：83-91.

[16] 中国医师协会急诊医师分会，中华医学会急诊医学分会，中国急诊专科医联体，等 . 急诊成人经鼻高流量氧疗临床应用专家共识 [J]. 中国急救医学，2021，41(9)：739-749.

[17] NISHIMURA M. High-flow nasal cannula oxygen therapy in adults：physiological benefits，indication，clinical benefits，and adverse effects[J]. Respiratory Care，2016，61(4)：529-541.

[18] ANDREA B，PAOLO G. High-flow nasal cannula oxygenation utilization in respiratory failure[J]. European Journal of Internal Medicine，2019，64：10-14.

[19] RENDA T，CORRADO A，ISKANDAR G，et al. High-flow nasal oxygen therapy in intensive care and anaesthesia[J]. British Journal of Anaesthesia，2018，120(1)：18-27.

（董小倩）

第四节　早期肺康复

一、概述

肺康复也叫呼吸康复，是康复医学的一个分支。2013 年，美国胸科学会和欧洲呼吸学会将肺康复定义为：肺康复是一种基于全面评估患者的综合干预措施，是为患者量身定制的治疗方法，包括但不限于运动训练、教育和行为改变，旨在改善慢性呼吸系统疾病患者的身心状况并促进长期坚持健康的行为。运动治疗、行为改变、患者教育是肺康复的三个核心。

二、适应证和禁忌证

（一）适应证

（1）慢性肺疾病：如慢性阻塞性肺疾病（COPD）、支气管哮喘、支气管扩张、间质性疾病以及肺癌等。这些疾病可能导致患者在活动时呼吸急促、社交和日常活动能力受限以及心理障碍等。

（2）非慢性肺疾病：包括胸壁疾病、囊性纤维化、急性呼吸窘迫综合征（ARDS）后的肺纤维化、选择性神经肌肉疾病以及处于围术期（如胸部手术、上腹部手术）等。

（3）与呼吸机相关：如呼吸机依赖患者、肥胖患者等。

（4）继发性肺部呼吸困难：周围神经病变、胸廓畸形、胸壁损伤、神经肌肉疾病等引起的呼吸困难。

（二）禁忌证

（1）绝对禁忌证：不稳定型心绞痛或心律失常、不稳定的骨折、对他人构成危险且无隔离设施的传染病、有自我伤害或伤害他人风险的不稳定的精神疾病。

（2）相对禁忌证：严重的认知障碍、进行性神经肌肉疾病、无法纠正的重度贫血、缺乏动力、严重疾病相关的疲劳（如晚期充血性心力衰竭或化疗等）、无法改善的严重视力障碍、预期寿命短（如<6个月）。

三、神经重症患者进行早期肺康复的意义

重症监护医学的进步极大地提高了有急性呼吸窘迫综合征（ARDS）的危重患者的生存率。但神经

重症患者面临着多重呼吸挑战。首先，疾病发作会直接引起原发性呼吸中枢受损，导致中枢性呼吸功能障碍，出现呼吸困难。中枢神经受损激发机体应激反应，诱导免疫抑制，从而导致机体的免疫力下降，增加继发性肺部感染的发生率。其次，神经重症患者常出现活动受限，卧床时间长，部分患者伴有咳嗽中枢受损或吞咽功能障碍、意识障碍等，这些因素造成呼吸道自我清除能力下降，增加患者发生坠积性肺炎的概率。部分神经重症患者需要通过机械通气来维持呼吸，会引起如呼吸机相关性肺损伤或呼吸机相关性肺炎等相关并发症，加剧呼吸系统的损害。这些因素共同导致肺通气及换气功能下降，从而引发呼吸功能障碍，同时导致神经重症患者在 ICU 中获得性肌肉疾病等问题。他们是呼吸障碍的高危人群，应列为重点关注对象，确保他们得到适当的呼吸管理和治疗。

研究发现，早期肺康复在慢性阻塞性肺疾病急性加重期、机械通气患者的早期康复中有改善患者活动能力、肌肉力量，提高健康相关生活质量，减少再入院率和降低病死率的积极作用。早期肺康复作为呼吸管理的重要环节，对神经重症患者的康复至关重要。通过尽早评定和介入肺康复，可以有效改善患者的呼吸功能，提高患者的生活质量。因此，对于神经重症患者来说，早期肺康复的及时实施是保障呼吸健康的重要措施之一。

四、神经重症常用肺康复治疗技术

肺康复物理治疗旨在通过专业的物理治疗方法，改善肺部通气功能，提高肺部清洁与气体交换效率，减少痰液在肺部的滞留，进而加强呼吸肌的力量。此外，针对患者的具体情况，制订个性化的运动训练计划与健康教育内容，旨在有效缓解呼吸困难症状，提升患者的运动耐力，从而全面改善患者的生活质量。目前，常用的肺康复治疗技术主要包括三大类别，分别是呼吸方式训练、气道廓清技术（ACT）以及呼吸肌力训练。见表 4-4-1。

表 4-4-1　常用肺康复治疗技术

肺康复治疗技术		
呼吸方式训练	气道廓清技术	呼吸肌力训练
缩唇呼吸训练	胸部物理治疗	吸气肌力训练
腹式呼吸训练	咳嗽指导	神经肌肉电刺激技术
肺扩张训练	主动循环呼吸技术	—
—	自主引流	—
—	正压呼气疗法	—
—	机械性吸 - 呼气咳痰技术	—

（一）呼吸方式训练

呼吸方式训练可以改善肺通气，增加肺活量，间接改善心脏功能，提高心肺换气效率，训练方式包括以下几种。

1. 缩唇呼吸训练

（1）患者取坐位或站立位，放松身体，保持舒适。

（2）指导患者缓慢深吸一口气，完成深吸气后，将气息顶住，坚持 2 ～ 3s。

（3）随后指导患者噘起嘴唇缓慢呼气，像吹口哨一样将吸入的气体缓慢呼出，时间控制在 4 ～ 6s。

（4）每次练习持续 10min，每日进行 3 ～ 4 次。

缩唇式呼吸方法旨在适度提高小气道的内部压力，从而使等压点逐渐向大气道方向移动，有效防止小气道过早塌陷与闭塞。此方法有助于肺泡内残余气体的顺利排出，进而改善换气功能。对于重度至极重度的慢性阻塞性肺疾病患者而言，缩唇呼吸运动训练能够在不同程度上缓解其呼吸困难的症状，并加强呼吸肌的功能。

2. 腹式呼吸训练

腹式呼吸训练亦称为膈肌呼吸训练，是一种特定的呼吸训练方法。在训练过程中，患者需取 45°半坐卧位，且腹部放松，一手置于上腹部剑突下方，在吸气时，患者应尽力挺腹，也可通过手加压腹部辅助呼吸；呼气时腹部内陷，尽量将气体完全呼出。腹式呼吸的核心在于利用腹肌肌群的力量推动气体排出，同时通过指导患者噘嘴呼气来减少小气道塌陷的概率。一般情况下，吸气持续时间应为 2s，呼气时间则为 4 ～ 6s，吸气与呼气的时间比应保持在 1∶2 或 1∶3。对于慢性阻塞性肺疾病的患者，运用膈肌进行深缓呼吸训练，可以改变辅助呼吸肌参与的不合理浅速呼吸方式，延长呼气时间，有助于增加潮气容积，减少无效腔，从而增加肺泡通气量，降低呼吸功耗，有效缓解气促症状。

3. 肺扩张训练

患者取屈膝仰卧位或坐位，操作者将双手置于患者双侧季肋部，请患者呼气，感受肋骨向下向内移动，操作者手掌同时向下施压；操作者在患者吸气前瞬间快速向下向内牵张胸廓，诱发肋间外肌收缩；请患者吸气，并抵抗操作者双手阻力。通过训练改善受限肺叶，使胸壁再扩张，进而增加通气量。

（二）气道廓清技术

气道廓清技术（airway clearance therapy，ACT）采用非侵入性技术，旨在帮助清除分泌物，改善气体交换，主要包括胸部物理治疗、体位引流、咳嗽指导、主动呼吸循环技术（active cycle of breathing techniques，ACBT）、自主引流、正压呼气疗法（PEP）、机械性吸 - 呼气咳痰技术（mechanical inspiration expiration，MIE）等。

1. 胸部物理治疗

胸部物理治疗是在气道疾病患者中广泛使用的干预措施。主要采用物理手段来改善胸部状况，目标是促进分泌物运输，从而减少气道中的分泌物潴留并改善肺内气体分布，改善患者的呼吸。胸部物理治疗的应用范围广泛，主要用于危重患者的呼吸治疗以及咳嗽不能停止且分泌物黏稠的患者。传统方法包括用力咳嗽、胸部叩击、振动和体位引流。通过叩击、振动，在胸壁上施加的机械力能传导到支气管树内，使粘着在气管壁上的痰液松动，痰液易于排出，从而加强了咳嗽和体位引流的效果。

（1）胸部叩击：是一种清除分泌物的传统方式，通过胸壁振动，使附着在气管、支气管上的分泌物脱落，最终排出体外。胸部叩击时操作者五指并拢，双手呈杯状（图 4-4-1），对胸部进行有节律的叩击，从肺底到肺尖，从肺外侧到肺内侧，每个肺叶 1 ～ 3min，以达到分泌物从气道移除或松动的目的。

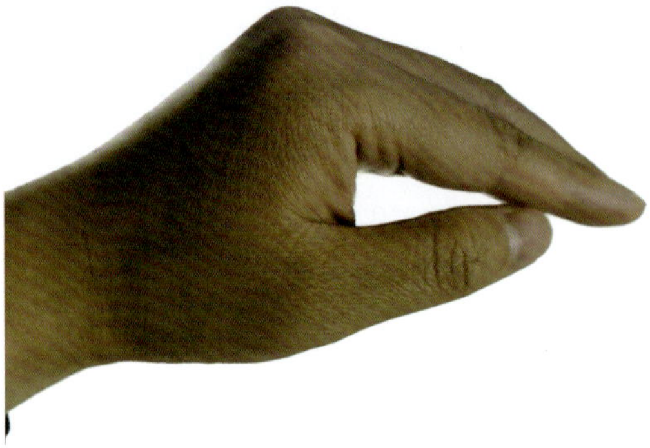

图 4-4-1 杯状手敲击

（2）使用排痰机振动排痰：优势在于有很好的穿透性，频率和人体组织的自然频率接近，能够很好地传导到肺的深部组织，广泛作用于中小气道，排出痰液，改善肺通气。除此以外，还可以改善肺部血液循环，预防静脉淤滞，松弛呼吸肌，改善全身肌张力，增强呼吸肌力，产生咳嗽反射，有利于机体康复。

排痰机适用于气道分泌物较多且黏稠而不易咳出、咳痰无力、自主排痰困难的患者；支气管扩张、慢性阻塞性肺疾病急性加重、哮喘、慢性支气管炎、急性肺炎、年老体弱、长期卧床的患者。禁忌证包括：近期进行肺叶切除手术、肺挫裂伤；血流动力学不稳定、心律失常；肋骨骨折、胸部开放性外伤、皮下气肿；凝血功能障碍；肺栓塞、肺出血。

2. 体位引流

体位引流是给患者摆放特定的体位，利用重力作用促进呼吸道内滞留的痰液向大气道、肺门方向移动，从而更容易排出体外的一种治疗方案，治疗原理是将肺部痰液聚集部位置于高位以引流痰液。

体位引流的适应证包括：慢性阻塞性肺疾病、肺不张、肺部感染、支气管扩张及囊性肺纤维化、有大量痰液且咳嗽无力。禁忌证包括：头颈部损伤、血流动力学不稳定、高血压、脑血管疾病（颅内压高于 20mmHg）、严重呼吸困难、严重的骨质疏松。

为了确保体位引流能够取得最佳效果，通常会根据痰液分布的具体位置选择合适的体位。如对于下肺部积聚的痰液，建议采取头低脚高健侧卧位，以促进痰液的排出。在进行体位引流前，通过雾化吸入治疗、叩击以及机械振动等辅助手段，进一步帮助患者有效清除痰液。为避免发生胃食管反流和误吸等，治疗应安排在餐前或鼻饲后至少 2h 进行，特别是在头低位时，要注意避免患者剧烈咳嗽。在体位引流的过程中，需要严密监测患者的生命体征、呼吸形态以及氧合指标的变化。一旦发现任何异常情况，应立即中止治疗，并采取必要的措施来确保患者的安全与稳定。

3. 咳嗽指导

咳嗽是最重要的保护性反射之一。咳嗽可以清除较大气道中多余的黏液和异物，有助于正常的黏液纤毛清除，并有助于确保气道通畅。咳嗽也是最常用的气道廓清方法之一。对于正常人来说，咳嗽是一种自然反射性呼吸道保护机制。对于气道分泌物多、气道保护功能下降和咳嗽无力的患者，通过医务人员的帮助和指导进行有效的咳嗽，可以排出分泌物，防止感染的发生，还可以尽早恢复肺功能。

咳嗽过程虽然短暂，但动作却十分复杂。咳嗽动作可以分为刺激、吸气、屏气和咳出四个步骤。

在受到如炎症、化学性、机械性或热的异常刺激后，气道中的感觉纤维受刺激，将脉冲发送至大脑中的咳嗽中心。接收到这些脉冲后，咳嗽中心会对呼吸肌产生反射刺激，启动深度吸气，随后反射神经冲动导致声门闭合和呼气肌的有力收缩，然后声门打开，肺内压和大气压之间存在较大的压力梯度，这种压力梯度会导致肺部产生剧烈的、排出性的高速气流，产生巨大的剪切力，将气道壁上的黏液和异物从下呼吸道排出到上呼吸道，使其被咳出或吞咽。咳嗽对分泌物的清除作用还与分泌物所在气道的大小有关。有研究显示有效咳嗽能直接咳出 7 级及以上气道的分泌物，对于更小气道的分泌物，则首先需要设法使分泌物向更大气道移动。

4. 主动循环呼吸技术

主动循环呼吸技术（ACBT）是一种科学、有效、可自主控制的弹性治疗和康复呼吸训练模式，它主要用于清除痰液和改善氧合，特别适用于有大量支气管分泌物的患者，通过有节奏的呼吸训练，可以有效清除分泌物，并且能改善肺功能，同时还不会加重低氧血症和增加气流阻力。ACBT 是主动循环技术，由三个循环往复的通气阶段构成，即呼吸控制（breathing control，BC）、胸廓扩张训练（thoracic expansion exercises，TEE）、用力呼气技术（forced expiration technique，FET）。

（1）呼吸控制（BC）：主要作用是放松呼吸道，缓解因咳嗽或呼吸困难而出现的喘息和紧绷症状。BC 通过最小的用力来达到最大程度的有效呼吸，常用腹式呼吸。腹式呼吸不仅有助于放松身体，还能够有效地提高呼吸效率，增强肺功能。在呼吸过程中，肺部得以充分扩张，同时，通过缓慢而深长的呼气，肺内的二氧化碳可以充分排出。BC 在 ACBT 中介于 2 个主动部分的休息间歇，目的是使肺部和胸壁回复至其静息位置。

（2）胸廓扩张训练（TEE）：着重于吸气的深呼吸运动，在吸气末通常需屏气 3s，然后完成被动呼气动作，可以将双手放于胸廓处感受胸廓的运动，吸气时胸廓向外扩张，呼气时胸廓内收。TEE 有助于肺组织的重新扩张，并协助移除和清理过量的支气管分泌物。

（3）用力呼气技术（FET）：由 1 ～ 2 次用力呼气（哈气）组成，呼吸控制一段时间后重新开始，这是一种通过呼吸 / 胸廓扩张练习来移除分泌物的动作。哈气可以使低肺容积位的外周分泌物大量移出。当分泌物到达更大的、更近端的上气道时，在高肺容积位的哈气或咳嗽可以将这些分泌物清除。

5. 自主引流

自主引流是对定向咳嗽的一种改进，是设计的一种气道清除机制。患者保持坐位，在三个不同的阶段通过改变肺容量和呼气气流，使用膈式呼吸来松动分泌物，并控制呼气流量，利用呼气气流产生剪切力，从而促进痰液排出。

自主引流分为三个阶段。

第一阶段：经鼻缓慢深吸气后屏气，以确保通过侧支通气使肺段的充盈度相等，然后深呼气至补呼气量的范围，然后进行几次低潮气量的呼吸（鼻吸嘴呼），这个阶段也称为松动阶段，此阶段需要持续到听到痰音或在患者呼气时能听到气道内痰音为止。

第二阶段：吸气相与呼气相均需呼吸肌和腹肌主动收缩，做低到中等量肺容积通气，使分泌物由外周气道向中央气道移动。气流的速度必须根据情况有所调整，以达到不足以导致气道塌陷的最大呼气气流。这个阶段也称为聚集阶段。

第三阶段：潮气量比第二阶段要大，为中到高肺容量，包括补吸气量在内的更深的吸气，使痰液从中央气道移至声门，并通过反复哈气或咳嗽使分泌物排出。这个阶段也称为排出阶段。完成上述流程以后，可以通过数次腹式呼吸缓解患者疲劳。根据患者痰液排出情况，重复自然引流以达到廓清气道的目的。

6. 正压呼气疗法

正压呼气疗法（PEP）是指在呼气气流通路上设置可以调节阻力大小的阻力装置，可产生一个作用力使气道在呼气期间开放，防止呼气期间气道塌陷，随后进行通气或 FET，使患者产生从阻塞的气道排出黏液所需的流量，促进分泌物向更大的气道移动，从而使塌陷的肺泡再膨胀。PEP 的作用是维持气道稳定性，改善通气、气体交换。还被证明可使有术后肺不张风险的患者受益，并且已在气道廓清领域进行了广泛的实践，特别是对于囊性纤维化的患者。

7. 机械性吸 – 呼气咳痰技术

正常人体可以通过气道纤毛、自身免疫系统及反复刺激性咳嗽排出痰液。年老体弱、痰液过多且黏稠、胸痛和意识障碍等会导致人体痰液排出不畅、反射性支气管痉挛、黏液分泌紊乱以及分泌物清除障碍等问题，同时会出现吸气肌无力，深呼吸的能力下降，呼气肌无力会使呼气时胸膜腔内压下降，难以有效咳嗽。这些因素共同作用，特别是在延髓肌受累的情况下，患者可能会发生误吸，进而导致气道阻塞和感染。这些状况极易诱发肺不张、肺炎、肺水肿等呼吸系统疾病，并可能进一步引发呼吸功能障碍和肺部感染等并发症。

使用机械设备提高咳嗽的有效性是咳嗽力学受损的临床疾病、慢性神经肌肉疾病或多发性神经病危重患者的主要治疗目标。机械性吸 - 呼气咳痰技术（MIE）的原理是模仿正常生理状态下的咳嗽动作，具体而言，该技术通过在吸气时提供正压通气以充盈肺泡，扩张支气管，随后，在呼气阶段快速切换到负压，产生高呼气流速，将痰液定向移动到口咽处并排出体外。

MIE 在某些神经肌肉疾病患者的分泌物管理中得到了广泛的应用，越来越多的证据表明，MIE 对生理、临床和生活质量有一定的益处。MIE 有助于预防神经肌肉疾病患者及危重症患者的呼吸系统并发症，缩短气道清除治疗时间，改善肺顺应性，有效清除机械通气患者的肺部分泌物。此外，它不会显著影响血流动力学，给予危重患者应用安全，帮助他们产生有效清除分泌物所需的呼气流速。

（三）呼吸肌力训练

1. 吸气肌力训练

IMT 是通过主动的呼吸训练，进行呼吸节律和呼吸肌力的锻炼，从而达到改善咳嗽咳痰能力、减少呼吸做功、提高通气效率的目的。研究发现，呼吸方式训练和呼吸肌力训练可以减轻呼吸困难的症状，并明显改善吸气肌肉力量、运动能力和生活质量等指标。目前比较常见的呼吸肌力锻炼方法是通过阻力型吸气锻炼仪锻炼。

在进行 IMT 训练之前，需要先测患者的最大吸气负压。在进行呼吸肌训练时，患者宜取直立坐位，嘱患者口唇紧包口片，先经口缓慢呼气至残气位，再用力快速吸气，采取慢呼快吸的方式进行训练。

2. 神经肌肉电刺激技术（视频 4-4-1）

神经肌肉电刺激技术（neuromuscular electrical stimulation，NMES）是一种替代康

视频 4-4-1

复技术，旨在通过引发肌肉收缩来训练特定肌肉群，而无须依赖传统的运动方式。该技术的实施依赖于对肌肉进行电刺激，可以选择刺激的幅度（强度）、频率、持续时间以及波形，以实现预期的肌肉反应效果。值得注意的是，电刺激的幅度（强度）直接决定了肌肉收缩的力度。电刺激引发的肌肉收缩并不会引发呼吸困难，同时对心脏循环的需求也相对较低，这使得 NMES 成为一种安全有效的康复手段。它适用于患有严重通气受限和（或）心脏受限的体能障碍者，如因疾病急性恶化或呼吸衰竭而住院的患者。NMES 改善肢体肌肉力量、运动能力，并减少有严重 COPD 和基线运动耐量差的稳定患者的呼吸困难，并且在急性 COPD 加重期间可以继续使用。

长期依赖呼吸机治疗的患者存在呼吸肌相关功能障碍的风险。为了有效应对这一问题，神经肌肉刺激仪被广泛应用于临床治疗中。该仪器通过刺激膈神经，促使膈肌收缩，进而降低胸腔内压，激发呼吸肌的呼吸功能。当刺激停止后，膈肌会自然松弛，恢复正常状态。

神经肌肉刺激仪采用了 6 对体外电极，通过协同反馈式电刺激技术，实现对膈神经和腹肌的同步刺激。这种刺激方式能够促使膈肌和腹肌规律性地收缩，从而有效增加潮气量，逐步强化呼吸肌的肌力和耐力。这一科学的治疗方法可以有效改善长期使用呼吸机患者的呼吸肌功能，提高治疗效果。

（1）NMES 的作用：促进呼吸肌规律收缩，增强气道纤毛清除作用，使痰液顺利排出，保持呼吸道通畅，缓解患者呼吸道阻塞现象，促进咳痰无力患者排痰；吸气时，刺激膈神经，增加膈肌活动度，增大潮气量；呼气时，刺激腹肌，增加腹内压，促进肺泡内 CO_2 排出，减少 CO_2 潴留，改善肺通气，缓解呼吸困难。

（2）NMES 的禁忌证包括但不限于：植入电子设备，如起搏器或除颤器；癫痫发作史；无法控制的心律失常（特别是心室心律失常）；不稳定型心绞痛以及近期心肌梗死；颅内夹以及全膝关节或髋关节置换术后的患者；严重骨关节炎；有严重外周水肿或其他皮肤问题的患者。

（3）NMES 常见的不良反应是轻度的肌肉酸痛，该症状通常会在前几次治疗疗程之后逐渐消退。部分肌肉酸痛的情况与刺激幅度及频率的选择密切相关。当脉冲振幅大于 100mA 时，可能会引发无法忍受的肌肉不适感，除此之外，部分患者在比较低的振幅刺激下也无法耐受 NMES 治疗。运动耐量的增加往往取决于患者对逐渐增加的刺激强度的耐受能力。在 NMES 训练起始阶段，应采用不会导致肌肉疼痛的刺激幅度，并根据患者耐受情况在训练计划中增加刺激幅度。

（4）NMES 优点显著，具体表现在以下几个方面：有效促进呼吸肌功能恢复；显著提高肌肉力量和耐力；有效缓解呼吸困难症状；明显改善运动能力和运动耐力；显著提升改善日常生活活动的能力；有效减轻患者焦虑和抑郁；提高患者生活质量。

五、前沿进展

神经重症患者常伴有膈肌移动度及肺功能的下降，而膈肌在此过程中极易发生废用性萎缩，其萎缩速度相较于其他骨骼肌高达 8 倍。在临床实践中，机械通气治疗早期即可导致膈肌血流减少、收缩能力下降，进而随时间推移逐渐引发膈肌萎缩。此现象被认为是导致撤机困难或延迟的重要原因之一。

鉴于神经重症患者疾病特点及病情危重程度，其膈肌废用与萎缩的风险显著增加。然而，已有研究证实，慢性肺疾病急性发作后早期进行肺康复安全有效，能够显著改善患者症状、提高运动能力并优化生活质量，同时有助于减少住院频次及降低病死率。在急性发作时或病情控制后的 2 周内尽早启动肺康复，被认为是安全且可行的做法。

目前的临床实践指南中，肺康复被明确定义为一种综合干预手段，涵盖运动训练、健康教育及行为改变等多个方面。其目标在于全面改善慢性呼吸系统疾病患者的身体及心理状况，并帮助患者长期坚持健康生活方式，以实现长期的健康效益。

参考文献

[1] TINA J W，BRIAN C，MICKEY L，et al. Physical medicine and rehabilitation and pulmonary rehabilitation for COVID-19[J]. American Journal of Physical Medicine & Rehabilitation，2020，99（9）：769-774.

[2] THIERRY T，ASTRID B，WIM J，et al. The past，present and future of pulmonary rehabilitation[J]. Respirology，2019，24（9）：830-837.

[3] 王首红，倪莹莹，宋为群，等 . 神经重症康复中国专家共识（上）[J]. 中国康复医学杂志，2018，33（1）：7-14.

[4] 王首红，倪莹莹，宋为群，等 . 神经重症康复中国专家共识（中）[J]. 中国康复医学杂志，2018，33（2）：130-136.

[5] 王首红，倪莹莹，宋为群，等 . 神经重症康复中国专家共识（下）[J]. 中国康复医学杂志，2018，33（3）：264-268.

[6] GONI-VIGURIA R，YOLDI-ARZOZ E，CASAJÚS-SOLA L，et al. Respiratory physiotherapy in intensive care unit：bibliographic review[J]. Enfermeria Intensiva，2018，29（4）：168-181.

[7] 王莉 . 振动排痰机在预防重症脑卒中患者肺部感染中的应用 [J]. 中国医疗器械信息，2022，28（4）：140-142.

[8] VOLPE M S，GUIMARAES F S，MORAIS C C. Airway clearance techniques for mechanically ventilated patients：insights for optimization[J]. Respiratory Care，2020，65（8）：1174-1188.

[9] O′NEILL K，O'DONNELL A E，BRADLEY J M. Airway clearance，mucoactive therapies and pulmonary rehabilitation in bronchiectasis[J]. Respirology，2019，24（3）：227-237.

[10] SWINGWOOD E L，STILMA W，TUME L N，et al. The use of mechanical insufflation-exsufflation in invasively ventilated critically ill adults[J]. Respiratory Care，2022，67（8）：1043-1057.

[11] NUNES L DE C，RIZZETTI D A，NEVES D，et al. Mechanical insufflation/exsufflation improves respiratory mechanics in critical care：randomized crossover trial[J]. Respiratory Physiology & Neurobiology，2019，266：115-120.

[12] HELPER N，KODESH E，SOKOL G，et al. The benefits of mechanical insufflator-exsufflator compared to autogenic drainage in adults with cystic fibrosis[J]. Pediatric Pulmonology，2020，55（11）：3046-3052.

[13] CHATWIN M，WAKEMAN R H. Mechanical insufflation-exsufflation：considerations for improving

clinical practice[J]. Journal of Clinical Medicine，2023，12(7)：2626.

[14] AUGER C，HERNANDO V，GALMICHE H. Use of mechanical insufflation-exsufflation devices for airway clearance in subjects with neuromuscular disease[J]. Respiratory Care，2017，62(2)：236-245.

[15] GUTIÉRREZ-ARIAS R E，ZAPATA-QUIROZ C C，PRENAFETA-PEDEMONTE B O，et al. Effect of neuromuscular electrical stimulation on the duration of mechanical ventilation[J]. Respiratory Care，2021，66(4)：679-685.

[16] GUTIÉRREZ-ARIAS R，JALIL Y，FUENTES-ASPE R，et al. Effectiveness of neuromuscular electrostimulation in COPD subjects on mechanical ventilation：a systematic review and meta-analysis[J]. Clinics，2022，77：100108.

[17] NONOYAMA T，SHIGEMI H，KUBOTA M，et al. Neuromuscular electrical stimulation in the intensive care unit prevents muscle atrophy in critically ill older patients：a retrospective cohort study[J]. Medicine，2022，101(31)：e29451.

[18] SACHETTI A，CARPES M F，DIAS A S，et al. Safety of neuromuscular electrical stimulation among critically ill patients：systematic review[J]. Revista Brasileira De Terapia Intensiva，2018，30(2)：219-225.

[19] ZAYED Y，KHEIRI B，BARBARAWI M，et al. Effects of neuromuscular electrical stimulation in critically ill patients：a systematic review and meta-analysis of randomised controlled trials[J]. Australian Critical Care，2020，33(2)：203-210.

（董小倩）

第五节　食管压监测技术

一、概述

食管压（esophageal pressure，Pes）监测是一种评估呼吸力学的微创监测方法，它通过在食管内放置一根带气囊的导管，测量食管内压力变化，从而反映胸膜腔内压力的变化（图 4-5-1）。对于实施机械通气的患者，监测跨肺压能够有效减少呼吸机相关性肺损伤（ventilator-related lung injury，VILI）的发生。跨肺压是肺泡压与胸膜腔内压的差值，是促使肺膨胀的主要作用力。由于食管压与胸膜腔内压具有良好的一致性，因此临床上可以通过监测食管压间接反映胸膜腔内压的变化。食管压监测技术在评估跨肺压、呼吸做功以及内源性呼气末正压（intrinsic positive end expiratory pressure，PEEPi）上提供了丰富的呼吸力学、呼吸生理学的相关数据。还可以根据食管压监测数据调整呼吸机参数，改善呼吸系统顺应性，提高人机协调性。

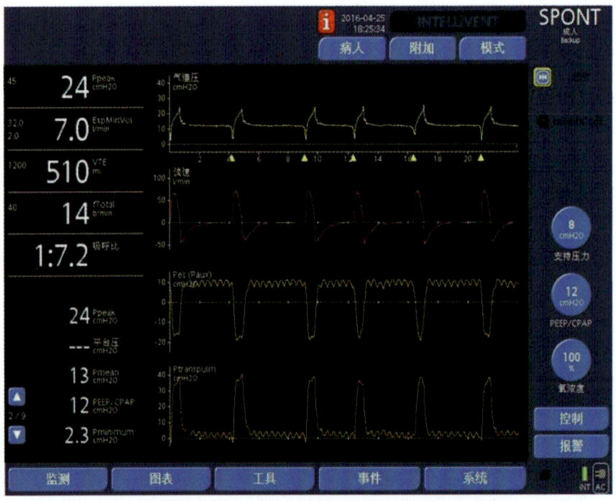

图 4-5-1　食管压及跨肺压波形

为合并急性肺损伤（acute lung injury，ALI）或者急性呼吸窘迫综合征（ARDS）的神经重症患者实施肺保护性通气时，通过评估跨肺压，可以帮助临床医生快速滴定呼气末正压（PEEP）。有关应用食管压指导 ARDS 患者机械通气治疗的研究表明，大部分 ARDS 患者呼气末跨肺压为负值，这提示小气道陷闭或肺膨胀不全，肺泡始终处于塌陷状态，通过提高 PEEP 水平可以使呼气末跨肺压变为正值，维持小气道和肺泡的开放，改善肺顺应性，提高氧合水平。有自主呼吸的患者在接受机械通气时，通过测量呼吸做功和食管压的压力 - 时间乘积可以评估自主吸气努力程度、呼吸肌的能量消耗。明确患者自主吸气努力程度可以更好地指导呼吸机参数的调整，避免因呼吸机支持力度的不足或者过度导致膈肌功能受损，指导膈肌保护性通气策略实施。而识别 PEEPi 和人机失调，同样可以显著降低 VILI 发生率，提高机械通气效率，加快脱机进程，改善患者预后。

二、适应证和禁忌证

（一）适应证

需要监测食管压的危重患者均可，尤其是考虑存在胸壁顺应性下降（如 ARDS）的情况或人机不同步等。

（二）禁忌证

（1）未控制的出凝血功能障碍。

（2）严重的血小板减少。

（3）鼻腔外伤、鼻咽部有肿物或急性炎症。

（4）食管静脉曲张、上消化道出血等。

视频 4-5-1

三、食管压的监测方法（视频 4-5-1）

（一）食管压监测的解剖基础及装置

成人食管的长度约为 25 cm，是一条自咽部起始，至胃的贲门终止的肌性管道。构成食管的肌群主要是平滑肌和骨骼肌，且这些肌群只有在吞咽时才会运动。在解剖关系上将食管分为 3 段，即颈段、胸段和腹段，因胸段的食管临近胸膜腔，所以胸膜腔内压力的变化可以很好地通过食管传导。直立体位时，呼吸运动中食管压的变化可以反映出胸膜腔内压力的变化。而对于卧床患者，纵隔器官（主要为心脏）的重力因素以及腹腔内压力对胸膜腔的压迫，可能会影响食管压反映胸膜腔内压的准确性。

气囊导管测量法、水囊导管测量法和直接压力传感器监测是目前主要的 3 种食管压监测方法，临床上使用最多的为气囊导管测量法。气囊导管测量装置（图 4-5-2）一般为一根细长导管，其上附有一个可充气气囊，末端通过传感器连接心电监护仪或带有食管压监测功能的呼吸机，可在屏幕上显示气囊压力。

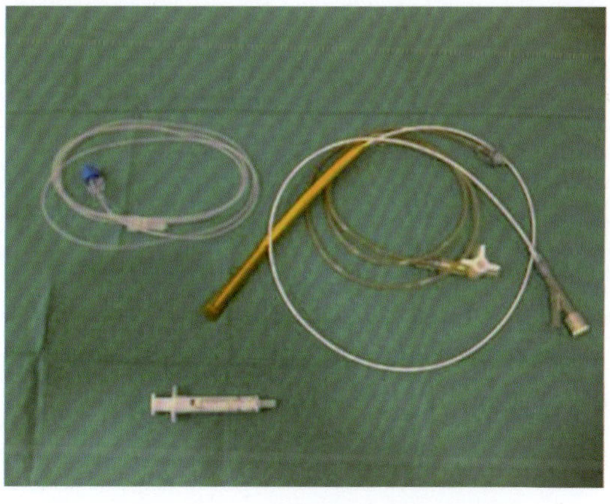

图 4-5-2　气囊导管测量装置

（二）食管压监测导管的放置流程

（1）物品准备（图 4-5-3）：食管压监测导管、输液泵延长管、5mL 注射器、液状石蜡、手套、一次性治疗巾。

（2）在呼吸机面板（图 4-5-4）上调出食管压及跨肺压波形。

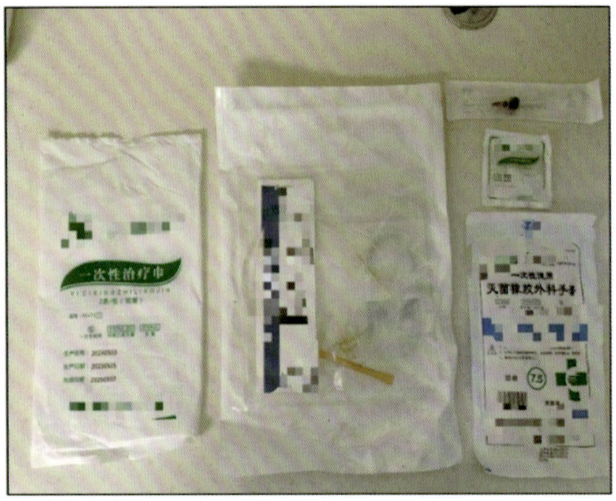

图 4-5-3　物品准备

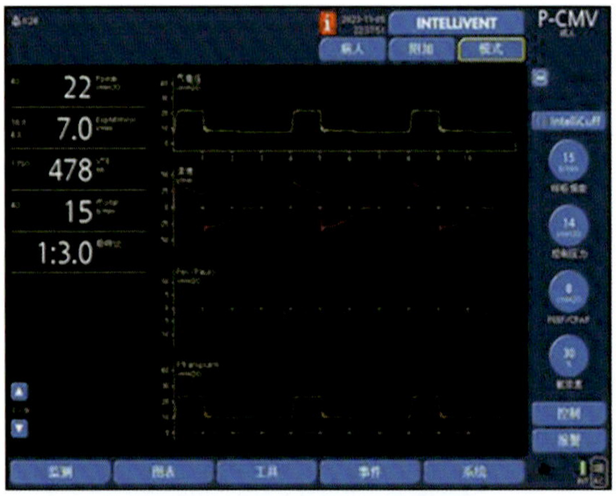

图 4-5-4　调节呼吸机面板

（3）检查食管压监测导管的密闭性（图 4-5-5）：5mL 注射器注入 2mL 空气，将充盈的气囊放置在水杯中，检查是否漏气。如无漏气，将气囊内的空气抽空。

（4）测量置管深度（图 4-5-6）：将食管压监测导管末端对准体表剑突处，绕到耳后直到同侧鼻孔，记录到鼻孔处的长度。或者用以下公式计算：患者身高 ×0.288。

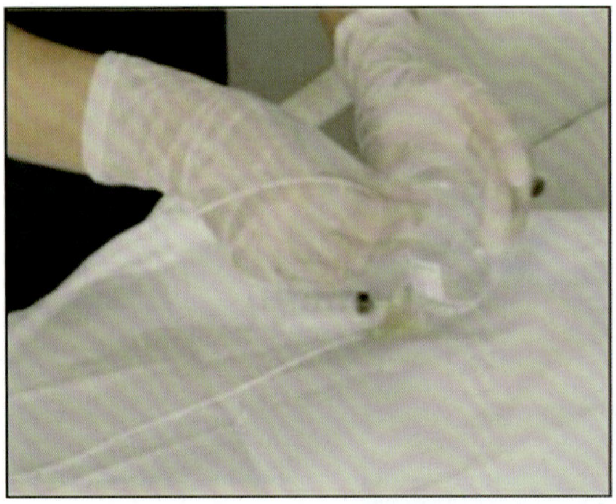

图 4-5-5　检查密闭性

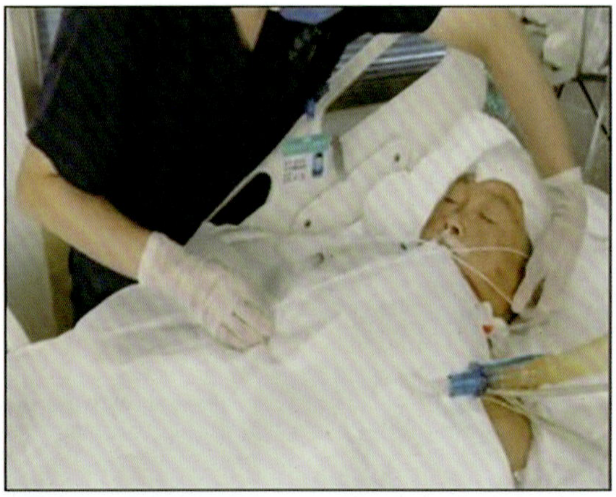

图 4-5-6　测量置管深度

（5）在食管压监测导管表面涂抹液状石蜡，如图 4-5-7 所示。

（6）插入食管压监测导管（图 4-5-8）：经鼻缓慢插入食管压监测导管 8 ～ 10cm，抬高患者头部，继续插入。嘱清醒患者吞咽，并查看口腔内有无导管打结。

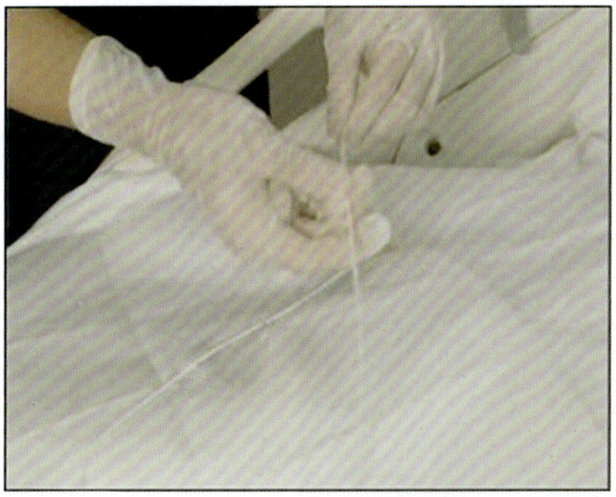

图 4-5-7　润滑导管

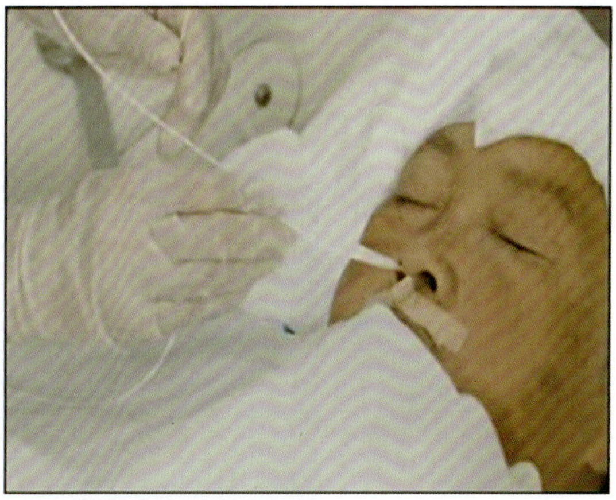

图 4-5-8　经鼻腔插入导管

（7）床头抬高 45°，抽出气囊内的空气，并让注射器内塞自动回弹到非负压的位置。注入 1mL 空气，此时气囊为半充盈状态（图 4-5-9）。

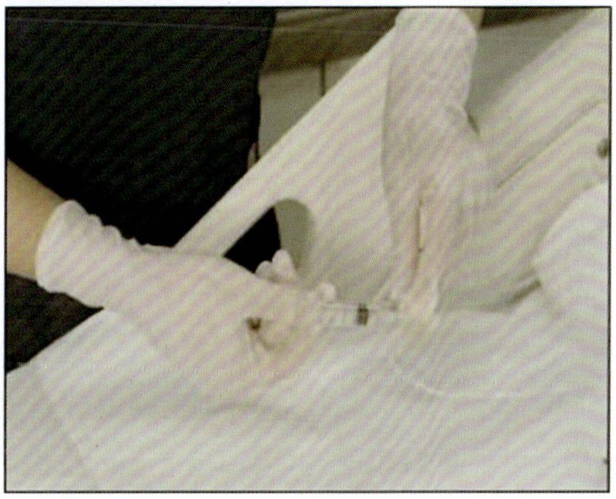

图 4-5-9　向气囊内注入 1mL 空气

（8）将食管压监测导管与呼吸机监测端口连接，随机按压胃部，查看食管压波形变化，如食管压监测导管在胃内，食管压波形会随着按压有明显的波动（图 4-5-10）。

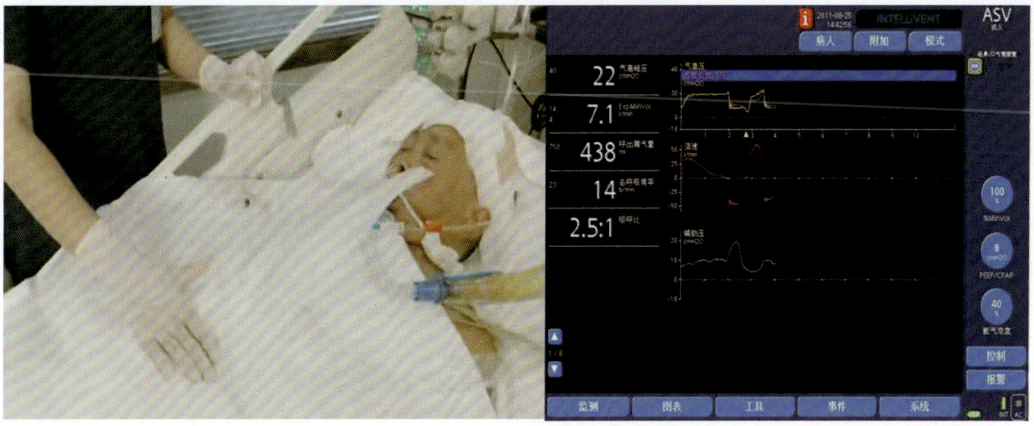

图 4-5-10　判断导管置入胃内

（9）缓慢回退食管压监测导管并观察食管压波形变化，观察到食管压与气道压波形同步，并有明显心跳切迹时，停止回退并记录刻度。有自主呼吸的患者，气囊回退入食管后，可以看到吸气时食管压波形由正相波变为负相波；没有自主呼吸的患者，食管压始终为正相波，在回退导管的过程中观察到气囊压明显升高随后下降，伴随心电伪影增大，提示退出贲门进入食管（图 4-5-11）。

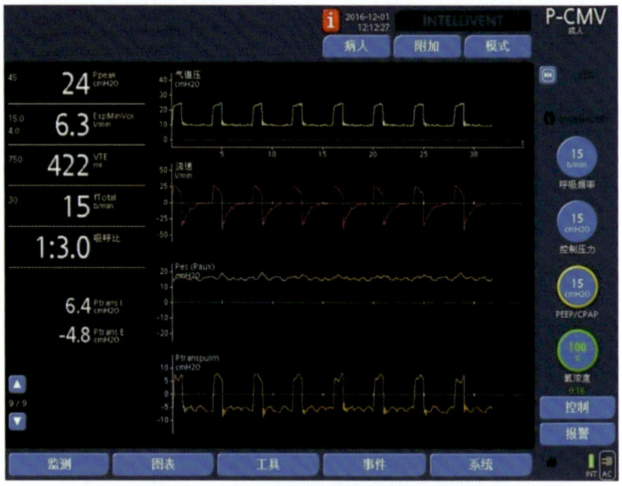

图 4-5-11　判断导管进入食管

（10）拔除导丝，固定导管，进行闭合试验，确定导管最佳位置。对于能够维持自主呼吸的机械通气患者，置入食管压监测导管后，通常会通过闭合试验（图 4-5-12）辅助判断气囊位置是否理想。此操作是在患者呼气末阻断气道，此时肺内容积固定，当患者努力吸气时，若观察到气道压与食管压同步降低，且下降幅度的比值在 0.8 ～ 1.2，提示气囊位置理想，如不是，应重新确定气囊位置和容积。闭合试验的原理：气道阻断后患者胸膜腔内容积和跨肺压保持恒定，患者努力吸气时，只会发生气道压和胸膜腔内压的一致性改变。而无自主呼吸的患者，可以应用正压阻断法，在呼气末阻断气道，然后轻压患者肋骨，食管压和气道压会出现同步升高，再计算变化值的比值。需要注意的是，在阻断试验操作时应检查人工气道气囊是否充盈，如存在漏气情况将会影响试验结果，观察呼吸机流速波形及容量波形均可快速判断。

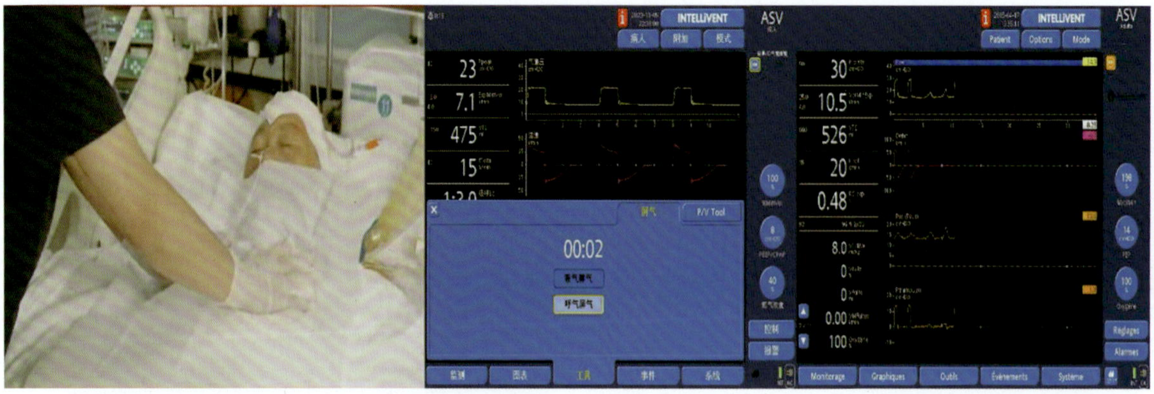

图 4-5-12　闭合试验

注：患者无自主呼吸，在按下呼气屏气键的同时，双手放在患者胸廓两侧，推动胸廓后放开。连续重复 3 次后用游标冻结波形，测量气道压及食管压波形中的波峰值，以及同一时间基线气道压和食管压，计算Δ食管压 / Δ 气道压，如比值为 0.8 ～ 1.2，或者跨肺压波形几乎为一条直线，提示气囊位置理想。

（三）留置食管压监测导管的注意事项

（1）留置食管压监测导管时，为了有效避免心脏及腹腔内压压迫食管所造成的误差，应将气囊置于食管中下 2/3，此时测得的食管压能准确反映胸膜腔内压。置管时，可参考留置胃管深度评估方法来确定置入深度，一般为 55cm。

（2）首先经鼻或口腔置入导管，使气囊进入胃内，再按照最小推荐充气量向气囊内注入气体。如患者自主吸气时，气道内压力降低而气囊压力（胃内压）升高，可以判断气囊已经进入胃内。对于没有自主呼吸的患者，呼吸机在控制通气时，吸气相的气道内压力和胃内压是同步升高的，要判断气囊是否进入胃内，可以通过连续轻按腹部，观察气囊压波形是否出现锯齿样变化。随后慢慢回退导管，将气囊退入食管，观察波形和压力的变化。

（3）留置食管压监测导管时，如患者突然出现严重的呛咳或者气道高压报警等情况，应立即停止操作，判断导管是否误入气道。对于呛咳能力较弱或自主呼吸丧失的患者，更应密切关注食管压波形变化。当发现心电伪影很小，且进行呼气末和吸气末气道阻断时，食管压与气道压数值十分接近，需重新确定导管位置，此时气囊可能进入气道内。

（4）气囊最佳容积。聚乙烯和橡胶是目前常见的食管压气囊材质，临床使用中多选择聚乙烯材质，由于气囊充气后具有一定的收缩弹力，因此充盈度过高或过低都会影响传导外周压力的准确性，气囊充盈度过高，接受的外周压力越大，反之亦然。研究发现：①不同厂家生产的食管压监测导管的气囊最佳充盈度是不同的，且当外周压力增大时均需要比厂家推荐的更高的充盈度；②考虑到食管本身具有一定的弹性，经食管传导至气囊的压力值本就包含食管壁弹性的因素，因此气囊充盈度 - 食管压曲线会呈 S 形，通过观察曲线中线性相关阶段可以获得气囊最佳充盈度，同时，这一阶段的斜率还提示了食管壁的弹性变化，可以帮助临床校正食管压。

四、食管压监测在神经重症患者中的应用

急性呼吸窘迫综合征（ARDS）是神经重症患者的常见并发症。相关统计显示创伤性颅脑损伤（TBI）患者的 ARDS 发生率高达 30%、非创伤性蛛网膜下腔出血（SAH）患者为 38%、自发性颅内出血（sICH）患者为 28%、急性缺血性卒中（AIS）患者为 4%、心搏骤停后（PCABI）患者为 48%，增加了神经重症患者的死亡率和神经功能损伤预后不佳的概率。

脑与肺之间的病理生理交互作用是复杂的。神经系统损伤会通过多种途径加重 ARDS，而 ARDS 导致的低氧血症和全身炎症反应可进一步加重神经系统损伤。处理神经系统损伤和 ARDS 的治疗策略可能存在冲突。被认为是标准 ARDS 治疗的通气和血流动力学目标可能不足以支持甚至伤害急性损伤的大脑。因此，在完善的神经功能监测下，实施食管压监测有助于寻求更加精准的机械通气策略，在脑与肺之间探寻治疗的平衡点。

（一）依据食管压调节呼吸机参数

跨肺压是驱动肺泡扩张的直接动力。正常情况下，气道压可以反映跨肺压，但是 ARDS 患者胸廓弹性阻力个体差异化较大，当胸弹性阻力增加时，气道压明显高于跨肺压，作用于肺泡膨胀的力显著

减少，而机械通气的介入可能会导致吸气末肺泡的过度扩张并引发肺损伤，同时肺泡周期性的扩张 - 塌陷所产生的剪切力会进一步加重肺损伤，因此在调整机械通气参数时不能只关注气道压。对于接受机械通气的 ARDS 患者，肺保护性通气策略可以有效预防呼吸机相关性肺损伤。食管压监测是一种很好的反馈跨肺压的手段，可以作为指导肺保护性通气的指标。

ARDS 患者常因气道陷闭或者肺泡塌陷而气体交换受限，氧合水平下降，此时食管压通常会升高，呼气末跨肺压为负值，通过提高 PEEP 水平，可以有效维持气道开放，使塌陷的肺泡复张，进而改善氧合。关注肺和胸壁的呼吸力学特征有助于呼吸机参数的设定，减少并发症，改善患者氧合及预后。

然而，对于神经功能损伤的患者来说，高 PEEP 的使用是存在争议的。主要表现在过高的 PEEP 水平可能会影响脑灌注压，进而引起 ICP 的波动。因此，对于合并 ARDS 的神经重症患者来说，通过食管压监测和 ICP 监测滴定一个合理的 PEEP 值是非常重要的。

（二）食管压监测在神经重症机械通气患者中的应用

（1）改善神经重症患者人机协调性。在重症监护室，昏迷程度较深或深镇静的患者因自主呼吸微弱，不能触发呼吸机时，呼吸机会触发预设后备通气，此过程可能会导致患者呼吸肌收缩，激发自主呼吸，从而导致呼吸频率、潮气量和平台压等监测指标错误，通过食管压监测可以明确捕捉到这些错误。

在使用压力型呼吸机模式时，患者的吸气阻力与压力上升阶段重叠，这一过程可能会导致患者呼吸肌做功增强，造成气道压或潮气量过高，可能会引发呼吸机相关性肺损伤。对具有一定自主呼吸能力的患者实施肺保护性通气时，监测食管压有助于判定最佳支持力度。

人机协调性差以及潜在的人机对抗是导致机械通气时间延长的重要因素，食管压监测技术可能会帮助缩短机械通气时间。

（2）测算 PEEPi。吸气时，呼吸肌收缩，在气流进入肺内之前，一部分呼吸肌收缩力被用来对抗 PEEPi，从而加重呼吸肌负担，增加呼吸肌做功。呼气末（即吸气肌收缩）到产生吸气流速之间的食管压差值是计算 PEEPi 的最准确方法。

（3）指导神经重症患者脱机。关于脱机试验的病理生理研究发现，脱机失败后患者的呼吸做功显著增加。自主呼吸试验（SBT）表明，脱机失败会导致食管压 - 时间乘积明显高于脱机成功的患者，甚至会达到正常水平的 4 倍，与呼吸浅快指数相比，食管压的变化更加显著。另外一项研究显示，相较于定点监测食管压，食管压的变化趋势对于能否成功脱机的预测更加准确。

患者的个体差异决定了机械通气参数的设定越加精准化、个体化，通过食管压监测指导呼吸机参数的设置被越来越多的医生认可。但是，一些客观因素会影响食管压测定值的准确性，如患者体位、气囊的位置、气囊的充气量等都需要及时关注，同时，正确解读、运用食管压也需要具备一定的专业支撑。随着研究的深入，食管压的应用范围更加广泛。

五、前沿进展

针对 ARDS 的大量研究证明肺保护性通气策略可显著降低患者的住院时间和病死率。但对于不同的神经重症患者，这些策略是否有益尚缺乏大样本的研究。以急性脑损伤（acute brain injury，ABI）患者为例，在过去的临床治疗中，为了避免影响血流动力学、降低脑灌注、升高颅内压等，对严重颅脑损伤患者不进行高水平 PEEP 的机械通气治疗。有研究表明，10 ～ 15cmH_2O 的 PEEP 可以通过改善氧合达到治疗颅脑损伤合并 ARDS 患者的目的。虽然尚未制订针对严重颅脑损伤合并 ARDS 患者的呼吸治疗策略，但根据 PEEP 和颅内压之间的关系调整机械通气的治疗参数已成为数十年间临床研究的主题。近年的研究表明，治疗各种神经损伤的 ARDS 患者时，PEEP 水平可对颅内压产生影响，但影响较小。此外，大量关于颅脑损伤患者机械通气时颅内压、脑氧合、脑血流、脑灌注等的研究表明，颅脑损伤患者可从适当高的 PEEP 治疗中获益。综上所述，对创伤性颅脑损伤合并 ARDS 的患者可利用食管压法设置最佳 PEEP，并指导机械通气参数的设置，以更有效改善肺顺应性，加速肺功能恢复。同时较传统 PEEP-FiO_2 表法，食管压法设置最佳 PEEP 未增加对平均动脉压、颅内压等的影响。未来，还可以结合脑组织氧饱和度以及脑血流量等指标开展更多关于神经重症患者实施食管压监测的相关研究。

参考文献

[1] 严姝瑛，张翔宇 . 食管压测定在急性呼吸窘迫综合征中的临床研究 [J]. 中国中西医结合急救杂志，2012，19（6）：382-384.

[2] GRASSO S，TERRAGNI P，BIROCCO A，et al. ECMO criteria for influenza A（H1N1）associated ARDS：role of transpulmonary pressure[J]. Intensive Care Med，2012，38（3）：395-403.

[3] BROCHARD L. Measurement of esophageal pressure at bedside：pros and cons [J]. Curr Opin Crit Care，2014，20（1）：39-46.

[4] HEDENSTIERNA G.Esophageal pressure：benefit and limitations[J]. Minerva Anestesiol，2012，78（8）：959-966.

[5] MOJOLI F，CHIUMELLO D，POZZI M，et al. Esophageal pressure measurements under different conditions of intrathoracic pressure. An in vitro study of second generation balloon catheters[J]. Minerva Anestesiol，2015，81（8）：855-864.

[6] WALTERSPACHER S，LSAAK L，GUTTMANN J，et al. Assessing respiratory function depends on mechanical characteristics of balloon catheters[J]. Respir Care，2014，59（9）：1345-1352.

[7] CHEN H，YANG YL，XU M，et al. Use of the injection test to indicate the oesophageal balloon position in patients without spontaneous breathing：a clinical feasibility study[J]. J Int Med Res，2017，45（1）：320-331.

[8] 陈晗，徐明，杨燕琳，等 . 注气试验在食管测压管定位中的应用 [J]. 中华危重病急救医学，2017，29（9）：783-788.

[9] AKOUMIANAKI E，MAGGIORE S M，VALENZA F，et al. The application of esophageal pressure measurement in patients with respiratory failure[J]. Am J Respir Crit Care Med，2014，189（5）：520-531.

[10] CHIUMELLO D，CONSONNI D，COPPOLA S，et al. The occlusion tests and end-expiratory esophageal pressure：measurements and comparison in controlled and assisted ventilation[J]. Ann

Intensive Care，2016，6(1)：13.

[11] YANG Y L，HE X，SUN X M，et al. Optimal esophageal balloon volume for accurate estimation of pleural pressure at end-expiration and end-inspiration：an in vitro bench experiment[J]. Intensive Care Med Exp，2017，5(1)：35.

[12] MOJOLI F，IOTTI G A，TORRIGLIA F，et al. In vivo calibration of esophageal pressure in the mechanically ventilated patient makes measurements reliable[J]. Crit Care，2016，20：98.

[13] DE PROST N，DREYFUSS D. How to prevent ventilator-induced lung injury?[J]. Minerva Anestesiol，2012，78(9)：1054-1066.

[14] MATIN N，SARHADI K，CROOKS C P，et al. Brain-lung crosstalk：management of concomitant severe acute brain injury and acute respiratory distress syndrome[J]. Curr Treat Options Neurol，2022，24(9)：383-408.

（刘　远）

第六节　肺　复　张

一、概述

（一）肺复张的定义

在生理学定义上，肺复张（recruitment maneuver，RM）是指在相同压力下体积的增加，可以改善气体交换和呼吸力学。临床上，是指部分肺泡在炎症状态下，通气气流无法进入，导致肺泡陷闭，在机械通气的过程中间歇地给予高于常规通气的压力或容量，并且维持一段时间，使塌陷的肺泡重新开放，从而达到改善氧合、提高肺的顺应性、减轻肺损伤的目的。肺复张经常用于 ARDS、术后肺不张或者创伤性肺损伤的患者中，使患肺重新开放。

（二）生理原理

急性呼吸窘迫综合征（ARDS）患者由于间质和肺泡水肿导致肺重量增加，表现明显的依赖性肺不张。在此过程中，塌陷的肺泡会呈现周期性地打开和关闭，进而在肺泡间产生剪切应力，最终可能导致呼吸机相关性肺损伤（VILI）的发生。尽管小潮气量通气能够有效防止肺泡过度膨胀，但对于塌陷肺泡的周期性开放和关闭现象，并无明显的预防效果。

在 ARDS 患者中可能存在部分塌陷但具有潜在通气能力的肺泡单元。相较于机械通气时所达到的气道压力，这些肺泡可能需要更高的开放压力才能充分扩张。肺复张操作（LRM）作为一种有效的干预手段，能够有效减少肺不张现象，并增加呼气末肺容积。鉴于肺不张会增加机械通气期间的肺泡应力和应变，LRM 的应用不仅可以减轻 VILI，还能降低 ARDS 患者的死亡风险。

然而，需要注意的是，在实施 LRM 过程中，瞬时施加的高气道压力可能会损害心血管功能，并可能造成肺上皮创伤（气压伤）。因此，在应用这一策略时，临床上需要谨慎评估患者的具体情况，确保操作的安全性和有效性。通过合理的操作，我们旨在打开那些可能具有“可复张”潜力的肺泡，从而保持其持续开放状态，进而防止肺泡剪切伤带来的潜在损害。此外，随着塌陷肺泡的逐步打开，患者的氧合状况也有可能得到明显改善。

二、适应证和禁忌证

（一）适应证

（1）中重度 ARDS［氧合指数（PaO_2/FiO_2）≤ 200mmHg］。

（2）全身麻醉术后肺不张。

（3）断开呼吸机管路，吸痰。

（4）气管插管术后。

（5）心力衰竭等原因所致的严重缺氧。

（6）长期卧床导致重力依赖区肺泡塌陷。

（二）禁忌证

（1）需要大剂量血管活性药物维持血压的患者和血流动力学极不稳定的患者。

（2）存在肺结构明显破坏、明显的咳嗽反射等气压伤高危因素的患者。

（3）颅内压升高和有可能发生脑疝的患者。

（4）胸廓或者胸腔有损伤的患者，如开放性损伤、血气胸、肋骨骨折、胸廓畸形、心包填塞、心包积液等。

（5）心、肺、脑、肾等多脏器功能衰竭，已经无法逆转的患者。

三、神经重症患者肺复张的意义

急性呼吸窘迫综合征（ARDS）在神经重症患者中很常见，但大多数具有里程碑意义的 ARDS 试验排除了神经重症患者，因此在该类人群中指导决策的证据有限。在神经外科危重患者中，脑和肺之间的病理生理相互作用很复杂，严重急性脑损伤可通过多种途径诱发和加重 ARDS；而 ARDS 的低氧血症和全身炎症反应可进一步诱发脑损伤。低氧血症（$PaO_2 < 80mmHg$）对神经重症患者有害，原因是继发性缺血性损伤和反射性脑血管舒张导致 ICP 升高。高氧血症（$PaO_2 > 300mmHg$）也可能由于活性氧的产生、炎症和细胞损伤的恶化而具有潜在的危害。2020 年欧洲重症监护医学会（ESICM）共识声明建议神经重症患者的 PaO_2 目标是 80 ～ 120mmHg，并严格避免低氧血症。

PEEP 常用于重度 ARDS 患者，以优化肺复张，从而改善氧合并最大限度地提高依从性。但在神经重症患者中使用高 PEEP 存在着争议，传统的 ARDS 管理策略可能导致颅内压升高和脑灌注减少。PEEP 增加胸膜腔内压和右心房的压力，随后可能通过阻碍脑静脉引流导致 ICP 升高，较高的 PEEP 也可能降低脑自动调节能力受损患者的脑灌注压（CPP）。研究表明将 PEEP 增加至 15cmH_2O 时对 CPP 并没有显著影响。导致 ICP 升高和 CPP 降低的主要机制似乎是 PEEP 依赖性的平均动脉压（MAP）降低，一旦 MAP 恢复，ICP 和 CPP 就会改善。当脑自动调节能力受损时，高 PEEP 更可能影响 CPP。另一项研究表明，胸膜腔内压增加仅在 PEEP 值超过 ICP 时影响 ICP。研究还显示，呼吸顺应性降低与 PEEP 介导的 ICP 升高之间存在关联。基于这些发现，对于大多数神经重症患者来说，通过增加 PEEP 治疗 ARDS 是合理的，并且相对来说可能是安全的。PEEP 滴定应根据肺顺应性进行，并应严格保持 MAP 的稳定，同时在肺复张过程中要严格监测经颅多普勒（TCD）、瞳孔和视神经鞘直径（ONSD）。对于有颅内压升高风险或脑自动调节能力受损的患者来说，肺复张是否需要常规应用，还需谨慎考虑。另外有报道在神经重症患者中使用肺和脑超声、肺部超声评分来指导 PEEP 滴定。

四、肺复张的实施（视频 4–6–1）

视频 4-6-1

（一）肺可复张性评估

对机械通气患者进行肺可复张性评估，选择合适的 PEEP 水平，使塌陷的肺泡得以复张，有效改善通气。若不进行肺评估就进行肺复张操作，有可能会使正常的肺泡过度膨胀，从而造成气压伤及循环抑制。因此进行肺可复张性评估具有非常重要的临床意义。肺可复张性评估方法包括胸部 CT 法、肺部超声法、电阻抗断层扫描（electrical impedance tomography，EIT）、P-V 曲线法以及功能性指标效果评价。

1. 胸部 CT 法

胸部 CT 法是评价肺通气的“金标准”。应用 PEEP 后，肺组织的通气会发生相应的改变。为了深入了解这种变化，对肺 CT 各层面通气的变化进行详细分析，在执行肺复张操作后，可以分别计算复张后通气不佳及完全不通气区域的肺组织容积变化，从而有效地对肺可复张性进行评估（表 4-6-1）。除此之外，PEEP 引起的正常肺组织膨胀以及过度膨胀状态亦在评估范围之内。需要注意的是，CT 法在应用中需采用特殊算法对每个层面进行逐一描记，这一过程耗时较长。同时，该方法涉及大剂量的辐射以及反复转运的风险，使其在重症患者中难以常规应用，因此临床上受到了很大的限制。

表 4–6–1　不同肺通气类型对应 CT 值

通气类型	CT 值
过度通气	＜ -900HU
正常通气	-900 ～ -500HU
通气不足	-500 ～ -100HU
不通气	＞ -100HU

2. 肺部超声法

在重症医学领域，肺部超声的应用逐渐深化，已经构建出一套全面且系统的理论体系。多项研究结果表明，相较于床旁 X 线，肺部超声在 ICU 患者中展现出更高的诊断价值。通过肺部超声技术，我们可以实现肺可复张性的半定量评估，为临床决策提供有力支持。然而，该技术也存在一定的局限性，有时可能低估肺复张情况，因此在实际应用中需结合其他检查手段进行综合评估。

（1）肺部超声法具备显著的优势，主要体现在其实时操作性以及无须镇静肌松的特点上。此外，它还能够有效地应用于重力依赖区或非重力依赖区的肺复张效果评估，为临床诊断和治疗提供了有力的支持。

（2）然而，肺部超声法也存在一些不容忽视的局限性。首先，由于肺部的非静态特性，该方法在评估肺复张状况时可能存在低估风险的可能。其次，患者的个体因素，如胸壁皮下脂肪厚度、胸壁皮下气肿等，都可能对评估结果的准确性产生影响。再次，该方法的操作效果还受到操作者熟练程度的限制。最后，肺部超声法并不能有效区分正常通气或过度通气的情况，因此不能作为肺复张评价的唯一指标。

3. 电阻抗断层扫描

电阻抗断层扫描（EIT）是一种无创、无辐射的肺部成像工具，可以连续、实时地可视化各种原因

（如肺泡塌陷、过度膨胀、气胸）导致的肺内电阻值变化，经过图像重建，实时显示肺内不同区域的通气变化。

复张的高压力可以增加呼气末肺容积，EIT 图像中可以见到电阻基线上移，结合潮气量监测值，即可通过 EIT 计算各区域的呼气末肺容积变化值。随着 PEEP 降低，像素顺应性降低，表明肺泡塌陷；而随着 PEEP 增加，像素顺应性降低，表明局部过度膨胀。由 EIT 曲线之间的交点确定的 PEEP 值被定义为最佳 PEEP。该 EIT 曲线代表塌陷或过度扩张导致的顺应性损失的累积百分比。该技术不像 CT 扫描那样提供有关通气肺组织的信息，但它提供了与呼吸机参数变化相关的肺容积变化的数据。不过，EIT 有一定的局限性，与 CT 扫描和 MRI 相比，所创建的图像具有较低的空间分辨率。此外，虽然 EIT 可用于监测单个患者随时间变化的肺功能，但它可能不适合个体间比较。最后，在长时间使用过程中确保皮肤与电极之间最佳且稳定的接触以避免数据收集过程中出现伪影是一个挑战，特别是在厚涂层患者中。

4.P–V 曲线法

P-V 曲线法是根据呼吸系统的压力和容量相关性描绘出的曲线，主要反映肺顺应性的变化。低位拐点显示的是陷闭肺泡的开放点。在不可复张肺中，P-V 曲线的吸气支向上凸起；在复张肺中，P-V 曲线的吸气支向上凹陷。我们可以在气道压相同时，测量不同 PEEP 水平的 P-V 曲线，所增加的肺容积即为复张的肺容积。但是，这种方法的缺点在于不能提供肺过度膨胀的信息，并且需要患者处于深度镇静肌松状态。

5. 功能性指标效果评价

PEEP 从 5mmHg 增加到 15mmHg 的时候，观察氧合、二氧化碳分压、顺应性的变化。如果 3 项当中 2 项改善，就认为肺可复张。

（二）肺复张的操作前准备

（1）气囊内适当充气，维持气囊压在 40 ～ 45cmH_2O。

（2）适当镇静镇痛（Ramsay 评分为 4 ～ 5 级），必要时给予肌松剂。

（3）充分吸出气道及口鼻腔内分泌物。

（三）临床常用肺复张方法

临床常用肺复张方法包括 3 种（表 4-6-2）：控制性肺膨胀法、PEEP 递增法、压力控制法。

表 4–6–2　临床常用肺复张方法

肺复张方法	操作步骤
控制性肺膨胀法	CPAP 模式，设置正压水平在 30 ～ 45cmH_2O，持续 30s
PEEP 递增法	压力控制模式，将气道压力上限设置在 35cmH_2O，将 PEEP 每 30s 上升 5cmH_2O，高压水平也上升 5cmH_2O，当气道高压达到上限 35cmH_2O 水平时，仅提高 PEEP 水平直至 PEEP 达到 35cmH_2O，维持 30s
压力控制法	同时提高高压水平和 PEEP 水平，一般高压升高到 40 ～ 45cmH_2O，PEEP 到 15 ～ 25cmH_2O，维持 1 ～ 2min

长期以来，应用 PEEP 的主要目的是改善动脉氧合。而当不均匀的肺组织可能在 VILI 的病理生理学中起重要作用时，PEEP 滴定的主要目的是获得更均匀的肺组织，换句话说，在肺复张和过度扩张之间找到最佳平衡。此外，临床上还应意识到高 PEEP 对血流动力学的不利影响，尤其是右心室功能。因此，在床边，我们需要在肺复张和过度充气之间找到适当的平衡，同时密切监测血流动力学反应。总的来说，最佳 PEEP 水平可提供较均匀的肺通气。而且，PEEP 可使塌陷的肺泡复张，减少肺内分流，改善氧合。

在肺复张结束以后，要给予患者一个合适的 PEEP 来维持肺泡的正常扩张，因此，我们需要进行 PEEP 滴定来确定最佳 PEEP。将 PEEP 从 20cmH_2O 开始递减，每 2min 降低 2cmH_2O，氧合开始下降前的 PEEP 即为最佳 PEEP，然后再次进行肺复张，并将 PEEP 设定在最佳 PEEP 水平。操作中需要严密观察，有下列情况时及时终止：动脉收缩压降低到 90mmHg，或下降 30mmHg；HR 增加到 140 次 /min，或增加 20 次 /min，或发生心律失常；SpO_2 降低到 90%，或降低 5% 以上；出现气压伤（气胸、纵隔气肿等）。

然而 PEEP 在机械通气脑损伤患者中的应用一直是有争议的。因此对于神经重症脑患者的通气管理是一个重大挑战，因为必须保持肺脑之间的平衡。一项动物研究显示，当应用的 PEEP 高于 ICP 时，PEEP 对 ICP 的影响更为明显。因此，对于神经重症患者，不建议常规进行肺复张操作，若要进行肺复张，需要在严格的多模态监测下进行。

五、前沿进展

对于神经重症患者，肺复张的可实施性存在着一定的争议。对于无神经系统损伤患者，肺复张操作可以通过减少通气 / 血流比例失调、打开塌陷的肺泡改善肺气体交换和呼吸力学，减少肺内分流。但对于神经重症患者，这些干预措施影响了颅内压的管理，可能会干扰静脉血回流并增加胸膜腔内压，从而增加颅内压并降低脑动脉血压。在一项试验中，针对合并急性呼吸窘迫综合征（ARDS）的神经重症患者，研究者将呼气末正压（PEEP）提升至 15cmH_2O，结果表明颅内压（ICP）和脑灌注压（CPP）未出现显著变化，而脑组织氧合水平随着 PEEP 的增加而显著改善。这一发现提示，在血管内容量稳定的情况下，适度提升 PEEP 是安全的，甚至可能对脑损伤有益。因此，在严密监测全身及脑部参数的前提下，肺复张操作是安全的。鉴于神经重症患者呼吸系统疾病的高发病率以及大脑保护的优先性，建议采取旨在保护肺部和大脑的策略。尽管如此，神经重症患者肺部的最佳管理策略仍存在争议，迫切需要进一步的指导方针和标准化流程。

肺复张评估技术涵盖 CT、超声波检查和 EIT，能精确反映肺部局部复张情况，但可能忽略整体肺功能变化，增加过度复张的风险。呼吸力学参数可防肺损伤，但难评估局部变化。因此，需结合解剖学和功能学方法评估。床旁评估便捷、可重复，适合连续监测，但不能完全替代其他精确检查。CT 是评估“金标准”，应与床旁评估结合使用。CT 和 EIT 为预测肺复张能力的重要工具。肺保护性通气与肺复张技术结合成为研究热点，旨在减少机械通气对肺的损伤，同时改善氧合，避免颅内压波动，提高患者生存率和生活质量。此综合治疗策略兼顾肺部功能恢复和脑部保护，为神经重症治疗提供了新思路。

参考文献

[1] 李潞 . 肺复张方式在临床的应用 [J]. 医学综述，2013，19(24)：4493-4496.

[2] GARY F N，HASSAN A K，MICHAELA K S，et al. A physiologically informed strategy to effectively open，stabilize，and protect the acutely injured lung[J]. Frontiers in Physiology，2020，11：227.

[3] LORENZO DEL SORBO，TOMMASO TONETTI，V MARCO RANIERI. Alveolar recruitment in acute respiratory distress syndrome：should we open the lung (no matter what) or may accept (part of) the lung closed?[J]. Intensive Care Medicine，2019，45(10)：1436-1439.

[4] NASSIM MATIN，KASRA SARHADI，C PATRICK CROOKS，et al. Brain-lung crosstalk：management of concomitant severe acute brain injury and acute respiratory distress syndrome[J]. Current Treatment Options in Neurology，2022，24(9)：383-408.

[5] SELLA N，PETTENUZZO T，ZARANTONELLO F，et al. Electrical impedance tomography：a compass for the safe route to optimal PEEP[J]. Respiratory Medicine，2021，187：106555.

[6] JENNIFER A K，SARAH W，JAMIE NICOLE L，et al. Focused management of patients with severe acute brain injury and ARDS[J]. Chest，2022，161(1)：140-151.

[7] ANUP DAS，MAINUL HAQUE，MARC CHIKHANI，et al. Hemodynamic effects of lung recruitment maneuvers in acute respiratory distress syndrome[J]. BMC pulmonary medicine，2017，17(1)：34.

[8] ANNEMIJN H J，V MARCO RANIERI，LAURENT BROCHARD. Lung recruitment[J]. Intensive Care Medicine，2022，48(7)：936-938.

[9] JONKMAN A H，ALCALA G C，PAVLOVSKY B，et al. Lung recruitment assessed by electrical impedance tomography (RECRUIT)：a multicenter study of covid-19 acute respiratory distress syndrome[J]. American Journal of Respiratory and Critical Care Medicine，2023，208(1)：25-38.

[10] WEI-MING CHEN，GUO-PING LU. Lung recruitment maneuvers and positive end-expiratory pressure titration in children with acute respiratory distress syndrome[J]. Chinese Journal of Contemporary Pediatrics，2018，20(9)：706-712.

[11] RICHARD H KALLET. Should PEEP titration be based on chest mechanics in patients with ARDS?[J]. Respiratory Care，2016，61(6)：876-890.

（董小倩）

第七节　纤维支气管镜治疗技术

一、概述

纤维支气管镜（以下简称“纤支镜”）由于具有直视下操作性强、安全等特点，在重症和急症呼吸系统疾病的诊断和治疗中发挥着十分重要的作用，已成为重要的急性呼吸道疾病诊疗与急救措施之一。神经重症患者由于神经功能损伤，气道廓清能力下降或丧失，肺部感染风险大大增加，多项研究表明应用纤维支气管镜进行气道分泌物吸引及支气管灌洗对治疗肺部感染疗效确切。

二、发展历史

1897 年，德国的喉科专家 Gustav Killian 采用硬质食管镜作为直接支气管镜经喉部进入气道并取出异物，这是历史上第一次支气管镜检查。1917 年，美国的 Chevalier Jackson 报道了第一例硬质支气管镜下支气管内肿瘤切除，被认为是硬质支气管镜的先驱。接下来几十年里，硬性支气管镜一直是气道检查及治疗的标准工具。但是硬质支气管镜操作相对复杂，需要特殊的技巧，许多情况下还需要全身麻醉，所以硬质支气管镜的应用主要局限于耳鼻喉科、胸外科和专门的呼吸内科中心。1968 年 Shigeto Ikeda 在 Johns Hopkins 医学院向世人介绍与 Haruhiko Machida 合作制造的纤维支气管镜，这被誉为支气管镜发展历史上的里程碑。1970 年 Shigeto Ikeda 来到了著名的 Mayo Clinic，将 Olympus 公司制造的可弯曲纤支镜介绍给 Anderson 等，并在美国开始试用。到 1980 年，可弯曲纤维支气管镜推广到世界各地，成为一种常规气道检查和治疗方法。随着纤维支气管镜临床应用经验的增加，用于特殊诊断和治疗用途的不同类型支气管镜被设计出来，其他学科如麻醉科、儿科和重症医学科等逐渐意识到这种新技术的价值，临床需求越来越大。光纤技术和成像系统的改进促进了纤维支气管镜功能的进一步提升，可进行小结构的分析和图像存储。带电池照明和集成监视器的纤维支气管镜在 ICU、睡眠实验室、病房和门诊都有很大用途。

1987 年日本 Asahi Pentax 公司发明并推出了电子支气管镜。这种支气管镜通过视频处理器，视频和图像可以被直接整合到报告中，也可以在线传递给其他部门。如今的视频支气管镜（图 4-7-1）具有高清的图像质量，应用最为广泛。但由于其价格高、不便于携带等，主要在门诊支气管镜室用于诊断性操作。随着技术革新，便携式支气管镜（图 4-7-2）应运而生。这种设备具有便携、操作简单、无需专门保养等特点。一次性支气管镜作为便携式支气管镜的一种，近几年逐步应用于呼吸科、重症医学科、传染科、麻醉科和急诊室等。

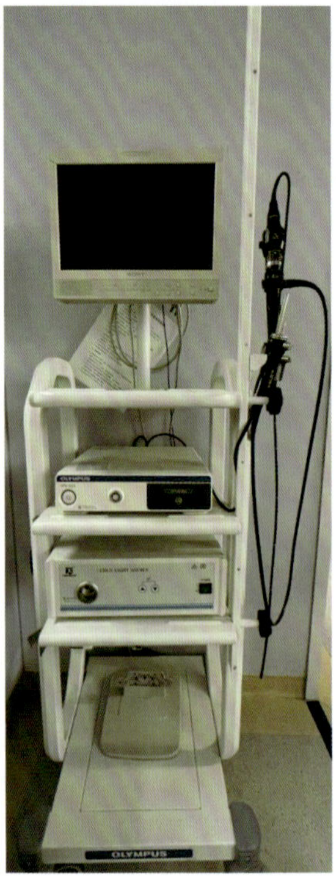

图 4-7-1　视频支气管镜

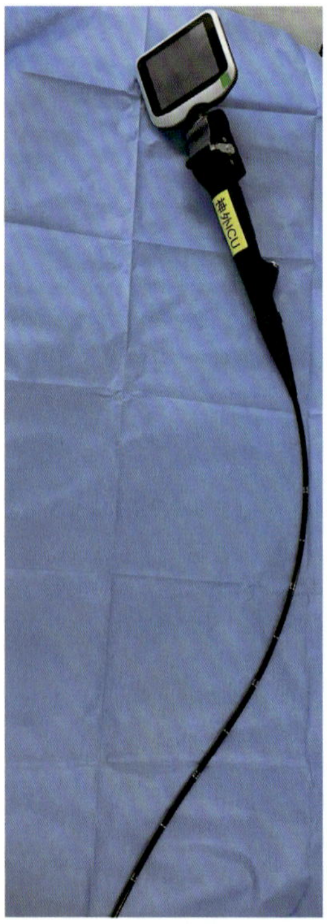

图 4-7-2　便携式支气管镜

三、适应证和禁忌证

(一)适应证

1. 诊断性应用

(1)气管插管或气管切开状况的探查：包括气管插管位置校正，插管相关并发症的诊断与处理，如插管或切开管道内的黏痰或痰栓附壁，气管 - 食管瘘、支气管胸膜瘘等。

(2)气道阻塞与狭窄：外伤、异物、腔内占位引起的急性气管阻塞、插管或切开相关的管壁损伤等。

(3)肺不张与阻塞性肺炎：包括阻塞性肺不张(黏稠分泌物、痰栓、血液、血凝块、异物等)、腔外压迫性肺不张(大量胸腔积液、气胸、血胸、脓胸、膈疝)以及支气管壁急性病变(炎症、外伤、支气管损伤与断裂)。

(4)急性呼吸道出血的诊断与鉴别诊断。

(5)外科术后气管或支气管吻合口探查。

(6)痰标本留取。

(7)肺泡灌洗。

2. 治疗性应用

(1)引导气管插管：对于各种常规气管插管困难的患者，包括喉头过高、重度肥胖、颜面部烧伤、严重低氧血症、重症哮喘持续状态以及因烦躁、痉挛不能配合喉镜下插管的患者，可通过纤支镜引导建立人工气道。

（2）引导留置鼻胃管。

（3）术后或长期卧床肺不张患者的深部痰液清理。

（4）取异物与烧伤气道结痂清除等。

（二）禁忌证

以下均为相对禁忌证。

（1）活动性大咯血时行纤支镜检查的风险较高，若必须行纤支镜检查，应做好建立人工气道及急救的准备，以应对出血加重可能导致的窒息。

（2）严重冠状动脉供血不足、心功能不全、严重心律失常、不稳定心绞痛、高血压危象、严重肺动脉高压。

（3）颅内高压、颅内动脉瘤、急性脑血管事件、主动脉夹层、主动脉瘤、严重精神疾病以及全身极度衰竭等，并发症风险通常较高，若必须行支气管镜检查，需权衡利弊，做好急救准备。

（4）严重出凝血功能障碍，血小板计数$<20\times10^9/L$时不推荐行纤支镜检查。血小板计数$<60\times10^9/L$时不推荐行纤支镜下黏膜活检或经支气管肺活检。

（5）妊娠期间不推荐行纤支镜检查，若病情需要，除非紧急情况，应尽量推迟至分娩或妊娠28周以后进行，并提前与妇产科医生充分沟通，评估风险。

四、支气管镜操作方法（视频4-7-1）

视频 4-7-1

（一）检查前准备

1. 物品准备

依据实施对象具体情况进行相关物品的准备（图4-7-3）。

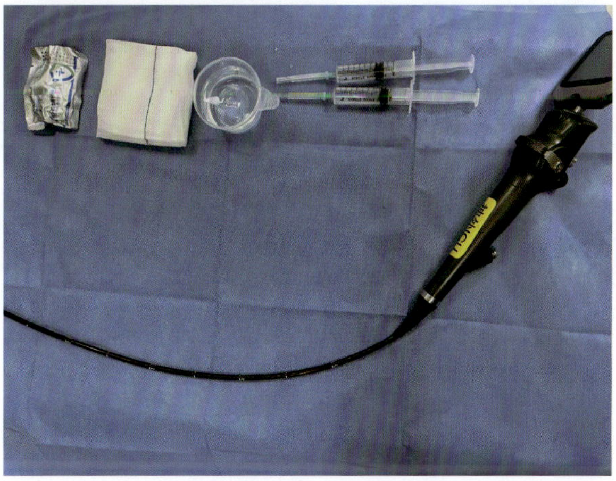

图4-7-3　物品准备

纤支镜及显示装置：根据患者人工气道的直径选择合适的纤支镜，为保证纤支镜检查顺利而安全地进行，人工气道的横截面积最好是纤支镜的 2 倍，即应用直径 6.0mm 的常规纤支镜检查时，患者人工气道的内径最好不低于 8.0mm。同时根据不同的检查目的选择不同型号的纤支镜，若仅对患者进行吸痰或支气管肺泡灌洗，可选用外径较小的纤支镜如便携式纤支镜；若需要完成刷片、活检、冷冻以及高频电烧等操作，则应选用吸引管道外径在 2.6mm 及以上的纤支镜。

呼吸机三通接头：用于连接呼吸机与人工气道，以保证纤支镜检查时进行机械通气。

负压抽吸系统：检查是否通畅以及抽吸负压大小，以保证及时将气道分泌物吸出，但也不宜过大，以免造成吸引时气道黏膜损伤及肺泡陷闭。

其他用物：无菌手套、无菌纱布、50mL 注射器、灌洗液收集瓶。若需要刷检、钳检，应准备毛刷、活检钳以及局部气道止血药物，如冰盐水、肾上腺素、凝血酶等。应将抢救车置于方便推拉的位置，以做好抢救准备。

2. 药物

（1）镇静剂：对于需要中度镇静的、时间较短的纤支镜检查，丙泊酚推注优于咪达唑仑推注，因为恢复时间更短，术后疼痛、恶心和呼吸困难的发生率更低。镇静药物与阿片类镇痛药物联合使用的麻醉效果较好，但需关注给药剂量并仔细监护以防呼吸抑制。使用三联镇静剂（丙泊酚、咪达唑仑和芬太尼）时中度镇静效果最佳，减少了每种药物的剂量，且不增加不良事件的发生率。

（2）2% 利多卡因：行局部麻醉以减少纤支镜对气道黏膜的刺激（总量不能超过 300g 或 4mg/kg）。

（3）生理盐水：供灌洗或冲洗用。室温下的盐水灌洗有可能刺激气道黏膜，造成气道痉挛，特别是气道痉挛严重或气道高反应的患者，对此类患者应用加热至患者体温的温盐水灌洗。

（4）利多卡因凝胶：润滑纤支镜外壁以方便纤支镜进出人工气道。

3. 人员准备

（1）操作者准备（图 4-7-4）：纤支镜治疗技术由经验丰富的医生或呼吸治疗师完成，标配 2 人，操作者穿一次性手术衣，戴无菌手套、一次性帽子、口罩等防护用品（必要时佩戴 N95 口罩及防护面屏）。

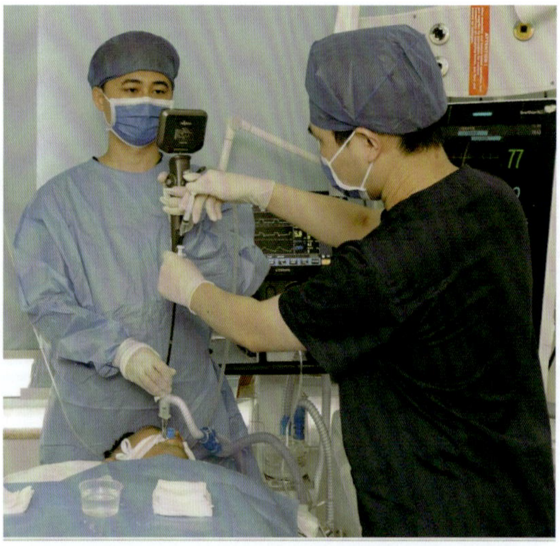

图 4-7-4 操作者准备

（2）患者准备：对于清醒患者，操作前做好相关的解释说明工作以争取患者的配合。对于无人工气道患者，于操作前 30min 给予利多卡因压缩雾化吸入，进行上气道麻醉。避免纤支镜进入口腔或鼻腔后刺激气道，造成患者极度不适及疼痛；刺激咽喉，进而致恶心、呕吐；刺激声门与隆突，引发剧烈咳嗽，造成患者恐惧，甚至引发心脑血管意外。对于建立人工气道的患者，无须对其上气道进行麻醉，可适当镇痛镇静，但镇静程度不宜过深，否则易致患者自主呼吸及咳嗽能力下降，不利于深部气道分泌物引流。注意监测镇静后是否出现低血压，如有，应及时处理。若无禁忌证，最好取平卧位以便于操作者操作。清除口鼻及气囊上的分泌物并适当增加气囊压力，避免操作过程中患者呛咳导致误吸。检查前 4 ～ 6h 暂停鼻饲（清醒患者禁食水），防止胃内容物反流误吸。上下门齿之间放置硬牙垫并确保位置合适，避免患者咬闭导管，损伤纤支镜。

（二）纤支镜检查时呼吸机的调节

（1）停用 PEEP：纤支镜的插入使呼气阻力明显增加，形成较高的内源性呼气末正压（PEEP），应用负压吸引时，PEEP 会暂时消失，但平均肺泡压仍然很高。因此，在纤支镜检查时需将 PEEP 降为 0，并将潮气量适当减少（大约减少 30%），以防气压伤发生。

（2）提高吸入氧浓度（FiO_2）：纤支镜检查时负压吸引易造成潮气量骤减，纤支镜插入人工气道也会影响通气，造成患者缺氧。PEEP 消失使部分肺泡关闭，出现通气 / 血流比值下降，从而加重缺氧。因此，应在检查前短时间（15min）提高吸入氧浓度（可予纯氧），以增加机体内的氧贮备（注意：若 FiO_2 为 100%，而 SpO_2 仍小于 90%，应延迟检查，待病情好转后再决定是否进行）。在整个检查过程中，最好维持纯氧吸入。

（3）更换通气模式：一般来说，纤支镜检查时无须更换通气模式。但对于应用镇静剂导致呼吸抑制或减弱的患者，若使用的是自主通气模式如 PSV、CPAP 等，则需要更换为辅助通气模式以保障患者的基本通气。关于通气模式的选择，压力控制模式能有效防止气压伤的发生，不过只要设置合理的压力报警限，应用容量控制模式可以更好地保障患者的通气。

（4）设置合理的报警限（图 4-7-5）：通过人工气道插入纤支镜会影响呼吸机送气，监测示气道压升高、呼吸频率加大、潮气量下降等，因此，需要适当上调呼吸频率报警限和下调潮气量报警限。气道峰压报警限的设置对于预防气压伤的发生至关重要，一般设置在 40cmH_2O。

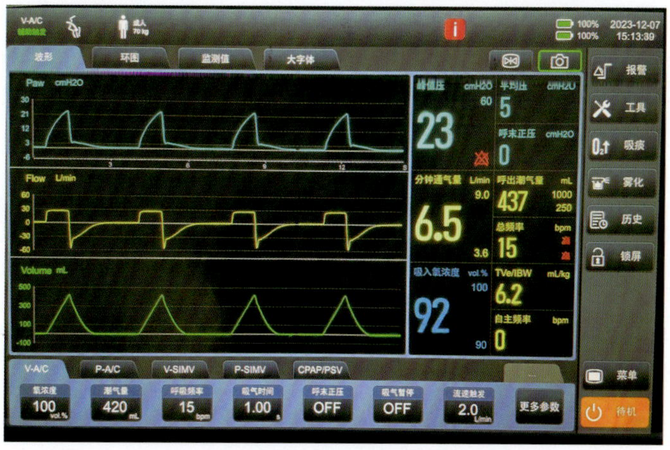

图 4-7-5　纤支镜检查时呼吸机的调节

（三）检查过程

1. 检查步骤

1）基本原则

依据影像学检查结果，先健侧后患侧（感染较重）；若无影像学检查结果，或无特殊，则遵循先右侧后左侧。逐步对每个肺段进行系统评估。

2）纤支镜操作手法

左手持纤支镜，控制中立，前视位，用左手拇指调节控制部件，在整个检查治疗过程中右手控制插入部，要保证被观察的支气管全部范围一直处于视野当中，通过手腕的顺逆时针旋转，配合前进后退，逐步探查各段，避免刮擦气管壁、支气管壁，避免咳嗽和出血。

3）操作步骤

（1）第一步：对于清醒患者，检查前 30min 注射地西泮 10mg、阿托品 0.5mg，发挥镇静、减少呼吸道分泌物、防止迷走神经反射的作用。行鼻部麻醉时，2% 利多卡因凝胶的效果优于利多卡因喷雾。行咽喉部麻醉时，用 2% ～ 4% 利多卡因雾化吸入。经鼻插入纤支镜检查时，先用含有局部麻醉药和麻黄素的棉签插至后鼻孔，发挥麻醉和收缩鼻腔、鼻道作用，以便顺利进镜。

（2）第二步：患者取仰卧位，肩部略垫高，头正位并略向后仰，操作者位于患者头端。如病情需要，亦可选择坐位，头略向后仰，操作者位于患者对面。

（3）第三步：将纤支镜、吸引器、显像系统连接好，开启显像系统及冷光源，调节光源强度，并用屈光调节环调整视野清晰度。

（4）第四步：插入纤支镜，有 3 种途径，即经鼻、经口和经气管。操作者左手握纤支镜的操纵部，用右手将镜前端送入鼻腔，此时边插入镜体边调节角度调节钮，使镜前端沿咽后壁进入喉部。窥见会厌与声门后，观察声带活动情况，在充分气管麻醉后，通过声门将纤支镜送入气管。在缓慢送镜时注意观察气管黏膜及软骨环的情况，直至隆突，观察隆突是否有锐利、增宽和活动情况。确认双侧主支气管管口，一般先检查健侧后检查患侧，病灶不明确时先右侧后左侧，自上而下依次检查各叶、段支气管，注意观察黏膜外观、通畅情况，有无狭窄及堵塞，有无肿物及分泌物等。健侧支气管检查完毕后将镜退回到气管分叉（隆突）处，再检查患侧。如发现病变，则根据情况决定做刷检或钳检。在纤支镜检查时，应始终保持视野位于支气管管腔中央，避免刮擦管壁，以免刺激管壁，引起支气管痉挛或造成黏膜损伤。

（5）第五步：检查完毕，退出纤支镜。退镜同时吸引气道内及咽喉部分泌物。

在看清病变部位、范围及形态特征后，可根据需要进行刷检、冲洗、灌洗等检查，并将取出的标本立即送检。

如有大出血，局部滴注肾上腺素或凝血酶等药物止血，止血后方可取镜。大咯血是非常危急的情况，抢救重在清除呼吸道内的血液和血凝块，确保呼吸道通畅。

4）纤支镜下结构见图 4-7-6

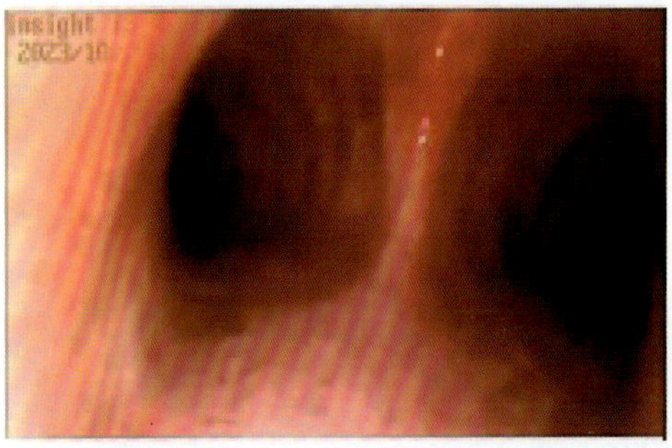

气管

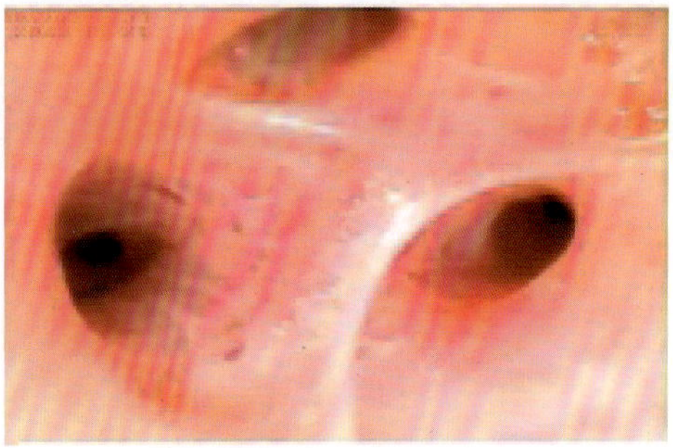

右肺上叶支气管

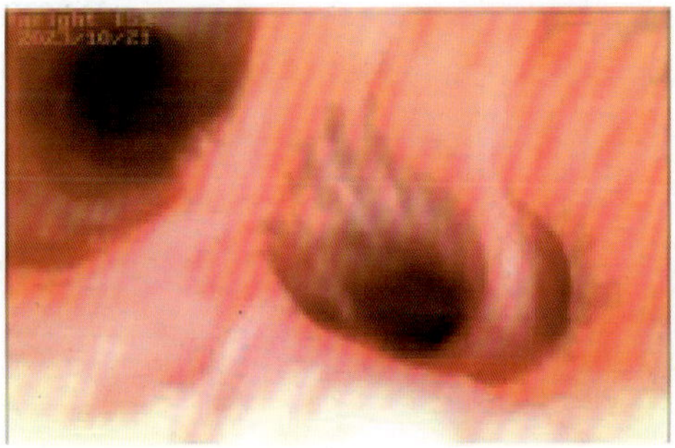

右肺中间支气管

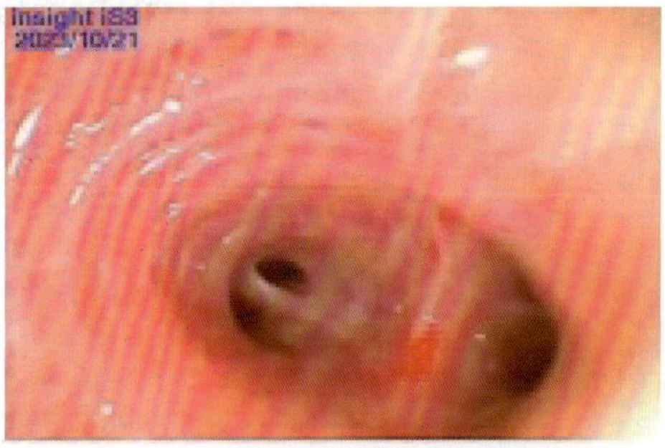

右肺中叶支气管

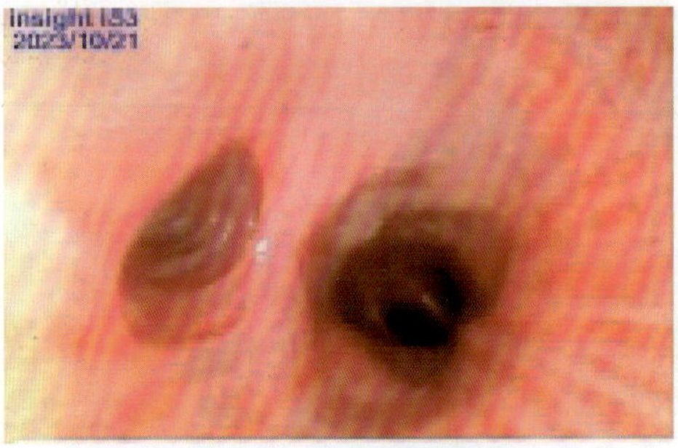

右肺下叶基康支气管

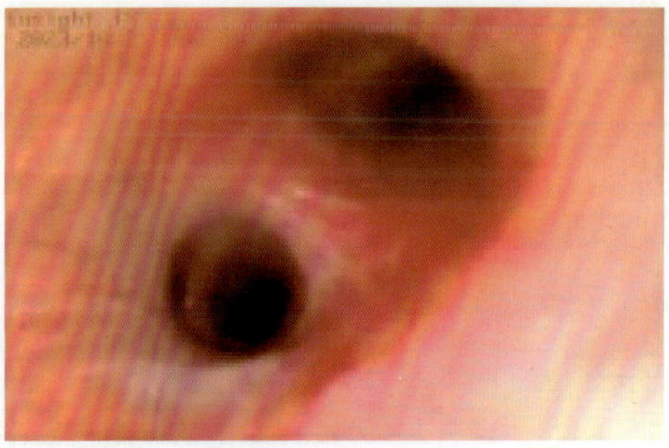

左主支气管

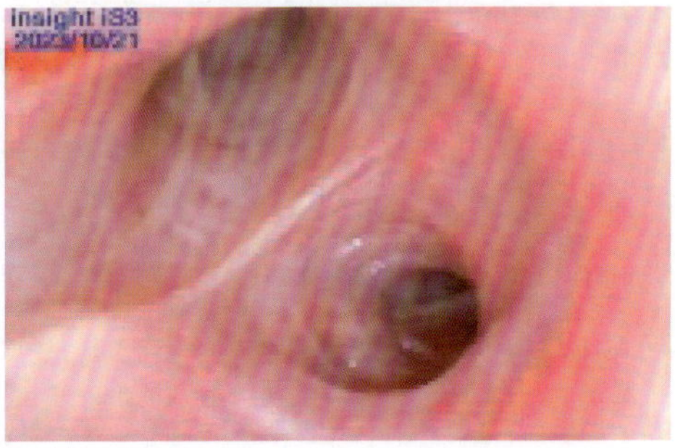

左肺上叶

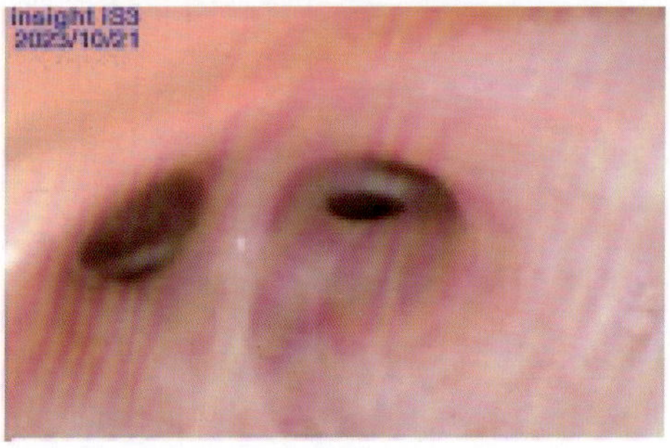

左肺下叶

图 4-7-6　纤支镜下结构

5）镜下特殊表现见图 4-7-7 至图 4-7-9

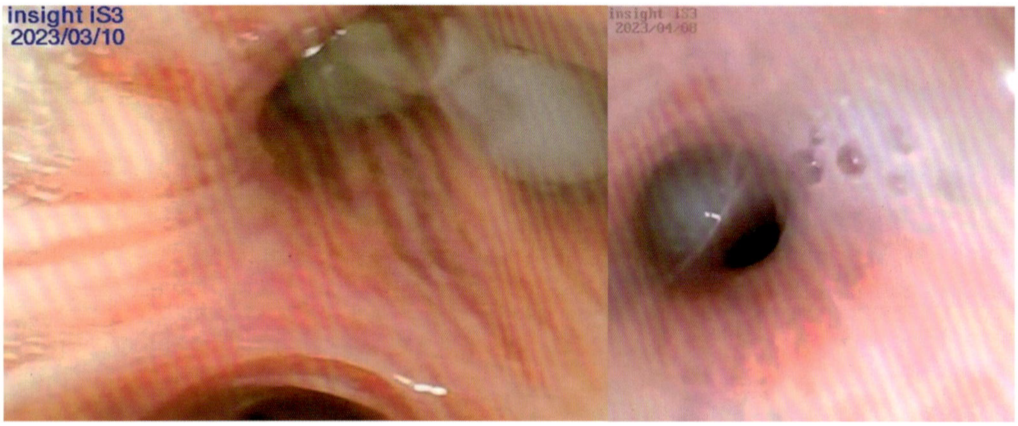

图 4-7-7　纤支镜下气管内痰液

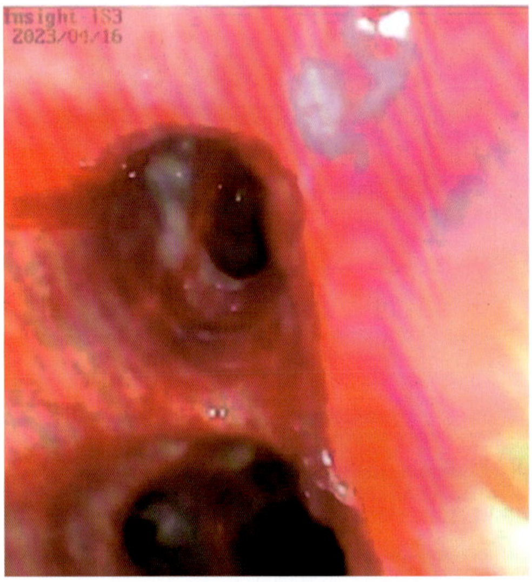

图 4-7-8　气管内活动性出血

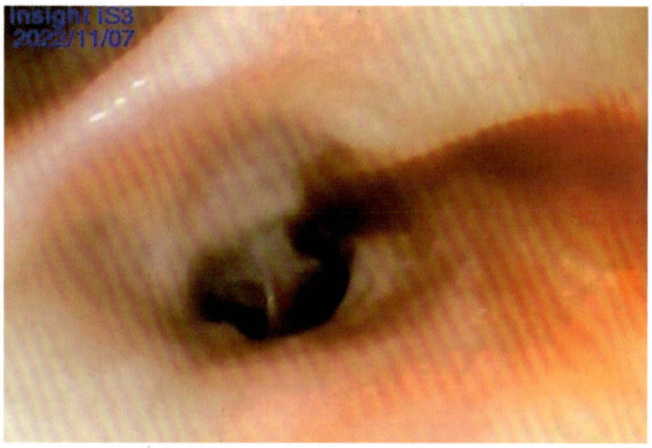

图 4-7-9　陈旧性血液

6）操作注意事项

（1）以经鼻进镜为例：一直保证前进方向在视野正中。对于新手来说，由于鼻甲的存在，容易在鼻腔中迷路。此时需要在视野中冷静寻找最宽敞的管腔，向着视野的上方进镜，穿过鼻甲可以看到后鼻孔。多数患者因为抵触，会自行关闭后鼻孔，导致纤支镜找不到前进方向，此时嘱患者用鼻子吸气，后鼻孔就会打开。切忌像置入胃管一样盲目进镜。

（2）按标准操作，声门上方需要注射少量利多卡因来麻醉声带。为避免将上气道过多分泌物带入下呼吸道，在声门上方注射利多卡因时需谨慎。

（3）进声门是新手操作的难点，此时需要有良好的视野，镜身在咽喉部稍停留，等待患者平静，吞咽、咳嗽、呕吐动作减少。声门裂呈三角形，将三角形的底边放在视野的中央，稳定视野后进镜，尽可能避免视野大幅度晃动。如果进声门时患者声带闭合，镜身无法通过。嘱患者轻咳，声门打开的瞬间，镜身可以通过声门。刚开始做纤支镜时，由于患者反复咳嗽，可以快速地通过声门。熟练以后缓慢通过声门，尽可能避免镜身触碰声门，减少患者的痛苦。

（4）进入下呼吸道后，按顺序查看各级支气管。应时刻保证前进方向位于视野正中，以减少镜身对支气管管壁的刺激。先观察健侧支气管，后观察患侧支气管。如果患者耐受不好，病情较重，可以先观察患侧支气管，根据镜下所见合理安排检查的时间，尤其是病变组织需要长时间活检、穿刺等操作时。在健侧支气管花费过多时间观察支气管会增加患者痛苦。

（5）退镜时一定要缓慢，切忌快速抽出纤支镜。快速抽出纤支镜容易造成鼻黏膜被镜身磨破而出血。

（6）纤支镜检查中最重要的一环是术前麻醉，麻醉方式多种多样，根据实际情况选择。每个纤支镜操作者都需要不断改进麻醉技巧，朝着“一声不咳”的方向摸索，不要对患者剧烈的咳嗽习以为常。

（7）纤支镜容易损坏，需要关注纤支镜的维修记录。了解本单位纤支镜损坏的主要原因，有意识地采取预防措施，尽可能减少纤支镜的损坏。

（8）比纤支镜检查本身更为重要的是术前评估，通过阅片提前预测镜下可能看到的结果，进镜前就要做好相关的各项准备。如果有病原学标本或病理学标本送检，需要及时随访，以此评估操作的准确性。

2. 检查过程中的监测

纤支镜检查过程中可能会出现一些并发症（如低氧血症、血压波动、心律失常、出血、发热、恶心、呕吐、肺炎、误吸、气胸等），因此在整个检查过程中助手需要严密监测患者的各项生命体征，避免并发症的发生。一般而言，若患者出现以下情况：氧合下降（$SpO_2 < 90\%$）、新出现的心律失常、心率增快（＞120 次 /min 或改变＞30%）、血压升高（＞180mmHg 或改变＞30%）或呼吸频率增大（＞30 次 /min 或改变＞30%）等，应暂停纤支镜检查或适当处理，待患者平稳后再进行纤支镜检查。血压升高、心律失常主要与纤支镜操作刺激气道有关，通常情况下停止操作后即可改善，必要时可应用镇静药物治疗。血压降低多与镇静程度过深有关，在血容量不足或严重感染患者中更容易出现。若进行灌洗或冲洗，应记录灌入液体量和回吸收液体量，留于肺内的液体最好不超过 50mL。另外，二氧化碳潴留容易引起颅压升高，故对头部外伤的患者行纤支镜检查时，还应注意监测呼气末二氧化碳分压和颅内压。

3. 并发症的处理

虽然纤支镜检查被认为是一种安全的检查方法，但随着检查范围不断扩大，并发症风险亦在增加。常见的并发症及防治措施如下。

（1）麻醉药物过敏：丁卡因过敏风险相对较大。喷药前应询问患者过敏史，或先喷少许药液，观察有无过敏反应。麻醉时禁止超过常规用量。一旦出现过敏反应，立即救治。

（2）喉、气管、支气管痉挛：大多数发生在纤支镜前端通过声门时。除了做好局部表面麻醉外，还需做好环甲膜穿刺麻醉准备。操作时应轻巧熟练，以减少刺激。

（3）出血：纤支镜检查后可能偶有短暂鼻衄、痰中带血或咯血，一般不需要特殊处理。但当出现致命性大咯血时，应立即将纤支镜抽出，患者取侧卧位，并采取止血措施，必要时行气管插管吸引术。

（4）发热：少数情况下，由于消毒不严格，操作后出现发热。此时应行血常规检查，必要时行胸部 X 线检查。一旦发生肺部浸润或肺炎，可适当口服或静脉滴注抗生素。

（5）低氧血症：纤支镜检查时，平均 PaO_2 降低 15 ～ 20mmHg。原有肺功能不全患者可出现发绀，因此必须严格掌握适应证。PaO_2 低于 70mmHg 时谨慎操作，操作中给予氧疗或更高支持。

（6）意识丧失、心脏停搏：纤支镜检查过程中可能出现意识丧失、心脏停搏。原因可能为患者原有心脏病、情绪不稳定、麻醉不充分、操作手法不当。特别是纤支镜通过隆突时，易出现心室颤动。因此，操作前需要详细询问病史并行心电图检查，操作中予以心功能监测，如有意外发生，立即实施心肺复苏，避免致死性结果。

（四）检查后处理

1. 操作用物终末处理

操作完毕，取出纤支镜，关闭呼吸机延长管小孔盖子，抬高床头。纤支镜从患者体内取出后，立即用纱布擦去外表面污物（图 4-7-10），反复送气与送水至少 10s（图 4-7-11），将纤支镜前端置入装有酶液（酶剂见图 4-7-12）的容器中，启动吸引功能，抽吸酶液直至其流入吸引管。在整理箱内配制酶液（稀释比例为酶液：水为 1：270），将纤支镜完全泡在稀释后的酶液中 5 ～ 10min。使用毛刷、软毛牙刷分别擦洗纤支镜上下孔道，管道内清洗干净后再用注射器抽吸酶液，将内腔反复冲洗干净。然后将纤支镜放入全自动清洗仪器中清洗。推荐使用灭菌水或过滤水对消毒后的纤支镜进行最终漂洗，若冲洗用水的质量难以保证，应用 75% ～ 95% 的乙醇擦洗纤支镜的外表面，并冲洗管腔，这样可以杀灭包括分枝杆菌在内的非芽孢菌，且乙醇挥发后管腔会迅速干燥。在每次检查完毕及纤支镜存放前，推荐使用上述方法。清洗完毕后干燥处理，无菌封装，放在储存柜内。必须悬挂储存，并保持环境干燥。纤支镜超过 24h 未使用需要重新清洗消毒。

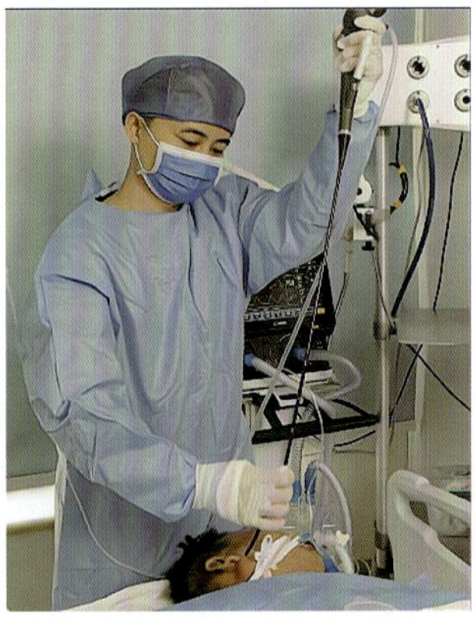

图 4-7-10　擦拭纤支镜表面

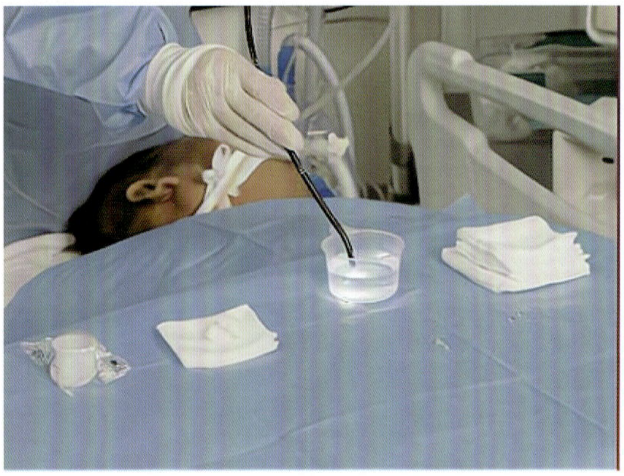

图 4-7-11　冲洗纤支镜内腔

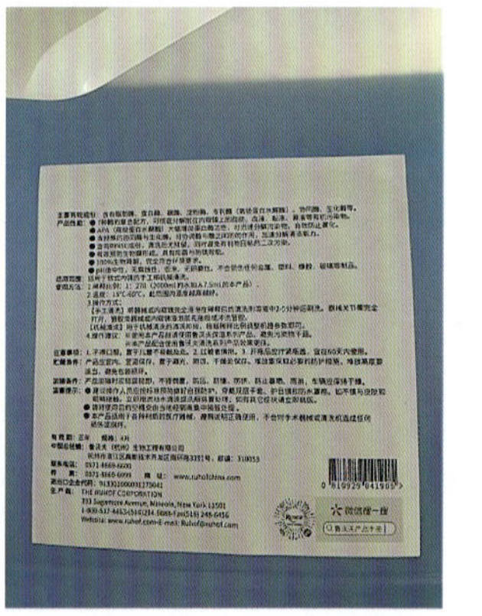

图 4-7-12　清洗用酶剂

2. 检查后监测

检查后 1 ～ 2h 应持续密切监测患者的生命体征。对检查前就存在 $PaCO_2$ 明显升高的患者（如 AECOPD 患者），还应进行呼气末二氧化碳分压或动脉血气监测。部分患者检查后会出现发热，多见于年龄较大者，除与组织损伤等因素有关外，可能有感染因素参与。治疗中除适当使用解热镇痛药外，应酌情应用抗生素。此外，检查中和检查后都应注意观察是否出现气压伤，必要时可复查胸部 X 线，特别是接受肺组织活检或肺部病变严重的高危患者。在机械通气条件下行肺活检，气胸的发生率可高达 10%。

总之，对已建立人工气道的 ICU 患者进行纤支镜检查，应由具有丰富经验的操作者完成，严格执行操作规范（表 4-7-1），备齐抢救设备和监护设备，对于保障患者的安全具有重要意义。

表 4-7-1 建立人工气道的患者接受纤支镜检查的操作步骤

序号	操作步骤
1	向患者及家属解释检查的必要性和存在的风险，签署知情同意书
2	停鼻饲 4 ～ 6h，操作前回抽，查看胃残余情况，必要时胃肠减压
3	检查前 15min 调节 FiO_2 至 1.0，若 SpO_2 仍始终低于 90%，则应暂缓检查
4	若患者仅需吸痰或支气管肺泡灌洗，可选用便携式纤支镜；若患者需要接受刷检、活检、高频电烧或冷冻等治疗，可选用吸引通道直径为 2.6mm 的纤支镜，此时需检查患者人工气道的直径，若小于 8mm，最好更换人工气道
5	用呼吸机弯头连接管连接呼吸机及人工气道
6	若无禁忌，患者取平卧位，充分清除口、鼻腔及气囊上滞留物
7	准备无菌手套、无菌纱布、0.9%盐水、利多卡因凝胶、2%利多卡因；检查负压吸引是否通畅，并调节吸引压力至 –300 ～ –150mmHg
8	根据患者具体情况，给予适当全身镇痛镇静
9	监测意识、血压、心率、呼吸及氧合，根据自主呼吸能力决定是否更改通气模式
10	将 PEEP 调节为 0，并设置压力报警限至 40cmH_2O，适当上调呼吸频率和下调潮气量报警限
11	纤支镜经呼吸机弯头连接管进入，操作宜轻柔迅速，每次操作不宜超过 10min
12	监测生命体征、呼吸力学指标、气道分泌物，必要时复查动脉血气及胸部 X 线

五、纤支镜在神经重症患者中的应用

1. 引导人工气道的建立

对于困难气道的患者来说，传统气管插管难度较大，同时反复尝试插管易造成气道损伤，进一步加大气管插管的难度，可能导致患者缺氧甚至死亡。纤支镜引导气管插管可以在直视下进行，提供清晰的视野，快速找到气管的准确位置。导管质地较软，对患者刺激较小，且具有良好的柔韧性，便于操作者掌握插管深度及调节镜头方向。插管成功后，通常无须拍片确认导管位置。此外，插管过程中可以及时、快速清除呼吸道分泌物，缓解患者呼吸道堵塞情况。

神经重症患者由于意识障碍较重，需要长时间机械通气，同时为了有效管理分泌物及控制肺部感染等，可能会实施气管切开术。传统的气管切开术具有操作步骤复杂、创伤大、术中出血多、手术时间长、术后并发症多等缺点，不仅增加了患者的住院天数，也增加了住院费用。经皮气管切开术是一种微创技术，具有操作快速、简便、创伤小、出血少等优点。但经皮气管切开术有一定的局限性，操作者需要盲穿，若操作技术不熟练，仍有较大的风险。如反复穿刺、多次置管可能导致气道出血等医源性损伤；操作不当可能导致气管切开套管置入气管旁或损伤气管侧壁、后壁以及食管等邻近脏器，进而导致损伤；若导管尖端位置不当，随着气管切开套管留置时间的延长，可能发生气管壁黏膜糜烂、感染、溃疡，甚至后期出现气道狭窄、气道内大出血。在纤支镜辅助下，可以直视穿刺位置和深度，确保导丝和扩张器处于气管内的中线位置，避免气管切开套管置入气管旁或引起气管后壁损伤等较严重的并发症，对于颈部解剖异常的患者尤其重要。纤支镜辅助还可准确掌握气管切开过程中气管插管的深度，避免因拔出过多导致脱出声门外，或因痰液及穿刺时血性液体阻塞气管导致患者通气不畅及氧合下降，进而影响穿刺及置管。因此，纤支镜引导下的经皮气管切开术可以明显降低术中及术后并发症的发生率。

2. 检查与校正插管位置

当临床上怀疑气管插管过深或过浅时，可在纤支镜直视下调整插管深度。可进行双腔插管的定位检查。

3. 细菌学标本留取

纤支镜直视下留取下呼吸道细菌学标本在很大程度上提高了标本来源的准确性。对 ICU 重症患者应用纤支镜经气管插管或气管切开路径留取呼吸道分泌物细菌学标本的方法如下。

（1）直接吸引法：将一次性专用痰液标本留取装置的插入部连接纤支镜的吸引管口，吸引部连接吸引器的吸引导管。经纤支镜吸引孔将 X 线病变部位的支气管内分泌物直接吸出到一次性痰液标本杯内。

（2）带套管毛刷取材法：采用单套管毛刷或双套管毛刷（套管末端加保护塞），即保护性毛刷。纤支镜进入异常部位，将带套管毛刷经纤支镜吸引孔探入，对准采样部位，轻柔旋转毛刷，取出并做涂片，送检。

4. 支气管肺泡灌洗

局部支气管肺泡灌洗。一般每次用无菌生理盐水 5 ～ 20mL（温度 37℃），灌洗液停留时间不宜过长，反复多次吸引，总量不超过 50 ～ 100mL。

5. 吸入性肺炎处理

ICU 常见误吸性肺炎，误吸物包括胃内容物或反流物、污物、污水、血液、化学物质等。对此类患者应当及早实施纤支镜气道清理与治疗。神经重症患者突发意识障碍、吞咽功能受损、呛咳能力减弱易导致胃内容物误吸，故在临床工作中要对发生误吸的患者进行纤支镜治疗。

（1）纤支镜进入气道后，先对误吸的胃内容物、血性分泌物以及其他误吸物进行彻底清理。

（2）对 3 级以下支气管中不能清除的，进行灌洗清理，此时的灌洗液量不宜过大，一般每次 3 ～ 5mL，并应尽快吸出灌洗液。

（3）对误吸物含化学成分的患者，可考虑在手术结束前用地塞米松 5 ～ 10mg 气管内局部灌注。

6. 肺不张处理

肺不张是重症患者常见的肺部并发症，一些多发肋骨骨折、高位截瘫、肌无力、气胸、血胸等咳痰无力患者是肺不张的高危群体。对常规呼吸道物理治疗无效（气道湿化、拍背、刺激咳嗽、体位引流等）、肺不张原因不明、坠积性肺炎等的患者，均应积极实施纤支镜检查与治疗。

肺不张处理的方法与处理原则如下：①患者镇静与气管内麻醉后进镜。②对于痰液黏稠或血块阻塞较大气道，造成段、叶或一侧肺不张的，直视下抽吸及灌洗可有效消除肺不张。吸引力要适度、间断，避免黏膜损伤。③痰痂或血凝块吸出有困难时，可采用活检钳协助取出。④仔细观察相应区域的叶、段、亚段支气管远端是否仍然有残留分泌物，是否清理干净。对远端反复溢出脓性分泌物的患者，应当考虑局部支气管灌洗。一般每次用无菌生理盐水 5 ～ 20mL（温度 37℃），灌洗液停留时间不宜过长，反复多次吸引，总量不超过 50 ～ 100mL 为宜。⑤对感染严重者，可考虑全身用药同时纤支镜局部灌注稀释的抗生素液（如庆大霉素）。⑥对痰液黏稠者，可考虑气管内局部灌注黏液溶解药（如 20% 乙酰半胱氨酸）。

7. 呼吸道出血处理

（1）对呼吸道出血病因诊断不清或经非手术治疗止血效果欠佳者，及早施行纤支镜检查，可以准确、可靠定位，明确出血原因，实施有效局部止血。必要时采用外科手术或支气管动脉造影及栓塞术。

（2）对于大咯血患者的急救，首要目标是保持气道通畅，防止窒息，提高有效的氧输送（吸氧或高频通气辅助供氧）。对于已发生肺不张窒息的患者，可同时行气管插管（或双腔插管），在确保机械通气有效氧供条件下实施纤支镜气道血液及血凝块清除术，给予全身止血药物。

（3）纤支镜局部出血处理方法：可用 1∶10000 肾上腺素或去甲肾上腺素 3 ～ 5mL 局部灌洗止血。如果检查与治疗时遇大量鲜血涌出，即刻经纤支镜吸引孔吸出血凝块，快速灌注入 4℃左右、2%～6% 浓度的盐酸肾上腺素冷盐水，每次 5 ～ 10mL，反复灌洗和抽吸，直至回抽血性液变清为止。局部凝血药物注入，适用于经上述止血措施处理无效的咯血患者。用药前需先清除气管内残留血液，明确出血部位，纤支镜吸引口对准出血部位或管口注入 200 ～ 1000U/mL 的凝血酶溶液 5 ～ 10mL。大咯血患者还可先用 2% 纤维蛋白原溶液 5 ～ 10mL 局部注入，再注入凝血酶局部止血。注入后应观察 5min，确认局部无活动性出血后，退出纤支镜。

8. 取异物

可经口、经鼻或经人工气道进入。术前麻醉一定要充分，必要时应在手术室全身麻醉下进行。根据异物大小、形状、质地选择适宜的异物钳。一般钢丝网适用于较大异物（如豆、瓜子、骨头等），而钢丝爪或鳄鱼头样抓钳适用于较小异物。

六、前沿进展

纤支镜技术诞生至今已有百余年，目前国内外纤支镜介入技术发展迅速。随着电子技术、计算机技术、医用材料学、纳米科学等的发展，必定为纤支镜技术的发展注入新的活力。纤支镜未来会有更加简便、操作简单、成像技术高超的设备迭代。人工智能的快速发展使得未来可能会出现纤支镜治疗机器人。随着 5G 技术的发展，未来远程纤支镜检查也将应用于临床诊疗工作中，这项技术的发展必将助力基层患者的救治。传统的纤支镜维修成本高，需要及时清洗消毒，且易存在微生物传染等。现已有一次性纤支镜应用于临床，一次性纤支镜相对来说成本较高，操作灵敏度低，相信未来将以更低的成本制造更加简便、灵活的一次性纤支镜。

参考文献

[1] 吕新 . 纤维支气管镜引导下气管插管在困难气道中的应用 [J]. 临床医药文献电子杂志，2019，6

(31)：30-32.
[2] 李冬梅 . 支气管镜技术在 ICU 重症肺炎患者的临床运用影响研究 [J]. 中外医疗，2022，41(6)：70-73.
[3] 占雄，张飘艺，周刚，等 . 一种新型支气管镜手术机器人系统 [J]. 中国医疗器械杂志，2023，47(1)：19-25.
[4] 张海波，阮凯珅，李坤，等 . 丙泊酚、瑞芬太尼联合右美托咪定在纤维支气管镜检查中的应用效果 [J]. 中国医学创新，2023，20(12)：125-129.
[5] 马文，蒋方杰 . 床边纤维支气管镜在抢救呼吸系统急危重症患者中的应用效果 [J]. 贵州医药，2022，46(11)：1705-1706.
[6] 柳红艳 . 纤维支气管镜吸痰治疗重症肺部感染临床观察 [J]. 中国医疗器械信息，2022，28(13)：100-102，161.
[7] 周海燕，沈琴，宋铖 . 不同剂量右美托咪定复合丙泊酚联合瑞芬太尼在无痛支气管镜检查中的效果 [J]. 浙江医学，2019，41(19)：2110-2113.
[8] 张云，田信，毕正琴，等 . 支气管镜再处理研究进展 [J]. 中国消毒学杂志，2023，40(1)：62-65.
[9] 杨珮宁，叶元梅，刘馨，等 . 不同麻醉方式与药物在支气管镜检查中的应用 [J]. 兰州大学学报(医学版)，2022，48(9)：71-76.
[10] 张慧慧，白鹏，陈宇，等 . 床旁支气管镜存放条件比较及急用时 75% 乙醇消毒效果评价 [J]. 医学食疗与健康，2022，20(21)：158-160.
[11] 邹灯秀，熊杰，黄素芳，等 . 新型冠状病毒肺炎危重症患者床旁纤维支气管镜治疗的流程管理 [J]. 护理学杂志，2020，35(20)：50-52.
[12] 徐家禄，刘德群，陈建勇，等. 纤维支气管镜对肺不张病因诊断的临床应用 [J]. 中国当代医药，2014，21(12)：120-123.
[13] 吴伟东，李开军，舒建胜 . 床旁纤维支气管镜术对重症监护病房患者气道管理的应用价值 [J]. 中华危重症杂志，2016，9(4)：222-225.

（李阳阳）

第八节　气道温湿化管理

一、概述

吸入气体的湿度指吸入气体所含水蒸气的含量，一般用绝对湿度（absolute humidity，AH）或者相对湿度（relative hunidity，RH）来描述。其中，绝对湿度是指单位容积气体中所含水分的重量，通常以mg/L为单位，用以描述气体中水蒸气的实际含量。而相对湿度则是指绝对湿度与该温度下饱和状态下水蒸气含量之比，以百分数形式呈现。需要注意的是，在绝对湿度保持不变的情况下，随着温度的上升，相对湿度会相应下降。这是由于随着温度的升高，气体对水分的容纳能力增强，从而使得相同绝对湿度下的相对温度值降低。

正常情况下，外界吸入的气体经过人体呼吸道加温加湿后到达隆突下4～5cm水平时候应达到37℃的温度和100%饱和湿度，称为等温饱和界面（isothermal saturation boundary，ISB）。

在正常生理状态下，鼻腔可以对吸入的气体进行充分的加温加湿。当吸入的气体到达声门下空间时，湿度可达到98%～100%。神经重症患者常有不同程度的意识障碍，多伴有呼吸功能障碍，自主咳嗽、排痰功能差，气道内分泌物排出不畅，易并发肺部感染，影响通气和换气功能。而在建立人工气道后，若吸入干燥的医疗气体，可能导致呼吸道干燥、黏膜脱水和增厚，使气道丧失了加温加湿功能，从而降低纤毛系统的效率。同时高浓度的氧气会使纤毛活动变差。因此为了维持纤毛的正常功能，在吸入大于4L/min的氧气时，应对吸入的气体进行湿化。

二、适应证

湿化的主要目的是保持气道的正常生理功能，稀释气道内的分泌物，便于清除分泌物，保持呼吸道通畅，维持纤毛的正常功能，纠正缺氧，改善通气。

适应证包括：无人工气道，吸入干燥的医疗气体，且流速＞4L/min；建立人工气道的患者；气道内有大量的黏稠分泌物；体温低于32℃；每分通气量＞10L/min；进行无创通气治疗；吸入冷的医疗气体导致气道反应明显；高热、脱水的患者。

三、常用的气道温湿化设备

目前临床常用的气道温湿化设备：气泡式湿化器、掠过式湿化器、湿热交换器、加热型湿化器、文丘里加温湿化装置。

（一）气泡式湿化器（图 4-8-1）

气泡式湿化器主要对使用鼻导管或面罩吸氧的患者进行气体湿化。气泡式湿化器将水下气流通过扩散器分解（扩散）成小气泡，增加气体与水的接触面积，提高吸入气体中水蒸气的含量。

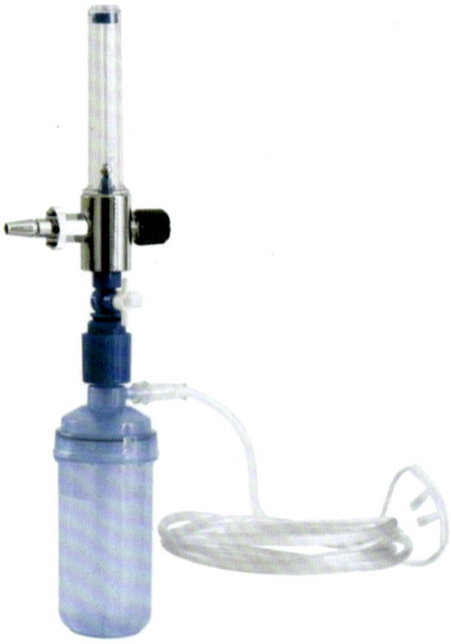

图 4-8-1　气泡式湿化器

气泡式湿化器使用时需注意：湿化液应使用无菌溶液，预防院内感染；避免湿化瓶内的水溢出进入管内，造成小口径的氧气传送管路被水堵塞；设备上方有压力释放阀，若氧气导管打折或挤压，压力增加，会导致阀门发出口哨声，提示医护人员查看或进行调整，确保患者的氧气流量。

（二）掠过式湿化器（图 4-8-2）

当建立人工气道和进行机械通气时，最常使用的是加热、高流量的湿化装置，加热让水分子产生足够的动能来变成气体状态，使吸入气体的水蒸气含量增加。有三种基本形式：掠过型湿化器、掠过式灯芯型湿化器、膜式湿化器。

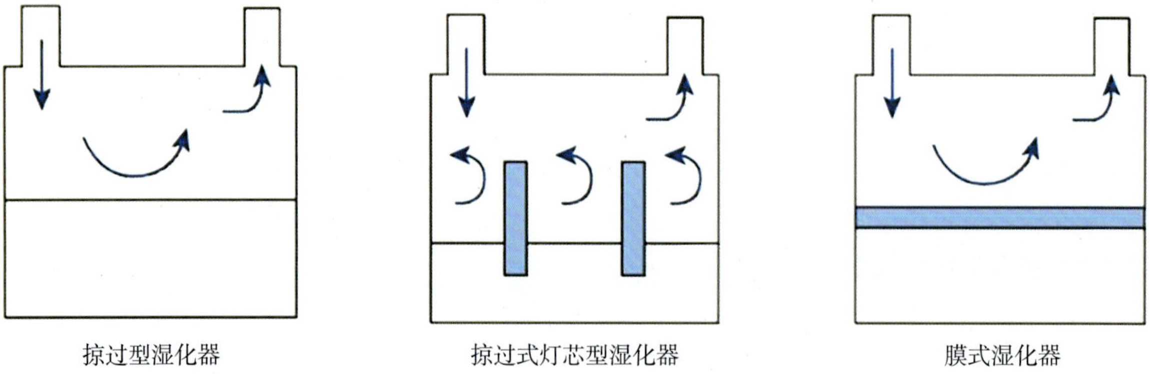

图 4-8-2　掠过式湿化器

与气泡式湿化器相比，掠过式湿化器的优点有：在较高的气体流速中，仍然保持着输送气体的温湿度；不会增加自主呼吸过程中的气道阻力；不产生任何气溶胶，传播感染的风险很小。

（三）湿热交换器（图 4-8-3）

湿热交换器是最常见的被动加湿器，又称为人工鼻。其原理是回收呼出气体中约 70% 温湿度，在下一次吸气时，保存的温湿度会加入吸入的气流中。

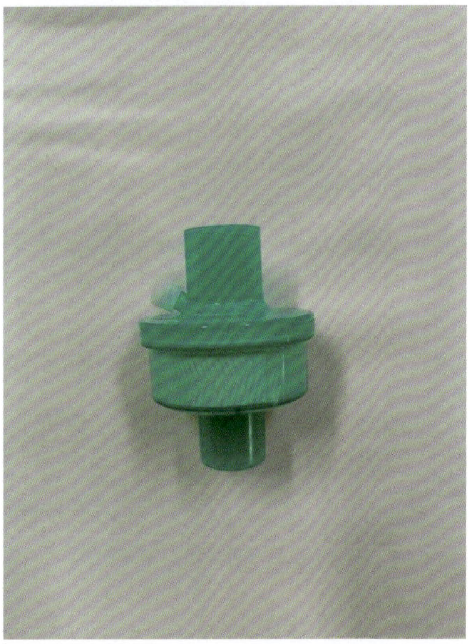

图 4-8-3　湿热交换器

湿热交换器常用于满足气管插管和气管切开患者在自主呼吸和机械通气过程中短期湿化的需求。湿热交换器不额外提供热量和水分，管路内不会形成冷凝水，即可避免回流进入气道，同时还有过滤的功能，所以可以降低 VAP 的发生率。

同时有一些弊端，如不可用于每分通气量较大的患者，会增加其无效腔；如湿热交换器内滞留的湿度增加，流量阻力也会增加，从而导致呼吸功增加，这些阻力产生的主要原因是分泌物、血液或其他来源的液体阻塞，因此在雾化过程中要移除湿热交换器；患者有黏稠、大量、血性的分泌物是禁忌证；当呼出的潮气量低于吸入潮气容积的 70% 时（气管内气囊漏气、支气管胸膜瘘），无法有效进行气体交换，也禁止使用。

湿热交换器使用简单、无灼伤的可能，可以降低冷凝水反流的风险。使用过程中应连接紧密，避免出现漏气，当出现堵塞、污染时及时更换。如每天需要更换 3 ～ 4 次，则应更换为加热型湿化器。

（四）加热型湿化器（图 4-8-1）

加热型湿化器是通过加热湿化罐内的无菌蒸馏水产生水蒸气，并且和吸入气体混合，达到对吸入气体加温加湿的目的。加热型湿化器可以提供接近体温状态下 100% 的相对湿度，如湿化器带加热导丝，湿化效果更好。吸气管路中的加热导丝可以继续对吸入气体进行加热，主动的加热湿化器湿化效果较好，有利于避免吸入气体经过呼吸机管路时温度下降，减少冷凝水的产生。加热湿化器适用于长期机械通气或者有湿热交换器禁忌证的患者。相较于湿热交换器，它的禁忌证较少，使用更广泛。

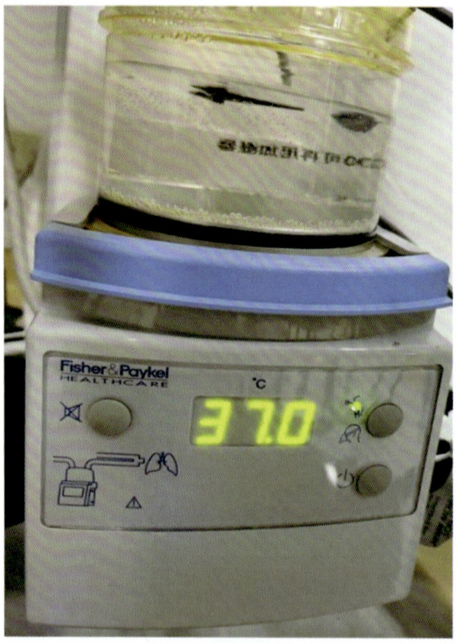

图 4-8-4　加热型湿化器

（五）文丘里加温湿化装置（图 4-8-5）

部分神经重症患者治疗周期较长，在治疗过程中需要进行气管切开，并进行脱机锻炼以及长期的脱机氧疗。对于此类患者需要密切关注气道温湿化的管理，避免发生痰液黏稠、湿化不足而引起的气道堵塞、肺部感染等严重并发症。在临床工作中，将文丘里联合加热型湿化器，组合成一套湿化装置，便于对气管切开脱机患者进行气道加温加湿。大量的研究表明，文丘里加温湿化装置在神经重症人工气道脱机后患者中能有效控制气道内温度，提高湿化效果，减少痰痂及气道黏膜损伤出血（视频 4-8-1）。

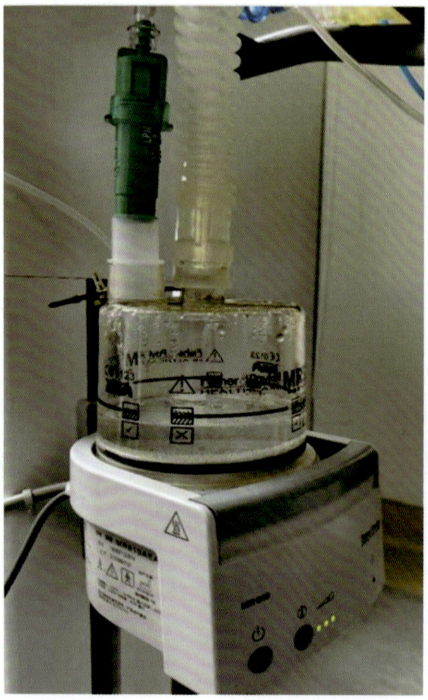

图 4-8-5　文丘里加温湿化装置

视频 4-8-1

四、气道温湿化的监测指标

（1）有人工气道患者在进行加温湿化时，加热湿化器的温度设定上需要维持吸入气体在“Y”形接头处的温度处于 34 ～ 41℃，同时要确保水蒸气的最小湿度。对于进行无创通气治疗的患者，吸入气体温度设定需要综合考虑患者的舒适度、耐受度、依从性以及基础肺部情况。

（2）在湿化过程中，需要对吸入气体的温度进行监测，具体包括对加热湿化器出口处的温度以及接近患者气道处的温度进行监测，以确保湿化效果以及患者的安全。

（3）加热湿化装置的报警参数设置上，高温报警的高限应该是不高于 41℃，而超高温度限制是 43℃。低温报警值应设置为不低于 Y 形管接头处温度 2℃为宜，以免因温度过低或过高对患者造成不良影响。

（4）对于加热湿化器的水位线和自动加水系统，应定期检查并确保其正常运行，以维持湿化器的稳定工作。

（5）在监测患者状态时，需要详细记录痰液的颜色、性状、量以及黏稠度。如果患者在应用湿热交换器的过程中痰液量多且越来越黏稠，应考虑采用加热型湿化器取代湿热交换器。同时，在患者应用加热型湿化器时，可以通过提高患者 Y 形接头处的气体温度来达到更高的绝对湿度，并通过调节加热导丝温度来达到理想的相对湿度。

（6）在护理过程中，应密切关注患者是否出现气道梗阻的情况。痰液过多可能导致气流通过湿热交换器时阻力增加，进而引发气道峰压的升高和呼吸流速、波形的改变。若更换湿热交换器后仍存在这些变化，则应及时将湿热交换器更换为加热型湿化器，以确保患者呼吸道的通畅和安全。

五、湿化效果评价

临床上评价气道湿化效果主要是根据痰液黏稠度（表 4-8-1）以及湿化效果有效性（表 4-8-2）。

表 4-8-1　痰液黏稠度

项目	黏稠度		
	Ⅰ级（稀痰）	Ⅱ级（中度黏痰）	Ⅲ级（重度黏痰）
痰液性状	稀薄	较Ⅰ度黏稠	明显黏稠
痰液颜色	米汤或白色泡沫样	白色或黄白色	黄色伴（或不伴）血丝、血痰
能否咳出	易咳出	用力咳	不易咳出
吸痰管内壁痰液滞留情况	无	易被冲洗	大量滞留，不易冲净，吸痰管常因负压过大而塌陷

表 4-8-2　湿化效果有效性

表现	湿化效果	
	湿化满意	湿化不足
1	痰液稀薄，能顺利引出和咳出	痰液黏稠，不易吸出和咳出
2	听诊时气道内无干鸣音或痰鸣音	听诊时气道内有干鸣音

续表

表现	湿化效果	
	湿化满意	湿化不足
3	呼吸通畅，患者安静	导管内可形成痰痂
4	—	患者可出现突然的吸气性呼吸困难、烦躁、发绀和血氧饱和度下降等

参考文献

[1] 陈洁梅，冯丽琴，黄春霞，等．加温湿化氧疗系统对气管插管患者气道湿化效果的影响 [J]. 中国实用乡村医生杂志，2015，13：49-50.

[2] 蒋敏，李海波．机械通气时气道湿化的进展 [J]. 中国危重病急救医学，2012，24(7)：443-446.

[3] ANTONY R WILKES. Humidification in intensive care：are we there yet?[J]. Respiratory Care，2014，59(5)：790-793.

[4] J L GROSS，G R PARK. Humidification of inspired gases during mechanical ventilation[J]. Minerva Anestesiologica，2012，78(4)：496-502.

[5] RICHARD D BRANSON，DINA GOMAA，DARIO RODRIQUEZ. Management of the artificial airway discussion[J]. Respiratory Care，2014，59(6)：974-990.

[6] CHIARA ROBBA，DANIELE POOLE，MOLLY MCNETT，et al. Mechanical ventilation in patients with acute brain injury：recommendations of the European Society of Intensive Care Medicine Consensus[J]. Intensive Care Medicine，2020，46(12)：2397-2410.

[7] HILL D B，BUTTON B，RUBINSTEIN M，et al. Physiology and pathophysiology of human airway mucus[J]. Physiological Reviews，2022，102(4)：1757-1836.

[8] CHIKATA Y，ONODERA M，IMANAKA H，et al. Temperature of gas delivered from ventilators[J]. Journal of Intensive Care，2013，1(1)：6.

[9] MIN MO，SONG-QIAO LIU，YI YANg. Efficacy of heat and moisture exchangers and heated humidifiers in preventing ventilator-associated pneumonia：a meta-analysis[J]. Chinese Critical Care Medicin，2011，23(9)：513-517.

[10] MARIA VARGAS，DAVIDE CHIUMELLO，YUDA SUTHERASAN，et al. Heat and moisture exchangers (HMEs) and heated humidifiers (HHs) in adult critically ill patients：a systematic review，meta-analysis and meta-regression of randomized controlled trials[J]. Critical Care，2017，21(1)：123.

（董小倩）

第五章　神经重症其他常用监测治疗技术

第一节　低温脑保护治疗技术

一、概述

越来越多的动物实验和临床研究证实低温治疗有脑保护作用，脑保护应该贯穿神经重症患者的治疗过程，因此，在 ICU 工作的医生有必要了解低温脑保护治疗技术的历史和现状、对病理生理学的影响及低温并发症的防治等知识，以便最大程度地应用低温脑保护技术。

二、低温治疗的历史和发展

低温疗法有悠久的历史，文献记载，希波克拉底曾建议用雪和冰包裹伤员来减少出血。1897 年，文献报道了低温疗法用于复苏。20 世纪 30 年代和 40 年代报道溺水后长时间窒息的体温过低者成功复苏的病例。1945 年 Fay 等报道了第 1 例将肛温降至 24℃持续 3d，成功治疗重症颅脑损伤的病例。50 年代，文献报道低温疗法开始应用于脑动脉瘤手术和复杂心脏手术。1959 年和 1965 年，Rosomoff 及其同事在狗的模型上分别证实了低温对局灶性脑缺血和颅脑创伤具有保护作用。

1987 年，Busto 等通过动物实验证实，34℃的低温治疗具有显著的脑保护作用，有关低温的研究再次得到重视。此后大量的实验研究证实，32 ～ 35℃的轻度低温治疗能明显降低脑损伤动物死亡率，显著减轻脑损伤后运动神经功能障碍、脑病理形态损害，保护脑损伤后血脑屏障功能等。而中度低温和深度低温有严重的不良反应，因此轻度低温治疗的临床研究及应用越来越多。

三、低温脑保护作用及机制

低温脑保护技术具有降低颅内压和神经保护作用，机制包括：①减少脑组织耗氧量，降低脑代谢；②调控脑血流，预防再灌注相关并发症发生，减少氧自由基的产生；③抑制细胞凋亡通路的激活；④保护血脑屏障，减轻脑水肿；⑤减少损伤后炎症反应。

四、适应证和禁忌证

（一）适应证

低温脑保护技术适合所有神经重症患者：①颅脑损伤患者 GCS 评分小于 8 分；②常规处理无效的中枢性高热；③心搏骤停复苏治疗后自主循环恢复的昏迷患者；④大脑半球大面积梗死；⑤高分级动脉瘤性蛛网膜下腔出血；⑥大容积脑出血；⑦难治性癫痫持续状态；⑧颅内感染伴 ICP 升高。

（二）禁忌证

1. 绝对禁忌证

①合并低血压 / 休克未纠正的患者；②怀疑有颅内出血、正处于观察阶段的患者；③全身衰竭期的患者；④严重心肺功能不全的患者；⑤未控制的恶性心律失常患者。

2. 相对禁忌证

①双侧瞳孔散大，无自主呼吸，脑干反射消失的患者；②凝血功能障碍的患者；③血小板减少的患者；④长时间心跳停止的患者。

五、低温脑保护方法

根据脑温降低的同时是否有中心体温的降低，分为全身性低温和选择性头部低温。

1. 全身性低温

（1）体表降温：通常采用降温毯，以物理降温为主，同时辅以冰帽、降温药物、在体表大血管部位加用冰袋和控制室内温度等方法。目前临床上采用新型包裹式降温毯，接触降温毯的体表面积明显增多，可在相对较短的时间内达到低温疗法的目标温度，并使其持续稳定在治疗要求的温度范围内。

（2）血管内灌注降温：通过动脉或者静脉插管，给予冷却的灌注液体，从而获得全身性的快速低温。

2. 选择性头部低温

（1）头部局部体表降温：通过冰帽等获得选择性头部低温。

（2）鼻腔内降温：通过鼻腔内降温获得选择性脑组织低温，有可能是神经危重患者有治疗希望的方法。通过上呼吸道和颅底部的热量丢失，可以获得快速有效的脑温下降。

（3）局部血管内灌注：通过颈内动脉灌注冰盐水降温，但增加了脑血容量，可能伴随颅内压动力学改变、血小板减少和凝血功能障碍的风险。

六、低温脑保护实施

（一）低温脑保护实施前准备工作

在启动低温脑保护之前，患者需：①建立人工气道，并机械辅助通气；②深镇静，RASS 评分为 –5 ～ –4 分；③建立有效的静脉通道；④鼻胃管或鼻肠管置入；⑤持续脑温或核心温度监测；⑥有创血压监测；⑦低温设备选择，如普通冰毯、新型体表降温设备或血管内热交换导管等。

（二）低温脑保护启动时间

启动越早，降温速度越快，治疗效果越好。或根据继发神经损伤程度确定低温治疗开始时间。

（三）实施阶段

低温脑保护分为四个阶段：诱导阶段、维持阶段、复温阶段和正常体温控制阶段（图 5-1-1）。

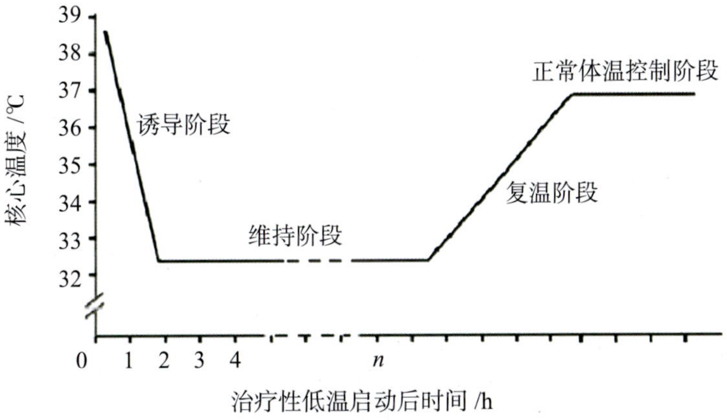

图 5-1-1　低温脑保护四个阶段

1. 诱导阶段

原则：①尽快达到目标核心温度，根据颅内情况进行设定；②保持呼吸、循环、CPP（60 ～ 80mmHg）、电解质等稳定；③防治寒战、低血压等并发症。

诱导阶段操作（图 5-1-2）及注意事项如下。

（1）镇痛镇静：根据情况持续给予冬眠合剂、咪达唑仑、丙泊酚、芬太尼泵入，维持 RASS 评分为 –4 分。

（2）目标核心温度设定：32 ～ 36℃。

（3）呼吸机模式为 PCV 或 SIMV。

（4）监测指标：①监测生命体征、中心静脉压、ICP、CPP、核心温度、瞳孔变化；②每 1 ～ 2h 行血气分析检查。

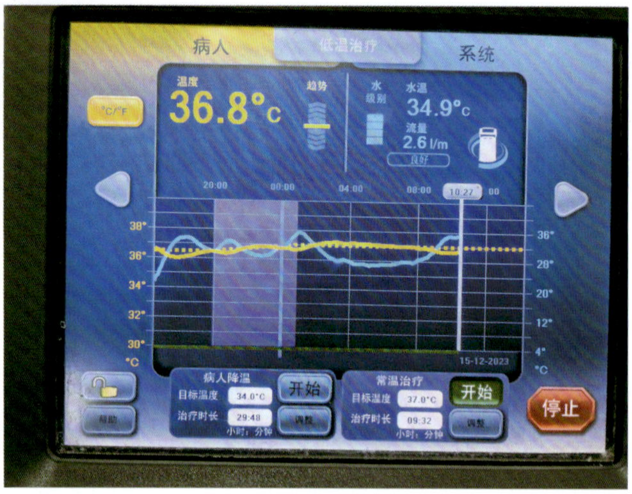

图 5-1-2　设定目标温度 32 ～ 36℃，调整治疗时长，点击开始按钮，治疗开始

2. 维持阶段

达到目标温度后进入维持阶段。

原则：①维持目标温度的最大温度偏差≤ 0.5；②防治褥疮、肺炎等并发症发生；③每日评估是否可以复温。

操作（图 5-1-3）及注意事项如下。

（1）持续血管内低温或包裹式冰毯设备运行。

（2）药物治疗：根据情况调整镇静镇痛药物剂量。

（3）开始肠内营养：根据胃残余量及肠鸣音，逐渐增加肠内营养，应用促进胃肠蠕动的药物及灌肠。

（4）如肺部感染加重，及早行气管切开。

（5）监测指标：①实时监测生命体征、中心静脉压、ICP、CPP、核心温度、瞳孔、胃残余量变化；②每 8h 行动脉血气分析；③定期行胸部 X 线、颅脑 CT、TCD 检查，行痰培养、药敏试验及炎性指标检查，若实施血管内低温，隔 2 ～ 3d 行双下肢深静脉超声检查。

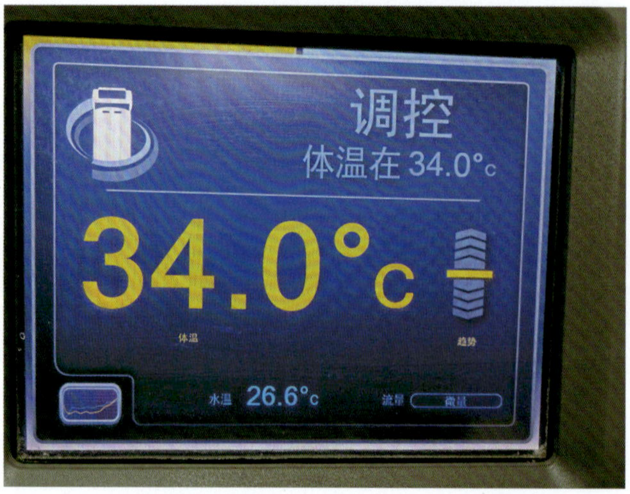

图 5-1-3　达到设定目标温度后，维持膀胱温度在设定目标

3. 复温阶段

在维持阶段定期评估患者是否具有复温条件，若符合条件，及时进行复温。复温条件分主动复温条件和被动复温条件。

复温条件：①影像学检查示脑水肿减轻。②颅内压呈下降趋势，颅内压＜ 20mmHg。③脑顺应性良好，脑血管自动调节功能恢复。④ NSE 等脑损伤指标好转。⑤根据病情，若出现下列情况，需进行被动复温：严重感染、严重凝血功能障碍、腹腔高压、严重的血流动力学不稳定、严重血小板减少、双侧瞳孔散大等。复温是低温治疗中最关键的阶段。颅内高压时，避免早期复温，可能会导致反跳性颅内高压和不良的远期预后。

复温原则：①尽可能缓慢复温（复温速率为 0.1 ～ 0.25℃ /h），复温速度越慢，并发症越少，快速复温会导致全身血管扩张、低血压，从而降低脑血流，引起脑水肿及 ICP 升高，可能会抵消低温的益处，复温持续时间至少 24 ～ 48h；②复温目标为正常核心温度（36.0 ～ 37.5℃）。若复温过程出现 ICP 明显升高，暂停复温，降温至先前设定的水平。

复温步骤：①设复温速率为 0.1 ～ 0.25℃ /h，新型体表降温设备设置温度比目标温度高 0.5℃，在 24 ～ 48h 复温到 36.0 ～ 37.5℃（图 5-1-4）；②达到目标温度后逐渐减停冬眠合剂、长效镇静镇痛药物，加用短效的丙泊酚或右美托咪定；③实时监测生命体征、中心静脉压、ICP、CPP、核心温度、瞳孔变化，每 8h 行动脉血气分析，易出现高血钾。

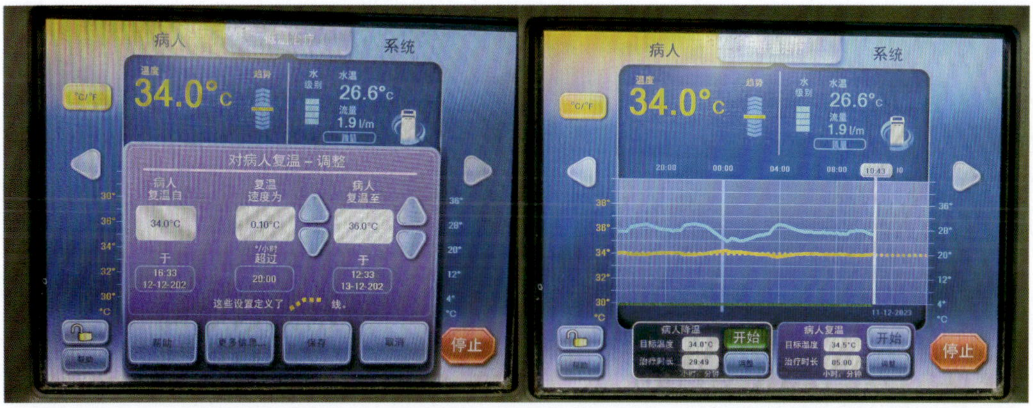

图 5-1-4　复温开始，设置复温速率为 0.1 ～ 0.25℃ /h，设置设定温度后点击保存，再点击开始，在 24 ～ 48h 复温到 36.0 ～ 37.5℃。

4. 正常体温控制阶段

将核心温度控制于 36.0 ～ 37.5℃，所有低温脑保护患者均应避免复温后发热。可予普通冰毯、降温药物，逐渐减停镇痛镇静药物（RASS 评分为 –2 ～ 0 分），逐渐撤除有创 ICP、ABP 等监测。

七、低温脑保护的并发症及防治

低温脑保护的常见不良反应和并发症如下。

（1）寒战：由于核心温度低于下丘脑体温调定点，引发体温调节反射，是低温治疗过程中最常见的不良反应，会导致达到目标体温的速度减慢，氧和代谢需求增加，脑缺氧和继发性脑损伤加重。低温脑保护期间 40% 患者会出现寒战，临床寒战程度评估采用寒战评估量表（bedside shivering assessment scale，BSAS），处理措施包括物理治疗和药物治疗。物理治疗包括皮肤保暖，可提高体表温度，减少皮肤冷刺激，降低寒战阈值等。药物治疗包括镇痛药物、镇静药物、解热药物等。

（2）循环系统影响：低温可导致心律失常、心肌收缩力降低、中心静脉血氧饱和度提高及舒张末期容积增加。低温脑保护应用镇痛镇静药物，可使血管扩张。另外，冷利尿作用及应用脱水利尿药物的患者出现血容量不足，血压下降。低温中尿量变化的原因是低温刺激血管收缩，增加静脉回流，从而促进心钠素的释放，降低了抗利尿激素水平。

（3）电解质紊乱：低温会导致钾离子、磷酸盐离子和镁离子从细胞外向细胞内转移，导致低钾血症、低磷血症及低镁血症。低温还能降低胰岛素敏感性及减少胰腺分泌胰岛素的量，导致高血糖，故需监测血糖并予强化胰岛素治疗，复温阶段由于胰岛素的敏感性恢复，易出现低血糖。

（4）感染：低温脑保护期间因镇痛镇静药物、冬眠合剂的应用，抑制患者咳嗽功能，抑制纤毛运动，气道保护能力等。因胃肠道功能障碍，可能出现反流误吸；低温引起的炎症抑制会影响患者对感染的反应，TH 治疗会增加感染性并发症风险，最常见的感染是肺部感染，其次是血流感染。因 TH 期间患者温度被抑制，若有感染，不能出现发热等表现，所以建议定期复查血常规及感染指标、胸部 X 线、痰涂片、痰培养。

（5）胃肠功能障碍：低温脑保护期间因应用镇痛镇静药物及冬眠合剂或者冷刺激，患者会出现胃肠蠕动减慢、腹胀、胃残留增多等表现，所以低温脑治疗实施前需置入胃管及鼻肠管，给予胃肠动力药鼻饲或灌肠、滋养型喂养、腹部保温、胃肠电刺激等。

（6）凝血功能障碍：低温脑保护治疗有可能导致患者凝血异常和血小板功能障碍，定期复查凝血功能或血栓弹力图。

（7）深静脉血栓形成：低温脑保护患者因镇痛镇静、长期卧床、高凝状态及有创操作，血管内皮损伤时易发生静脉血栓形成，所以要定期监测凝血功能，定期超声检查四肢深静脉，低温脑保护期间予弹力袜、双下肢气压治疗等，早期床边康复以预防血栓形成，根据病情予预防性或治疗性抗凝治疗。

八、前沿进展

历年来关于低温脑保护的临床研究结果给我们带来希望与失望交替的感受，这使得我们不得不思考几个问题，即该不该实施低温脑保护？如何实施高质量低温脑保护方案？因此 2024 年我们公布了高质量低温脑保护应用于 PaSAH 的一项单中心探索性研究，我们发现低温脑保护组和正常体温控制组相比，并发症发生率无显著差异，预后良好率明显更高（46.7% vs. 20.0%，P=0.028）。目前我们的多中心研究仍在进行中，中期分析发现，低温脑保护组的预后良好率高于对照组（41.9% vs. 22.6%，P=0.021）。

低温脑保护技术是神经损伤后早期救治保护措施的一部分，要充分认识治疗的客观性及有效治疗窗、最佳治疗时程、并发症的防治等问题，不断积累经验和完善基础的医疗和护理工作。与目前应用较为广泛的全身性低温疗法相比，选择性头部低温疗法以其快速性、选择性、容易控制治疗温度、极少影响全身功能、能够达到中度低温和深度低温的特点，适合急症和重症神经系统损伤患者的脑复苏和脑保护。

参考文献

[1] CHOI J H，MARSHALL R S，NEIMARK M A，et al. Selective brain cooling with endovascular intracarotid infusion of cold saline：a pilot feasibility study[J]. AJNR，2010，31(5)：928-934.

[2] ARCURE J，HARRISON E E. A review of the use of early hypothermia in the treatment of traumatic brain injuries[J]. J Spec Oper Med，2009，9(3)：22-25.

[3] COVACIU L，ALLERS M，ENBLAD P，et al. Intranasal selective brain cooling in pigs[J]. Resuscitation，2008，76(1)：83-88.

[4] 江基尧，徐蔚，梁玉敏，等 . 选择性脑超低温技术对常温脑血流阻断猴的治疗作用 [J]. 中华神经外科杂志，2005，10(10)：633-635.

[5] FOX J L，VU E N，DOYLE-WATERS M，et al. Prophylactic hypothermia for traumatic brain injury：a quantitativesystematic review[J]. CJEM，2010，12(4)：355-364.

[6] HARRIS B，ANDREWS P. Intranasal selective brain cooling in pigs[J]. Resuscitation，2008，78(1)：102-103.

[7] HAYASHI N. Management of pitfalls for the successful clinical use of hypothermia treatment[J]. J Neurotrauma，2009，26(3)：445-453.

[8] JIANG J Y. Clinical study of mild hypothermia treatment for severe traumatic brain injury[J]. J Neurotrauma，2009，26(3)：399-406.

[9] JIANG J Y，XU W，LI W P，et al. Effect of long-term mild hypothermia or short-term mild hypothermia onoutcome of patients with severe traumatic brain injury[J]. J Cereb Blood Flow Metab，2006，26(6)：771-776.

[10] 梁玉敏，刘卫东，太田富雄 . 选择性脑低温疗法的研究进展 [J]. 中国微侵袭神经外科杂志，2003，8(1)：51-53

[11] LIANG Y M，JIANG J Y，MAO Q，et al. Therapeutic window of selective profound cerebral hypothermia forresuscitation of severe cerebral ischemia in primates[J]. J Neurotrauma，2009，26(11)：2007-2012.

[12] LOSINIECKI A，SHUTTER L. Management of traumatic brain injury[J]. Curr Treat Options Neurol，2010，12(2)：142-154.

[13] MAAS A L，ROOZENBECK B，MANLEY G T. Clinical trials in traumatic brain injury：past experience and currentdevelopments[J]. Neurotherapeutics，2010，7(1)：115-126.

[14] OZATIK M A，KOCABEYOGLU S，KUCIIKER S A，et al. Neurochemical markers during selective cerebral perfusionvia the right brachial artery[J]. Interact Cardiovasc Thorac Surg，2010，10(6)：948-952.

[15] PACINI D，DI MARCO L，LEONE A，et al. Cerebral functions and metabolism after antegrade selective cerebralperfusion in aortic arch surgery[J]. Eur J Cardiothorac Surg，2010，37(6)：1322-1331.

[16] WANG H，BARBUT D，TSAI M S，et al. Intra-arrest selective brain cooling improves success of resuscitation in aporcine model of prolonged cardiac arrest[J]. Resuscitation，2010，81(5)：617-621.

（任志强）

第二节　肠内营养监测治疗技术

一、概述

营养支持作为神经重症患者临床治疗的重要环节之一，在改善患者预后上发挥着重要的作用。美国肠外肠内营养学会及重症学会和欧洲临床营养与代谢学会均指出：重症患者若胃肠道功能良好，24 ～ 48h 内启动肠内营养治疗（enteral nutrition，EN）。早期肠内营养是神经重症患者首选的喂养方式，不仅能改善患者的营养状况，同时能保持患者肠黏膜结构和功能的完整性，维护肠道微生态，提高肠黏膜屏障及免疫功能，促进康复。

神经重症患者在急性神经系统损伤后会出现交感神经兴奋、高代谢和高分解代谢状态，营养需求显著增加。如创伤性颅脑损伤患者会出现能量消耗显著增加、长期持续负氮平衡、水钠潴留、血糖控制不佳及免疫功能障碍等现象。因此，营养支持治疗对缓解神经重症患者的分解代谢和炎症级联反应非常重要，可以降低致残率和死亡率。

由于常伴有意识障碍、吞咽功能障碍、咳嗽反射减弱或消失、脑肠轴调节异常等情况，因此神经重症患者在实施肠内营养治疗时，更易发生腹泻、误吸、高水平胃残余量（gastric residual volume，GRV）和腹胀等并发症，严重影响肠内营养有效、安全地实施。肠内营养监测治疗技术包括监测患者的营养状况，确定患者热量和蛋白质需求的目标，动态监测目标达标情况；通过体格检查监测肠鸣音、排气排便、腹部形态和液体容量等情况；监测恶心、呕吐、腹泻、腹胀等胃肠道症状，以及误吸的症状体征；进行人体测量（如 BMI、三头肌皮褶厚度、上臂肌围等）、人体成分分析（如人血白蛋白、前白蛋白、转铁蛋白、淋巴细胞计数等）、能量代谢测定、生化指标检查和营养风险筛查等，根据结果调整能量摄入及特定营养素的供给。

二、肠内营养治疗的实施

成立营养支持专业团队，包括神经重症医生、营养师、神经重症护士、康复治疗师等，对神经重症患者进行营养风险筛查、营养状态评估，根据相关营养指南和标准，结合临床具体情况制订营养支持治疗计划，实施规范的营养支持治疗。参考神经重症患者肠内营养支持标准化流程（SAPIM 模式）：营养风险筛查（screening）—营养状态评估（assessment）—营养支持治疗方案制订（plan）—营养支持治疗方案实施（intervention）—监测和随访（monitoring）。

（一）神经重症患者的营养评估

重点包括目前患者营养的摄入情况以及阻碍有效营养摄入的相关因素（如吞咽障碍、意识障碍、应激性溃疡等）。

1. 营养风险筛查

神经重症患者除代谢因素外，意识障碍、吞咽障碍、运动功能障碍、高代谢、机械通气、基础疾病多等因素均可导致营养不良高风险，产生不良临床结局。因此应尽早进行营养风险筛查。评估营养风险的工具有很多，目前 NRS2002 和 NUTRIC 评分可用于确定患者营养状况和疾病严重程度（表 5-2-1、表 5-2-2）。NRS2002 是一项基于体质量减轻、BMI、食物摄入量减少和疾病严重程度的评分。＞ 3 分为存在营养风险，≥ 5 分为存在营养高风险。NUTRIC 评分由年龄、APACHE Ⅱ评分、SOFA 评分、合并症数量、入住 ICU 前住院天数，共 5 个部分组成，≥ 5 分提示营养高风险。患者的营养风险越高，从营养支持治疗中获益越大。

表 5-2-1　NRS2002 营养风险筛查

初筛：任一问题回答"是"，即进入最终筛查（4 个问题均回答否，筛查结果即为 0 ～ 2 分，无须最终筛查）	
1.BMI ＜ 18.5kg/m^2	□是　□否
2. 过去 1 周内进食量减少	□是　□否
3. 过去 3 个月体重下降	□是　□否
4. 有严重的疾病（如 ICU 治疗）	□是　□否
最终筛查	
评分	内容
A. 营养状态受损评分（取最高分）	
1 分（任 1 项）	近 3 个月体质量下降＞ 5% 近 1 周内进食量减少＞ 25%
2 分（任 1 项）	近 2 个月体质量下降＞ 5% 近 1 周内进食量减少＞ 50%
3 分（任 1 项）	近 1 个月体质量下降＞ 5% 近 1 周内进食量减少＞ 75% 体质量指数＜ 18.5kg/m^2 及一般情况差
B. 疾病严重程度评分（取最高分）	
1 分（任 1 项）	一般恶性肿瘤、髋部骨折、长期血液透析、糖尿病、慢性疾病（如肝硬化、慢性阻塞性肺疾病）
2 分（任 1 项）	血液恶性肿瘤、重症肺炎、腹部大型手术、脑卒中
3 分（任 1 项）	重症颅脑损伤、骨髓移植、重症监护、APACHE Ⅱ评分＞ 10 分
C. 年龄评分	
1 分	年龄≥ 70 岁

营养风险筛查总评分＝营养状况受损评分＋疾病严重程度评分＋年龄评分。

筛查结果：□ 0 ～ 2 分，□≥ 3 分（≥ 3 分表示有营养风险，需进一步营养评估或干预）。

表 5-2-2 NUTRIC 评分

参数		评分值 / 分
年龄 / 岁	< 50	1
	50 ～ 75	1
	≥ 75	2
APACHE II 评分 / 分	< 15	0
	15 ～ 20	1
	20 ～ 28	2
	≥ 28	3
SOFA 评分 / 分	< 6	0
	6 ～ 10	1
	≥ 10	2
引发器官功能不全 / 个	0 ～ 1	0
	2+	1
入住 ICU 前住院时间 /d	0 ～ 1	0
	1+	1
总分		

2. 营养状态评估

神经重症患者的营养状态评估尚无精准标准。体质量、BMI、人血白蛋白和前白蛋白水平是临床常用指标，但单一指标不能很好地反映个体营养状态，需综合判断。在神经重症患者的营养状态评估中应更加重视肌肉质量的评估，瘦体质量的丢失与预后相关，超声和 CT 在未来有可能成为评估肌肉质量的有效工具。

3. 营养消耗的评估与监测

神经重症患者的营养消耗个体差异较大，与患者基础疾病、是否存在发热或感染等全身情况、自身营养状态及所处疾病时期等有关。危重及营养不良患者的呼吸、循环及代谢功能较正常人群有较大差异，过低或过高地提供能量或其他营养物质，会对机体造成损害，导致一系列代谢并发症，不利于患者康复。理想的状态是能够采用床旁、无创、实时连续方式对患者的能量代谢进行测定。直接测热法价格昂贵，条件苛刻，实施难度大；间接测热法是测定能量消耗（energy expenditure，EE）的“金标准”。对于接受机械通气治疗的危重症患者，可采用间接测热法测定能量消耗。使用能量代谢车，通过测定二氧化碳产生量、氧气消耗量和能量消耗量，计算三大营养物质在能量消耗中的构成，得出三大营养物质在人体的代谢情况，即人体静息能量代谢值。临床医生和营养师据此为患者制订个体化的营养方案。

（二）神经重症患者的营养治疗目标

根据营养状态评估和营养风险筛查的结果，制订营养支持治疗干预策略（主要包括热量需求、蛋白质需求、营养支持治疗途径、营养支持治疗启动时间等）。

1. 肠内营养治疗的能量目标

神经重症患者可能在疾病早期处于应激高代谢状态，部分患者因脑损伤或者手术出现中枢性高热、肌张力升高、强直等交感神经兴奋性增高的表现，导致基础代谢增加。在镇静镇痛治疗管理下，代谢率可能明显下降，尤其是严重颅内压升高患者使用深度镇静或亚低温治疗时，代谢率仅为非低温治疗患者的 60% ～ 70%，在计算患者的营养目标时应加以考虑，应基于神经重症患者营养消耗的水平设立营养治疗的目标。间接能量测定方法能够准确判断患者能量需求量及蛋白质供给量，从而达到个体化营养支持治疗的目标。不具备间接能量测定条件的机构可采用经验估算法，根据患者疾病状态及 ASPEN 指南推荐的公式确定能量需求量。如果采用间接测热法评估患者的能量消耗（EE），急性期（1 ～ 3d）可进行低热量营养（不超过 70% EE），3d 后可增加至 80% ～ 100% EE。如果采用预测公式法，7d 内进行低热量营养（不超过 70% EE），7d 后逐渐增加到等热量营养［25 ～ 30kcal · kg^{-1} · d^{-1}（1kcal=4.2kJ），体质量按 IBW 计算］。

2. 营养治疗的蛋白质目标

神经损伤后的高分解代谢状态与蛋白质水解和肌肉丢失有关，导致机体对蛋白质的需求增加，因此神经重症患者较其他重症患者有更高的蛋白质需求。患者可按照 1.2 ～ 2.0g · kg^{-1} · d^{-1} 补充蛋白质，其中超过 50% 应源于优质蛋白质，并可通过氮平衡公式：氮平衡（g/24h）= 摄入蛋白质（g/24h）/6.25–［尿液中的尿素氮（g/24h）+4］进行评估且需持续监测。

3. 营养治疗的碳水化合物及脂肪目标

碳水化合物是产生能量的首选底物，通常认为碳水化合物是无害的，但高碳水化合物可能是导致喂养不耐受的主要原因。在神经重症患者中，应激性高血糖的发生率高，因此建议碳水化合物的供能比不超过 60%，且多选择低血糖指数（glycemic index，GI）的。

（三）神经重症患者的肠内营养治疗

1. 肠内营养治疗的启动时机

对颅脑损伤、缺血性或出血性脑卒中、脊髓损伤患者，均应早期启动肠内营养治疗。对未控制的休克、低氧血症、严重酸中毒、活动性消化道出血、胃潴留＞500mL/6h、肠道缺血、肠梗阻、腹腔间室综合征等患者，应暂缓启动肠内营养治疗。严重脑损伤进行治疗性亚低温的患者由于代谢水平严重下降，而且胃肠道功能明显受到降温的抑制，可给予低剂量早期肠内营养，复温后逐渐加量。

2. 肠内营养治疗的配方选择

ASPEN 营养指南推荐标准的整蛋白配方作为肠内营养的首选剂型。对于胃肠功能损伤的患者，短肽配方更容易消化、吸收，腹泻发生率降低。糖尿病配方通常为低糖、高单不饱和脂肪酸，且将标准配方中麦芽糖改为消化较慢的淀粉。与标准肠内营养配方相比，糖尿病配方配合胰岛素治疗能有效控制神经重症患者的血糖水平。对于感染风险较高的患者，可选择免疫调节型肠内营养配方。对于持续腹泻的神经重症患者，可考虑使用含膳食纤维的混合配方。常见营养液的能量成分见表 5-2-3。

表 5-2-3　常见营养液的能量成分表

项目	肠内营养乳剂（TPP-T）	肠内营养乳剂（TPP-D）	肠内营养乳剂（TP-HE）	肠内营养乳剂（TPF）	肠内营养乳剂（TPF）	肠内营养乳剂（含 PHGG）
蛋白质 /g · $1000mL^{-1}$	58.5	34	75	40	40	40
脂肪 /g · $1000mL^{-1}$	72	32	58	39	39	34
碳水化合物 /g · $1000mL^{-1}$	104	120	170	123	185	170
蛋白质来源	酪蛋白	大豆蛋白	酪蛋白	酪蛋白	酪蛋白	酪蛋白、大豆蛋白
膳食纤维 /g · $1000mL^{-1}$	13	15	无	15	15	15
渗透压 /mOsm · L^{-1}	300	320	300	250	300	250
产品特点	高脂肪、低碳水化合物、富含 ω-3 脂肪酸	独特的碳水化合物结构：缓释淀粉 + 果糖	高蛋白、高能量、高 MCT	整蛋白配方	高能量密度配方、富含膳食纤维	含部分水解瓜尔豆胶
适应证	肿瘤、呼吸患者适用，改善免疫，增加抵抗力	糖尿病及应激性高血糖患者适用	低蛋白血症及烧伤患者适用	高能优脂纤维型配方，长期管饲适用	高能优脂纤维型配方，长期管饲适用	胃肠功能紊乱患者适用，调节肠道、增加耐受

3. 肠内营养治疗的喂养途径

经鼻胃管喂养作为肠内营养治疗的首选途径，能对胃肠道产生正常的生理性刺激，技术上简单易行，而经幽门后喂养在置管上需要一定经验，可能会延误肠内营养治疗开始的时机。神经重症患者意识障碍比例高、气道保护弱、机械通气比例高，是高误吸风险人群。经幽门后喂养能减少高误吸风险人群的吸入性肺炎和呼吸机相关性肺炎的发生率。因此，对于经鼻胃管喂养不耐受、有高误吸风险的患者，可留置鼻肠管，行幽门后喂养。

4. 肠内营养治疗的喂养方式

持续喂养虽然与肠道生理模式不同，但是持续喂养引起胃肠道和呼吸道的并发症较少，能够更早地达到营养支持目标。间断喂养虽然更符合生理特点，可促进蛋白质合成，但会增加高胃残余量、腹泻和误吸发生的风险。对急性期和重症卒中患者，持续喂养组患者的肺部感染、误吸、腹泻、胃潴留、高血糖等不良反应发生率均低于间歇喂养组。神经重症患者可采用肠内营养泵持续泵入的方式进行肠内营养治疗。

5. 肠内营养治疗期间血糖的监测与处理

神经重症患者需要避免血糖过高或过低。血糖过高（＞ 11mmol/L）将明显增加神经疾病患者不良结局发生率，而血糖过低（＜ 8mmol/L）将增加低血糖发生率并导致不良结局。神经重症患者易出现应激性血糖升高，因此，启动肠内营养治疗时需监测血糖，通常前 2d 至少每 4h 测量 1 次血糖。当血糖水平超过 10mmol/L 时可予胰岛素治疗，血糖控制目标建议为 7.8 ～ 10.0mmol/L。无须强化降血糖治疗并将血糖控制在正常值，急性期使用胰岛素泵，病情稳定后可使用长效胰岛素替代。

6. 肠内营养治疗期间胃肠功能的评估

患者肠内营养治疗期间采用欧洲重症协会胃肠障碍工作组 2013 年推出的急性胃肠损伤评估标准评估患者的胃肠道功能（表 5-2-4）。

表 5-2-4　急性胃肠损伤分级

定义		原理	举例
AGI-Ⅰ	有明确病因，胃肠道功能部分受损	胃肠道症状常常出现在机体经历一个打击（如手术、休克等）之后，具有暂时性和自限性的特点	术后早期恶心、呕吐；休克早期肠鸣音消失、肠动力减弱
AGI-Ⅱ	胃肠道不具备完整的消化和吸收功能，无法满足机体对营养物质和水的需求	AGI 通常发生在没有针对胃肠道干预的基础上，或者腹部手术造成的胃肠道并发症较预期更严重时	胃轻瘫伴大量胃潴留或反流 下消化道麻痹、腹泻 腹腔内高压Ⅰ级：12 ～ 15mmHg 胃内容物或粪便中可见出血 存在喂养不耐受[尝试肠内营养途径 72h 未达到 20kcal/（kg · d）目标]
AGI-Ⅲ	干预处理后，胃肠道功能仍不能恢复，整体状况没有改善	临床常见于肠内喂养（使用红霉素、幽门后置管等）后，喂养不耐受持续得不到改善，导致 MODS 进行性恶化	持续喂养不耐受：大量胃潴留、持续胃肠道麻痹、肠道扩张出现或恶化 IAH 进展至Ⅱ级（IAP 15 ～ 20mmHg）、腹腔灌注压下降（＜ 60mmHg） 喂养不耐受状态出现，可能与 MODS 的持续或恶化相关
AGI-Ⅳ	AGI 逐步进展，MODS 和休克进行性恶化，随时有生命危险	一般状况急剧恶化，伴远隔器官功能障碍	肠道缺血坏死、导致失血性休克的胃肠道出血、Ogilvies 综合征、需要积极减压的腹腔间隔室综合征（ACS）

三、常见并发症的监测与管理

在早期肠内营养过程中喂养不耐受的发生率高达 30% ～ 70%。喂养不耐受是导致患者喂养中断的重要原因，会影响其能量的获得，甚至延长住院时间、增加并发症发生率和病死的风险。科学、规范地进行胃肠道症状监测和肠内营养耐受性评估（表 5-2-5），对预防和管理肠内营养支持期间常见的并发症尤为重要。胃肠道症状监测法是指给予肠内营养后，根据患者出现的胃肠道症状来判断是否发生喂养不耐受，优点在于方法简单且直观。但肠内营养耐受性评估的观察指标中含恶心、腹部不适等主观症状，而神经重症患者常伴有意识障碍、镇静镇痛等，其主观症状不易被医护人员监测，同时胃肠道症状受患者疾病、药物等因素影响不易辨别，所以需结合床旁超声监测法、腹内压监测法等共同监测肠内营养实施期间的胃肠道症状。

表 5-2-5　肠内营养耐受性评估

分值	腹胀 / 腹痛	恶心 / 呕吐	腹泻
0 分	无	无或持续胃肠减压时无症状	无
1 分	轻度腹胀，无腹痛	有恶心，无呕吐	稀便 3 ～ 4 次 /d 且量＜ 500mL/d
2 分	明显腹胀或腹内压 15 ～ 20mmHg 或能够自行缓解的腹痛	恶心呕吐但不需胃肠减压或 150mL ≤胃残余量＜ 250mL	稀便≥ 5 次 /d 且量＜ 500 ～ 1500mL
5 分	严重腹胀或腹内压＞ 20mmhg 或腹痛不能自行缓解	呕吐且需胃肠减压或胃残余量 ≥ 250mL	稀便≥ 5 次 /d 且量≥ 1500mL

注：0 ～ 2 分，继续肠内营养，加快或维持原速度，对症治疗。3 ～ 4 分，继续肠内营养，减慢速度，2h 后重新评估。≥ 5 分，暂停肠内营养，并做相应处理。

（一）腹泻的评估和管理

腹泻是肠内营养支持常见的并发症之一，其中 2% ～ 63% 的腹泻发生在鼻胃管饮食期间。腹泻的发生会引起电解质紊乱、大便失禁、压疮等临床问题，增加医疗负担。当患者进行肠内营养并发腹泻时，采用 Hart 腹泻计分表来进行腹泻评估（表 5-2-6）。对可能导致腹泻的感染性疾病或其他疾病进行评估，评估内容包括：腹部检查、排便量、粪便性状、粪便细菌培养、电解质检查、药物治疗的使用等。

表 5-2-6　Hart 腹泻计分表

形态	估计排便量		
	＜ 200mL	200 ～ 250mL	＞ 250mL
成型	1 分	2 分	3 分
半固体	3 分	6 分	9 分
液体样	5 分	10 分	15 分
得分			

注：Hart 腹泻计分表对 9 个分类进行赋值，每次排便均按此表进行评分，其总分是当天每次排便的分数之和，若 24h 累计总分≥ 12 分则判断为腹泻。

对于行肠内营养的神经重症患者，应尽早纠正低蛋白血症，减少抑酸药和口服钾制剂的应用，减少抗菌药物的不合理应用，以减少抗菌药物相关性腹泻。针对肠内营养并发腹泻的患者，可通过改变营养配方，如应用可溶性纤维素（20g/L）来减轻腹泻，还可使用酵母菌或益生菌来预防肠道菌群移位引起的腹泻。患者腹泻时，护士应与医生共同做出是否需要停止肠内营养支持的临床决策，不能习惯性地停止肠内营养。如果肠内营养为腹泻的原始原因，可以改变肠内营养输入速度，调整肠内营养配方或肠内营养液温度。实施肠内营养的整个操作过程中，输注肠内营养的管道及操作台面等均要保持清洁。

（二）误吸的预防和管理

与肠内营养相关的误吸率高达 17% ～ 30%，采用误吸风险评估量表对住院的肠内营养患者进行评估（表 5-2-7），可早期识别神经重症患者误吸的高危因素并提前预防。误吸的高危因素包括高龄（> 70 岁）、鼻胃管肠内营养、机械通气、吞咽功能障碍、意识丧失 / 下降、声门或贲门关闭功能遭到破坏、合并神经系统疾病或精神类疾病、使用镇静药物或肌松药物、院内外转运等。神经重症患者入院（转入）、手术、病情变化时需及时评估误吸风险；评分 10 ～ 18 分（低中度危险），每周评估 1 次误吸风险；评分≥ 19 分（重度危险），每日评估 1 次误吸风险。

表 5-2-7　误吸风险评估量表

评估内容	分值		
	3 分	2 分	1 分
年龄	> 80 岁或< 10 岁	50 ～ 80 岁	10 ～ 49 岁
意识	昏迷	意识清楚但使用镇静药物	意识清楚
痰	痰液少	痰液多且黏稠	痰液多且稀薄
合并症：阿尔茨海默病、脑血管意外、重症肌无力、帕金森病	合并 2 种及以上疾病	合并 1 种疾病	无相关疾病合并
饮食	流食或半流食，包括鼻饲流食	普食，包括软食	禁食
饮水试验：患者取坐位，颈部放松，水杯盛满 30mL 温水，观察患者饮水过程、完成情况、呛咳情况及用时，根据试验结果进行分级		5s 以上分 2 次，不呛咳，将 30mL 温水咽下	5s 内能将 30mL 温水顺利地一次性咽下
人工气道机械通气		气管切开 / 气管插管	无气管切开 / 气管插管

注：10 ～ 12 分为低度危险；13 ～ 18 分为中度危险；≥ 19 分为重度危险。

预防误吸的措施包括：加强对人工气道的管理，在建立人工气道时，采用带锥形或圆锥形气囊的气管导管来预防微误吸；气管导管的囊内压维持在 25 ～ 30cmH_2O；患者的气道压较低、自主呼吸较弱以及吸痰时，宜适当增加气囊压；患者体位改变后，宜重新测量气囊压。对气管插管患者常规执行声门下分泌物引流术，以预防误吸，进而降低 VAP 的发生率。对 ICU 机械通气患者和（或）肠内营养支持患者取半卧位（床头抬高 30° ～ 45°）来预防误吸，若患者必须降低床头进行其他操作，操作结束后尽快恢复床头高度。对于机械通气患者，根据患者的胃肠耐受性动态调整肠内营养的量及速率来避免胃扩张，进而减少误吸的风险。对于误吸高风险患者，每 4h 监测 1 次胃潴留，有条件的情况下，可采用床边胃超声监测评估 GRV。对误吸高风险患者，给予幽门后喂养。分次推注喂养会增加误吸的风险，因此不推荐使用分次推注法，分次推注喂养时单次喂养量不超过 400mL。肠内营养支持的危重症患者每天使用 2 次氯己定漱口液来改善口腔卫生。患者发生误吸时立即暂停喂养，吸引清除气管内误吸物，必要时使用纤维支气管镜清洗气道内误吸物，给予吸氧、经验性使用抗生素等，留取痰液样本进行痰标本培养检查。

（三）GRV 的监测和管理

神经重症患者常伴有不同程度的胃肠道功能障碍，同时镇静镇痛药物的应用一定程度上抑制了胃肠道蠕动，易出现胃内容物潴留、反流等并发症。对于存在肠内营养不耐受或高误吸风险的重症患者，常规进行 GRV 监测，有条件的单位可采用 B 超测定 GRV。每 4h 使用注射器抽吸法或胃超声监测法对误吸高风险的重症患者进行 GRV 监测。当患者连续 2 次监测 GRV 值＞ 250mL 或为前 2h 喂养量的 50% 时，可视为高水平的 GRV。

1. 注射器抽吸法（图 5-2-1）

需注意胃管的管径大小和末端的位置，胃管的末端要在胃体靠近胃窦的部位。在监测时，患者床头抬高 30° ～ 45°，取右侧体位，这样才能够保证胃残余量监测结果的相对准确；暂停肠内营养；用 30mL 温开水或生理盐水冲管并夹管；1h 后用 60mL 注射器连接鼻胃管并回抽全部胃内容物；将抽出的胃内容物注回；再次用 30mL 温开水或生理盐水冲管。注射器回抽的胃内容物总量即为胃残余量。

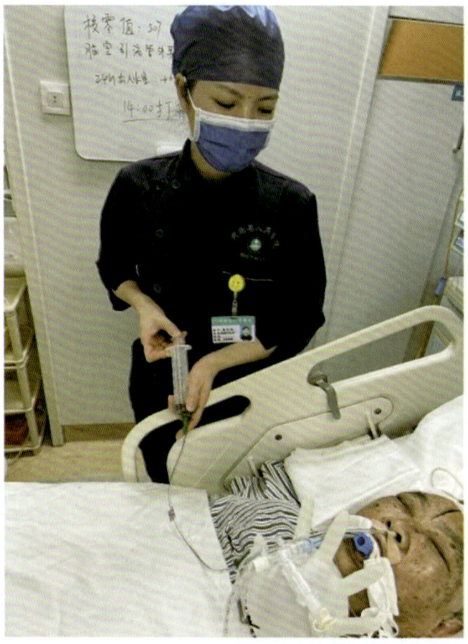

图 5-2-1　注射器抽吸法监测 GRV

2. 改良测量法

停止鼻饲后，将鼻胃管的连接管接入胃残余量收集袋，并将其挂在床边低位，收集 15min 后计算总量。若连接管内有气泡或未见胃内容物自主流入收集袋，可轻压患者腹部。这两种通过鼻胃管监测胃残余量的方法，通常受鼻胃管的材质、内径、末端位置和具体操作手法等的影响。

3. 床旁超声监测法

床旁超声监测胃残余量是将超声探头置于剑突下方，垂直腹部，指示点指向患者头侧，探头自左向右滑动扫描，依次可观察胃底、胃体及幽门切面，获取幽门部矢状位横截面图像。参照年龄与胃窦面积对比表得出 GRV。此法优点在于可直观、清晰地判断胃内容物的区域，所得数据不受体位、鼻胃管等影响，接近生理真实值。床旁超声监测 GRV 能更科学地指导重症患者肠内营养方案的制订，降低肠内营养中断率，更快地达到目标喂养量。对神经重症机械通气患者而言，这是一种监测喂养不耐受的有效方法，值得临床推广应用。床旁超声监测胃残余量方法见图 5-2-2 至图 5-2-4。

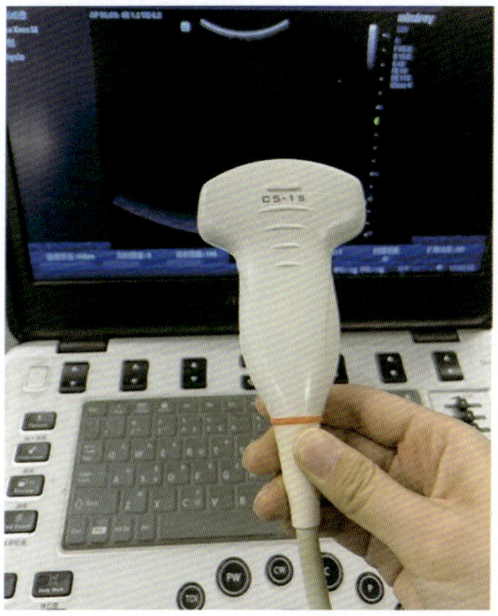

图 5-2-2　取超声机凸阵探头，涂耦合剂，调整深度和增益

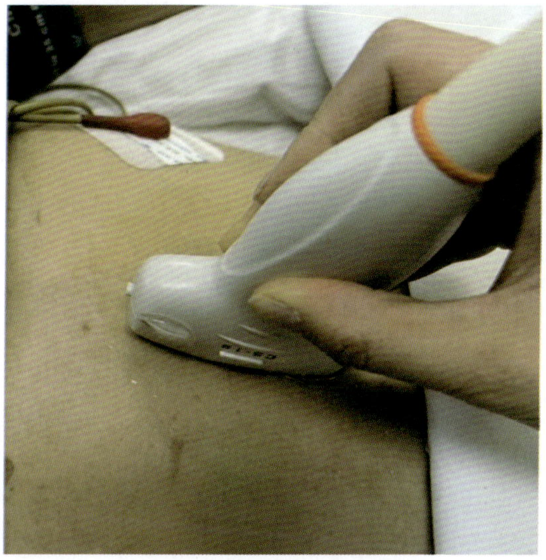

图 5-2-3　超声探头置于患者剑突下方，指示点指向患者头侧

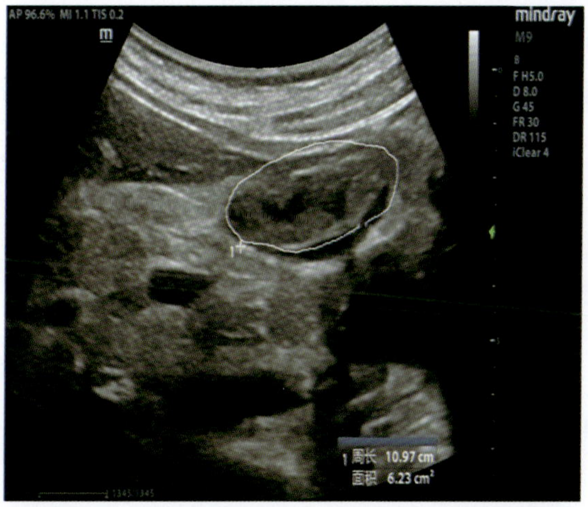

图 5-2-4　确定胃窦位置，测量并计算胃窦面积

（四）腹胀的预防和管理

腹胀是一种主观感受，患者主诉腹部有胀气感，体格检查可见腹部膨隆，叩诊呈鼓音，腹围较鼻饲前增加且腹部触诊较硬、移动度降低、紧张度增加，行腹部探查可见腹围和腹腔增大。肠内营养的患者中，明确存在腹胀者高达 26.9%，可采用测量腹围值和腹部深浅触诊的方法对腹胀进行评估。每日评估患者胃肠道功能（如胃胀、呕吐、腹泻）和进行体格检查（如听肠音、观察腹胀）。患者出现呕吐或腹胀时，使用甲氧氯普胺及床头抬高 30° ～ 45°。益生菌能够改善肠内营养患者的胃肠道功能和营养状况，减少腹泻、腹胀、呕吐、便秘的发生，缩短达到目标喂养量的时间，改善患者白蛋白、血红蛋白水平。肠内营养输注时，采用缓慢加温鼻饲法可以有效控制鼻饲液的温度及注入量，可预防腹胀的发生。

四、前沿进展

近年有关肠内营养喂养不耐受的研究越来越多，其定义目前仍无统一标准，各种评估方法各有优缺点，以腹部症状评估、胃残余量评估、超声评估和评分评估最为常用。近期的指南不推荐在 ICU 进行常规 GRV 测量，因为相关证据仍存在争议，仍缺乏高质量的证据支持。2006 年，欧洲临床营养学和代谢学会重症监护室肠内营养指南中，未提及关于 GRV 测量的具体信息。2013 年，德国营养医学学会指出，GRV 是一个不可靠的概念，尤其对于内科住院患者，不常规进行 GRV 测定可以减轻护士工作负荷。2015 年，加拿大临床实践指南指出，GRV 测定应每 4 ～ 8h 1 次，且 GRV 在 250 ～ 500mL 范围时停止肠内营养是可以接受的。2016 年，重症监护医学学会和美国肠内外营养学会联合发布的指南指出，可以将 GRV 测量从 ICU 护理标准中去除，且不应在 GRV ＜ 500mL 时中断肠内营养。2016 年，美国肠内营养指南建议不再将 GRV 作为肠内营养过程中的监测指标。而在日常实践中，临床大部分医护人员仍将此法作为判断肠内喂养不耐受的指标，故针对胃液抽吸，存在争议。鉴于以上情形，可开展进一步的临床研究，以便为是否应进行 GRV 测定提供强有力的、高质量的证据。同时，医务人员应遵循当前的指南，落实临床实践。

神经重症患者肠内营养喂养不耐受的发生率高，且评估上缺乏规范和统一的标准，迫切需要客观和标准的评估工具，目前国内外从临床症状、超声影像学、评分及生物标志物等方面进行了广泛的探索，已取得一些进展，但上述临床评估方法只是监测胃肠道的动力，而监测危重症患者肠道的有效吸收才是最终目的。由于危重症患者病情复杂，不能运用单一评估方法判断，因此应该综合患者情况进行全面评估。

参考文献

[1] ELKE G，HARTL W H，KREYMANN K G，et al. Clinical Nutrition in Critical Care Medicine Guideline of the German Society for Nutritional Medicine（DGEM）[J]. Clinical Nutrition ESPEN，2019，33：220-275.

[2] SINGER P，BLASER A R，BERGER M M，et al. ESPEN guideline on clinical nutrition in the intensive care unit[J]. Clinical Nutrition，2019，38（1）：48-79.

[3] 四川大学华西循证护理中心，中华护理学会护理管理专业委员会，中华医学会神经外科学分会 . 中国卒中肠内营养护理指南 [J]. 中国循证医学杂志，2021，21（6）：628-641.

[4] 刘芳，高岚，王晓英，等 . 神经重症患者肠内喂养护理专家共识 [J]. 中华护理杂志，2022，57（3）：261-264.

[5] 孙仁华，江荣林，黄曼，等 . 重症患者早期肠内营养临床实践专家共识 [J]. 中华危重病急救医学，2018，30（8）：715-721.

[6] MCCLAVE S A，TAYLOR B E，MARTINDALE R G，et al. Guidelines for the provision and assessment of nutrition support therapy in the adult critically ill patient：Society of Critical Care Medicine（SCCM）and American Society for Parenteral and Enteral Nutrition（A.S.P.E.N.）[J]. J Parenter

Enteral Nutr，2016，40（2）：159-211.

[7] QIU C，CHEN C，ZHANG W，et al. Fat-modified enteral formula improves feeding tolerance in critically ill patients：a multicenter，single-blind，randomized controlled trial[J]. J Parenter Enteral Nutr，2017，41（5）：785-795.

[8] STRAUSBAUGH K. Best practices for managing tube feeding：a nurse's pocket manual[M]. Illinois：Abbott Nutrition，2012：14-18.

[9] BARBARA E M，STEVE ABRAMS，LUCILE ADAMS C，et al. The 2015 dietary guidelines advisory committee scientific report：development and major conclusions[J].Adv Nutr，2016，7：438-444.

[10] YI LJ，TIAN X，SHI B，et al. Early enteral nutrition supplemented with probiotics improved the clinical outcomes in severe head injury：some promising findings from Chinese patients[J]. Medicine，2019，98（17）：e15426.

[11] 王拥军，赵性泉，王少石，等．中国卒中营养标准化管理专家共识 [J]. 中国卒中杂志，2020，15（6）：681-689.

[12] 米元元，黄海燕，尚游，等．中国危重症患者肠内营养治疗常见并发症预防管理专家共识（2021 版）[J]. 中华危重病急救医学，2021，33（8）：903-918.

[13] 中华医学会神经外科分会，中国神经外科重症管理协作组．中国神经外科重症患者营养治疗专家共识（2022 版）[J]. 中华医学杂志，2022，102（29）：2236-2255.

[14] 刘珊珊，谢波，徐菊玲，等．ICU 机械通气患者喂养不耐受监测方法的研究进展 [J]. 护士进修杂志，2019，34（4）：325-327.

[15] 侯锦，郭爱敏．床旁超声监测胃残余量应用于重症患者肠内营养的研究进展 [J]. 护理学杂志，2021，36（2）：101-104.

[16] 杨博，李黎明，黄志红．腹内压监测用于 ICU 患者早期肠内营养的研究进展 [J]. 护理学杂志，2022，37（13）：110-113.

[17] 蔡悦，王颖，乐霄，等．住院患者肠内营养相关性腹泻的预防及管理最佳证据总结 [J]. 护理学杂志，2022，37（16）：80-84.

[18] 吴白女，黄培培，米元元，等．胃残余量监测的系统评价 [J]. 护士进修杂志，2019，34（2）：107-114.

[19] 中华医学会肠外肠内营养学分会．中国成人患者肠外肠内营养临床应用指南（2023 版）[J]. 中华医学杂志，2023，103（13）：946-974.

[20] 中华医学会创伤学分会神经创伤专业学组．颅脑创伤患者肠内营养管理流程中国专家共识（2019）[J]. 中华创伤杂志，2019，35（3）：193-198.

（范晶丽）

第三节 镇静镇痛监测治疗技术

一、概述

ICU 患者常处于强烈的应激环境中，机体处于紧张状态，器官做功负荷及代谢增加，进而出现组织氧耗增加、凝血功能异常、呼吸功能障碍、免疫抑制和分解加速等。镇痛镇静是 ICU 治疗的重要组成部分。镇静治疗是指借助药物等手段使焦虑、躁动的患者处于一种平静安详的状态。镇痛治疗是指通过药物、非药物手段（音乐、心理暗示、针刺以及理疗等）提高患者的痛觉阈值，减轻或消除患者的疼痛感觉。合理的镇静镇痛治疗可以减轻患者疼痛，减少不良刺激，降低器官的代谢速度以及提高患者睡眠质量，促进机体及器官功能恢复。在镇静镇痛治疗实施前，需去除造成患者不良反应的各种诱因，以利于镇静镇痛治疗效果最大化。

二、镇静镇痛治疗理念的变迁

近年来，镇静镇痛治疗的理念不断更新。第一版镇静管理指南于 1995 年发布，规范了镇静药物的使用，但对镇痛治疗提及较少。2002 年更新了《危重成人持续镇静镇痛的临床实践指南》，该指南指导了重症医生从加强镇静向优化镇静治疗策略的转变，推荐以镇痛为基础的个体化镇静，强调了患者的舒适性与安全性。

随着临床实践的不断深入，成人 ICU 患者疼痛、躁动和谵妄管理（pain，agitation and delirium，PAD）的临床实践指南于 2013 年发布。PAD 着重强调了谵妄预防和治疗的必要性，并推荐在无禁忌证情况下，维持轻度镇静水平。为使 PAD 在临床上更好地应用，设计了 ABCDEF 镇静镇痛集束化措施（ABCDE bundle）。“A” 指每日唤醒（awakening）；“B” 指（自主）呼吸（breathing）；“C” 指医护协作（coordinated effort）；“D” 指谵妄评估（delirium assessment）；“E” 指重症患者早期活动及步行（early mobilization and ambulation）；“F” 指家庭参与和赋权（family）。系统集束化管理有助于降低 ICU 患者谵妄发生率，促进躯体功能恢复。为进一步提高患者的舒适度，2016 年又提出了“以患者为中心” 的镇静镇痛新理念——早期、舒适化、以镇痛为基础、最小量镇静，并给予患者充分的人文关怀（early comfort using analgesia，minimal sedatives and maximal humane care，eCASH）。eCASH 更加注重以目标为导向的浅镇静策略，以患者为中心，给予充分的人文关怀，通过音乐治疗和放松技术等非药物治疗辅助镇痛，改善患者应激状态，提高患者的舒适度。时隔 2 年，美国重症医学会于 2018 年发布了 ICU（PADIS）成人患者疼痛、躁动 / 镇静、谵妄、失动和睡眠中断的预防和管理临床实践指南。PADIS 指南中新增加了镇静镇痛监测，通过动态评估，使用最低有效剂量的阿片类药物，同时加以按摩、音乐疗法、冰水冷敷、松弛技术等用于重症患者管理。

随着国际指南的不断更新和推广，国内对镇静镇痛治疗方案的设计以及实施过程的认识有了进一步的改变。2006 年中华医学会重症医学分会撰写了《中国重症加强治疗病房患者镇痛和镇静治疗指导意见（2006）》奠定了中国重症患者镇痛镇静的基础。2018 年中华医学会发布了《中国成人 ICU 镇痛和镇静治疗指南》，指南对成人 ICU 镇静镇痛治疗方案做了详细推荐。指南一致推荐对 ICU 机械通气患者在镇静治疗的同时或之前给予镇痛治疗的策略，同时对镇静深度进行密切监测。

三、神经重症患者镇静镇痛治疗的目的

镇静镇痛治疗是神经重症患者治疗的重要组成部分。神经重症患者多伴有颅内压升高。研究表明对于颅脑损伤患者，镇静镇痛治疗除了减轻/消除患者的疼痛、焦虑、躁动之外，还可有效降低颅内压。镇静镇痛治疗是神经重症患者出现颅内高压时的基础治疗，当患者有颅内压升高的风险时，应在颅内压监测指导下采取强化镇静镇痛的措施以降低颅内压。大部分镇静剂都具有神经保护作用，可以抑制交感神经兴奋、预防 / 减轻继发性脑损伤、降低脑氧耗，重新建立能量供需正平衡。镇静镇痛治疗还能抑制谷氨酸分解，调节 γ- 氨基丁酸（GABA）受体，从而有利于脑损伤治疗。神经重症患者需要注意的另一个方面是癫痫发作，高达 22% 的外伤患者以及 15% 的脑出血或蛛网膜下腔出血患者都可能合并癫痫。这类患者适合镇静和止痛。

当神经重症患者出现难治性高颅压时，可强化镇静镇痛治疗，从而将颅内压控制在目标范围内。神经重症患者在选择镇静催眠剂时还应当注意尽量减少对全身血压的影响，以维持脑灌注压（CPP）。在强烈怀疑有颅高压等器官功能不稳定的情况下，对神经重症患者不应进行浅镇静（RASS 评分 -2 ～ 1 分，SAS 评分 3 ～ 4 分），而应当进行深度镇静。当器官功能趋于稳定后，可考虑由深镇静向浅镇静 / 无镇静过渡。短效制剂对镇静的短期中断有助于恢复神经系统的判断力。虽然多数神经重症患者处于昏迷状态，但仍需对患者的镇静镇痛状态进行动态评估，可供选择的主观镇静评估工具包括 SAS 评分、RASS 评分等，但对于持续昏迷的患者则应用价值有限。普通重症监护室已经意识到镇静镇痛治疗时每天中断疗法的意义，但目前对神经重症患者相应的治疗理念研究不多。在实施镇静镇痛之前和过程中应对患者的基本生命体征（意识、心率、呼吸、血压、尿量以及体温）、镇静镇痛评分以及多模态脑功能监测进行动态观察，以选择合适的药物及剂量，确定监测的疗效目标，制订个体化治疗方案，获得最小的不良反应和最佳的疗效。

四、镇静镇痛监测（视频 5-3-1）

视频 5-3-1

镇静镇痛不足或过深都有不良影响，合适的镇静镇痛治疗会使 ICU 患者获益。使用药物维持镇静镇痛时需要对患者进行动态评估，判断其躁动和基础应激是否已充分治疗。如果采用了恰当的评分系统，则可逐步调整药物剂量以满足治疗需要。目前临床上对患者镇静镇痛的评估方法主要有主观性评分和客观性评分两种。既往多采用主观性评分，但主观评估工具较难准确、客观地描述患者确切的疼痛、躁动状态，不能实时连续监测，

需通过声音、身体等刺激反复评估且受评估者的主观影响较大。客观性评分引入各种监测仪器，将镇静状态下的各种脑电信号转化为客观的量化参数，可以动态、准确、直观地反映意识状态及镇静程度。

1. 镇痛深度评估

重症监护病房收治的是危重症患者，患者常因疾病因素存在各种性质、不同部位、不同程度的疼痛，但是由于存在意识障碍、认知及言语表达能力丧失、交流障碍、疾病治疗需要应用镇静镇痛药物及气管插管等情况，患者的疼痛问题常被忽视。因此，对危重症患者的疼痛进行及时、有效、可靠的评估尤为重要，对患者定时进行疼痛评估，有助于进行恰当的镇痛治疗，并可减少镇痛药物的使用剂量，使患者疼痛的发生率下降。

对于能够自主表达的患者，患者的主诉公认是评价疼痛程度和治疗效果的最可靠方法，是“金标准”，应尽可能获得患者对所受疼痛的自我评分，常用的为数字评分法（NRS 评分）（图 5-3-1）。NRS 评分是一个 0 ～ 10 分的点状标尺，0 分代表不痛；5 分代表痛，但可忍受；10 分代表疼痛难忍。由患者选择一个数字描述疼痛。

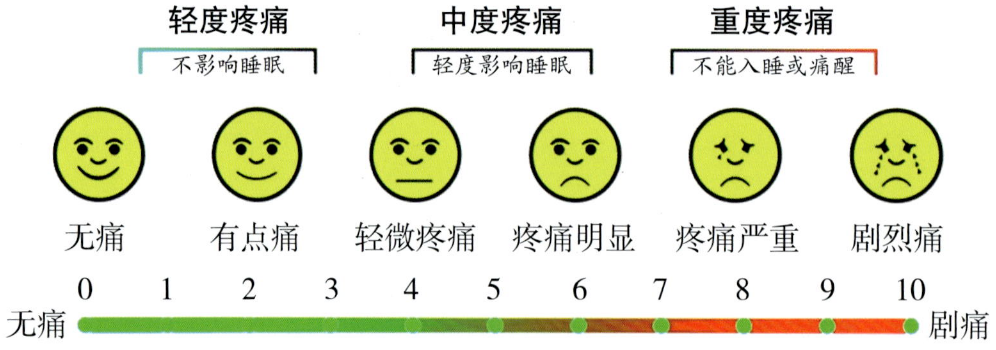

图 5-3-1 数字评分法（NRS 评分）

对于不能表达的 ICU 患者，应使用客观评估工具进行疼痛评估，包括疼痛行为学量表（BPS 评分）、重症监护疼痛观察工具（CPOT 评分）、疼痛行为指标量表（SBIP 评分）、非语言成人疼痛评估量表（NVPS 评分）、疼痛评估和干预符号法则（PAIN 评分）等。目前对于选择和使用何种评估工具尚无统一定论。Pudas-Tahka 等比较了这 5 个疼痛评估工具，研究发现 BPS 评分和 CPOT 评分的信效度较好。2013 年美国重症学会（SCCM）镇痛镇静指南也推荐使用 BPS 评分（表 5-3-1）、CPOT 评分（表 5-3-2）对 ICU 患者进行疼痛客观评估。一般而言，镇痛效果评估的方法及预期目标：对于能自主表达的患者应用 NRS 评分，目标值为＜ 4 分；对于不能表达、运动功能良好、行为可以观察的患者应用 BPS 评分或 CPOT 评分，目标值分别为 BPS 评分＜ 5 分和 CPOT 评分＜ 3 分。

表 5-3-1 疼痛行为学量表（BPS 评分）

	分值 / 分	描述
面部表情	1	放松
	2	面部部分绷紧（如皱眉）
	3	面部完全绷紧（如眼睑紧闭）
	4	做鬼脸，表情疼痛

续表

	分值 / 分	描述
上肢活动	1	无活动
	2	部分弯曲（移动身体或很小心地移动身体）
	3	完全弯曲（手指伸展）
	4	肢体处于一种紧张状态
机械通气顺应性	1	耐受良好
	2	大多数时候耐受良好，偶有呛咳
	3	人机对抗
	4	无法继续使用呼吸机

表 5-3-2　重症监护疼痛观察工具（CPOT 评分）

指标	描述	分值 / 分
1. 面部表情	未观察到肌肉紧张	放松：0
	表现为皱眉，面部肌肉紧张	紧张：1
	出现上述所有表情并双眼紧闭	痛苦貌：2
2. 身体运动	安静，无运动（不一定表示无疼痛）	无活动：0
	运动慢而小心，触碰或抚摸疼痛部位，通过活动吸引注意力	保护性：1
	拉扯管道，企图坐起或下床，四肢活动剧烈，不听指令，攻击工作人员	焦躁不安：2
3. 四肢肌肉紧张度	被动运动时无阻力	放松：0
	被动运动时有阻力	紧张僵硬：1
	被动运动时阻力非常大，无法完成动作	非常紧张僵硬：2
4a. 人机同步	呼吸机无报警，机械通气顺畅，无抵抗	呼吸机耐受：0
	呼吸机报警可自动停止	咳嗽单可耐受：1
	人机不同步：机械通气中断，呼吸机报警频繁	呼吸机对抗：2
4b. 发声（针对无气管插管）	没有声音或说话时音调正常	说话语调正常：0
	叹气或呻吟	叹气或呻吟：1
	哭泣或呜咽	哭泣或呜咽：2
总分	1+2+3+4a+4b=	

注：CPOT 评分适用于 ICU 机械通气患者，总分为 0 ～ 8 分，≥ 3 分有意义。

BPS 评分从面部表情、上肢活动、机械通气顺应性三个疼痛相关行为指标方面进行评估。评估患者的疼痛程度时，每个条目根据患者的情况分别赋予 1 ～ 4 分，将 3 个条目的得分相加，总分为 3 ～ 12 分，总分越高说明患者的疼痛程度越高，一般完成对患者的疼痛评估需要 2 ～ 5min。但这一评分量表有一定的局限性，在没有行机械通气的患者中无法使用。

CPOT 评分包括面部表情、身体运动、四肢肌肉紧张度、人机同步 / 发声等 4 个方面，每个条目 0 ～ 2 分，总分为 0 ～ 8 分。其中 0 分代表不痛，8 分代表最痛，是特别为无法交流的 ICU 患者开发的疼痛行为客观量表。

2. 镇静深度评估

适度的镇静水平应让患者处于有效镇静且易被唤醒的状态。镇静深度评估在 ICU 中的重要性已经获得广泛认同，动态镇静深度的评估有助于选择最佳镇静药物，调整镇静药物的剂量，降低过度镇静的比例，提高合理镇静的水平，达到预期镇静目标。目前临床上应用最多、信度和效度最好的评分系统为 Ramsay 评分、SAS 评分、Richmond 评分。2013 年美国重症学会（SCCM）镇痛镇静指南提出 RASS 评分和 SAS 评分是评估成年 ICU 患者镇静质量与深度最为有效和可靠的工具。

（1）Ramsay 评分（表 5-3-3）：是临床上使用最为广泛的镇静评分标准，简单实用。分为六级，分别反映 3 个层次的清醒状态和 3 个层次的睡眠状态。Ramsay 评分被认为是可靠的镇静评分标准，但缺乏特征性的指标来区分不同的镇静水平。

表 5-3-3　Ramsay 评分

分值 / 分	描述
1	患者焦虑、躁动不安
2	患者配合，有定向力、安静
3	患者对指令有反应
4	嗜睡，对轻叩眉间或大声听觉刺激反应敏捷
5	嗜睡，对轻叩眉间或大声听觉刺激反应迟钝
6	嗜睡，无任何反应

（2）SAS 评分（表 5-3-4 ）：是第一个证明在成年危重病患者中可靠有效的评分系统，根据患者 7 项不同的行为对其意识和躁动程度进行评分。

表 5-3-4　SAS 评分

分值 / 分	定义	描述
7	危险躁动	拉拽气管内导管，试图拔除各种导管，翻越床栏，攻击医护人员，在床上辗转挣扎
6	非常躁动	需要保护性束缚并反复语言提示劝阻，咬气管内导管
5	躁动	焦虑或身体躁动，经言语提示劝阻可安静
4	安静合作	安静，容易唤醒，服从指令
3	镇静	嗜睡，语言刺激或轻轻摇动可唤醒并能服从简单指令，但又迅速入睡
2	非常镇静	对躯体刺激有反应，不能交流及服从指令，有自主运动
1	不能唤醒	对恶性刺激无或仅有轻微反应，不能交流及服从指令

（3）RASS 评分（表 5-3-5）：是具有心理测验性质的镇静评分表，用于评估躁动与镇静。

表 5-3-5　RASS 评分

分值 / 分	描述
4	患者有攻击性、有暴力行为
3	患者非常躁动，试着拔出呼吸管、胃管或静脉针头
2	患者躁动焦虑，身体移动，无法配合呼吸机
1	患者不安、焦虑、紧张但身体只有轻微的移动
0	患者清醒平静
-1	患者昏昏欲睡，没有完全清醒，但可以保持清醒超过 10s
-2	患者轻度镇静，无法维持清醒超过 10s
-3	中度镇静，对声音有反应
-4	重度镇静，对身体刺激有反应
-5	昏迷，对声音及身体刺激都无反应

镇静镇痛目标是否实现，需借助评分系统动态评估，RASS 评分 –2 ～ 1 分及 SAS 评分 3 ～ 4 分代表浅镇静；RASS 评分 –4 ～ –3 分及 SAS 评分 2 分代表深镇静；当使用神经 - 肌肉阻滞剂时，RASS 评分应达到 –5 分，SAS 评分应达到 1 分。

3. 客观性评分

对于深镇静及严重意识障碍患者，主观评分系统并不能准确评估疼痛程度、镇静深度以及有无谵妄。客观性评分对脑功能多元化监测，主要采用量化脑电图（qEEG）监测技术，包括脑电双频指数（BIS）、SEDline 监测仪等。

（1）脑电双频指数（BIS）：是在脑电图（EEG）频率谱和功率谱的基础上增加对位相和谐波的非线性分析得出的混合信息拟合的数字，可以实时反映大脑皮质及皮质下的意识水平。BIS 是唯一通过美国 FDA 批准的镇静深度监测指标，能较好监测大脑皮质功能状态及其变化，对预测意识的消失和恢复有一定的灵敏度，同时可减少镇静药物剂量，是目前以脑电来判断镇静水平和监测镇静深度的较为准确的方法。BIS 监测仪使用时需将传感器置于患者额部，保证探头与皮肤接触良好，再将传感器缆线连接到监护仪的 BIS 模块上，即可读取 BIS 值。BIS 将脑电信号量化，总分为 100 分，数值越大表明越清醒，数值越小则提示大脑皮质受抑制越严重。其中 90 ～ 100 分为清醒；70 ～ 90 分为轻中度镇静；60 ～ 70 分为深度镇静；40 ～ 60 分为全身麻醉状态；30 ～ 40 分为深度镇静；10 ～ 30 分为脑电活动消失。

BIS 值与大多数镇静药物产生的镇静深度有相关性。研究表明 BIS 值与 RASS 评分、CPOT 评分呈正相关。在静脉类镇静药物中，丙泊酚的镇静深度同 BIS 值相关性极好，能准确监测单纯丙泊酚的镇静深度。BIS 是不影响镇静深度（无须刺激）的定量指标，可以较好地反映镇静药物作用的程度、意识恢复程度和指导剂量。BIS 监测也存在一定的局限性。最突出的缺点是联合用药不同时，BIS 值即使相同并不代表镇静深度相同，不同患者在不同的镇静阶段 BIS 值均会变化。再者，BIS 值受多种因素的影响，如艾司洛尔、外源性的肾上腺素可以使 BIS 值升高，影响镇静深度的真实性。即便如此，BIS 值仍为反映大脑皮质功能、反映镇静深度的较好指标。

（2）SEDline 监测仪：通过额部电极片实时采集患者脑电图信号，并经过信号处理来监测大脑状态，其提供的多导脑电及频谱分析技术可全面评估患者原始脑电图（EEG）、爆发抑制（burst suppression，BS）、边缘频率、密度频谱阵列（density spectral array，DSA）、患者状态指数（patient state index，PSI）、肌电图（electromyo-gram，EMG）等多项指标，使临床医生能够综合判断大脑皮质状态，合理调整镇静药物使用，减少并发症的发生。

患者状态指数（patient state index，PSI）是与麻醉药物作用相关的、计算脑电波的专有变量，反映患者大脑的额叶皮质和前额叶皮质的电活动。PSI 是一项复杂计算的结果，是大脑电活动众多方面的定量加权值，如各种脑电图频带中的功率变化、重要脑区之间的对称性和同步的变化以及额叶皮质区域的抑制作用。SEDline 监测仪可在自动删除受到生理和环境信号产生的伪迹污染的数据之后，根据连续记录的脑电图自动进行上述计算。计算出的 PSI 值会定期更新，以数字形式显示并呈现在彩色编码的趋势图上，用于监测大脑状态的变化。PSI 量表由 0 ～ 100 分组成，0 ～ 25 分为深镇静状态，25 ～ 50 分为全身麻醉状态，50 ～ 90 分为浅镇静状态。清醒患者 PSI 值通常维持在 90 ～ 100 分，PSI 值可以用于滴定麻醉镇静深度，指导药物用量。

五、镇静镇痛治疗常用药物

ICU 患者病情的特殊性和管理的复杂性使得镇静镇痛方案的选择不能过于单一。多模式镇静镇痛指的是联合不同作用机制的药物，通过干预多层面的痛觉感知或传导，实现不同作用机制药物的相加或协同，从而减少每种药物的剂量，减少不良反应，最大化效应 / 副作用比。eCASH 理念也提倡个体化镇痛与多模式镇痛。个体化镇痛要求针对不同病症的疼痛，选择不同药物；多模式镇痛则是以阿片类药物为基础，采用多模式镇痛方案以减少阿片类药物的剂量。目前理想的镇静镇痛类药物需要具有以下特点：①对循环功能和呼吸功能影响小；②起效快且效果明显；③药物代谢快，基本无明显蓄积作用；④对肝肾功能影响小；⑤抗焦虑和顺应性遗忘效果优良，使用时易唤醒，停药后快速恢复意识状态等。此外镇静镇痛药物个体敏感性差异大，个体在药物代谢动力学、药效学及不良反应等方面存在显著差异，在药物使用过程中，需密切关注生命体征变化，动态调整药物的使用。

1. 静脉类镇痛药物

镇静镇痛治疗的原则是先镇痛再镇静，ICU 中大部分患者烦躁的首要原因是疼痛和不适感，因此镇痛是镇静治疗的基础。目前临床上常用的镇痛药物主要包括阿片类镇痛药、非阿片类镇痛药、非甾体抗炎药（NSAIDs）及局部麻醉药。（表 5-3-6）

（1）吗啡：是天然的阿片生物碱，是阿片类药物的原型，具有镇静镇痛、呼吸抑制、镇咳、抑制胃肠道蠕动、促进组胺释放、诱发哮喘等作用，容易导致低血容量患者低血压，推荐用于血流动力学稳定的患者。起效和达到峰值的时间较长，镇痛持续时间较芬太尼长，可控性不及芬太尼。

（2）芬太尼：为合成阿片类药物，广泛应用于 ICU 患者，镇痛强度是吗啡的 100 ～ 180 倍，起效快，对循环功能的抑制较轻，推荐用于血流动力学不稳定和无法耐受吗啡不良反应的患者。但重复用药后可因药物的蓄积和延时效应导致呼吸抑制（中枢性和延迟性），延长复苏时间。还可能引起呼吸抑制、心动过缓、肌肉强直、恶心呕吐。老年人、肝肾功能不佳者需要小剂量给药和更长的给药间隔时间。

（3）瑞芬太尼：为合成阿片类药物，是新型短效 μ 阿片受体激动剂、超短效镇痛药，起效快、作用持续时间短，代谢不受肝肾功能等影响，体内无明显蓄积。

（4）舒芬太尼：为合成阿片类药物，镇痛作用为芬太尼的 5 ～ 10 倍，作用持续时间为芬太尼的 2 倍。有研究发现，在冠状动脉搭桥术后患者中，舒芬太尼与瑞芬太尼相比，在 24h 内镇痛作用无明显差别，在 24h 后舒芬太尼镇痛作用弱于瑞芬太尼。

（5）右美托咪定：属于咪唑类衍生物，具有良好的镇静镇痛作用，通过激动中枢 α2 肾上腺素受体产生作用。因患者可唤醒，所以患者的配合度更高。没有明显的心血管抑制及停药后反跳，不产生呼吸抑制，对血流动力学影响小，已越来越多地用于 ICU 镇静。

表 5-3-6　ICU 常用静脉类镇痛药物

分类	药名	起效时间	半衰期	负荷剂量	维持剂量	药品不良反应
阿片类	吗啡	5 ～ 10min	3 ～ 4h	2 ～ 4mg	2 ～ 30mg/h	恶心呕吐，呼吸抑制，累积用药导致肝肾损伤
	芬太尼	1 ～ 2min	2 ～ 4h	0.35 ～ 0.5μg/kg	0.7 ～ 10μg/（kg · h）	呼吸抑制，低血压，累积用药导致肝损伤
	瑞芬太尼	1 ～ 3min	3 ～ 10min	0.5 ～ 1μg/kg	0.02 ～ 0.15μg/（kg · min）	恶心呕吐，呼吸抑制，低血压
	舒芬太尼	1 ～ 3min	约 13h	0.2 ～ 0.5μg/kg	0.2 ～ 0.3μg/（kg · h）	恶心呕吐，呼吸抑制，低血压
非阿片类	右美托咪定	5 ～ 10min	1.8 ～ 3.1h	1μg/kg	0.2 ～ 0.7μg/（kg · h）	心动过缓，低血压

2. 静脉类镇静药物

目前 ICU 最常用的镇静药物为苯二氮草类、丙泊酚、右美托咪定。苯二氮草类药物包括咪达唑仑、地西泮等。（表 5-3-7）

（1）咪达唑仑：为 ICU 中应用最广泛的苯二氮草类药物，半衰期短，镇静、抗焦虑作用强，顺行性遗忘作用强，并且易于与其他药物联合应用，但是对年老或呼吸功能不全者可能导致呼吸抑制，用药后可能引起血压下降、脉搏增快等不良反应。

（2）地西泮：是长效镇静药，能迅速进入中枢神经系统，起效快，为中枢抑制剂，在 ICU 中主要用于控制抽搐、惊厥，反复用药后因蓄积作用可导致镇静作用延长。应用广泛，抗焦虑作用选择性很强。较大剂量时可诱导入睡，是目前临床上最常用的催眠药。此外还具有较好的抗癫痫作用，对癫痫持续状态极有效。经肝脏代谢后仍有生物活性，容易发生药物蓄积。

（3）丙泊酚：起效快，作用时间短，撤药后能快速清醒，还可用于颅脑损伤患者，减轻颅内高压。但在使用过程中，患者可能出现血压下降、心动过缓等不良反应，需动态监测患者血流动力学指标。与苯二氮草类药物相比，丙泊酚能减少机械通气时间，但对短期病死率无影响。

（4）右美托咪定：是一种新型镇静药，作用于中脑蓝斑核，可抑制交感神经活性，减少去甲肾上腺素的释放，对患者的意识和呼吸影响轻微，患者易于唤醒，方便进行神经功能评估，还可以减轻交感神经兴奋，从而起到镇静、减少炎症反应及减轻应激的作用。使用该药镇静的患者更易唤醒，呼吸抑制较少，还可减少苯二氮草类和丙泊酚的使用剂量，进而改善患者谵妄状态，减少机械通气时间，最常见的不良反应包括血压和心率的下降。

表 5-3-7　ICU 常用静脉类镇静药物

分类	药名	起效时间	半衰期	首次剂量	维持剂量	药品不良反应
苯二氮䓬类	咪达唑仑（酒精、药物戒断反应，一线药）	2 ～ 5min	3 ～ 11h	0.01 ～ 0.05mg/kg	0.02 ～ 0.1mg/（kg · h）	呼吸抑制，低血压，可能导致谵妄
	地西泮（非一线）	2 ～ 5min	20 ～ 120h	5 ～ 10 mg	0.03 ～ 0.1mg/kg	呼吸抑制，低血压
全身麻醉药	丙泊酚（儿童需特别注意丙泊酚输注综合征）	1 ～ 2min	快代谢型 0.5 ～ 1h，慢代谢型 3 ～ 6h	5μg/（kg · min）	1 ～ 4mg/（kg · h）	呼吸抑制，低血压，高甘油三酯，输注点疼痛。丙泊酚输注综合征
其他	右美托咪定（兼镇痛镇静，可预防及治疗谵妄）	5 ～ 10min	1.8 ～ 3.1h	1μg/kg	0.2 ～ 0.7μg/（kg · h）	心动过缓，低血压

六、镇静镇痛治疗不良反应

镇静镇痛治疗是一把双刃剑，在降低应激、保护器官功能的同时，可能抑制某些器官的重要生理功能（如呼吸功能、循环功能）或加重某些器官（如肝脏、肾脏）的代谢负担而导致器官功能损伤或失衡。镇痛镇静药物对患者各器官功能的影响是 ICU 医生必须重视的问题之一。镇静镇痛治疗常见的不良反应如下。

（1）循环功能抑制：阿片类药物是 μ 受体激动剂，可降低交感神经张力，引起血压和心率的下降，苯二氮䓬类药物与丙泊酚具有轻度负性肌力作用，此外丙泊酚还可降低全身血管阻力并引起静脉扩张，从而减少回心血量。因此镇静镇痛治疗期间应进行血流动力学监测，根据患者血压和心率的变化，动态调整药物剂量及类型，力求维持血流动力学平稳。

（2）ICU 获得性萎弱综合征：发生于 25% ～ 60% 的 ICU 患者，由重症疾病诱发，但又无法用原发病来解释，以肢体无力为主要临床表现。危险因素包括：脓毒症、多器官功能障碍综合征（MODS）、全身炎症反应综合征（SIRS）、高血糖、制动、激素、肌肉松弛剂、高龄等。积极治疗原发病、维持血糖正常化、合适的营养支持、早期的康复活动均有助于预防及恢复。

（3）呼吸功能抑制：阿片类药物对中枢有镇静作用，可抑制脑干的 preBötzinger 复合体产生的呼吸节律，极易引起患者呼吸抑制。丙泊酚和苯二氮䓬类均可引起呼吸抑制，主要通过降低呼吸幅度，吗啡主要通过降低呼吸速率来抑制呼吸，而芬太尼导致的呼吸抑制表现为呼吸速率的降低和潮气量的减少。由于芬太尼的镇痛效用是吗啡的 100 倍，因此微小的剂量改变都有可能造成患者呼吸抑制。持续镇静也减弱了患者自主咳嗽及排痰功能，减少了呼吸系统分泌物的排出，增加了肺部感染的风险。

（4）消化功能影响：阿片类药物主要与在肠内神经系统表达的钙 - 阿片受体结合，最终阻滞神经元介导的肠道分泌功能和运动功能，引起胃肠蠕动减慢和便秘。大约 40% 的患者在使用阿片类药物后可能出现恶心，15% ～ 25% 的患者可能出现呕吐。在阿片类药物使用过程中，联合使用促胃肠动力药以预防便秘的发生，并联合其他镇痛药物以减少阿片类药物使用。

（5）其他：长期使用阿片类药物可产生神经毒性，包括过度嗜睡（镇静）到幻觉、谵妄、肌阵挛、癫痫发作和痛觉过敏等。此外，镇静镇痛药物对机体有免疫抑制作用，且与药物剂量呈显著正相关。镇静镇痛后患者呈持续卧床状态，容易造成软组织受压，静脉系统血流缓慢，容易合并褥疮、深静脉血栓等并发症，因此对于此类患者，应加强体位变动、给予气压治疗、穿弹力袜等以减少上述并发症的发生。

鉴于镇静镇痛治疗的不良反应，在实施该治疗前，应常规评估患者的器官功能状态和器官储备能力。在实施过程中，需严密监测患者血流动力学、肝肾功能、呼吸功能及消化功能的变化，动态调整药物的种类、剂量及给药方式，从而减少不良事件的发生。

七、前沿进展

镇静镇痛治疗是神经重症患者临床诊疗的重要组成部分，对提高患者的舒适度及改善预后起着极其重要的作用。最新的指南推荐镇静镇痛治疗要遵循个体化、最适化的原则，在实施镇静镇痛的过程中，要动态评估患者各器官的功能状态，实时调整药物的种类及剂量，频繁评估镇静镇痛深度，并有效利用先进的监测技术，实现效果最大化、不良反应最小化，以保障患者的安全性和舒适性。

参考文献

[1] SESSLER C N，GOSNELL M S，GRAP M J，et al. The Richmond Agitation–Sedation Scale：validity and reliability in adult intensive care unit patients[J]. Am J Respir Crit Care Med，2002，166（10）：1338-1344.

[2] AHMADY A A，ENIZY S A，ALALI H，et al. Implementation of a sedation protocol：a quality improvement project to enhance sedation management in the paediatric intensive care unit[J]. BMJ Open Quality，2022，11（1）：918-925.

[3] 潘星羽，张近波，金晓红，等. 右美托咪定镇静对机械通气脓毒症患者肠屏障功能的影响 [J]. 中国临床药理学杂志，2018，34（2）：120-122.

[4] BUTT W，MCCONACHIE N，MALIK L，et al. Association between anesthesia modality and clinical outcomes following endovascular stroke treatment in the extended time window[J]. Journal of Neuro Interventional Surgery，2022，14：221-226.

[5] GOURLAY K，ORTIZ S，YUKSELOGLU A，et al. Quantifying the intensity of adverse events with ibuprofen and oxycodone：an observational cohort study[J]. BMJ Paediatrics Open，2022，6（1）：793-797.

[6] KOKSVIK G H，RICHARDS N，GERSON S M，et al. Medicalisation，suffering and control at the end of life：the interplay of deep continuous palliative sedation and assisted dying[J]. Health，2022，26（4）：512-531.

[7] 郭丰，王琦，严春燕，等．不同镇静方案在感染性休克患者中的临床应用观察 [J]. 中华医学杂志，2016，96(22)：1758-1761.

[8] YAN F，SONG D，DONG Z，et al. Alternation of EEG characteristics during transcutaneous acupoint electrical stimulation–induced sedation[J]. Clinical EEG and Neuroscience，2022，53(3)：204-214.

[9] 王桥生，张娟，李小涛，等. 以右美托咪定为基础的早期目标导向镇静对脓毒症患者的效果 [J]. 广东医学，2019，40(4)：588-591，596.

[10] YAMAMOTO M，MEGURO K，MOUILLET G，et al. Effect of local anesthetic management with conscious sedation in patients undergoing transcatheter aortic valve implantation[J]. The American Journal of Cardiology，2013，111(1)：94-99.

[11] 宋瑞霞，李俊艳，董晨明，等．右美托咪定在 ICU 机械通气集束化治疗中的临床应用研究 [J]. 中华危重病急救医学，2015，27(10)：836-840.

[12] BRUMMEL N E，JACKSON J C，PANDHARIPANDE P P，et al. Delirium in the ICU and subsequent long-term disability among survivors of mechanical ventilation[J]. Critical Care Medicine，2014，42(2)：369-377.

[13] 李晓晴，马闻建，姜雰纹，等．冠状动脉旁路移植术后谵妄的发生率和相关危险因素研究 [J]. 中华神经科杂志，2015，48(12)：1069-1073.

[14] CARNEY J，MCDONNELL J G，OCHANA A，et al. The transversus abdominis plane block provides effective postoperative analgesia in patients undergoing total abdominal hysterectomy[J]. Anesthesia and Analgesia，2008，107(6)：2056-2060.

[15] 吕杰，刘丹，安友仲，等．以瑞芬太尼镇痛为基础的镇静治疗对危重患者谵妄发生的影响 [J]. 中华危重病急救医学，2015，27(9)：845-849.

[16] 中华医学会重症医学分会．中国成人 ICU 镇痛和镇静治疗指南 [J]. 中华重症医学电子杂志，2018，4(2)：90-113.

[17] FAN H，SUN M，ZHU J H. Early sedation depth and clinical outcomes in mechanically ventilated patients with sepsis[J]. Iran J Public Health，2018，47(6)：922-924.

[18] RIJKENBERG S，STILMA W，ENDEMAN H，et al. Pain measurement in mechanically ventilated critically ill patients：behavioral pain scale versus critical-care pain observation tool[J]. J Crit Care，2015，30(1)：167-172.

（李　娇）

第四节　脑死亡判定技术

一、概述

死亡是生物界最为普遍的自然现象之一。传统的死亡定义是心肺功能停止工作。随着现代医学进步和技术发展，如果全脑（包括脑干）功能不可逆地丧失，无论采取何种治疗手段，最终均会发展为心脏死亡。与心脏死亡相比，脑死亡（brain death，BD）显得更为科学。脑死亡判定技术有助于更加科学、严谨、安全地做出脑死亡的诊断。

二、脑死亡的发展历史

在20世纪50年代之前，死亡的概念围绕着心肺功能的停止。在呼吸功能和循环功能丧失之后，大脑活动自然就会停止，大脑活动的丧失被认为是死亡的一个重要组成部分。20世纪50年代，重症医学（呼吸机的应用及心肺复苏技术的出现）和器官移植医学的重大突破与技术进展促使学界重新审视"器官衰竭"与"死亡"两者的关系。

自从Mollart和Goulan在1959年提出"超长昏迷时间"后，昏迷和脑死亡的概念就完全改变了，开启了对现代所认知的脑死亡的讨论。1968年，哈佛医学院提出"全脑死亡"的概念，里程碑式地宣布脑死亡（BD）是一个生物学事件。将死亡定义为不可逆的脑功能全部丧失，并且提出了判定的必要标准，包括无反应或反应迟钝、没有运动或呼吸、无反射和脑电图平直。并建议24h后重复测试，在没有低温和使用中枢神经抑制剂的情况下，检查结果没有变化，满足脑死亡的诊断标准。

1976年英国皇家学院和英国学院大会发布脑死亡的诊断标准，在1995年将脑死亡改为脑干死亡。1993年美国质量标准委员会神经病学学院正式重新定义脑死亡。

我国于2013年发表了《脑死亡判定标准与技术规范（成人质控版）》。从此，中国有了脑死亡判定的行业标准。2019年发布了《中国成人脑死亡判定标准与操作规范（第二版）》和《中国儿童脑死亡判定标准与操作规范（2019年版）》。从此，中国有了自己的脑死亡判定的行业标准。近几年国内神经病学和重症医学专家经过长期研究讨论，于2020年共同提出了"成人和儿童脑死亡判定最低临床标准"专家共识和相关建议。

三、脑死亡判定标准

1. 判定先决条件

昏迷原因明确，排除了各种原因的可逆性昏迷。

2. 临床判定标准

深昏迷、脑干反射消失、无自主呼吸（依赖呼吸机维持通气，自主呼吸激发试验证实无自主呼吸）。以上三项临床判定标准必须全部符合。

3. 确认试验

（1）脑电图显示电静息。

（2）短潜伏期体感诱发电位（shortlatency somatosensory evoked potential，SLSEP），正中神经 SLSEP 显示双侧 N9 和（或）N13 存在，P14、N18 和 N20 消失。

（3）经颅多普勒超声（TCD）显示颅内前循环和后循环血流呈振荡波、尖小收缩波或血流信号消失。

四、脑死亡判定操作规范

脑死亡指包括脑干在内的全脑功能不可逆转地丧失，即死亡。

（一）判定的先决条件

1. 昏迷原因明确

原发性脑损伤引起的昏迷原因包括颅脑外伤、脑出血和脑梗死等；继发性脑损伤引起的昏迷原因主要为心搏骤停、麻醉意外、溺水和窒息等所致的缺血缺氧性脑病。对昏迷原因不明确者不能进行脑死亡判定。

2. 排除各种原因的可逆性昏迷

可逆性昏迷原因包括急性中毒，如一氧化碳中毒、乙醇中毒；镇静催眠药、抗精神病药、全身麻醉药和肌肉松弛药等用药过量、作用消除时间延长和中毒等；休克；低温（膀胱温度、直肠温度、肺动脉内温度≤ 32℃）；严重电解质及酸碱平衡紊乱；严重代谢及内分泌功能障碍，如肝性脑病、肾性脑病、低血糖脑病或高血糖脑病等。

（二）临床判定标准

1. 深昏迷

（1）检查方法及结果判定：双手拇指分别强力按压受检者两侧眶上切迹或针刺面部，面部未出现任何肌肉活动。格拉斯哥昏迷量表评分（Glasgowcomascale，GCS）为 2T 分（运动 =1 分，睁眼 =1 分，语言 =T）。检查结果需反复确认。

（2）注意事项：①任何刺激必须局限于头面部。②三叉神经或面神经病变时，判定深昏迷应慎重。

③颈部以下刺激可引起脊髓反射。脑死亡时脊髓可能存活，因此仍可能存在脊髓反射和(或)脊髓自动反射。脊髓反射包括部分生理反射和病理反射。脊髓自动反射大多与刺激部位有关，刺激颈部可引起头部转动；刺激上肢可引起上肢屈曲、伸展、上举、旋前和旋后；刺激腹部可引起腹壁肌肉收缩；刺激下肢可引起下肢屈曲和伸展。脊髓自动反射必须与肢体自发运动区别，脊髓自动反射固定出现在刺激相关部位，而肢体自发运动通常在无刺激时发生，多数为一侧。脑死亡时不应有肢体自发运动。④脑死亡时不应有去大脑强直、去皮质强直和痉挛发作。

2. 脑干反射消失

(1)瞳孔对光反射。①检查方法：用强光照射瞳孔，观察有无缩瞳反应。光线从侧面照射一侧瞳孔，观察该侧瞳孔有无缩小(直接对光反射)，检查一侧后再检查另一侧。光线照射一侧瞳孔，观察对侧瞳孔有无缩小(间接对光反射)，检查一侧后再检查另一侧。上述检查应重复进行。②结果判定：双侧直接对光反射和间接对光反射检查均无缩瞳反应即可判定瞳孔对光反射消失。③注意事项：脑死亡者多数双侧瞳孔散大(＞5mm)，少数瞳孔可缩小或双侧不等大。因此，不应将瞳孔大小作为脑死亡判定的必要条件。眼部疾患或头面复合伤可影响瞳孔对光反射检查，判定结果应慎重。

(2)角膜反射。①检查方法：向上轻推一侧上眼睑，露出角膜，用棉花丝触及角膜周边，观察双眼有无眨眼动作。检查一侧后再检查另一侧。②结果判定：刺激双眼角膜后，无眨眼动作，即可判定为角膜反射消失。③注意事项：即使未见明确眨眼动作，但上下眼睑和眼周肌肉有微弱收缩时，不应判定为角膜反射消失。眼部疾患、头面复合伤、三叉神经或面神经病变均可影响角膜反射检查，判定结果应慎重。

(3)头眼反射。①检查方法：用手托起头部，撑开双侧眼睑，将头从一侧快速转向对侧，观察眼球是否向反方向转动。检查一侧后再检查另一侧。②结果判定：头向左侧或向右侧转动时，眼球无反方向转动，即可判定为头眼反射消失。③注意事项：眼外肌疾病或头面复合伤可影响头眼反射检查，判定结果应慎重。颈椎外伤时禁止此项检查，以免损伤脊髓。

(4)前庭眼反射。①检查方法：用弯盘贴近外耳道，以备注水流出。注射器抽吸0～4℃生理盐水20mL，注入一侧外耳道，注入时间20～30s，同时撑开两侧眼睑，观察有无眼球震颤。检查一侧后再检查另一侧。②结果判定：注水后观察1～3min，若无眼球震颤即可判定为前庭眼反射消失。③注意事项：检查前确认无鼓膜损伤，若鼓膜有破损则避免做此项检查。外耳道内有血块或堵塞物时，应清除后再检查。如果可见微弱眼球运动，不应判定为前庭眼反射消失。头面复合伤、出血、水肿均可影响前庭眼反射检查，判定结果应慎重。前庭眼反射检查方法与耳鼻喉科采用的温度试验方法不同，温度试验采用20℃的冷水或体温 ±7℃的冷热水交替刺激，不能用于脑死亡判定。

(5)咳嗽反射。①检查方法：用长度超过人工气道的吸引管刺激受检者气管黏膜，引起咳嗽反射。②结果判定：刺激气管黏膜时无咳嗽动作，判定为咳嗽反射消失。③注意事项：刺激气管黏膜时，出现胸腹部运动，不能判定为咳嗽反射消失。

上述5项脑干反射全部消失，即可判定为脑干反射消失，但需反复检查确认。如果5项脑干反射检查缺项，应至少重复可判定项目2次(间隔5min)，并增加确认试验项目。

3. 无自主呼吸

受检者无自主呼吸，必须依赖呼吸机维持通气。判定无自主呼吸时，除了机械通气显示无自主触发外，还需通过自主呼吸激发试验验证，并严格按照以下步骤和方法进行。

（1）试验先决条件：①核心体温≥ 36.5℃。如果低于这一标准，可予物理升温。②收缩压≥ 90mmHg 或平均动脉压≥ 60mmHg。如果低于这一标准，可予升血压药物。③动脉氧分压（PaO_2）≥ 200mmHg。如果低于这一标准，可予 100% 氧气吸入 10 ～ 15min，至 PaO_2 ≥ 200mmHg。④动脉二氧化碳分压（$PaCO_2$）35 ～ 45mmHg。如果低于这一标准，可减少每分通气量。慢性二氧化碳潴留者，可 $PaCO_2$ ＞ 45mmHg。自主呼吸激发试验实施前，应加强生命支持和器官功能支持。

（2）试验方法与步骤：①抽取动脉血，检测 $PaCO_2$。②脱离呼吸机。③即刻将输氧导管通过人工气道置于隆突水平，输入 100% 氧气 6L/min。④密切观察胸腹部有无呼吸运动。⑤脱离呼吸机 8 ～ 10min 后，再次抽取动脉血检测 $PaCO_2$。⑥恢复机械通气。

（3）试验结果判定：如果先决条件的 $PaCO_2$ 为 35 ～ 45mmHg，试验结果显示 $PaCO_2$ ≥ 60mmHg 或 $PaCO_2$ 超过原有水平 20mmHg 仍无呼吸运动，即可判定无自主呼吸。如果先决条件的 $PaCO_2$ ＞ 45mmHg，试验结果显示 $PaCO_2$ 超过原有水平 20mmHg 仍无呼吸运动，即可判定无自主呼吸。

（4）注意事项：①需要确认是否存在机械通气误触发可能。②自主呼吸激发试验过程中，一旦出现明显的血氧饱和度下降、血压下降、心率减慢或心律失常等，即刻终止试验，此时如果 $PaCO_2$ 升高到判定要求，仍可进行结果判定；如果 $PaCO_2$ 升高但未达到判定标准，宣告本次试验失败。为了避免自主呼吸激发试验对确认试验的影响，可作为脑死亡判定的最后一步。③自主呼吸激发试验至少由 2 名医生（1 名医生负责监测呼吸、心率、心律、血压和血氧饱和度，另 1 名医生负责观察胸腹部有无呼吸运动）和 1 名护士（负责管理呼吸机、输氧导管和抽取动脉血）完成。④如果自主呼吸激发试验未能实施或未能完成，需要加强生命支持和各器官系统功能支持，达到先决条件后重新实施。

（三）确认试验

1. 脑电图

（1）环境条件：使用独立电源，必要时加用稳压器，或暂停使用其他可能干扰脑电图记录的医疗仪器设备，脑电波图波形见图 5-4-1。

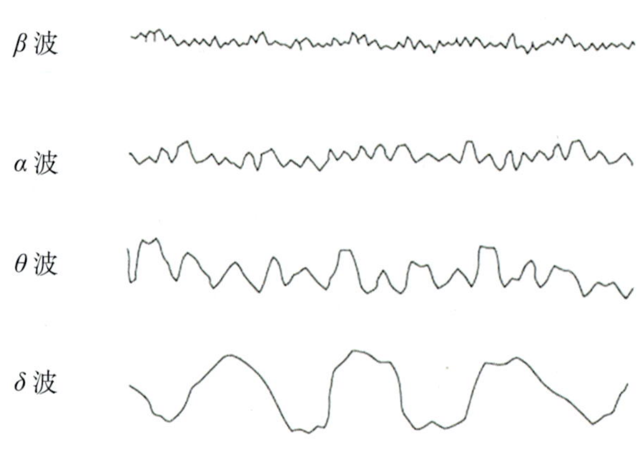

图 5-4-1　脑电图波形

（2）参数设置：100Ω ＜电极头皮间阻抗＜ 5kΩ，两侧对应电极的阻抗应基本匹配。高频滤波为

30 ~ 75Hz，低频滤波为 0.5Hz。灵敏度为 2μV/mm。陷波滤波为 50Hz。

（3）电极安放：记录电极按照国际 10-20 系统至少安放 8 个：额极 Fp1、Fp2，中央 C3、C4，枕 O1、O2，中颞 T3、T4。参考电极安放于双侧耳垂或双侧乳突。接地电极安放于额极中点（FPz）。公共参考电极安放于中央中线点（Cz）。

（4）操作步骤：①准备脑电图检测相关物品。②开机并输入受检者信息；检查脑电图仪参数设定；描记前先做 10s 仪器校准，将 10μV 方形波输入放大器，各导联灵敏度一致。③盘状电极安放前，用酒精和磨砂膏去脂、去角质，然后涂抹适量导电膏，使电阻降至最低。插入针电极前消毒皮肤。④采用单极和双极两种导联方式描记（同时描记心电图）。描记过程中任何来自外界、仪器和受检者的干扰均应实时标记。无明显干扰的脑电描记至少 30min，并完整保存。⑤描记过程中，行脑电图反应性检查，即分别重复双手甲床疼痛刺激和耳旁声音呼唤刺激，观察脑电图波幅和频率变化。

（5）结果判定：当 EEG 长时程（≥ 30min）显示电静息状态（脑电波活动≤ 2μV）时，符合 EEG 脑死亡判定标准。

（6）注意事项：①脑电图仪必须具备上述参数设置要求。②镇静麻醉药物、低温（核心体温＜ 34℃）、低血压（平均动脉压＜ 50mmHg）、心肺复苏＜ 12h、代谢异常、电极安放部位外伤或水肿均可影响结果判定，此时结果仅供参考。

2. 短潜伏期体感诱发电位（SLSEP）

（1）环境条件：使用独立电源，必要时加用稳压器，或暂停使用其他可能干扰诱发电位记录的医疗仪器设备。

（2）参数设置：电极导联组合（记录电极 - 参考电极）至少 4 通道。第一通道：CLi-CLc（N9）。第二通道：Cv6-Fz、Cv6-FPz 或 Cv6-CLc（N13）。第三通道：C′c-CLc（P14、N18）。第四通道：C′c-Fz 或 C′c-FPz（N20）。记录电极和参考电极阻抗≤ 5kΩ。地线电极放置于刺激点上方 5cm，阻抗≤ 7kΩ。带通滤波为 10 ~ 2000Hz。分析时间为 50ms，必要时达 100ms。刺激方波时程为 0.1 ~ 0.2ms，必要时可达 0.5ms。刺激频率为 1 ~ 5Hz。

（3）电极安放：按照国际 10-20 系统安放盘状电极或一次性针电极。C′3 和 C′4：分别位于国际 10-20 系统的 C3 和 C4 后 2cm，刺激对侧时称为 C′c。Fz 和 FPz：Fz 位于国际 10-20 系统的额正中点，FPz 位于国际 10-20 系统的额极中点。Cv6：位于第六颈椎棘突（亦可选择 Cv5）。CLi 和 CLc：分别位于同侧和对侧锁骨中点上方 1cm，同侧称为 CLi，对侧称为 CLc。

（4）操作步骤：①准备诱发电位检测相关物品。②开机并输入受检者一般资料。③盘状电极安放前，用酒精和磨砂膏去脂、去角质，然后涂抹适量导电膏，使电阻降至最低。插入针电极前消毒皮肤。④刺激电极安放在腕横纹中点上 2cm（正中神经走行部位）。刺激电流控制在 5 ~ 25mA，当受检者肢端水肿或合并周围神经疾病时，电流强度可适当增大。刺激强度以诱发出该神经支配肌肉轻度收缩为宜，即引起拇指屈曲约 1cm。每次检测过程中，强度指标均应保持一致。记录时，平均每次叠加 500 ~ 1000 次，直到波形稳定光滑，每侧至少重复测试 2 次，测试一侧后再测试另一侧，并分别保存双侧 2 次测试曲线。

（5）结果判定：双侧 N9 和（或）N13 存在，双侧 P14、N18 和 N20 消失，符合 SLSEP 脑死亡判定标准。

（6）注意事项：①保持被检测肢体皮肤温度正常（低温可使诱发电位潜伏期延长）。②电极安放部位外伤或水肿、正中神经病变、颈髓病变、周围环境电磁场干扰等均可影响结果判定，此时 SLSEP 结果仅供参考。

3. 经颅多普勒超声（TCD）

（1）仪器设备：经颅多普勒超声仪配备 1.6MHz 或 2.0MHz 脉冲波多普勒超声探头。

（2）参数设置：输出功率设置适宜。取样容积设置为 10 ～ 15mm。增益调整至频谱显示清晰。速度标尺调整至频谱大小适当并完整显示。基线调整至上下频谱完整显示。信噪比调整至频谱清晰，噪声减少。屏幕扫描速度调整至每屏 6 ～ 8s。多普勒频率滤波设定为低滤波状态（≤ 50Hz）。

（3）检查部位。颞窗：仰卧位，于眉弓与耳缘上方水平连线区域内检测双侧大脑中动脉（middlecerebralartery，MCA）和颈内动脉终末段。枕窗或枕旁窗：仰卧位（抬高头部，使颈部悬空）或侧卧位，于枕骨粗隆下方枕骨大孔或枕骨大孔旁，检测椎动脉（vertebralartery，VA）和基底动脉（basilarartery，BA）。眼窗：仰卧位，于闭合上眼睑处，检测对侧 MCA 和同侧颈内动脉虹吸部。

（4）血管识别。MCA：经颞窗，深度为 40 ～ 65mm，收缩期血流方向朝向探头；或经对侧眼窗，深度为 80mm 以上，收缩期血流方向背离探头。当一侧颞窗穿透不良时，可选择对侧颞窗，深度为 90mm 以上，收缩期血流方向背离探头。必要时通过颈总动脉压迫试验予以确认。颈内动脉虹吸部：经眼窗，深度为 60 ～ 70mm，血流方向朝向或背离探头。VA：经枕窗或枕旁窗，深度为 55 ～ 80mm，收缩期血流方向背离探头。BA：经枕窗或枕旁窗，深度为 80 ～ 120mm，收缩期血流方向背离探头。

（5）结果判定。①判定血管。前循环以双侧 MCA 为主要判定血管，双侧颈内动脉终末段或颈内动脉虹吸段为备选判定血管；后循环以 BA 为主要判定血管，双侧椎动脉颅内段为备选判定血管。②判定血流频谱。振荡波：在一个心动周期内出现收缩期正向和舒张期反向血流信号，脑死亡血流指数（direction of flowing index，DFI）＜ 0.8，DFI=1-R/F（R—反向血流速度，F—正向血流速度）。收缩早期尖小收缩波：收缩早期单向性正向血流信号，持续时间＜ 200ms，流速低于 50cm/s。血流信号消失。③判定次数：间隔 30min，检测 2 次。2 次检测颅内前循环和后循环均为上述任一血流频谱，符合 TCD 脑死亡判定标准（图 5-4-2）。

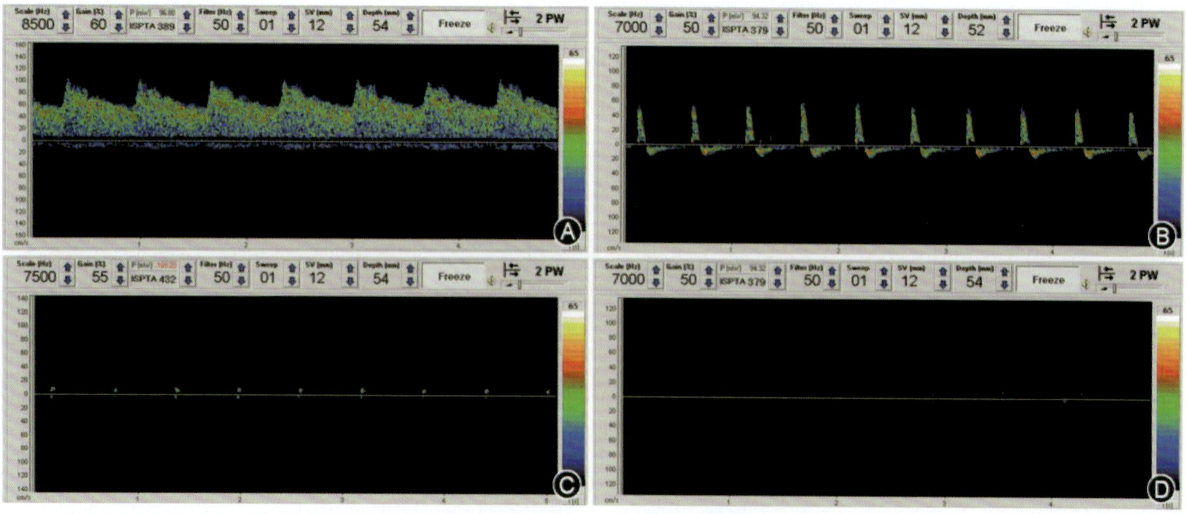

图 5-4-2　TCD 脑死亡判定

（6）注意事项：①外周动脉收缩压＜90mmHg时，应升高血压后再检测。②双侧颞窗穿透不良时，可选择眼窗检测同侧颈内动脉虹吸部和对侧MCA。一侧颞窗穿透不良时，可选择对侧颞窗检测双侧MCA或颈内动脉终末段。③首次检测不到血流信号时，必须排除声窗穿透性不佳或操作技术不熟练造成的假象。首次TCD检测的血流信号消失时，结果仅供参考。④颅骨密闭性受损，如脑室引流、部分颅骨切除减压术可能影响结果判定，TCD结果仅供参考。

4. 确认试验顺序

确认试验项目的顺序依次为EEG、SLSEP、TCD。确认试验须至少2项符合脑死亡判定标准。如果EEG或SLSEP与TCD联合，可降低判定的假阳性率，提高判定的一致性。如果TCD检查受限，可参考CT血管造影（computedtomographyangiography，CTA）或数字减影血管造影（digital subtraction angiography，DSA）检查结果。

（四）判定步骤

脑死亡判定过程可分为以下3个步骤：第一步，进行脑死亡临床判定，符合判定标准（深昏迷、脑干反射消失、无自主呼吸）的进行下一步。第二步，进行脑死亡确认试验，至少2项符合脑死亡判定标准的进行下一步。第三步，进行脑死亡自主呼吸激发试验，验证无自主呼吸。

（五）判定次数

在满足脑死亡判定先决条件的前提下，3项临床判定和2项确认试验完整无疑，并均符合脑死亡判定标准，即可判定为脑死亡。如果临床判定缺项或有疑问，再增加1项确认试验项目（共3项），并在首次判定6h后再次判定（至少完成1次自主呼吸激发试验并证实无自主呼吸），复判结果符合脑死亡判定标准，即可确认为脑死亡。

五、脑死亡判定人员及判定流程

脑死亡判定人员均为从事临床工作5年以上的执业医生（仅限神经内科医生、神经外科医生、重症医学科医生、急诊科医生和麻醉科医生），并经过规范化脑死亡判定培训。脑死亡判定时，至少2名临床医生在场，脑死亡判定流程见图5-4-3。

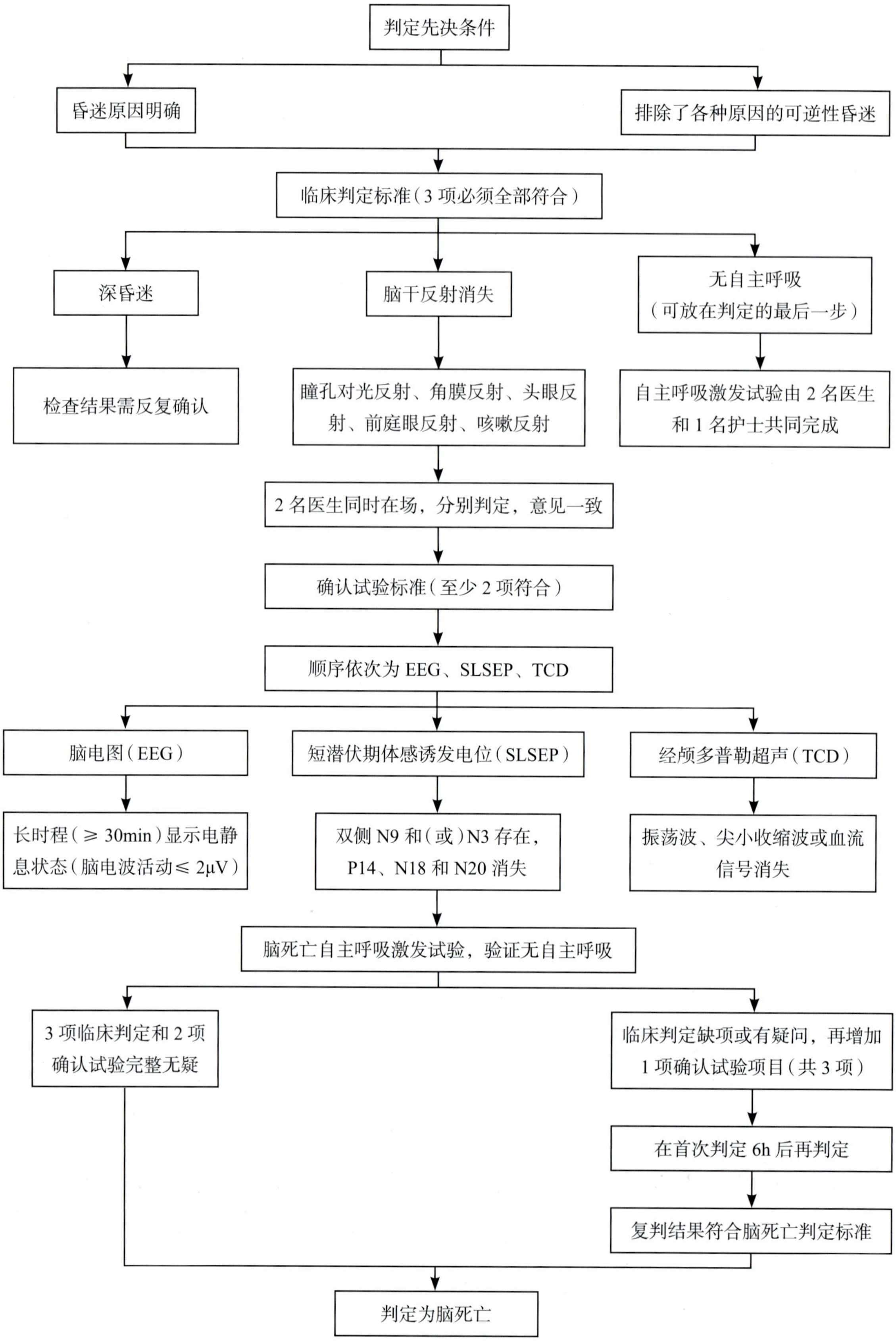

图 5-4-3　脑死亡判定流程

六、前沿进展

对于行 ECMO 患者，脑死亡判定仍需遵循原有基本原则。对于行目标温度管理的患者，低温（33 ～ 36℃）可使脑干反射暂时减弱，抗低温寒战药物（镇静剂、麻醉剂、肌松剂）可使神经系统检查失去真实性。在低温状态下，药效学和药代动力学发生改变，药物消除时间延长。推荐如下。

（1）核心体温恢复正常（≥ 36.5℃）后，方可实施脑死亡判定。

（2）目标温度管理结束后（核心体温恢复正常并持续至少 24h）和脑死亡判定前，建议增加如下评估项目。①神经影像学检查：评估脑水肿、脑疝与颅内压升高的一致性。②血药浓度检测：评估近期用过的中枢神经系统抑制药物在体内的残留量（低体温、镇静剂、麻醉剂可使代谢减慢）。③肝肾功能检测：评估药物半衰期与体内药物清除的一致性。

参考文献

[1] WILHELM M. Activation of the heart by donor brain death accelerates acute rejection after transplantation[J]. Circulation，2000，102（19）：2426-2433.

[2] CONTRERAS J L，ECKSTEIN C，SMYTH C A，et al. Brain death significantly reduces isolated pancreatic islet yields and functionality in vitro and in vivo after transplantation in rats[J]. Diabetes，2003，52（12）：2935-2942.

[3] HOEVEN J A，MOLEMA G，HORST G J，et al.Relationship between duration of brain death and hemodynamic（in）stability on progressive dysfunction and increased immunologic activation of donor kidneys[J]. Kidney International，2003，64（2）：1874-1882.

[4] AVLONITIS V S，WIGFIELD C H，GOLLEDGE H D R，et al. Early hemodynamic injury during donor brain death determines the severity of primary graft dysfunction after lung transplantation[J]. American Journal of Transplantation，2007，7（1）：83-90.

[5] 宿英英，张艳，叶红，等 . 脑死亡判定标准与技术规范（成人质控版）[J]. 中华移植杂志，2015，9（1）：4.

[6] 国家卫生健康委员会脑损伤质控评价中心，中华医学会神经病学分会神经重症协作组，中国医师协会神经内科医师分会神经重症专业委员会，等 . 中国成人脑死亡判定标准与操作规范（第二版）[J]. 中华医学杂志，2019，99（17）：5.

[7] 国家卫生健康委员会脑损伤质控评价中心 . 中国儿童脑死亡判定标准与操作规范 [J]. 中华儿科杂志，2019，57（5）：331-335.

（李　娇）